DIGNE. — IMPRIMERIE REPOS, COURS DES ARÈS, 5.

TRAITÉ

DES

MALADIES VÉNÉRIENNES,

OUVRAGE THÉORIQUE ET PRATIQUE

RÉDIGÉ

D'APRÈS LES DOCUMENTS PUISÉS DANS LES LEÇONS

ET DANS LE SERVICE

DE M. RICORD,

CONTENANT

LE RÉCIT D'UNE TENTATIVE DE SYPHILISATION ET DE PLUSIEURS EXPÉRIENCES D'INOCULATIONS PRATIQUÉES SUR LES ANIMAUX ;

SUIVI

D'UN FORMULAIRE SPÉCIAL ;

PAR

Le Dʳ. Melchior ROBERT,

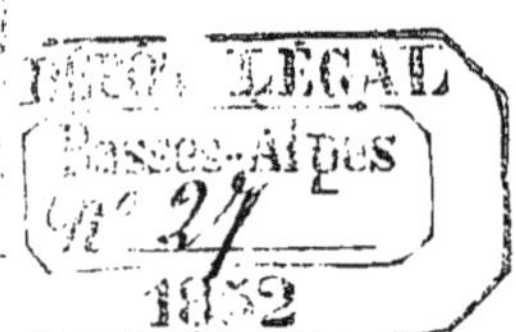

Ancien Interne de M. RICORD, ex-Chirurgien interne des Hôpitaux et Hospices civils de Paris, médaille de l'administration, ancien Membre de la Société anatomique et de l'École pratique, ancien Interne de l'Hôtel-Dieu de Marseille, Membre de la Société nationale de Médecine et du Comité médical des Bouches-du-Rhône, Médecin du Dispensaire de la Grande-Miséricorde, Médaille du choléra de 1849.

> Le pauvre en sa cabane où le chaume le couvre
> Est sujet à ses lois,
> Et la garde qui veille aux barrières du Louvre
> N'en défend pas nos rois.
> MALHERBE.

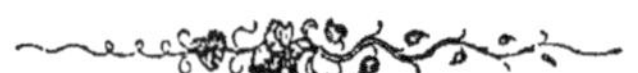

PARIS,

CHEZ BLOSSE, LIBRAIRE-ÉDITEUR,

Cour du Commerce, 7, Faubourg Saint-Germain.

1853.

LETTRE

DE M. RICORD.

Mon cher ami et Disciple bien-aimé,

J'accepte avec orgueil et reconnaissance la dédicace de votre Livre.

Je suis convaincu que les principes professés à l'hôpital du Midi, ou j'ai eu le bonheur de vous compter parmi mes meilleurs élèves seront reproduits avec fidélité, foi et conviction.

C'est avec des élèves tels que vous qu'on doit espérer de voir se propager des doctrines qui ont déjà triomphé de tant d'erreurs, et qui sont appelées, j'en ai la ferme conviction et la douce espérance, à rester dans la science.

Veuillez donc, mon cher disciple et ami, croire toujours à l'affection de celui auquel vous conservez le titre de maître.

P. RICORD.

Le 5 décembre 1851.

A mon Père

A. ROBERT,

CAPITAINE EN RETRAITE, CHEVALIER DE LA
LÉGION-D'HONNEUR.

*C'est grâces à vos soins paternels et à vos sacrifices
sans nombre, que j'ai pu suivre longtemps les leçons
des chirurgiens les plus illustres de notre siècle. A vous
donc aussi, une part de mon travail, à vous une part
de l'honneur qui pourra m'en revenir.*

MELCHIOR ROBERT.

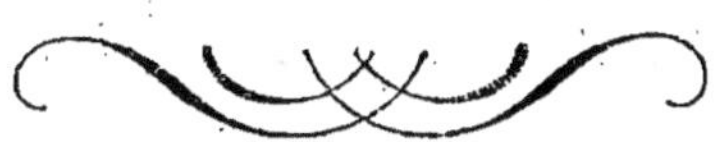

PRÉFACE.

Lorsqu'un ouvrage paraît, et surtout un ouvrage de médecine, en éliminant les indifférents toujours trop nombreux, les personnes qui le lisent, se divisent en deux catégories distinctes : les incrédules et ceux pour qui la critique est un organe nécessaire à la vie.

Il est vrai que certains auteurs ont donné raison à l'incrédulité par l'élucubration de leurs idées et par l'enfantement de systèmes tellement excentriques que l'indifférence ne devrait pas être l'unique châtiment à leur infliger. Ces auteurs ne sont pas seulement coupables de mentir à la nature et à la science qui en est le miroir, mais, en conduisant l'humanité dans une fausse voie, ils font rejaillir, sur la vérité, le dédain et quelquefois le ridicule dont, seuls, ils devraient être atteints.

S'il est, comme je viens de le dire, des ouvrages qui donnent raison à l'incrédulité et à la critique, il en est d'autres qui, à cause de leur source et par le système sur lequel ils sont charpentés, doivent inspirer une entière confiance, non pas une confiance aveugle, mais basée sur l'étude, la réflexion et même sur l'expérimentation. Le travail que je publie, j'ose le dire sans arrière-pensée, ne peut que se trouver dans ces conditions ; ce n'est pas le simple exposé d'une doctrine, mais un traité classique et méthodique des maladies vénériennes, considérées sous le rapport théorique et pratique. On pourra voir en effet que, des considérations théoriques les plus élevées, de la critique sévère mais consciencieuse des différentes doctrines, je n'ai pas craint de descendre dans les détails les plus minutieux de la pratique, et que si j'ai écrit quelquefois pour l'homme de science, je n'ai pas dédaigné de donner des conseils pratiques à l'homme du peuple, afin que mon œuvre puisse être profitable à toutes les classes de la société.

Le but fondamental que je me propose, néanmoins, dans cette publication, est de communiquer aux jeunes praticiens, à ceux surtout qui sont destinés à former la nouvelle génération médicale, les principes que j'ai puisés dans mes relations avec l'illustre professeur sous le patronage duquel j'ai placé mon œuvre. En effet, la doctrine de M. Ricord n'est exposée en entier et méthodiquement dans aucun ouvrage, et j'ai pensé qu'une publication qui la reproduirait avec intégrité et jugement, comblerait un immense vide dans cette partie de la science médicale qui traite de la vérole, et qu'en même temps les jeunes praticiens, pour lesquels il est actuellement difficile, pour ne pas dire impossible, de se faire une idée exacte de cette doctrine et surtout de ses conséquences pratiques, pourront, en la trouvant développée sous leurs yeux, et appuyée de nombreux faits, en prendre une connaissance assez complète pour se livrer, sans tâtonnement, à la cure des affections qui en font le sujet.

Combien de fois, avant d'être interne dans le service de M. Ricord, ai-je vainement torturé mon esprit en face des idées absurdes qui, pendant si longtemps, ont eu cours dans la science; que de fois ai-je eu à constater les suites fâcheuses d'une thérapeutique ordonnée sous l'empire de systèmes erronnés. Aussi, le désespoir de l'impuissance s'était-il emparé de moi, mais, du jour où mon savant professeur a ouvert mes yeux à la vérité, du jour où j'ai pu me convaincre des miraculeux résultats de sa doctrine, une nouvelle vie scientifique a commencé pour moi, et j'ai pu concevoir l'espérance d'apporter à la société mon contingent de soulagement; c'est cette pensée qui m'a fait considérer comme un devoir l'impression de ce livre, aussi, bien que hérissé de nombreuses difficultés, mon travail m'a-t-il paru moins pénible et moins ardu.

Après la vérité et la science, l'ordre est le principe de vie d'un ouvrage, il en est donc une nécessité; j'ai dû, en conséquence, diviser celui-ci en deux parties: la première traite de la blennorrhagie de l'homme et de la femme ainsi que des différents accidents occasionnés par cette affection; je me suis attaché à démontrer, dans cette partie

de mon travail , que la blennorrhagie n'est, le plus
souvent , que le résultat d'une inflammation simple des muqueuses énito-urinaires ; que , dans les
cas rares où les écoulements sont suivis d'accidents
syphilitiques , il existe des chancres larvés que l'on
finit par découvrir après un examen minutieux.
Enfin, pour détruire cette malencontreuse habitude de faire couler la blennorrhagie , je n'ai cessé
de répéter , que le meilleur moyen de prévenir tout
accident, était de la faire disparaître à son début.
J'espère ainsi avoir porté un coup à la pratique
qui proscrit les injections , sous le vain prétexte
qu'elles causent des rétrécissements. Oui , je ne
crains pas de le dire bien haut, les rétrécissements
ne sont point le résultat des injections employées
avec discernement, mais bien la suite presque obligée de blennorrhagies qu'on a laissé couler longtemps.

La seconde partie contient tout ce qui se
rapporte aux maladies qui sont le siége de l'implantation du virus vénérien sur les tissus de
l'homme. Cette deuxième partie a du être subdivi-
sée en deux sections : la première traitant des effets locaux et circonvoisins du virus syphilitique;
la seconde des effets consécutifs à l'absorption du
virus syphilitique, ou vérole constitutionnelle.
Ici encore j'ai eu à combattre plusieurs erreurs :
d'abord , celle qui veut que tout chancre donne
lieu à la vérole; j'ai fait voir que le chancre suivi

d'accidents constitutionnels est bien plus rare que celui qui épuise sa virulence sur les régions qu'il occupe , que ce chancre qui infecte , présente, dans les premiers temps de son existence, un signe, l'induration, si nettement formulé dans la plupart des cas, qu'on ne saurait le méconnaître sans être avec juste raison taxé d'ignorance. Je me suis élevé contre l'admission du bubon d'emblée, en tant que bubon syphilitique, et ai démontré que les bubons de nature spécifique, prétendus d'emblée, etaient des accidents successifs à un chancre non constaté, quel que fut d'ailleurs son siége. J'ai ensuite étudié avec un soin tout particulier les accidents de la vérole constitutionnelle en les distribuant en deux grandes divisions: les accidents secondaires, et les accidents tertiaires. Dans la division des accidents secondaires, on trouvera une description minutieuse des différentes syphilides qui, à diverses époques, envahissent la peau et les muqueuses ; j'ai reproduit presque en entier, dans cette partie de mon travail , un Mémoire sur l'iritis syphilitique, que j'avais publié à Marseille à la date du 1er juin 1851 , Mémoire qui a été analysé par la *Gazette des hôpitaux* et reproduit par d'autres journaux de médecine.

Dans la division des accidents tertiaires, je n'ai passé sous silence aucune des manifestations de cette période, et, pour donner plus de valeur à mes descriptions, j'ai cité à leur appui plusieurs observations recueillies à l'hôpital du Midi et dans ma clientelle particulière. On pourra juger, d'après le tableau de ces accidents, des variétés de formes sous lequelles la syphilis s'offre au praticien, et se convaincre des soins et du discernement que doit apporter ce dernier dans le diagnostic de cette affection. Viennent ensuite, comme résumé des idées exposées dans le courant de l'ouvrage, quelques considérations sur l'évolution de la syphilis.

Mais mon livre eut été incomplet si, en indiquant le mal, je n'avais donné le moyen de le guérir; aussi à côté de chaque genre d'affection, ai-je placé un article sur la médication considérée en général, suivi de l'énumération des moyens curatifs qui conviennent à chaque accident en particulier. Comme on doit bien le penser, les différents traitements que je conseille puisent leurs indications dans les idées que j'expose. Si je me suis élevé contre l'administration des préparations mercurielles dans le traitement des chancres non indurés et de la plupart des bubons, j'ai insisté aussi sur la nécessité de ces préparations dans le traitement des manifestations syphilitiques qui apparaissent pendant la période secondaire. J'ai justifié ce médicament des accusations que l'on a de tout temps portées contre lui, en démontrant que les accidents qui lui sont attribués ne sont le plus souvent que les manifestations de la diathèse syphilitique non encore éteinte. Après avoir proclamé la nécessité du mercure contre les accidents se condaires, j'ai signalé son peu d'efficacité dans le traitement des accidents tertiaires, accidents qui, le plus souvent, cèdent avec une rapidité sans exemple dans la thérapeutique, à l'administration de l'iodure de potassium.

Si je me suis peu appesanti sur la question de la transmissibilité des accidents secondaires, question qui vient tout récemment d'occuper l'Académie de médecine, c'est que, pour moi, cette doctrine est jugée depuis longtemps et que les arguments et la plupart des faits fournis en sa faveur, ont déjà été combattu victorieusement.

Quant à la syphilisation, ma première idée eut été de la traiter dans un Supplément à la fin de l'ouvrage; mais les résultats négatifs qu'elle a eus, la fin malheureuse qu'elle a faite naguère à l'Académie, le silence qu'ont gardé ses promoteurs depuis la décision de ce corps savant, et enfin les tristes conséquences d'un essai que j'en ai fait sur moi-même, m'ont engagé à garder un silence dont la prudence sera appréciée à cause des motifs énoncés ci-dessus; d'ailleurs, que pouvais-je ajouter à ce qu'on a lu sur les comptes-rendus des séances de l'Académie? J'ai terminé mon ouvrage par le récit détaillé d'inoculations pratiquées de l'homme à l'animal de l'animal à lui-même, d'un animal à un autre de la même espèce, et enfin de l'animal sur moi-même comme introduction à un essai

de syphilisation. J'ai pensé que de telles expériences bien qu'elles n'aient eu que des résultats
pour la plupart déjà connus, ne devaient pas être
perdues pour la science.

En résumé, les leçons d'un illustre professeur,
l'expérience acquise sous sa direction, l'expérience
résultant de mes propres et nombreuses observations; enfin l'expérimentation faite sur moi-même
et sur les animaux, forment la base du Traité que
je livre à la publicité. C'est assez dire combien je
me suis appliqué à rendre mon œuvre complète.

De l'indulgence et un peu d'encouragement, c'est
là toute la récompense que je demande en retour
de mes peines. Que mes lecteurs voient en moi un
médecin désireux de répandre l'instruction et la
vérité parmi les masses, heureux de préparer pour
cette pauvre humanité exposée à tant de maux une
part du baume que la science doit sans cesse étendre sur ses plaies, et je suis certain d'avance
qu'ils ne me refuseront point leur bienveillante
approbation.

Marseille, le 15 septembre 1852.

MELCHIOR ROBERT.

RÉSUMÉ HISTORIQUE

DE L'ORIGINE

DE LA SYPHILIS.

« La vérole ressemble aux beaux arts, on ne sait point qui
» en fut l'inventeur. » Ce n'est qu'après avoir étudié, avec la
plus grande attention, les principaux historiens qui se sont
occupés de la syphilis, que nous nous sommes permis d'ins-
crire cette phrase de Voltaire en tête de notre travail.

Néanmoins, hâtons-nous de le dire, ce n'est ni pour méconnaître l'importance des recherches de nos prédécesseurs,
ni pour jeter un défi au talent de nos contemporains qui vou-
draient embrasser ce sujet, que nous posons si sévèrement
la question. On verra, du reste, par le court résumé que
nous nous proposons de faire, combien nous apprécions les
écrits publiés jusqu'à ce jour, sur ce point intéressant de syphilographie, et l'on jugera sur l'ensemble de notre travail,
qui n'est qu'un recueil des opinions principales émises sur
l'origine de la syphilis, si notre manière de voir est juste.

Malgré les nombreux travaux publiés depuis la fin du 15me
siècle jusqu'à nos jours, l'on est encore à se demander quel
est le véritable point de départ de la syphilis.

Un certain nombre d'auteurs la considèrent comme une
maladie d'origine américaine récemment importée en Europe, d'autres la font remonter aux époques les plus reculées.
Sanchez la fait naître en Europe vers la fin du 15me siècle.

D'après Swédiaur, elle serait originaire de l'Indoustan, du Thibet et de la Perse.

Tel est, en résumé, l'état actuel de la science sur ce point de syphilographie. Disons, néanmoins, que les idées de Sanchez et de Swédiaur, quoique basées sur des faits, ont trouvé peu d'écho parmi les écrivains qui se sont occupés de syphilis, et que c'est à l'origine ancienne et à l'origine américaine que les syphilographes les plus distingués ont consacré leurs etudes et leur talent.

Quoique les limites que nous nous sommes circonscrites nous défendent les longues discussions et les citations de textes, la question est trop intéressante pour que nous ne mentionnions pas les éléments principaux qui ont servi à la résoudre.

Origine ancienne.

Hippocrate, *De naturâ muliebri*, parle de la méthode de guérir les ulcères, l'ardeur et le prurit des parties génitales. Dans le livre, *De morbis mulierum*, il mentionne les ulcères de la matrice et la suppuration des glandes inguinales, qu'il attribue à la suppression des règles.

Juvénal, *Satyre XI*, et surtout Martial, citent les excroissances, les ulcères des parties génitales, comme des maladies communiquées par un coït impur.

Dioscoride recommande des remèdes contre les rhagades, les condilômes, les ulcères malins, les tubercules et les ulcérations de la vulve. On trouve dans Scribonius, Sextus Placitus, Oribase, Marcellus Empiricus et Aëtius, cités par Swédiaur, des passages qui démontrent clairement que ces auteurs ont eu l'occasion d'observer les chancres des parties génitales.

L'Évêque Palladius, qui vivait sous Théodose Junior, parle d'un ermite nommé Héron qui, après s'être livré à la débauche et au libertinage, fut atteint, sur le gland, d'un anthrax qui lui gangréna les parties génitales. Le mot anthrax a été pris pour charbon par Astruc, mais les réflexions qui accompagnent cette histoire nous donnent tout lieu de croire que ce prétendu anthrax était un chancre, tel est aussi l'avis de Swédiaur. Guy de Chauliac fait mention d'excroissances et d'ulcères brûlants, corrosifs et putrides, venant, *propter decubitum cum muliere fœdâ.* Paul d'OEgine, Actuarius, Guillaume de Salicet, fourmillent de descriptions analogues. Entr'autres preuves, on trouve dans Becket, chirurgien anglais, qui vivait du temps d'Astruc, les statuts concernant les lieux de débauche de Londres; statuts proclamés bien avant l'apparition de l'épidémie; il paraît, du reste, que, depuis Charlemagne, il existait des établissements et des règlements semblables dans la plupart des grandes villes d'Europe. On trouve, dans Astruc, un des plus zélés défenseurs de l'importation américaine, les anciens statuts du lieu public de débauche d'Avignon, établi, en 1347, sous les auspices de la bonne reine Jeanne. Il y est dit, en langue provençale, que les femmes seront visitées, tous les samedis, par la Baillive et un barbier, pour s'assurer si elles n'ont pas contracté quelque mal de paillardise. Ces statuts n'indiquent-ils pas qu'il existait, avant la fin du 15me siècle, quelque affection des parties génitales transmissible par le coït? Maintenant, si on les compare aux descriptions des anciens, ne devient-il pas évident que les ulcères des parties génitales, le bubons, les tubercules, les anthrax et autres accidents des organes génitaux mentionnés dans leurs ouvrages, étaient des chancres ou des conséquences de cet accident. Peut-être nous objectera-t-on que les anciens n'ont jamais observé cette série de symptômes, à l'ensemble desquels nous donnons le nom de syphilis constitutionnelle; il est vrai qu'on ne trouve, dans leurs traités de médecine, aucune description qui se rapproche de celles que l'on en donne aujourd'hui, mais on ne peut conclure de là que l'affection syphilitique n'existait pas encore. Il a pu se faire, que les accidents consécutifs à l'absorption du virus, aient été observés, à cette époque, sans qu'il soit venu à l'idée des médecins de les rattacher à leur cause première, le chancre.

Ce qui se passait alors pour la syphilis, avait lieu pour

beaucoup d'autres maladies. Les phénomènes les plus saillants frappaient les observateurs, tandis que les liens qui unissent deux ou plusieurs symptômes restaient inaperçus. D'ailleurs, ne voit-on pas encore, aujourd'hui, des praticiens qui passent pour des hommes spéciaux, commettre des erreurs de cette nature. Cependant la maladie est, incontestablement, mieux connue, et les méthodes analytiques plus perfectionnées. Peut-être, les accidents d'absorption étaient-ils aussi plus rares à cette époque que dans les temps modernes. Tout ce concours de circonstances explique, ce nous semble, d'une manière assez satisfaisante, le silence que les écrivains grecs et latins ont gardé sur les symptômes constitutionnels.

À l'appui de l'existence ancienne de la syphilis, on cite souvent le *Lévitique* dans lequel Moïse prescrit aux Juifs des lois pour les *préserver de la gonorrhée*; mais la description que contiennent les versets du chapitre XV nous représente plutôt une blennorrhagie que l'affection syphilitique telle que nous la connaissons aujourd'hui. Aussi, en rappelant ce document, notre intention n'est pas de lui donner la même importance qu'à ceux que nous avons cités plus haut.

Comme on peut en juger, les descriptions qui remontent au delà du 15me siècle sont éparses, très-courtes, et sans aucune idée préconçue; elles ne se rattachent à aucune théorie et mentionnent uniquement les symptômes locaux situés sur les organes de la génération.

À partir de 1493, la simplicité de la maladie, sa bénignité, sa discrétion disparaissent. Elle devient complexe, prend des proportions effrayantes, et déroute complètement les observateurs qui cherchent à s'en rendre compte. Aussi, tombe-t-elle dans le domaine des charlatans et des empiriques qui exploitent à l'envi les pauvres victimes qui en sont affectées. Malgré la panique générale, quelques auteurs contemporains eurent cependant le courage de suivre le fléau destructeur, et consignèrent dans leurs écrits le résultat de leurs observations. Chacun d'eux s'épuisa en vaines recherches pour expliquer sa cause. Presque tous furent d'accord sur un point, à savoir que c'était une maladie nouvelle inconnue des anciens. Astruc dont on ne saurait méconnaître la haute érudition, mit plus tard leurs assertions à profit pour faire prévaloir l'origine américaine. Son traité sur les maladies vénériennes contient le résumé des travaux publiés depuis l'épidémie jusqu'au moment où il écrivit. Il est à regretter que la partie historique de son ouvrage ne respire pas toujours cette impartialité qui doit être l'appanage de l'écrivain consciencieux. Joseph Grand-Pech, médecin allemand, écrivit, un des premiers, sur le mal vénérien, à la date de 1496. Il dit que c'est une maladie, odieuse à la nature, que Dieu a fait autrefois tomber sur les Français ; d'après lui, elle avait été inconnue jusqu'à cette époque.

Barthélémi Montagnana, dans son conseil à l'illustrissime et révérendissime évêque Zéno, vice-roi de Hongrie, prétend que cette maladie n'existait point du temps d'Hippocrate, de Galien et d'Avicenne, il conseille, à l'évêque malade, le coït modéré, ce qui, soit dit en passant, tend à indiquer que les organes génitaux n'étaient point atteints.

Nicolas Léonicéno, 1497, prouve que l'Italie a été attaquée de nouvelles maladies, inconnues dans les siècles précédents.

Peter Pinctor, 1500, dit que la maladie est nouvelle et qu'elle a commencé en 1494. Il a guéri, par des frictions mercurielles, le cardinal de Ségovie, le chanoine Centez et le pape Alexandre VI.

Gaspard Torella, médecin du pape Alexandre VI et de son bâtard César Borgia, fait dater le mal français de l'entrée des Français dans le royaume de Naples (*De dolore in Pudendagra,* 1500).

Jacques Cataneo (*De morbo gallico,* 1503), dit que cette maladie n'avait jamais paru dans les siècles précédents.

Jean de Vigo, Pierre André Matthiole, Jérôme Fracastor, Musa Brassavole, Gabriel Falloppe et beaucoup d'autres écrivains font, sur l'épidémie de 1493, des remarques analogues.

On ne trouve, dans ces ouvrages, aucune recherche sérieuse sur la cause première du fléau.

La maligne influence des astres, la conjonction de Jupiter et de Saturne, l'empoisonnement des puits, l'anthropophagie, un commerce abominable avec une cavale, avec les singes, le mélange des semences et tant d'autres causes plus ou moins bisarres ont été invoquées tour à tour pour expliquer son origine.

Les différentes dénominations dont on se servit pour désigner l'épidémie nous démontrent aussi l'incertitude qui régnait sur son point de départ. Les Napolitains, par exemple, croyant la tenir des Français l'appelèrent *mal français* ; les Français, pensant l'avoir contracté des Napolitains, lui donnaient le nom de *mal napolitain*, c'est qu'en effet elle sévit au plus haut degré, pendant que ces deux nations étaient en présence. Elle reçut aussi la dénomination de *mal espagnol* ; chaque nation voulut rendre ses voisins responsables des souffrances qu'elle endurait, mais dans cette guerre de mots, ce fut la France qui succomba, et toutes les nations voisines l'accusèrent d'avoir le plus contribué à la propagation de la maladie, aussi le nom de *mal français* fut-il généralement adopté.

Vers l'année 1530, Jérôme Fracastor l'appela *Syphilis*, du berger Syphile qu'il feignit atteint, le premier, de cette affection, pour avoir offensé les dieux.

Plus tard, Fernel lui donna le nom de *mal vénèrien*.

Au milieu de ces récriminations, aucun des contemporains de l'épidémie n'avait essayé d'absoudre notre continent, en rejetant, sur un pays lointain, la responsabilité des malheurs qu'il subissait ; cependant l'occasion était belle, l'apparition de l'épidémie coïncidait à peu près avec le premier retour de Christophe Colomb des Indes Occidentales, et il en eut coûté bien peu d'accuser les compagnons du célèbre navigateur d'avoir apporté, des pays qu'ils venaient de découvrir, une maladie regardée partout comme une production nouvelle. Cette quasi-coïncidence que les historiens de l'époque oublièrent d'exploiter, devait tôt ou tard enfanter un procès dont les conclusions, quoique entachées d'erreur et de mauvaise foi amenèrent le calme et la sérénité parmi les peuples de l'Europe. Ce fut à Fernandez Oviédo qu'échut l'honneur d'instruire ce fameux procès.

À son retour du Nouveau Monde où il avait occupé pendant longtemps un des postes les plus éminents, Ovièdo fut chargé par Charles-Quint, d'écrire le sommaire de l'histoire naturelle et générale des Indes Occidentales, qu'il publia en 1525. Dans cette histoire, il démontra à sa majesté que la syphilis, endémique depuis un temps immémorial aux Antilles, avait été apportée de ce pays en Europe par les compagnons de Christophe Colomb. Pour donner plus de poids à son opinion, Ovièdo dirigea contre les naturels Indiens les accusations les plus révoltantes, les représenta comme des hommes débauchés, continuellement dans les excès et le libertinage, tout cela pour excuser, aux yeux des peuples de l'Europe, les cruautés qu'il venait d'exercer sur ces malheureux innocents. Grâce à cette tactique, ses assertions quoique dénuées de fondement, furent accueillies partout, et l'origine américaine de la syphilis, gagna, en un clin-d'œil, toutes les nations du continent. Cependant Ovièdo ne devait pas rester sans contradicteurs; Ferdinand Colomb, fils de l'amiral, l'accusa de regarder, comme autant de vérités, les chimères enfantées dans son cerveau; Herrera et le respectable Lacasa traitèrent son histoire de fausse et d'exécrable, mais le coup était porté, et cette énergique opposition au système d'Ovièdo, n'empêcha pas une foule d'hommes distingués, parmi lesquels nous citerons Massa Guidi, Falloppe, Fernel, Fabre de Hilden, de prêter l'appui de leur talent à une aussi étrange conception.

Helmont, Howard et Fioraventi combattirent l'opinion de l'origine américaine et démontrèrent qu'elle était dénuée de fondement.

Sur ces entrefaites, Astruc, professeur royal de médecine, livra à la publicité un ouvrage intitulé : *De Morbis venereis*, 1739, dans lequel il déploya, en faveur de l'origine américaine, une érudition qui aurait pu l'illustrer à jamais si elle eut servi une meilleure cause. Le talent d'Astruc séduisit Haller, Vanswieten, Cullen et beaucoup d'autres médecins distingués; Sanchez seul résista à cet entraînement et prouva par une critique sévère et au moyen de documents habilement rassemblés, que la syphilis n'est pas originaire d'Amérique. Il prétendit en outre qu'elle avait commencé en Italie par une épidémie. Voyons à notre tour qu'elle est la valeur des faits qui ont servi de base à l'origine américaine.

Origine américaine.

Christophe Colomb partit de Palos le 4 août 1492, et se trouva en vue de Saint-Domingue le 6 novembre de la même année ; il repartit pour l'Europe le 4 janvier 1493, et débarqua à Val de Parayso le 4 mars, où Jean II, roi du Portugal, l'accueillit. Si l'importation américaine était vraie, la syphilis aurait touché pour la première fois les terres de notre continent le 4 mars 1493.

Les compagnons de Colomb restèrent dans leur pays jusqu'au commencement de 1495, époque à laquelle une faible partie fut envoyée sous les ordres de Gonzalès de Cordoue contre les armées de Charles VIII qui venaient de chasser de Naples le roi Ferdinand II. Gonzalès débarqua à Messine le 24 mai de la même année, et parvint à expulser les Français du territoire de Naples, vers le milieu de l'année 1496.

Si l'épidémie a été importée en Italie par les soldats de Gonzalès, de Cordoue, son début doit être postérieur au mois de mai 1495, époque du débarquement de Messine. Aussi Astruc ne la fait-il commencer que vers la fin de 1496. Les Espagnols auraient donc pu vivre, pendant deux ans, en E-pagne, sans communiquer le prétendu vice qu'ils avaient puisé dans le Nouveau Monde, et quelques mois leur auraient suffi, en Italie, pour empoisonner les Napolitains et les Français ! Qui oserait admettre aujourd'hui de pareilles absurdités.

Voici d'ailleurs d'autres dates qui combattent d'une manière plus évidente cette prétendue origine du mal dont nous parlons.

Pierre Martyr, dans une lettre écrite en 1488, c'est à-dire, cinq ans avant l'épidémie de Naples, fait mention de cette maladie.

Fulgosi prétend que, deux ans avant l'arrivée de Charles en

Italie, par conséquent en 1492, on découvrit une nouvelle maladie que les Italiens appelèrent *mal français*. D'après Sabellico, de 1493 à 1494, l'Italie fut infectée d'une affection nouvelle qui reçut le nom de *mal français*.

Suivant Infessura, il semblerait que les Juifs, chassés d'Espagne par l'édit de 1492 et réfugiés en Italie, introduisirent dans Rome le germe d'une peste qui enleva beaucoup de monde.

Dans l'année 1493, le pape écrivit à Charles VIII de ne point venir à Rome parce qu'il y régnait une grande peste. Le 26 juillet et le 21 août 1494, les anniversaires de la mort d'Innocent VIII et de l'intronisation d'Alexandre VI ne furent point célébrés à cause d'une grande peste qui désolait Rome. Delphini écrit, à la date du 4 janvier 1494, au cardinal de Sienne, depuis pape sous le nom de Pie III, de prendre des précautions à Rome, où la peste bien qu'appaisée n'a cependant pas entièrement cessé ses ravages. Il écrit aussi, le 20 février 1494, à l'occasion de l'arrivée des Français, qu'on doit craindre que d'aussi grands passages de troupes ne répandent davantage la maladie dans l'Italie, qui n'est point encore délivrée de ce fléau. (*Traité des maladies vénériennes*, de Jourdan, t. 1, livre II).

Les citations précédentes prouvent d'une manière incontestable que l'épidémie, généralement connue sous le nom de *mal français*, existait déjà à Rome et en Italie au mois de juin 1493, époque bien antérieure au débarquement des troupes espagnoles à Messine.

Mais, comme entre la première apparition de l'épidémie à Rome et le débarquement de Christophe Colomb, en mars 1493, il y a trois mois de différence, on pourrait croire que la propagation s'est faite sourdement d'Espagne en Italie par des communications clandestines. Pour détruire ce dernier retranchement des partisans de l'importation américaine, il nous reste à prouver que les marins arrivés des Indes Occidentales n'étaient pas infectés.

Suivons la flotte de Christophe Colomb, et voyons si elle a laissé sur son trajet quelques traces de la maladie.

Avant de débarquer sur les côtes du Portugal, le célèbre navigateur fut forcé de toucher aux îles Açores ; or, ces îles n'eurent point à souffrir des rigueurs de l'épidémie. Le Portugal, la Galice, Séville et Barcelonne qui furent successivement visitées par Christophe Colomb en furent exemptes. Cependant, nous ne devons pas laisser ignorer que Rodérigue Dias Isly, dans son traité *Contra las Bubas*, rapporte qu'une maladie jusqu'alors inconnue commença à se déclarer à Barcelonne, en 1493, bientôt après l'arrivée de Christophe Colomb des îles St.-Domingue dans cette ville, et qu'elle s'y répandit aussitôt ; il ajoute que l'année suivante les troupes espagnoles la portèrent à Naples.

Mais Rodérigue n'écrivit son traité qu'en 1523, c'est-à-dire, 30 ans environ après le début de l'épidémie; d'ailleurs, il ne dit pas si l'affection dont il veut parler fut communiquée aux habitants de Barcelonne par les compagnons de Christophe Colomb.

Aux assertions de Rodérigue nous opposerons le silence de Pierre Martyr, qui, dans quelques-unes de ses lettres, fait mention de l'arrivée de Christophe Colomb et de toutes les merveilles qu'il apporta, sans dire un mot de l'épidémie, il n'en parle pas plus dans son histoire d'Amérique; cependant, nous avons montré, à la page 8, qu'il n'ignorait pas son existence.

Christophe Colomb lui-même, dans les notes qui sont relatives à son premier voyage, ne donne aucun détail sur cette maladie, il ne la mentionne même pas. On doit croire, cependant, que si son équipage en eut été atteint durant le retour, le célèbre navigateur n'aurait pas négligé de la consigner sur ses rapports.

Pour démontrer que l'épidémie existait dans les Indes, bien avant les voyages de Christophe Colomb, on invoque les relations de Ferdinand Colomb. Ce dernier, d'après les notes de son père, dit que Colomb, à son troisième voyage à St-Domingue, en 1498, y trouva la colonie espagnole réduite à cent soixante hommes, tous atteints du *mal français*. Mais, à cette époque, les Européens avaient déjà fait plusieurs voyages au Nouveau Monde, depuis que la maladie s'était déclarée en Europe, et il semble bien plus rationnel d'admettre qu'ils l'avaient eux-mêmes communiqué aux naturels du pays. Il paraît, du reste, que l'affection dont parle Ferdinand Colomb n'était autre chose que la fièvre jaune.

On se base encore, pour admettre l'ancienneté de cette affection dans le Nouveau Monde, sur l'opinion d'Oviédo. Mais les assertions de cet historien n'ont aucun fondement et ne sauraient être appelées à établir un fait aussi important en syphilographie.

Ainsi donc, selon toute probabilité : 1° L'épidémie n'a point été apportée d'Amérique par l'équipage de Christophe Colomb ; 2° elle n'a pas été portée en Italie par les soldats de Gonzalès, de Cordoue.

L'opinion de Sanchez, qui fait naître le *mal français* en 1493, au centre de l'Italie, serait donc la plus vraisemblable. Nous croyons, comme lui, que l'Italie fut le premier théâtre de ce fléau. Toutefois, nous ne serons pas si prompts que l'habile historien à nous prononcer sur sa nature. Pour Sanchez et pour les partisans de l'origine américaine, la nature syphilitique de l'épidémie ne fait pas question. Beaucoup de médecins célèbres des temps modernes, adoptant, sans réfléchir, les erreurs de nos pères en syphilographie, ont partagé et partagent encore, aujourd'hui, leur manière de voir. Cependant, en consultant les relations qui nous sont parvenues, en tenant compte des évènements contemporains de l'épidémie et en comparant les symptômes de la syphilis, tels que nous les observons tous les jours, aux phénomènes que l'on remarquait alors, on est bientôt convaincu qu'il existe, entre ces deux affections, des différences très-grandes.

D'abord, la maladie paraît s'être développée au milieu des conditions qui président le plus souvent aux épidémies. En effet, d'après les historiens les plus célèbres, elle éclata, à Rome et dans l'Italie, après l'arrivée des Juifs et des Maures, chassés d'Espagne en 1492, pour avoir refusé d'embrasser la religion chrétienne. Ces malheureux, qu'en signe de mépris l'on appela Marranes (cochons), furent forcés d'abandonner leur pays natal, sans argent et sans ressource, pour s'établir dans la campagne de Rome où régnaient une humidité et une chaleur excessives. Les fatigues, les privations de toute espèce, les persécutions, l'agglomération, jointes à une température malsaine, ne suffisaient-elles pas pour faire naître parmi eux, le fléau destructeur ?

Fulgosi croit l'épidémie originaire de l'Éthiopie (l'Éthiopie était autrefois le midi de l'Espagne occupé par les Maures.), Infessura l'appelle peste marranique (*Pestis et Contagio marranorum*).

Le caractère principal de l'affection épidémique était une éruption générale de pustules sur tout le corps, des excroissances hideuses de la grosseur d'un gland sur la peau et surtout au visage, qui s'ulcéraient et sécrétaient une matière fœtide ichoreuse, et se terminaient par la perte des yeux, du nez, la chute des pieds et des mains, des douleurs violentes aux os et un anéantissement général. Il y avait le plus souvent en même temps des ulcères rongeurs dans la gorge.

Pour retrouver des affections épidémiques ayant à peu près ce caractère, il n'est pas nécessaire de remonter si haut. Qu'on lise les descriptions du mal de Sherlievo qui désola, en 1800, la ville de Fiume et ses environs. On observe encore là quelques-uns des caractères de la syphilis générale: malaise, lassitude, affection des narrines et des os spongieux du nez, pustule et taches cuivrées sur le tégument extérieur ; mais tout cela est-il suffisant pour faire croire à une affection franchement syphilitique? Le sherlievo, d'après les observations des médecins, se communiquait par contact, et n'atteignait jamais primitivement les parties génitales; en voilà assez, j'espère, pour témoigner contre sa nature syphilitique. Du reste, les commissaires de la société de médecine de Paris, pensèrent qu'il s'était développé spontanément par la malpropreté, l'humidité, l'agglomération et la mauvaise nourriture, causes ordinaires de toutes les épidémies.

Nous pourrions en dire autant du sibbens qui règne en Ecosse, de la maladie de la Baie de Saint-Paul; du yaws ou pian qui sévit dans l'Afrique Méridionale.

Dans toutes ces affections, y comprise l'épidémie du 15me siècle, on n'a presque jamais remarqué, au début, les accidents primitifs des parties génitales.

Quant au mode de propagation, il diffère encore essentiellement de celui de la syphilis. Au dire de Schellig dont l'ouvrage parut de 1494 en 1495, c'était un poison subtil qui devenait contagieux par l'haleine, la respiration, les vêtements, et par l'habitation dans la même chambre.

Gaspard Torrella observe que, de son temps (1500), elle se communiquait seulement par le contact immédiat.

La plupart des auteurs contemperains de l'épidémie ne disent rien de l'affection des organes génitaux ; ceux qui en parlent, ne la regardent pas comme essentielle et caractéristique, parce que tous la croient pestilentielle et contagieuse sans coït, même sans contact immédiat quelconque.

Ainsi donc, rien dans les caractères essentiels, dans le mode de développement et de propagation, dans la marche de l'épidémie qui reçut le nom de *mal français*, ne ressemble aux affections syphilitique que nous observons actuellement.

Si les partisans de l'importation americaine persistaient encore dans leur manière de voir, nous avons une dernière objection à leur faire. Objection puisée dans la marche de l'affection syphilitique et dans les résultats de l'inoculation.

Supposons que l'équipage de Christophe Colomb fut atteint de syphilis, à son départ de Saint-Domingue, la maladie était à l'état local et inoculable, ou bien à l'état de vérole constitutionnelle et non inoculable.

A l'état de syphilis générale, secondaire ou tertiaire, l'inoculation n'étant plus possible, la maladie ne pouvait donc plus se transmettre par coït. Les partisans de l'origine américaine sont donc forcés d'admettre que l'équipage de Christophe Colomb s'était muni, à son départ des îles, d'un certain nombre d'accidents primitifs inoculables, et nous leur accordons volontiers cette latitude. Mais qu'est devenue la spécificité pendant la longue traversée employée pour revenir en Europe, ne la voyons-nous pas actuellement disparaître en 30 à 40 jours, et cela le plus souvent sans donner lieu à des phénomènes généraux ?

On nous dira peut-être que les marins de Christophe Colomb étaient nombreux , qu'ils ne se soignaient pas. Admettons encore qu'une partie de l'équipage ait débarqué en Portugal en conservant le poison indien avec toute sa virulence. De l'arrivée de Christophe Colomb au débarquement de Gonzalèz de Cordoue à Messine, il y a environ deux ans : le virus syphilitique serait donc resté deux ans dans le corps ou sur les organes génitaux des soldats de Gonzalèz de Cordoue, auparavant marins de Christophe Colomb , sans déterminer d'accidents appréciables , ses premiers effets ne se seraient manifestés qu'au contact des Napolitains !

Les partisans de l'inoculation à perpétuité, de l'inoculation du sang des syphilitiques , de celle des accidents secondaires, voire même de l'ecthyma secondaire , peuvent bien faire ces hypothèses sans compromettre leurs théories; mais nous, qui ne parlons que d'après l'observation et les expériences d'inoculations bien constatées, nous les mettons au rang des contes et des absurdités.

Voilà donc l'origine américaine battue en brèche au profit de l'origine ancienne , et le peuple indien absous des calomnies que quelques historiens s'étaient complus à diriger contre lui. Mais la question ainsi posée est encore bien loin d'être résolue. Il ne s'agit pas , en effet, de rechercher quel est le siècle et le pays qui ont vu naître la syphilis , la question ne sera résolue, sans appel , que lorsqu'on connaîtra le mode premier de production de la maladie. Nous savons, aujourd'hui , qu'elle ne se déclare jamais spontanément, que son introduction dans l'organisme , se fait au moyen d'une ulcération préalable , déterminée par une matière qui découle d'un accident toujours identique dans sa nature. A-t-elle commencé spontanément par un chancre , ou bien nous vient-elle de quelque influence étrangère à notre nature? c'est ce que nous ignorons encore. Quant à nous , plutôt que de nous jeter dans le sentier des hypothèses, nous préférons avouer notre ignorance sur ce point. C'est un mystère de plus à ajouter à notre religion médicale.

L'épidémie du 15me siècle continua ses ravages pendant

plusieurs années; cependant, au dire d'Ulric de Hutten, elle perdit son caractère pestilentiel vers l'année 1500. A dater de ce moment, elle s'adoucit graduellement et s'éteignit à peu près vers l'an 1520, laissant à découvert la véritable syphilis que l'on regarda comme sa continuation.

Dès que les dangers de l'épidémie furent conjurés, les médecins commencèrent à fixer plus spécialement leur attention sur les accidents syphilitiques.

Nicolas Massa, Fernel, Falloppe les décrivirent avec le plus grand soin. Fernel, par exemple, distingua trois formes dans la syphilis : les formes légère, grave, très-grave; comprit dans ces trois divisions les phénomènes que nous appelons aujourd'hui secondaires et tertiaires, et s'éleva, comme Faloppe, contre l'administration du mercure auquel il préféra le bois de gayac.

Vinrent ensuite Boërrhave, Astruc et Van Swieten, tous trois remarquables par leur vaste érudition et auxquels on ne peut reprocher que d'avoir défendu avec trop de partialité l'origine américaine.

Sanchez s'efforça de refuter l'importation américaine : une grande partie de son ouvrage fut employée aux questions pratiques.

Aucun des auteurs précédents n'avait cherché à se rendre compte des phénomènes qu'il observait, au moyen de l'expérimentation, il était réservé à Hunter, médecin anglais, d'ouvrir cette nouvelle voie si fertile en découvertes, c'est ce qu'il fit dans son traité des maladies vénériennes publié en 1786.

Hunter admit l'identité des virus blennorrhagique et syphilitique, et décrivit d'une manière très-exacte le chancre type qui porte le nom de *chancre huntérien*.

Benjamin Bell fit une histoire très-complète des différentes blennorrhagies, discuta leur nature et soutint la non-identité des deux virus. On trouve, dans son livre, une description très-détaillée des chancres et des accidents consécutifs.

A peu près dans le même temps, c'est-à-dire en 1798, Swédiaur publia un traité en deux volumes, dans lequel il dé-

crivit, avec beaucoup de soin, la blennorrhagie virulente.
Cet auteur s'attacha à démontrer que, parmi les accidents
consécutifs au coït, un certain nombre n'ont rien de syphilitique ; admit que le même virus pouvait donner, tantôt une
blennorrhagie, tantôt un chancre, et fit l'histoire détaillée des
accidents consécutifs à l'absorption du pus vénérien. On voit,
d'après les observations dont il donne le résumé, qu'il admet
le bubon d'emblée, la syphilis générale d'emblée et la syphilis
héréditaire ; il ne nie pas la possibilité de communiquer la
syphilis par voie de simple contact. Swédiaur consacre une
partie de son ouvrage aux recherches historiques, et affirme
qu'un mal analogue à l'épidémie du 15ᵐᵉ siècle, existait depuis bien longtemps dans la Perse, le Thibet et l'Indoustan.
En 1812, Hernández publia, sous ce titre : *Essai analytique
sur la non-identité des virus gonorheïque et syphilitique*, un écrit
dans lequel il soutint les idées de Benjamin Bell. Les questions
principales qui se rattachaient à la syphilis, étaient en
quelque sorte résolues ; il n'y avait plus qu'à réunir et coor-
donner tous ces éléments épars, et à les passer une dernière
fois au creuset de l'expérimentation pour en faire une doctrine inattaquable ; mais avant d'arriver à cette perfection, la
syphilis devait recevoir encore de violentes attaques dans
son principe.

Les adeptes de l'école physiologique nièrent, en quelque
sorte, l'existence de l'affection vénérienne, comme maladie
virulente et générale, et s'accordèrent à regarder ses lésions
comme un ensemble de phénomènes morbides simplement
inflammatoires. Ils nièrent la contagion, la transmission par
hérédité et l'action spécifique du mercure ; attribuèrent même à ce médicament une partie des accidents syphilitiques.
Le résultat le plus patent, quoique très-déplorable, de ces
idées excentriques fut de permettre que l'on observa, à l'aise
et dans toute sa splendeur, l'évolution de la syphilis, car les
médications qu'elles consacrèrent, loin d'enrayer les symptômes de cette maladie, en favorisèrent au contraire le
développement.

A côté du système de la non-virulence, s'en élevait un autre

tout opposé, celui de la virulence quand même, qui eut
pour principal défenseur, le célèbre Cullerier. Cullerier soutint l'identité des virus syphilitique et blennorrhagique, et
administra le mercure, comme panacée générale dans toutes
les lésions que l'on pouvait rattacher à un coït plus ou moins
suspect.

On avait, pour ainsi dire, perdu de vue les expériences de
Hunter et de Benjamin Bell, mais la vérité devait, tôt ou tard,
percer à travers les idées erronnées et dangereuses qui bril-
laient au premier rang de la science syphilitique. Ce fut à
M. Ricord qu'échut la gloire de renverser cet échaffaudage
d'erreurs. Il reprit, en 1832, les expériences de Hunter et de
Benjamin Bell, et y soumit chacun des points de la doctrine
syphilitique. Les résultats de l'inoculation des différentes sécrétions fournies par les accidents de la vérole, joints à l'observation clinique, lui permirent d'établir une distinction très-
tranchée entre la blennorrhagie et le chancre. Plus tard, la
découverte du chancre urétral lui donna l'explication des accidents syphilitiques que l'on avait attribués aux écoulements
urétraux. Il démontra que le virus syphilitique agit toujours
localement en premier lieu, que son action peut se borner
là, et que lorsque des accidents généraux se manifestent,
c'est toujours consécutivement à un chancre. Il fit, néanmoins, une exception pour la syphilis héréditaire. M. Ricord
divisa les symptômes syphilitiques en primitifs, successifs,
secondaires, de transition et tertiaires ; assigna à chaque
série d'accidents, la médication qui lui convient, et prouva
que le chancre guérit, le plus souvent, sans être suivi de
syphilis constitutionnelle ; il démontra de plus que, de tous
les accidents, le primitif est seul inoculable.

Il est inutile d'insister plus longuement sur les découvertes
de notre savant maître, puisque nous devons exposer, en
détail, toutes ses idées. Nous dirons seulement que sa doctrine a trouvé des contradicteurs acharnés, dont les arguments respirent plutôt la jalousie que l'intérêt scientifique.
Mais M. Ricord, fidèle à ses principes, est toujours sorti vic-
torieux de la lutte, en invoquant l'expérimentation. Le rai-

sonnement et l'analyse sévère des observations fournies par
les adversaires de sa doctrine, ont été les seules armes loya-
les qu'il a constamment employées pour réfuter les objections dirigées contre sa doctrine, disons, en finissant, qu'à
sa loyauté et à sa franchise on a trop souvent opposé la
mauvaise foi la plus insigne.

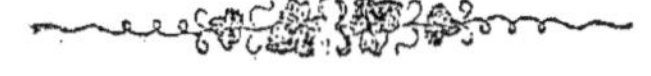

DIVISION GÉNÉRALE

MALADIES VÉNÉRIENNES.

L'ensemble des maladies vénériennes constitue une grande famille qui comprend deux ordres: 1° L'ordre des maladies vénériennes non virulentes, ayant pour type la blennorrhagie; 2° L'ordre des maladies vénériennes virulentes, ayant pour type le chancre.

Caractères généraux du premier ordre. — Blennorrhagie, commune à l'homme et aux animaux, n'atteignant que les membranes muqueuses, affectant toujours la forme catarrhale, se développant sans cause spécifique, très-souvent sous l'influence des causes communes de l'inflammation et quelquefois spontanément; contagieuse mais non fatalement, ne produisant rien de spécifique par l'inoculation sur la peau, n'infectant pas l'économie, exempte par conséquent d'hérédité; déterminant dans l'organisme des phénomènes que l'on rapporte aux sympathies et aux métastases, pouvant occasionner chez le même individu des accidents d'auto-contagion, cédant à certaines médications spéciales comme les résineux, s'aggravant le plus souvent sous l'influence des préparations mercurielles et iodurées.

Caractères généraux du deuxième ordre. — Chancre, propre à l'espèce humaine, siégeant sur la peau et sur les muqueuses, arrivant toujours à la forme ulcéreuse remontant à une cause spécifique, un virus unique toujours identique à lui-même, ne se développant jamais d'une manière spontanée; fatalement contagieux, venant partout où le virus a été inoculé, susceptible d'infecter l'économie de manière à en changer les dispositions par l'établissement d'une diathèse morbide qui produit des accidents spéciaux transmissibles par hérédité, dont les deux agents spécifiques sont le mercure et l'iodure de potassium.

Pour suivre l'ordre de notre division, nous consacrerons la première partie de notre travail aux différentes questions que comprend la blennorrhagie. Dans la seconde partie, nous étudierons tout ce qui regarde la syphilis.

PREMIÈRE PARTIE.

CHAPITRE PREMIER.

Considérations générales sur la blennorrhagie.

D'après le témoignage des écrivains anciens, la blennor-rhagie semblerait remonter à la plus haute antiquité. Les précautions minutieuses prescrites par Moïse aux personnes atteintes de gonorrhée, suffiraient seules pour venir à l'appui de cette opinion; Swédiaur n'est même pas éloigné de croire que c'était la blennorrhagie virulente. Astruc, qui a fait une étude approfondie des circonstances qui se rattachent à l'origine de la gonorrhée, pense qu'elle était une dégénérescence de la lèpre. Selon cet auteur, la maladie, connue sous le nom d'arsure avant l'épidémie, n'était encore qu'une inflammation simple de l'urètre : il ne fait dater la véritable blennorrhagie que du milieu du 16me siècle; et la rattache aux accidents de la syphilis. Ce qui nous fait penser qu'elle a pu exister de tout temps, c'est qu'il est reconnu aujourd'hui qu'elle n'est qu'une inflammation simple des muqueuses génitales. Les ravages exercés par l'épidémie du 15me siècle fixèrent tellement l'attention des médecins, que la blennor-rhagie fut complètement négligée, aussi disparut-elle du cadre nosologique pendant un demi-siècle environ, les syphilographes ne commencèrent à la mentionner de nouveau qu'à partir de 1550, et la considérèrent comme un accident de la vérole. Fallope, Astruc, Borgaronni et beaucoup d'autres médecins la rangèrent aussi parmi les symptômes de la syphilis.

Balfour, Duncan et Tode la regardèrent ensuite comme une maladie à part et distincte des accidents syphilitiques, mais leur doctrine fut attaquée par Hoffman et Cullen ; Hunter lui-même, malgré son expérience, admit l'identité des virus blennorrhagique et syphilitique. —

Bell et plus tard Hernandez reprirent les idées de Tode et les confirmèrent par l'expérimentation. La blennorrhagie et la syphilis furent de nouveau regardées comme deux maladies très-distinctes.

Si l'on excepte l'opinion de M. Baumes de Lyon qui, dans un esprit de conciliation, admit un sexquivirus pour la blennorrhagie, aucune idée nouvelle ne fut mise au jour depuis Bell jusqu'au moment où M. Ricord commença ses expériences sur l'inoculation. La découverte du chancre urétral permit au chirurgien de l'hôpital du Midi d'expliquer les quelques exceptions qu'avaient été obligés d'admettre Bell et Hernandez. Il fit du chancre et de la blennorrhagie deux affections très-distinctes, et formula nettement les indications qui leur sont propres.

L'expérience confirme tous les jours les découvertes de M. Ricord, aussi ses idées, quoique l'objet d'attaques répétées, sont admises partout où se trouvent des observateurs consciencieux et éclairés.

Siége. — Le siége ordinaire de la blennorrhagie est, chez l'homme, le canal de l'urètre. Les blennorrhagies du gland et du prépuce sont infiniment plus rares que l'urétrite. Le vagin et la vulve sont plus spécialement atteints chez la femme que le canal de l'urètre. La rareté de l'urétrite, chez la femme, a même fait penser à quelques syphilographes qu'elle n'existait pas. Le col de l'utérus et les ovaires peuvent se prendre aussi consécutivement à la vaginite.

L'inflammation blennorrhagique de la vessie et des reins arrive toujours après l'urétrite, aussi faut-il plutôt la considérer comme une complication que comme une affection primitive.

L'œil peut aussi s'enflammer durant le cours de l'urétrite, il en résulte une affection catarrhale excessivement grave. nous ne citerons, que pour mémoire, les blennorrhagies anales, nazales et buccales, dont l'existence réelle ne nous paraît pas très-bien démontrée.

Causes. — Tout irritant, quelle que soit son origine, appliqué à la surface des muqueuses génitales, peut déterminer sur elle une inflammation avec sécrétion de matière muco-purulente, et une fois cette inflammation établie, il est impossible de remonter, autrement que par les renseignements, à sa véritable cause. Rien dans l'aspect particulier de la sécrétion, ni dans celui des surfaces enflammées, n'indique la source de la maladie. En effet, que trouve-t-on sur les muqueuses affectées? une rougeur pointillée ou uniforme, avec gonflement plus ou moins prononcé, et quand la maladie est ancienne, des indurations partielles plus ou moins étendues, une sécrétion muqueuse ou muco-purulente d'autant plus marquée, que l'inflammation est plus intense et plus phlegmoneuse. Mais cet appareil symptômatique ne se rencontre-t-il pas dans toutes les inflammations des muqueuses? pourquoi voudrait-on attribuer un caractère spécifique à l'inflammation des muqueuses génitales, tandis que l'on fait rentrer celle des autres membranes muqueuses dans le cadre général des phlegmasies? Il n'y a donc pas plus de spécificité dans la blennorrhagie simple que dans la bronchorrhée, la rhinorrhée et l'entérorrhée, et si la symptômatologie de cette affection présente des particularités, c'est à son siége et non à sa nature qu'il faut les attribuer.

Cependant des auteurs recommandables ont cru trouver, dans certaines régions de l'urètre enflammé, des propriétés spécifiques. Hunter plaçait la virulence dans la fosse naviculaire. M. Lagneau fait provenir la sécrétion virulente des parties antérieures, et la fait absorber par les parties postérieures. Degraef prétend que le pus virulent est sécrété par les follicules qui entourent le vestibule chez la femme. Daran attribue cette propriété à l'utérus. Enfin M. Moulinier de Bordeaux, réserve aux glandes vulvaires de la femme la sécrétion de ce virus.

Il est à remarquer que tous ces auteurs, si l'on excepte Daran, ont placé la virulence justement dans les parties le plus fréquemment atteintes de chancres; sur ce point, ils seraient parfaitement d'accord avec M. Ricord qui, à l'aide de

l'inoculation, a démontré que la virulence existait partout
où siége le chancre à la période de progrès. La vraie blennorrhagie virulente est donc liée à l'existence sur les muqueuses
enflammées d'un chancre que l'on peut découvrir à l'œil nu,
ou dont on peut affirmer la présence au moyen de l'inoculation.

La blennorrhagie ordinaire n'est au contraire qu'une inflammation simple de ces muqueuses.

Les causes prédisposantes de cette affection se trouvent
dans l'âge, le sexe, le tempéramment et la disposition des
parties génitales.

Si les adultes y sont plus sujets que les vieillards et les enfants, cela tient à l'excès d'excitation physiologique de leurs
parties génitales. Néanmoins on trouve des exemples de
cette affection dans toutes les périodes de la vie.

La femme, à cause de ses attributions lymphatiques et de
la conformation de ses parties, en est plus souvent atteinte
que l'homme.

Le rapprochement des deux sexes est la condition la plus
ordinaire de la blennorrhagie. En effet, chez un grand nombre d'individus, la maladie se déclare après des excès de
coït, accompagnés de nombreuses libations et de veilles prolongées; chez d'autres, à la suite des rapports les plus naturels et les mieux calculés, quelquefois enfin ce sont des
excitations simples, des espérances déçues où des désirs
accomplis au milieu d'une vive résistance, qui l'occasionnent.

Il n'est pas rare d'observer la balanoposthite chez les jeunes
enfants atteints de phimosis congénial. On trouve aussi chez
les petites filles des écoulements vers la partie inférieure du
vagin, à côté des petites lèvres. Chez les premiers, la maladie
est souvent déterminée par le séjour de l'urine ou du smegma
entre le gland et le prépuce; les attouchements peuvent y
participer aussi. L'écoulement que l'on voit quelquefois chez
les petites filles, peut provenir de manœuvres coupables et
prématurées contre lesquelles on ne pourrait sévir trop
rigoureusement. La malpropreté, la présence d'ascarides
venus du dernier intestin et la première dentition suffisent
pour donner lieu à cette inflammation.

Les écoulements que l'on rencontre chez les personnes âgées ont leur cause : dans les rétrécissements du canal, les affections de la prostate, les calculs urétraux, ou bien dans une contagion plus ou moins éloignée ; dans ce dernier cas, les vieux libertins avouent, avec une certaine fierté, la cause de leur affection.

L'étroitesse de la vulve et du limbe du prépuce sont des causes prédisposantes bien constatées. Cette disposition favorise, en effet, le séjour des matières irritantes, sang, pus et mucus qui se déposent à la surface de la muqueuse, et laisse à cette membrane une sensibilité exquise qui la rend très-irritable.

Les sympathies qui existent entre les muqueuses et la peau donnent facilement raison de la prédisposition blennorrhagique que l'on rencontre chez les personnes affectées de dermite. Swédiaur, qui avait déjà fait ces remarques, admettait des blennorrhagies herpétiques et lépreuses. Nous reconnaissons aujourd'hui que les écoulements qui co-existent avec des affections chroniques de la peau sont quelquefois très-rebelles.

Les aliments excitants, les viandes salées, les boissons fermentées telles que la bière, le vin nouveau, ramènent à la période aiguë des écoulements qui avaient disparu depuis 10 à 15 jours ; il n'est donc pas étonnant qu'ils contribuent à la production d'écoulements nouveaux. Les calculs, la gravelle, les hémorroïdes, l'usage de certains médicaments drastiques, les diurétiques trop excitants, l'injection dans le canal de substances irritantes, l'usage des sondes, les rapports sexuels pendant la menstruation, le catarrhe utérin ou vaginal, les écoulements symptômatiques d'érosions, de polypes, de cancers de l'utérus, la matière des lochies, jouent aussi un grand rôle dans l'étiologie de la blennorrhagie.

Quoique nous ayions admis que toute excitation déterminée sur la muqueuse génitale pouvait occasionner la blennorrhagie, nous n'ignorons pas cependant que cette affection est ordinairement consécutive à un coït impur, et que le plus souvent elle reconnaît, pour cause directe, l'application plus ou moins prolongée de la sécrétion blennorrhagique sur une muqueuse saine.

Mais pour que la contagion puisse s'accomplir, la matière de l'écoulement a besoin d'une certaine acrimonie ; plus l'élément pus y domine, plus elle est apte à engendrer l'inflammation. Du côté de la muqueuse qui doit recevoir l'infection, il faut aussi une certaine aptitude, une susceptibilité qui s'émoussent graduellement à mesure que l'on avance en âge et quand on vit habituellement avec des femmes affectées d'écoulement.

Je ne terminerai pas ce qui touche à l'étiologie, sans mentionner un dernier mode de propagation auquel, heureusement, on ne croit plus aujourd'hui, mais qui, dans le temps, a sérieusement occupé les syphilographes. Je veux parler de la communication de la blennorrhagie par l'absorption préalable du pus blennorrhagique, porté dans les voies digestives. A l'appui de ce mode de transmission, on a cité le fait d'un mari jaloux qui, pour se venger des infidélités de sa femme, imagina de lui donner une blennorrhagie pour qu'elle la communiqua à son amant. Pour accomplir son dessein, il contracta d'abord la maladie, recueillit sur lui-même une certaine quantité de muco-pus et la mêla à une tasse de lait qu'il servit à sa femme. Celle-ci but innocemment la coupe empoisonnée, et, au bout de quelques jours, les deux coupables partageaient le sort du mari ; reste à savoir maintenant si la malheureuse victime ne reçut pas, en même temps, de son amant, un *breuvage*, plus agréable peut-être, mais plus empoisonné que celui du mari jaloux.

Toujours est-il que, depuis cette fameuse histoire, Hunter a observé des cas d'ingestion involontaire de pus blennorrhagique mêlé à de l'eau, qui n'ont été suivis d'aucune lésion des organes génitaux. En supposant que les fonctions de la muqueuse digestive se prétassent à l'absorption, en nature, de la sécrétion blennorrhagique, comment concevrait-on que ce pus, pris par le torrent circulatoire, put se porter sur un point déterminé d'avance pour y développer une maladie ? il faudrait pour cela une attraction entre le pus de la blennorrhagie et les organes génitaux. Or, cette hypothèse est inadmissible. La communication de la blennorrhagie, par l'intermédiaire des voies digestives, doit donc figurer au rang des suppositions.

Les causes que nous venons d'énumérer rentrent en quelque sorte l'étiologie générale des inflammations. Voyons maintenant si l'on ne pourrait pas reconnaître, à la blennorrhagie, une cause spécifique.

Nature de la blennorrhagie. — Les partisans de l'identité des virus blennorrhagique et chancreux, admettent que la blennorrhagie est le résultat de l'action du virus syphilitique sur la muqueuse des organes génitaux. Ainsi, d'après Hunter, le pus du chancre appliqué sur la peau y produit un chancre, et sur une muqueuse une blennorrhagie. La cause serait donc la même, la différence d'effet tiendrait au changement de tissu. Swédiaur prétend aussi que, dans un très-grand nombre de cas où il a été à même de voir les parties génitales de l'homme et de la femme qui avaient contracté la maladie l'un par l'autre, il a acquis la conviction qu'un individu, atteint de blennorrhagie, peut donner des chancres, *et vice versa.*

L'opinion de Hunter et de Swédiaur compte encore des partisans; quelques auteurs modernes ont même renchéri sur leurs idées. Ainsi M. Lagneau, après une expérience de trente ans, prétend : « que le virus blennorrhagique peut, » étant appliqué sur une surface muqueuse saine, produire » des chancres, des pustules humides ou tout autre signe » primitif d'infection vénérienne, et que par contraire la sup- » puration provenant de ces derniers accidents, qu'ils soient » primitifs ou consécutifs, est capable de produire des écou- » lements syphilitiques. » Enfin M. Cazenave, plus virulent que le virus syphilitique, voit, dans la blennorrhagie, une des manifestations *primitives consécutives* à l'infection syphilitique.

A côté de la doctrine de l'identité basée presqu'entièrement sur des idées théoriques ou à peine sur quelques faits exceptionnels mal interprétés, s'élève celle de la non-identité sortie de l'expérimentation et élevée sous les auspices de Tode,

Bell, Hernandez. Ces expérimentateurs célèbres établirent que le pus d'un chancre, quelque fut le lieu de son implantation, muqueuse ou peau, produisait un chancre, tandis que jamais le pus d'une blennorrhagie dégagée de toute complication, ne donnait naissance à cet accident.

En 1832, M. Ricord reprit ces expériences, les varia à l'infini et obtint ainsi les résultats suivants :

1° L'inoculation sur les muqueuses ou sur la peau, du muco-pus provenant d'une muqueuse exempte d'ulcération, est toujours négative;

2° L'inoculation du pus, provenant d'une ulcération chancreuse à la période de progrès, est fatalement suivie d'un chancre, qu'elle soit pratiquée sur la peau ou sur les muqueuses.

Ces deux faits détruisent entièrement la doctrine de Hunter sur l'identité.

Mais le pus de chancre déposé sur une muqueuse, peut agir de deux manières :

1° Comme simple irritant, il se borne alors à une inflammation simple suivie de sécrétion muqueuse ou pio-muqueuse;

2° Comme spécifique; lorsque le chancre siége sur des parties découvertes, on n'a pas de peine à trouver le point de départ véritable de la sécrétion, à moins, qu'à l'exemple de certains médecins, on néglige d'examiner les parties malades. Mais quand l'ulcère primitif est placé derrière l'anneau vulvaire, sur le col de l'utérus, dans l'urètre, à l'anus, à la face interne du prépuce ou autour du gland dans le cas de phimosis; en un mot, quand c'est un chancre larvé, l'écoulement est la seule expression symptômatique qui mette sur ses traces. Les signes accessoires que l'on peut retirer de la palpation et du toucher n'indiquent rien de positif. Or, dans ces différents cas, nous le savons, les écoulements prennent les noms d'urétrite, de vaginite, de balanopostite, de vulvite, tous synonimes de blennorrhagie, et si l'on s'en tient à un examen superficiel, on ne découvre jamais leur véritable source, le chancre. C'est en suivant ces erreurs que l'on a rattaché à une blennorrhagie simple, à laquelle on a donné l'épithète de virulente, des symptômes consécutifs aux chancres larvés. C'est ainsi que l'on a conclu à l'identité des deux virus.

Quoique l'inoculation soit le moyen le plus sûr et le plus rationnel d'arriver au diagnostic de la nature de l'écoulement, nous devons toutefois avertir les praticiens qui n'ont pas l'habitude de la pratiquer, que ses résultats sont loin d'inspirer toujours la même confiance. En effet, quelle que soit la source du pus dont on se sert, l'inoculation n'a que deux résultats : 1º elle est positive ; 2º elle est négative. Quand elle est positive, suivie d'un chancre, la conclusion est facile, c'est que la sécrétion provenait d'une ulcération chancreuse à la période de progrès, en un mot d'un chancre primitif. Ici il n'y a d'erreur possible, quant au diagnostic, que dans le cas où l'on aurait employé une lancette mal essuyée et encore imprégnée du pus virulent d'une précédente inoculation.

Mais si l'inoculation est négative, le chirurgien ne doit pas se prononcer aussi promptement, car il peut arriver, 1º que le pus vienne d'un chancre à la période de réparation, ayant par conséquent perdu ses propriétés spécifiques; 2º que la piqûre, mal protégée, ait été débarrassée du pus spécifique par le frottement; 3º enfin, que le chancre siége dans une partie plus ou moins éloignée et sans communication avec la surface sécrétante qui a servi à charger la lancette. Je sais bien que ce dernier cas n'enlève rien à la valeur de l'inoculation, mais comme on emploie le plus souvent ce moyen pour décider du sort de la constitution, il faut, pour ne pas inspirer au malade une fausse sécurité, s'assurer qu'il n'existe pas en même temps, sur d'autres parties du corps, des accidents qui pourraient devenir le point de départ de l'infection.

Ainsi donc, lorsque l'inoculation est positive on doit, dans l'immense majorité des cas, avoir pleine et entière confiance dans son résultat. Lorsqu'au contraire elle est négative, il faut, avant d'en tirer des conséquences, observer de nouveau la marche de la maladie et se livrer à des recherches minutieuses sur les différentes parties du corps, interroger, en un mot, toutes les portes qui peuvent donner accès au virus syphilitique. En agissant de la sorte, on ne s'exposera pas, comme on le voit souvent, à rapporter, à la blennorrhagie la plus innocente, des accidents syphilitiques généraux qui tiennent à un chancre induré plus ou moins éloigné de la sphère génitale.

Incubation — Les partisans de l'identité et de la spécificité, repoussés de tout côté à la pointe de la lancette, ont cependant trouvé un dernier refuge dans l'incubation. L'incubation est devenue pour eux une preuve certaine de la nature syphilitique de la blennorrhagie. Sa durée peut varier de quelques heures à plusieurs jours, le terme moyen est de huit jours; M. Ratier, dans un article du *Dictionnaire de médecine et de chirurgie*, cite un cas de blennorrhagie qui avait été précédé de cinq mois d'incubation. M. Pigeaux (*Archives générales*, 2ᵐᵉ Série, Tome II), assure qu'elle existe toujours dans les écoulements vraiment syphilitiques, tandis qu'elle manque dans ceux qui ne le sont pas.

Voyons en quoi consiste cette incubation. Les auteurs nomment ainsi le temps variable qui sépare l'instant du coït du début de la blennorrhagie, ils supposent que, pendant ce délai, le virus blennorrhagique absorbé est allé infecter l'économie.

En admettant que l'incubation ait quelque valeur, est-il toujours facile de la déterminer? Si l'on pouvait suivre les malades pas à pas, depuis le moment du coït jusqu'au début de la blennorrhagie, la difficulté serait facile à vaincre; mais trouve-t-on un médecin assez privilégié pour assister à ces différentes phases de l'intoxication syphilitique, et un sujet assez ami de la science pour l'initier à tous ces secrets? c'est chose bien rare par le temps qui court; pour notre part, nous n'avons pas encore éprouvé cette satisfaction. Il faut donc, pour savoir si la blennorrhagie a été précédée d'incubation, recourir à la bonne foi des malades, les interroger sur la date des derniers rapports qu'ils ont eu et sur l'époque de début de leur écoulement. Or, quelle garantie peut avoir un diagnostic basé sur les aveux d'un individu qui, le plus souvent, ne conçoit pas la portée des renseignements qu'on lui demande, qui ne se souvient pas des circonstances qui ont précédé sa maladie et qui a même quelquefois intérêt à cacher la vérité?

Toutes ces difficultés surmontées, et l'incubation parfaitement constatée, nous demandons à nos adversaires à quels signes ils reconnaissent l'existence de cet être imaginaire, ou, en d'autres termes, quels sont les phénomènes généraux qui se passent depuis le coït jusqu'à l'invasion de la blennorrhagie? quant à nous, nous serions très-embarrassé de signaler un dérangement quelconque dans les fonctions de l'économie, depuis l'application de la cause jusqu'au moment de son action, et nous défions les partisans de cette doctrine de nous désigner un seul symptôme qui indique d'avance qu'il y aura tôt ou tard blennorrhagie syphilitique.

L'incubation, en matière de blennorrhagie, ne réside donc que dans le temps, elle est sans consistance, en un mot, c'est un être insaisissable, et c'est cet être imaginaire que l'on a pris pour témoin de la virulence de la blennorrhagie? encore si ce temps avait une limite invariable que l'on put déterminer d'avance, comme dans la plupart des maladies virulentes dont on a invoqué l'analogie, mais tantôt il dure quelques heures, tantôt plusieurs jours, enfin des mois entiers. Avec des idées semblables, à quelle époque devrait-on se croire hors des atteintes de la maladie? Un mois, deux mois de qui vive, après le coït, ne seraient pas encore suffisants pour délivrer des poursuites de ce fantôme. Que de chagrins pour un instant de plaisir !

Mais que l'on se rassure, la pathologie générale est là pour dissiper les craintes suscitées par l'incubation. Elle nous apprend que le temps qui sépare l'application d'une cause de son premier effet, est occupé par plusieurs phénomènes locaux successifs qui, pour n'être pas constamment appréciables, n'en existent pas moins; ces phénomènes peuvent d'ailleurs être constatés et suivis pied à pied, lorsque les parties affectées sont accessibles à la vue. On les observe à l'entrée du méat urétral, sur la muqueuse du gland et du prépuce et

sur beaucoup d'autres régions du corps, dans les inflammations ordinaires. Leur durée et leur intensité varie avec la
nature de la cause et la susceptibilité des tissus.

En parlant des symptômes et de l'anatomie pathologique,
nous aurons occasion de décrire les modifications locales qui
s'opèrent à l'insu des malades et *des partisans de l'incubation*,
depuis le moment d'imprégnation jusqu'à l'apparition de
l'écoulement. Bornons-nous, présentement, à faire sentir que le mécanisme de l'inflammation simple des muqueuses génitales ne diffère en rien de celui des muqueuses bronchiques, nazales, gutturales, etc.... Elle commence toujours
par des phénomènes de congestion, souvent assez légers
pour rester inaperçus, auxquels succède, au bout de quelques jours, un écoulement plus ou moins abondant, qui vient
témoigner, d'une manière incontestable, de l'existence de la
phlegmasie.

Symptômes des blennorrhagies. — Les malades éprouvent
d'abord une excitation anormale, caractérisée par la chaleur,
la turgescence et les désirs vénériens ; le sommeil est troublé
par des rêves lascifs suivis le plus souvent d'éjaculations
abondantes ; la muqueuse affectée présente une sécheresse
insolite avec démangeaisons incommodes. Quelquefois cependant la sécrétion normale est exagérée et vient coller les
lèvres du méat urinaire ; jusques-là il n'y a pas eu de symptômes objectifs qui conduisent directement au diagnostic,
c'est l'incubation des partisans de la virulence. Au bout d'un
temps variable, selon la sensibilité des parties, selon l'état
de la muqueuse imprégnée, apparaissent d'autres symptômes:
la démangeaison et la congestion se changent en douleur et
en inflammation, les surfaces se tuméfient, deviennent d'un
rouge très-vif et rapetissent leurs cavités ; la partie malade
ne fonctionne plus comme auparavant. Si l'inflammation est
dans l'urètre, l'urine sort avec difficulté et cause des douleurs
très-vives ; si elle occupe le vagin, la copulation est impossible ; sur les grandes lèvres, la marche occasionne du prurit
et même des douleurs insupportables. Sur ces entrefaites, la
sécrétion s'est établie. C'est d'abord un mucus clair, limpide,

et filant qui se présente à l'ouverture des canaux affectés ou que l'on peut voir sur les parties faciles à découvrir. Ce mucus devient plus abondant, se colore en blanc opaque, puis successivement en jaune et en vert plus ou moins foncé; il contient, dans cet état, une grande proportion de globules de pus et ne file plus comme dans les premiers temps. La couleur verte paraît tenir à la présence d'une certaine quantité de sang; il en est de même de l'aspect sanieux et séro-sanguinolent de la sécrétion. Ces différents états de la matière blennorrhagique ont une grande valeur dans le diagnostic du siége et de l'intensité de l'inflammation, mais leur valeur, comme diagnostic de la nature, est très-médiocre.

C'est à tort que l'on a recherché, dans la couleur de la sécrétion et dans l'intensité des phénomènes inflammatoires, les signes pathognomoniques de la virulence. Richerand, imbu de ces idées, a cru trouver au mucus une couleur cuivrée.

Nous citerons, comme idée originale, la blennorrhagie rouge rapportée par M. Ratier dans le *Dictionnaire de médecine et de chirurgie pratique*.

L'odeur n'a pas plus d'importance que la couleur, elle tient à l'embonpoint des malades ou à leur malpropreté. Morgagni l'a comparée avec raison à celle de la morue avancée.

Marche. — Durée. — Terminaison. — Le début des blennorrhagies n'est franc que lorsque l'inflammation est occasionnée par un agent irritant très-énergique directement appliqué sur les muqueuses. Quand elles ont été gagnées par les voies légales, naturelles, leurs premiers moments passent inaperçus; ce n'est que du quatrième, au sixième ou huitième jour que l'écoulement devient appréciable. Quelquefois elles débutent par l'état chronique. Ce mode de début dénote un état atonique antérieur qui trouve sa raison dans plusieurs blennorrhagies précédentes. Dans presque tous les cas, l'organisme reste étranger au travail inflammatoire local. Les inflammations blennorrhagiques présentent généralement trois septenaires : le premier, caractérisé par la congestion, la fluxion sanguine et l'excitation des fonctions de l'organe; le deuxième, par le développement au plus haut degré des phénomènes inflammatoires avec les différentes variétés de la sécrétion morbide ; enfin le troisième, par le déclin des phénomènes précédents. Observons néanmoins qu'il est très-rare de voir finir la maladie au vingt-unième jour. Le plus ordinairement elle se prolonge jusqu'au quarantième et même au soixantième.

Qu'elle soit abandonnée à elle-même ou traitée méthodiquement, la blennorrhagie se termine rarement par la résolution franche, elle a une grande tendance à passer à l'état chronique.

Altérations pathologiques. — Les premiers caractères pathologiques de la blennorrhagie sont : la fluxion suivie d'une rougeur pointillée ou uniforme ; le boursoufflement des muqueuses avec diminution des conduits ou des cavités qu'elles tapissent.

Dans la seconde période, aux lésions précédentes s'ajoutent l'épaississement, l'hypertrophie, l'inflammation de la muqueuse et la congestion du tissu cellulaire sous-muqueux.

Dans la dernière, l'engorgement inflammatoire diminue, mais les parties restent fluxionnées et plus ou moins ramollies.

Telles sont, en résumé, les lésions anatomiques qui accompagnent le plus fréquemment les blennorrhagies. Elles ne diffèrent en rien de celles que l'on trouve dans les phlegmasies simples des autres muqueuses, car cette courte description pourrait tout aussi bien s'appliquer au tissu muqueux des bronches qu'à celui des organes génitaux.

Quand l'inflammation dure longtemps, outre la congestion sanguine et l'engorgement chronique, on observe assez souvent des érosions superficielles ou de véritables ulcérations, mais, qui n'ont rien de spécifique. Ces ulcérations peuvent se terminer par cicatrisation simple ou se recouvrir de bourgeons charnus auxquels succèdent de véritables végétations. Dans les deux cas, les conduits ou les cavités sont obstrués en partie, c'est cette lésion qui constitue le plus souvent les rétrécissements urétraux.

Les ulcérations, les cicatrices et les végétations, n'ont rien de spécial, on les rencontre aussi bien après l'inflammation des autres muqueuses qu'après l'urétrite.

Accidents. — Le nombre des accidents communs aux différentes espèces de blennorrhagies est très-restreint; c'est à peine si nous trouvons la lymphite et l'inflammation du tissu cellulaire sous-muqueux avec abcès, la ganglionnite est très-rare, quant aux autres complications, elles dépendent trop exclusivement de la variété de blennorrhagie qu'elles accompagnent, pour qu'on puisse les mentionner ou les décrire à part.

Diagnostic. — Il n'est pas de branche de l'art médical, qui exige plus de circonspection et de retenue que les maladies vénériennes; aussi le médecin doit-il, lorsqu'il est appelé à se prononcer sur des affections de cette nature, user de la plus grande discrétion. En agissant à la légère, non-seulement il s'exposerait à la vengeance et au mépris bien mérité de ses clients, mais il mettrait la discorde et la division au milieu des familles les mieux unies; plutôt que de rompre l'harmonie des ménages, laissons-nous tromper sciemment par les histoires plus ou moins ingénieuses que débitent les malades, cédons à la pudeur, à la modestie sociale et aux préjugés religieux, quoique souvent ils abritent sous leur voile l'immoralité la plus outrageante. La science, il est vrai, souffrira de notre apparente bonhomie, mais au moins nous épargnerons à la société une guerre intestine continuelle.

Cette conduite est nécessaire, indispensable même dans le monde, mais dans la science, toute condescendence doit disparaître; ni l'âge, ni le sexe, ni la profession, ni la position sociale ne sauraient avoir la moindre influence sur le jugement du médecin, tout cela est suspect à ses yeux en matière de syphilis, et réclame de sa part le plus rigoureux examen. Un amant peut bien croire, parce que sa maîtresse est mariée, qu'elle est très-honnête et incapable de lui communiquer la vérole, c'est de l'amour et de la générosité; mais l'homme de sang-froid, expérimenté, et le médecin savent fort bien que la condition de non infection n'est point inscrite dans le contrat. Pour faire comprendre aux malades le peu de confiance qu'ils doivent accorder à cette prétendue immunité des femmes mariées, M. Ricord a coutume de leur poser ce dilemme du quel il est difficile de se tirer : Si vous étiez marié et que votre femme eut un amant, la regarderiez-vous comme une femme vertueuse? — Non. — Eh bien! pourquoi prétendre qu'il en soit autrement des femmes que vous avez pour maîtresses ?

Un homme d'une trentaine d'années se présente à ma consultation pour me demander quelques conseils ; il était affecté d'une blennorrhagie très-intense avec chancre. Voici quelle fut à peu près notre conversation:

A quelle époque avez-vous vu une femme pour la dernière fois? — Monsieur, je n'en ai pas vu depuis dix ans. — Je reste un instant étonné de cette réponse et réitère ma demande. Même réponse. — Puisque vous n'avez pas vu de femme, n'auriez-vous pas eu quelque rapport, contre nature, avec des personnes de votre sexe? — Oh ! Monsieur, comment pouvez-vous me supposer un tel vice. — Mais enfin, couchez-vous toujours seul? — Non, Monsieur, je suis marié et couche tous les soirs avec mon épouse.—Mais vous venez de m'avouer que vous n'aviez pas vu de femmes depuis 10 ans ?— C'est que je suis marié depuis 10 ans, et ne me suis jamais dérangé de mon épouse. Cette dernière réponse fut si naïve que je n'eus pas le courage de pousser plus loin mes investigations. Il ne me restait plus qu'à persuader cette pauvre victime que le germe de sa maladie était antérieur à son entrée en ménage, ma tâche fut facile à remplir.

Il faut savoir, pour expliquer ses premières réponses, que beaucoup d'hommes mariés appellent femmes, tout court, les filles publiques. Ces faits font déjà entrevoir aux praticiens, qui n'ont pas l'habitude du diagnostic en syphilis, à combien d'obstacles ils doivent s'attendre dans la pratique.

A côté des malades qui cherchent volontairement à tromper le médecin, se trouvent ceux qui s'efforcent de le persuader par des théories qui leur sont propres. On en trouve, par exemple, qui repoussent la possibilité de l'infection, en s'appuyant sur les précautions qu'ils ont prises avant ou après. le coït; ils vous diront qu'ils se sont lavé le gland et la verge avec le plus grand soin ; qu'ils ont fait des injections avec l'eau blanche dont ils se munissent habituellement avant de se mettre en contact avec la femme ; qu'ils se sont servi du condom ; mais tous ces moyens, quelquefois efficaces, sont bien loin de préserver dans tous les cas de la maladie. Il en est enfin qui croient impossible de contracter une maladie vénérienne, en laissant incomplet l'acte du coït. Ceux-là prétendent, avec un grand sang-froid, que leur maladie ne peut être une chaude-pisse, attendu qu'ils ont battu en retraite sans éjaculation ; les malheureux ignorent que l'éjaculation est une condition de nettoyage, une injection d'arrière en avant qui chasse les matières impures qui pourraient avoir été aspirées dans le canal pendant la copulation.

Vient enfin la catégorie des gens de bonne foi qui trompent, sans avoir ni intérêt à tromper ni l'intention de le faire.

La conformation, le siége profond de la maladie, sa position sur certaines parties qu'on n'ose pas soumettre à l'examen, peuvent encore être des causes d'erreurs.

En présence de tant de sujets d'erreurs, le médecin doit ne tenir qu'un compte très-secondaire des renseignements que lui fournit le malade ; son devoir est, toutes les fois que c'est possible, d'examiner avec le plus grand soin toutes les parties qui peuvent être le siége du mal. Ce ne sera qu'après un examen complet et sans reproches, qu'il fera concourir ses observations à la composition d'un système ou d'une théorie sur les maladies vénériennes.

Diagnostic différentiel. — Dans toute blennorrhagie, le chirurgien doit se proposer deux choses : connaître le siége de l'écoulement, rechercher sa cause.

Le diagnostic du siége n'est pas toujours aussi aisé qu'on le croirait au premier abord, ce n'est, le plus souvent, qu'après des recherches très-minutieuses qu'on parvient à le découvrir ; il faut, pour cela, examiner très-attentivement les parties malades, en se servant du toucher, de la vue et de toutes les ressources que peuvent nous fournir nos sens. Les ren-

seignements des malades, en nous indiquant le siége et la
nature des douleurs, ainsi que les troubles survenus dans les
fonctions de l'organe, contribuent aussi puissamment à nous
mettre sur la voie du diagnostic, c'est surtout chez la femme
que cette distinction offre des difficultés, c'est aussi chez elle
qu'il faut redoubler d'ardeur pour les vaincre. Ce que nous
disons ici du diagnostic différentiel n'est que pour en faire
ressortir l'importance, nous achèverons notre tâche dans la
description particulière de chaque variété.

Le médecin peut bien rester dans le doute, quant au siége
précis de la maladie, sans compromettre la santé du malade,
sa propre réputation et les intérêts de la science; mais il n'en
est plus de même s'il vient à méconnaître sa nature. On conçoit en effet que, selon que l'écoulement tiendra à un chancre, à des accidents syphilitiques constitutionnels ou à une
inflammation simple, le pronostic à venir et le traitement
devront le plus souvent changer du tout au tout; aussi re-
commandons-nous aux praticiens d'apporter tout leur soin
dans ce point essentiel de diagnostic.

Quand les parties malades sont accessibles à la vue, il est
facile de s'assurer si l'écoulement tient à une inflammation
simple ou à des ulcérations. Dans le premier cas, l'affection
est des plus bénignes et ne doit nullement inquiéter; lorsque,
au contraire, la sécrétion prend son origine sur des écorchures, il est indispensable de savoir quelle est leur nature.
Elles peuvent être simples, comme dans la balano-posthite
ulcéreuse simple, ou syphilitiques : elles tiennent, dans ce
dernier cas, ou à des accidents primitifs ou à des accidents
consécutifs. Pour avoir une idée nette de ces accidents, il
faut recourir à l'inoculation, et si elle est négative, rechercher dans les antécédents du malade. Il est rare qu'après cet
examen on n'arrive pas à les connaître exactement.

Lorsque les lésions qui fournissent l'écoulement siégent sur
des parties profondes où la vue ne peut pénétrer, les difficultés du diagnostic différentiel augmentent. Aussi le médecin
ne doit-il rien oublier pour en poser les bases d'une manière
nette et précise. Les signes, au moyen desquels il arrivera

à diagnostiquer le chancre, peuvent être classés en deux séries : la première, renfermant les signes rationnels, et la seconde, les signes absolus.

Signes rationne's. — La matière de l'écoulement est, en général, séreuse, mal liée, sanguinolente et chargée de détritus organiques ; les parties malades présentent un point fixe douloureux, entouré d'un engorgement dur et circonscrit ou perdu au milieu d'un gonflement inflammatoire ; les ganglions inguinaux s'engorgent et suppurent, dans quelques cas ; en outre, si l'on remonte à la source de la contagion, on reconnaît un chancre. Cet ensemble de symptômes accompagne souvent le chancre, mais, comme on les a rencontré aussi dans la blennorrhagie simple, il s'en suit qu'on ne peut pas leur accorder une valeur absolue.

Signes absolus. — Un seul, l'inoculabilité de la sécrétion, suffit pour établir, d'une manière incontestable, la nature de l'écoulement. Toutes les fois que du pus, venant du canal de l'urètre ou du vagin, donne, par l'inoculation, une ulcération primitive, l'existence du chancre ne doit plus être mise en doute. Si la matière, prise sur les ganglions voisins suppurés, produit pareillement un chancre, la conclusion est toute naturelle : c'est que les parties qui ont été le point de départ de l'adéno-lymphite récèlent un chancre primitif.

Lorsque l'inoculation est négative, il ne faut pas être si prompt à se prononcer, car on pourrait attribuer à une inflammation simple un pus qui découle, en réalité, d'une ulcération primitive à la période de réparation, pus dont les qualités spécifiques sont perdues. Quand l'écoulement est symptômatique d'accidents secondaires ou tertiaires, l'inoculation est toujours négative ; dans ce cas, pour arriver au diagnostic de la lésion qui fournit le pus, on s'aide des antécédents du malade, de la co-existence de symptômes secondaires ou tertiaires sur d'autres parties du corps, et, en dernier ressort, du traitement qui, en syphilis, est une pierre de touche précieuse.

Pronostic. — La balano-posthite, la vulvite et la vaginite guérissent le plus souvent sans accidents, exceptons cependant le cas où l'inflammation passe à l'état phlegmoneux pour se terminer par abcès ou par gangrène.

La blennorrhagie urétrale est, de toutes, la plus à redouter, car outre les difficultés que l'on éprouve à l'éteindre complètement, elle peut s'accompagner de graves complications : épididymite, cystite, arthrite, ophtalmie purulente, etc.... Quand on l'a négligée ou que l'on en a été atteint fréquemment, on a à redouter les rétrécissements, les fistules et les abcès urinaires, l'impuissance, la spermatorrhée et les fâcheux effets, sur l'organisme, de ces différentes affections. Jusqu'à présent, l'expérience nous a démontré que la blennorrhagie n'était suivie d'accidents syphilitiques constitutionnels que lorsqu'elle était compliquée de chancres.

Traitement de la blennorrhagie. — La thérapeutique de la blennorrhagie comprend trois ordres de moyens : 1° les prophilactiques ; 2° les abortifs ; 3° les moyens réguliers destinés à combattre la blennorrhagie confirmée.

Prophilactiques. — Les moyens prophilactiques sont généraux ou individuels :

Les premiers consistent en des mesures générales, émanant de l'autorité, qui frappent les principaux foyers d'infection ; les derniers sont mis en pratique par chaque individu, dans le but d'éviter la maladie.

Prophylaxie générale. — Quand on connaît le mode de développement des maladies vénériennes (chancre et blennorrhagie), on est forcé de reconnaître l'insuffisance des mesures prises par l'autorité, dans un but de préservation générale. En effet, parmi les femmes soumises aux inspections régulières, les unes sont en maison et passent à la visite tous les huit jours, les autres en carte ou en chambre et ne passent que tous les quinze jours ; or, deux ou trois jours suffisent après un coït infectant, au développement d'un chancre ou d'une blennorrhagie. C'est assez dire que peu de jours se seront écoulés depuis la visite du médecin, et déjà les femmes seront en état de transmettre la maladie aux personnes qui auront des rapports avec elles, à bien plus forte raison,

si elles la gardent pendant huit ou quinze jours, et tout cela,
en admettant que les visites soient faites avec conscience et
habileté. Mais il s'en faut de beaucoup que le service des
dispensaires offre même les faibles garanties qu'on serait en
droit d'en attendre. Dans la plupart des villes, ces visites
sont confiées à des hommes inhabiles, négligents, et qui,
nous osons à peine le dire, dans un but de vil intérêt, cons-
pirent, de concert avec les matrônes d'établissements, pour
tromper la vigilance de l'autorité. Aussi beaucoup de femmes sont-elles renvoyées comme saines, *avec patente nette*,
tandis qu'elles sont infectées au plus haut degré.

Pour que ces visites fussent une garantie réelle et sérieuse,
on devrait les confier à des médecins spéciaux et les renouveler tous les matins. Il faudrait de plus soumettre à une
inspection rigoureuse les hommes qui fréquentent les maisons publiques. Dans l'état de notre civilisation actuelle,
l'emploi de moyens aussi rigoureux n'est pas possible. Il
faut donc s'attendre, je ne dirai pas à voir augmenter le
fléau, mais à le voir se maintenir dans les proportions
effrayantes qu'il a prises.

D'ailleurs, à côté des femmes publiques avouées, s'agite
une race de femmes indéterminées, non inscrites sur les
registres de la police, et qui exercent leur commerce en
dehors des maisons tolérées. Cette catégorie, quoique vivant
continuellement dans le vice et la débauche, n'est soumise
à aucune servitude administrative et n'a pas, comme les
autres, à subir la visite des dispensaires. Aussi est-ce parmi
elles que la syphilis étend sourdement ses ravages, c'est en
elles que réside la source intarissable du fléau destructeur.
Si nous voulions attaquer la syphilis dans ses derniers retranchements, il nous faudrait la poursuivre jusque dans les
classes les plus élevées de la société; mais ici les foyers de
contagion sont cachés, abrités même sous un voile que notre
respect pour les mœurs, la famille et la religion nous empêche de soulever.

Ce que nous venons de dire, démontre d'une manière évidente, l'insuffisance des règlements de police, soit qu'ils

évitent une grande partie de foyers d'infection, soit qu'ils n'agissent que comme de faibles palliatifs sur ceux qu'ils atteignent. Comme en tout et partout, l'autorité s'est attaquée aux branches du mal au lieu de le prendre dans ses racines, quel peut être le résultat de règlements et de lois qui ne portent que sur des faits accomplis? Améliorez le sort des classes laborieuses, moralisez la femme du peuple par une instruction solide et de bonnes institutions sociales, faites qu'elle puisse mépriser les offres intéressées des corrupteurs, en lui rendant le travail attrayant et productif, et vous verrez s'atténuer ou disparaître d'eux-même ces vices rongeurs qui résistent à toutes vos mesures policières.

Prophylaxie individuelle. — Nous recommandons aux jeunes gens d'user modérément du coït et surtout d'éviter ces orgies nocturnes, à la suite desquelles les rapports sexuels prennent un caractère d'acharnement presque toujours nuisible. « L'amour, a dit une femme célèbre, est de l'égoïsme à deux. » M. Ricord parodiant cette phrase, a pu dire, au point de vue sanitaire : « l'amour doit être de l'égoïsme à soi seul. » D'après ce principe, on évitera la prolongation et la répétition coup sur coup de l'acte vénérien, qui amènent souvent une irritation plus ou moins durable sur les organes génitaux. Les rapports devront être complets; c'est une grande erreur de croire qu'en se retirant sans éjaculer on se préserve de la contagion; il faut qu'on sache au contraire que l'émission du sperme est une condition de nettoyage, une injection d'arrière en avant qui chasse les impuretés qui auraient pu s'introduire dans le canal de l'urètre.

L'acte une fois achevé on se retirera, et l'on procèdera immédiatement à des lotions répétées sur le gland et la verge avec de l'eau simple ou chargée de diverses substances; on a préconisé le chlorure de chaux, l'extrait de saturne, le sulfate de zinc, le tannin, l'eau de cologne, etc. On peut se servir indifféremment de ces substances, pourvu que les ablutions soient répétées, et faites avec le plus grand soin. L'émission des urines est aussi une condition de nettoyage très-importante pour débarasser le canal du pus qui s'y introduit quelquefois. On a conseillé encore les injections astringentes dans l'urètre ou dans le vagin. Nous ne sommes pas de cet avis, car une injection faite au moment ou les organes sont encore surexcités serait de nature à déterminer une véritable irritation.

Les écorchures du gland et du prépuce doivent être cautérisés légèrement dans le but de neutraliser le pus qui pourrait s'y être déposé.

Les malades examineront leurs parties génitales pendant plusieurs jours de suite, après le coït, et s'ils découvrent le moindre accident, ils le soumettront au jugement des hommes de l'art.

L'observation de ces préceptes n'est pas chose facile pour tout le monde. La femme, par exemple, ne peut examiner ses parties qu'avec beaucoup de peine et encore cet examen est toujours très-incomplet. Il est le plus souvent infructueux, impossible même pour l'homme atteint de phimosis. Ceux dont les parties sont favorablement conformées le négligent dans la plupart des cas. C'est cependant le seul moyen d'assister au début de la maladie.

Voici une question qui se présente souvent dans la pratique particulière : un malade peut-il, au moyen de certaines précautions, avoir des rapports avec une personne saine sans craindre de lui donner du mal ?

En thèse générale, l'individu malade doit s'abstenir du coït sous peine d'infecter sa compagne et de s'exposer à des accidents très-graves. Mais il est des positions dans lesquelles la cohabitation est un devoir, devoir que l'on ne saurait méconnaître sans éveiller de légitimes soupçons. Que faire dans cette cruelle position? tant que la maladie est à l'état aigu on doit, par tous les moyens possibles, éviter un rapprochement car elle est contagieuse au plus haut degré. Mais lorsque l'écoulement a diminué et qu'il a perdu ses caractères purulents, si l'on use de certaines précautions, on peut avoir des rapports sans craindre de la communiquer. Peu de temps avant le coït, on nettoiera les parties avec de l'eau simple ou mêlée au tannin, au vin aromatique, au sulfate de zinc, ou d'autres substances astringentes ; on fera avec ces liquides des injections entre le gland et le prépuce dans la balano-posthite, dans le vagin s'il y a vaginite, et dans l'urètre si l'on est affecté d'urétrite ; on chassera par ce moyen la matière muco-purulente qui se trouve déposée à la surface des muqueuses, et l'on retardera pour un certain temps la sécrétion d'une nouvelle quantité. Dans le cas où les muqueuses seraient le siége d'ulcérations douteuses, nous conseillons de s'abstenir, ou si l'on ne peut, de les cautériser fortement avec le nitrate d'argent pour neutraliser le pus spécifique.

Que l'on remarque bien que nous donnons ces préceptes dans le cas seulement où les rapports ne peuvent être évités. Car, comme nous l'avons dit en commençant cet alinéa, l'individu malade doit, dans son propre intérêt et dans celui des personnes qu'il fréquente intimément, s'abstenir du coït. La question que nous venons d'agiter nous conduit naturellement à parler d'un moyen protecteur, que l'on emploie généralement avec beaucoup de confiance, soit dans le but de se préserver soi-même, soit dans celui de préserver les personnes avec lesquelles on communique. C'est le *condom*.

Le *condom* est une enveloppe très-fine de forme cylindrique dont on recouvre le pénis au moment de la copulation ; son but est d'empêcher le contact immédiat des organes génitaux de l'homme avec ceux de la femme. Il semblerait au premier abord que cet isolement doive, dans tous les cas, préserver de la contagion, mais il s'en faut de beaucoup que ses effets soient constants. D'abord, les substances qui servent à la confection de cet étui membraneux sont le plus souvent poreuses et permettent aux liquides irritants de pénétrer leur parois. Un autre inconvénient, c'est que dans les transports de l'acte vénérien, cette membrane tendue et tiraillée de tous côtés s'éraille ou se déchire en plusieurs endroits, il n'est même pas rare de la trouver refoulée et en lambeaux au devant du pubis. D'ailleurs, resterait-elle en place et sans aucune altération, qu'elle ne remplirait pas encore le but auquel on la destine. Car en supposant qu'elle préservât de la blennorrhagie, elle ne pourrait, dans tous les cas, empêcher le pus des chancres de s'inoculer, sur la peau qui entoure la base de la verge. Comme le disait M. Ricord dans ses leçons, le *condom* fait office de parapluie, il protége la tête sans garantir les pieds. C'est, suivant l'expression plus pittoresque de madame de Staël, une cuirasse contre le plaisir et une toile d'araignée contre le danger.

Quoique nous ne reconnaissions pas au *condom* une vertu préservatrice absolue, nous sommes loin de nier qu'il puisse, dans quelques cas, garantir la contagion, et comme tel nous le mettons au rang des prophylactiques individuels.

Pour terminer ce que nous avions à dire sur la prophylaxie, il nous reste à parler des avantages qu'offre certaine conformation naturelle dans laquelle l'art chirurgical a puisé les préceptes d'une opération.

Il est à remarquer que les gens qui ont le prépuce très-court et constamment refoulé en arrière du gland, sont presque toujours exempts de la balano-posthite ou blennorrhagie bâtarde, et plus rarement atteints d'ulcérations que ceux dont le prépuce est allongé de manière à former un phimosis. On concevra facilement la cause de cette quasi-immunité chez les uns et de la grande prédisposition chez les autres.

Chez les premiers, en effet, le gland et le prépuce constamment isolés sont soumis à des frottements répétés qui, en endurcissant la muqueuse de ces parties, en émoussent la sensibilité. De plus, les virus blennorrhagique et syphilitique qui se déposent sur ces muqueuses n'y séjournent que très-peu de temps et cèdent du reste facilement aux moindres lotions. C'est là, j'espère, une des conditions les plus favorables à la préservation.

Chez ceux, au contraire, qui sont atteints de phimosis, le contact permanent des deux muqueuses et la stagnation de leur sécrétion irritante, rendent l'épithélium excessivement délicat et les surfaces muqueuses très-sensibles; il est de plus très-difficile de faire sortir, au moyen de lotions ou même d'injections, les différents virus qui se déposent accidentellement dans la cavité glando-préputienne. C'est assez faire comprendre combien cette dernière disposition favorise la contagion.

Moïse qui avait étudié, sous le point de vue hygiénique, tous les inconvénients attachés à la présence du prépuce, érigeât la circoncision à la hauteur d'une pratique religieuse; aussi les Israélites sont-ils exempts de la balano-posthite, et le virus syphilitique ne mord que très-difficilement sur la muqueuse endurcie qui recouvre leur gland.

Il serait à désirer pour le bien de l'humanité que la section du prépuce suivit immédiatement la cérémonie du baptême. Car on ne saurait croire combien de malheurs sont attachés à cette appendice incommode et disgracieuse. En résumé, coït modéré, rapide, complet et fait avec égoïsme, immédiatement après, lotions répétées avec différents liquides, émission des urines, cautérisation des écorchures, s'il en existe, examen des parties génitales pendant plusieurs jours, protection de l'organe et circoncision, tels sont les moyens prophylactiques individuels qui nous semblent les plus propres à préserver de la contagion.

Traitement abortif. Faire couler la chaude-pisse le plus longtemps possible, sous prétexte de préserver la constitution d'un empoisonnement, telle est l'idée des ignorants et des empiriques, et c'est à la graine de lin et autres nullités pharmaceutiques qu'est confié le soin d'entretenir cet écoulement. Aussi, grâces à ces moyens aussi ingénieux que lucratifs, sommes-nous souvent appelés à traiter des blennorrhagies qui n'ont pas moins de deux à trois ans de date. Nous possédons même, au service des lessiveurs, des observations de rétrécissement survenus durant la pratique rigoureuse de cette médication. Les principes que nous avons puisés dans la pratique de M. Ricord sont tout à fait contraires à cette manière de voir : le seul moyen d'éviter les accidents, c'est, pour nous, d'arrêter le plus tôt possible l'écoulement.

Le traitement abortif est basé sur la connaissance parfaite du développement, de la marche et des lésions pathologiques de la blennorrhagie. Il repose sur les trois principes suivants: 1° la blennorrhagie est au début une inflammation de surface;

2° quand elle siége sur le canal de l'urètre, c'est presque toujours par sa région antérieure qu'elle commence ; 3° les accidents qu'elle détermine ne se développent jamais dans les premiers temps de la maladie.

En employant le traitement abortif, on peut donc prévenir l'inflammation phlegmoneuse, s'opposer à l'extension de l'inflammation aux parties postérieures de l'urètre, et éviter les acccidents de la blennorrhagie.

Les contre-indications de cette méthode sont l'état aigu de la blennorrhagie; son siége sur une trop grande surface, et notamment sur les parties postérieures de l'urètre ; les rétrécissements et la trop grande susceptibilité nerveuse des malades.

Les moyens abortifs sont en général d'autant plus efficaces, qu'on les emploie à une époque plus rapprochée de l'application de la cause et du début de la maladie. Ils ne présentent d'inconvénients que lorsqu'ils sont administrés d'une manière intempestive et inopportune.

Les agents du traitement abortif doivent être choisis dans les médications directes; on se sert ordinairement des astringents et des caustiques liquides à différents degrés. Dans quelques variétés de blennorrhagie, on emploie les caustiques solides. M. Ricord regarde le nitrate d'argent comme le modificateur le plus puissant des membranes muqueuses, aussi en fait-il l'agent principal du traitement abortif.

M. Debné l'a employé avec beaucoup de succès en injections dans les différents degrés d'inflammation de l'urètre, nous ferons connaître les résultats qu'il en a obtenu en parlant de l'urétrite. La solution dont se sert M. Ricord est au trentième, c'est-à-dire trente grammes d'eau distillée sur un gramme de nitrate d'argent cristallisé. Il use souvent de la cautérisation avec la pierre infernale, dans l'inflammation des muqueuses que l'on peut mettre à découvert.

Nous parlerons, aux articles urétrite, balano-posthite, vaginite, des accidents qui suivent, dans certains cas, l'emploi des injections. Nous ferons connaître aussi les indications et les contre-indications de cette méthode. Dans tous les cas, l'on doit avertir d'avance le malade des accidents qui pourraient suivre l'injection à haute dose, afin qu'il ne les attribue pas à l'impéritie du médecin.

Les injections suffisent seules dans quelques variétés de blennorrhagie, mais lorsqu'il s'agit de l'urétrite, il est prudent de leur adjoindre les spécifiques anti-blennorrhagiques. Le copahu et le cubèbe pris à dose croissante aident puissamment la réussite du traitement abortif.

Méthode antiphlogistique. — La médication antiphlogistique, employée seule, amène quelquefois des guérisons, et ce sont, dit-on, les plus franches ; nous nous fions en cela au dire des observateurs, n'ayant pas en nous-même l'occasion de faire ces remarques. Malgré l'efficacité bien reconnue des antiphlogistiques, nous recommandons néanmoins de ne pas les continuer trop longtemps, car leur emploi favorise l'état chronique.

Moyens réguliers destinés à combattre la blennorrhagie confirmée. — Lorsque l'inflammation a gagné les parties les plus reculées de l'urètre, que son état d'acuité contre-indique les injections abortives, il faut employer les moyens rationnels qui dirigent toutes les phlegmasies. Ce sont les antiphlogistiques et les delayants. On applique ordinairement des sangsues autour des parties malades, l'on ordonne les bains entiers et les boissons delayantes. Après que l'état aigu s'est éteint, on fait prendre à l'intérieur les balsamiques, cubèbe ou copahu, et, localement, des injections astringentes. Telle est à peu près la conduite généralement suivie. Les praticiens qui ont confiance en cette méthode, prolongent, à notre avis, un peu trop l'usage des boissons delayantes et des bains ; il faut être sobre de ces deux agents, car sous leur influence, l'écoulement devient chronique et cède quelquefois très-difficilement à l'emploi des spécifiques.

Quand nous avons à faire à tout autre écoulement que celui de l'urètre, nous employons d'abord les émollients, auxquels nous faisons succéder les astringents locaux, ou même les lotions caustiques. Si nous avons à traiter une blennorrhagie urétrale, il est rare que nous recourions aux antiphlogistiques ; dans presque tous les cas, nous débutons par les balsamiques, auxquels nous associons au bout de quelques jours les injections. Nous avons retiré de grands avantages de notre manière d'agir. D'abord, outre qu'elle nous a donné de très heureux résultats, elle est d'une application facile pour les jeunes gens qui, le plus souvent, sont obligés de se soigner à la dérobée.

Dans les cas d'écoulements atoniques, on prescrira, tant à l'intérieur que localement, les différents agents de la médication tonique. On peut, lorsque la maladie est à cet état, avoir recours aux injections à haute dose.

Les écoulements sont quelquefois entretenus par des lésions locales qu'il est urgent de bien apprécier pour pouvoir les traiter convenablement. Nous nous occuperons de cette question en faisant l'histoire de la blennorrhagie chronique.

Si nous avons tant insisté sur les considérations générales, c'est dans le but de rendre plus facile l'étude particulière de chaque variété. Les détails que nous avons donnés sur les causes, le diagnostic et la prophylaxie nous épargneront, comme on le verra dans le courant de notre travail, des répétitions fastidieuses qui ont quelquefois pour résultat d'embarrasser l'esprit du lecteur.

Nos considérations générales terminées, nous passons de suite à l'histoire des différentes variétés.

CHAPITRE II.

Balano-Posthite.

Cette variété de blennorrhagie connue par Astruc, Morgagni et par beaucoup d'autres syphilographes, s'observe principalement chez les hommes atteints de phimosis plus ou moins complet. Elle reconnaît pour cause l'action irritante du virus blennorrhagique ou syphilitique; le frottement joint à la présence de la matière sébacée qui séjourne entre le gland et le prépuce, suffit pour la faire naître. On la rencontre surtout chez les jeunes sujets, les peuples circoncis en sont exempts.

Symptômes. — Au début, les malades éprouvent à l'extrémité du pénis, une excitation anormale accompagnée bientôt de prurit, de chaleur et de cuison. Les parties s'injectent, se tuméfient et sécrètent un muco-pus plus ou moins épais; si à l'aide de tractions modérées, on vient à mettre la muqueuse à découvert, on trouve une surface rouge, violacée, dépouillée le plus souvent de son épithélium, parsemée de points blanchâtres qui donnent issue à un muco-pus semblable à celui qui découle des vésicatoires. Le fait de cette inflammation rend les érections douloureuses et la miction très pénible. On explique facilement ces souffrances par l'obstacle que rencontre le pénis dans son développement, et par le contact des urines sur les surfaces irritées.

Le tissu cellulaire sous-muqueux vient-il à participer a l'inflammation, les douleurs redoublent, le prépuce se gonfle et devient luisant comme dans l'érysipèle; une lymphite superficielle s'empare de la peau qui recouvre la verge, et la phlegmasie chemine ainsi, quelquefois, jusques dans les ganglions de l'aine ; on est averti de cette complication par l'endolorissement de la région inguinale. Au bout de cinq à six jours ou d'un septenaire, les accidents inflammatoires disparaissent, et il ne reste plus que la sécrétion muqueuse avec un peu d'œdème, que les lotions ou les injections astringentes font promptement disparaître.

Marche. — Durée. — Terminaison. — La balano posthite simple est ordinairement aiguë, et n'arrive à l'état sur-aigu qu'à la suite d'un écart de régime, de quelques excès ou de mauvais pansements.

Sa durée moyenne est de dix jours environ. La terminaison est d'autant plus prompte que l'ouverture du prépuce est plus large. Quand on peut mettre les parties malades à découvert, cinq à six jours suffisent pour l'amener. Lorsqu'au contraire les parties génitales sont atteintes de phimosis, l'écoulement peut se prolonger et devenir chronique comme dans le cas d'urétrite. Les accidents et les complications qui interviennent durant le cours de la balano-posthite apportent à la maladie des modifications telles, qu'il est impossible de lui assigner d'avance un terme. La marche et la durée sont entièrement dépendants du genre de complication et de l'intensité des accidents.

Accidents et complications. — Tant que l'inflammation ne dépasse pas la surface de la muqueuse, on n'observe aucun accident fâcheux ; mais à mesure qu'elle gagne en profondeur elle détermine différents accidents qu'il est de la plus haute importance de connaître. D'abord, le tissu cellulaire du prépuce, très-disposé à s'infiltrer, devient le siége d'un œdème inflammatoire plus ou moins étendu, mais qui s'arrête ordinairement au niveau du pourtour adhérent du prépuce. Les lymphatiques de l'enveloppe cutanée de la verge s'enflamment aussi, et il s'ensuit une lymphite confluente ou discrète qui, dans quelques cas, se propage aux ganglions inguinaux ; après l'œdème inflammatoire et la lymphite vient l'érysipèle phlegmoneuse, accident plus rare, à la vérité, mais plus redoutable que les précédents. Pour terminer l'énumération des accidents de la balano-posthite, nous mentionnerons encore les abcès, la gangrène et le paraphimosis. Nous rappellerons aussi que l'inflammation de cette partie peut être compliquée, à son début, d'un accident primitif. Cette circonstance est très-importante à connaître, puisqu'elle nécessite dans la plupart des cas de profondes modifications dans le traitement.

Ainsi donc : lymphite, œdème inflammatoire, adénite inguinale, abcès, gangrène, paraphimosis et chancres, tels sont les accidents et les complications qui peuvent dévier la balano-posthite de sa marche naturelle.

L'inflammation de l'épididyme et du testicule, l'arthrite et l'ophtalmie appartiennent exclusivement à l'urétrite ; aussi ne les rencontre-t-on jamais dans la balano-posthite seule.

La lymphite simple est un accident bénin qui disparaît par les moyens les plus simples, elle est facile à reconnaître aux lignes rougeâtres et sinueuses qui parcourent la peau de la verge, à la chaleur et à l'endolorissement de l'organe ; aussi ne nous arrêterons-nous pas longtemps à sa description.

Dans le cas d'érysipèle, le corps de la verge augmente de volume, tandis que sa base semble étranglée par une ligne circulaire ; la peau est très-chaude, d'un rouge très-vif qui disparaît momentanément sous la pression, et offre des bosselures séparées par des sillons plus ou moins profonds ; les malades ne ressentent de la douleur que lorsqu'on fait exécuter des mouvements à leur organe ; autrement, dans l'état de repos, ils n'accusent que de la lourdeur. Les ganglions de l'aine s'engorgent aussi quelquefois. Dans les cas les plus heureux, l'érysipèle se termine par résolution, en laissant une disposition à l'infiltration séreuse. D'autres fois, l'inflammation de la peau se propage au tissu cellulaire sous-jacent pour donner lieu à un phlegmon diffus ou à des abcès multiples. Nous n'avons pas besoin de nous arrêter longtemps sur les caractères de l'œdème du prépuce, nous dirons seulement que sous son influence ce voile membraneux prend des dimensions énormes, et vient recouvrir de toute part l'extrémité du pénis ; la terminaison de l'œdème du prépuce se fait presque toujours par résolution, cependant nous l'avons vu se transformer en un œdème dur squirroïde qui ne cède qu'à l'opération.

La gangrène est le fait de l'inflammation phlegmoneuse jointe à un étranglement plus ou moins prononcé, elle est partielle ou générale; la gangrène partielle détermine sous le prépuce des pertes de substances assez étendues et quelquefois de véritables perforations à travers lesquelles on entrevoit la surface du gland. La gangrène générale frappe la totalité du prépuce sans s'étendre au-delà de son insertion; il est remarquable de la voir se limiter aux points qui correspondent à la réflexion de la muqueuse du prépuce sur le gland, de telle sorte qu'après la chute des parties mortifiées, on dirait que le malade vient d'être soumis à la circoncision. La gangrène marche des parties profondes aux superficielles, et de l'insertion du prépuce vers son bord libre; elle s'arrête toujours sur les côtés du frein; cette partie ne résiste que parce qu'elle est plus serrée et munie d'un paquet vasculo-nerveux très-abondant. En général, plus les tissus sont disposés à l'infiltration, plus il est à craindre qu'ils ne soient envahis par la gangrène. Le gland n'en est que très-rarement atteint, et encore n'est-ce que dans ses couches les plus superficielles, et subit alors une espèce de décortication.

Le paraphimosis est un accident assez fréquent qui arrive par les progrès de l'inflammation, chez les individus affectés d'un phimosis, dont l'ouverture est encore assez large pour laisser sortir le gland. Il se produit après la rétraction forcée du prépuce en arrière du gland, rétraction provoquée par le malade lui-même, ou bien par les progrès de l'inflammation.

Quoiqu'il en soit, dans cette nouvelle situation, le limbe du prépuce exerce derrière la couronne du gland, une constriction d'autant plus forte qu'il y a eu disproportion entre ces deux parties. La constriction augmente graduellement à mesure que le retour de la circulation est entravé. Le gland se tuméfie, le tissu cellulaire qui double la muqueuse glando-préputienne s'infiltre de sérosité et prend un énorme développement. Le gland est bordé, dans toute sa circonférence, d'un bourrelet rougeâtre quelquefois transparent qui indique la présence d'une certaine quantité de liquide séreux. Après quelques jours de cet état, surtout si l'étranglement ne diminue pas, les parties enflammées se gangrennent, mais, chose remarquable, ce ne sont point les tissus étranglés qui subissent cette gangrène, mais ceux qui exercent la constriction ; en effet, elle commence par le limbe du prépuce et suit la direction circulaire jusque sur les côtés du frein.

Les accidents dont nous venons d'énoncer les principaux caractères parcourent en général leur période sans réagir sur la constitution ; cependant, nous les avons vu quelquefois donner lieu à de la fièvre, des envies de vomir, de la constipation et des douleurs erratiques générales. Il n'est, du reste, pas étonnant qu'une inflammation assez forte pour déterminer la gangrène, trouble dans quelques cas l'organisme. La présence d'un chancre sur la muqueuse affectée d'inflammation ne devient une complication redoutable que lorsque cette inflammation prend le caractère phlegmoneux ou quand les parties sont soumises à l'étranglement. En effet, il est ordinaire que dans ces cas l'accident primitif devienne phagédénique gangréneux, et détruise une portion assez étendue des tissus sur lesquels il repose. Ce qui tend cependant à enlever de la gravité au pronostic, c'est qu'une fois l'eschare tombée, la plaie restante n'est plus inoculable, c'est une plaie simple.

Diagnostic. — Lorsqu'on peut refouler le prépuce en arrière du gland, il n'est pas difficile de déterminer quel est le point de départ de la sécrétion ; le diagnostic est alors très-simple. Mais le limbe du prépuce peut être assez étroit pour s'opposer à cette rétraction ; comment faire, dans ce cas, pour savoir si le pus vient de l'urètre ou de la cavité glando-préputienne : nous disposons les parties de manière que l'urètre soit concentrique au limbe du prépuce, nous abstergeons avec soin le pus qui masque ces deux ouvertures, et nous provoquons, par de légères pressions d'arrière en avant, la sortie d'une nouvelle quantité de liquide. Cette manœuvre bien exécutée permet de distinguer si le nouveau pus sort du méat ou de la fente circulaire qui sépare l'extrémité du gland du prépuce.

On peut arriver à ce diagnostic en analysant les différents symptômes de la maladie. Dans la balano-posthite, les douleurs qu'occasionne l'érection sont bornées à la partie antérieure de la verge, au lieu de siéger le long du canal de l'urêtre comme dans le cas d'urétrite. Les érections ne sont pas cordées; la cuison et les douleurs déterminées par la miction sont bornées autour du gland et augmentent graduellement à mesure que la cavité du prépuce se remplit d'urine, elles ne dépassent pas l'insertion du prépuce. Ce sont des douleurs de périphérie que la pression augmente. Le pus de la balano-posthite est aussi beaucoup plus épais, plus crémeux que celui de l'urétrite.

Il ne suffit pas d'avoir découvert le siége de la maladie, il faut connaître aussi sa nature. La sécrétion a t-elle sa source dans une inflammation simple, dans des érosions simples, ou bien reconnaît-elle pour cause des ulcérations chancreuses primitives, ou des accidents consécutifs. Tant que l'on n'a pas résolu ces questions, le diagnostic est incomplet et les bases de la thérapeutique incertaines.

Il faut distinguer deux cas : 1° les parties peuvent être mises à découvert et examinées sans obstacle; 2° il y a phimosis complet, et les parties malades restent cachées sous le prépuce.

Premier cas. — S'il n'y a ni érosions, ni ulcérations, que l'on ne remarque que de la rougeur pointillée avec sécrétion, nul doute que la balano-posthite est de nature inflammatoire simple. Le diagnostic se complique lorsqu'à l'inflammation viennent se joindre des érosions répandues çà et là sur la surface de la muqueuse. En effet, ces érosions peuvent être simples ou de nature spécifique, et il est souvent fort difficile d'établir cette différence par leur seul aspect. On dira bien qu'elles sont irrégulières, très-superficielles, qu'elles ne consistent que dans l'ablation de l'épithelium, qu'une fois abstergées, elles laissent voir un fond rouge sans bord taillé à pic, etc., caractères que l'on ne retrouve pas dans le chancre; mais il est une variété de chancre que l'on a très-peu étudiée, malgré les recommandations de M. Ricord, le chancre superficiel; il simule à s'y méprendre les érosions simples de la balano-posthite. Nous l'avons vu plusieurs fois déterminer une syphilis constitutionnelle pendant que le médecin croyait tenir sous la main les érosions les plus bénignes.

Quel moyen faut-il employer pour diagnostiquer la maladie avant qu'elle ne soit devenue trop évidente par ses ravages; il n'y a, à notre avis, que l'inoculation de la matière sécrétée.

Nous en dirons autant des écorchures et autres ulcérations qui ont une ressemblance un peu plus frappante avec les accidents primitifs.

La forme des ulcérations secondaires, est aussi arrondie ovalaire, se recouvre d'une couche pultacée au-dessous de laquelle la muqueuse est rouge vermeille, elles ne gagnent pas en profondeur et ont au contraire de la tendance à végéter. Leur pourtour n'est pas dur, les ganglions peuvent être engorgés, mais ce n'est point par la présence des plaques muqueuses. Si l'on interroge attentivement le malade, on apprend presque toujours qu'il a eu un chancre induré à une époque plus ou moins rapprochée.

Voilà, j'espère, bien des signes pour établir le diagnostic, mais avec tout cela on n'a quelquefois encore que de la présomption, il en est un plus positif, l'inoculation. Prenons du pus sur les ulcérations, s'il est inoculable, il n'y a plus de doute à conserver sur la nature de la plaie, c'est un chancre; s'il n'est pas inoculable, cet effet négatif joint aux autres caractères, doit conduire directement au diagnostic.

Voilà pour le cas où l'on peut découvrir les parties, mais s'il y a phimosis, tous les caractères mentionnés ci-dessus échappent à nos sens; et il faut s'en rapporter aux sensations du malade, aux signes fournis par le toucher, à l'aspect de la sécrétion et à l'inoculation.

Le malade ressent une douleur fixe sur un côté du prépuce, on touche en ce point un noyau dur plus ou moins étendu, qui n'existe pas dans les autres parties. La sécrétion est sanieuse et pultacée, les injections entre le gland et le prépuce déterminent aussi une douleur fixe dans un point déterminé ; tous ces symptômes peuvent faire croire à la présence d'un chancre ; mais comme des végétations et des ulcérations simples sont de nature à fournir les mêmes signes, il faut encore s'aider de l'inoculation.

Ainsi en résumé l'inoculation joue un grand rôle dans le diagnostic de la nature de cette maladie. Que l'on sache bien que ce n'est point seulement dans le but de satisfaire l'esprit que nous la pratiquons, mais bien aussi pour nous tracer une ligne de conduite dans le traitement. Oserait-on, par exemple, faire l'opération du phimosis avant de s'être assuré s'il y a ou non un chancre au-dessous du prépuce? Cette question suffit à elle seule pour motiver les essais auxquels on soumet quelquefois la sécrétion purulente.

Pronostic. — La balano-posthite ne présente de danger que lorsqu'elle est suivie d'accidents. Son pronostic à venir ne diffère en rien de celui des phlegmasies qui siégent sur les autres muqueuses; elle peut, comme elles, être suivie d'œdème dur, d'indurations partielles et de productions anormales, qui constituent les variétés de végétations. Mais ces modifications n'ont rien de constitutionnel, elles dépendent tout à fait de l'influence locale de l'inflammation. La présence d'un chancre ou d'accidents secondaires donne au pronostic un tout autre caractère, mais ce n'est pas ici le lieu de nous en occuper. Nous renvoyons pour cela à la seconde partie de notre travail.

Traitement. — La balano-posthite simple, bénigne, guérit en peu de jours par des moyens très-simples. Il suffit d'un régime doux, du repos de l'organe malade, de quelques lotions astringentes et de l'isolement des muqueuses par l'interposition d'un linge fin, pour la guérir promptement. Nous l'avons fait disparaître quelquefois au bout du troisième jour, en pratiquant deux lotions par jour avec la solution de nitrate d'argent à 2 pour 100.

Quand il existe en même temps un phimosis, il faut, s'il y a quelque danger à le réduire, laisser les parties dans leurs rapports et faire entre le gland et le prépuce de fréquentes injections avec les liquides astringents qui servaient ci-dessus aux lotions. La solution de nitrate d'argent à 2 pour 100 peut servir aussi aux injections.

Dans le cas où l'on peut atteindre directement les parties enflammées, et lorsque d'ailleurs l'inflammation n'est pas phlegmoneuse, M. Ricord se sert du crayon de nitrate d'argent dont il badigeonne en tous les sens la surface muqueuse.

Les complications et les accidents que nous avons énumérés contre-indiquent le traitement précédent qui peut, à bon droit, figurer parmi les méthodes abortives. Que l'on ait affaire à la lymphite, à l'érysipèle, à l'œdème inflammatoire, à l'inflammation phlegmoneuse compliqués ou non de phimosis ou de paraphimosis, l'indication est le traitement émollient et antiphlogistique.

On commencera par maintenir la verge dans une position relevée, afin de faciliter le retour des liquides. On l'enveloppera de linges fins mouillés dans l'eau de guimauve, de sureau, ou tout autre liquide émollient; s'il n'y a pas de réaction, on se bornera aux applications de sangsues sur les aines ou au périnée; si, au contraire, la maladie retentit sur l'organisme, on pratiquera une ou deux saignées au bras. Il est très-important de détruire la constipation soit au moyen de lavements émollients, soit au moyen des purgatifs salins tels que l'eau de sedlitz, le sulfate de soude, à la dose de 40 grammes, et la limonade au citrate de magnésie. On prendra aussi avec avantage quelques bains entiers.

Nos savants maîtres Lisfranc et Ricord nous ont toujours donné le conseil de ne poser ni sangsues, ni vésicatoires, ni même des cataplasmes sur le pénis; ils proscrivent pareillement les bains de siége. Tous ces moyens favorisent la congestion et l'infiltration du pénis, et peuvent amener quelquefois la gangrène.

Pendant l'emploi de la médication antiphlogistique, on ne doit pas perdre de vue l'écoulement, et faire, pour nettoyer les parties enflammées, de fréquentes lotions ou injections émollientes presque froides; les piqûres de sangsues devront être protégées contre la matière de la sécrétion, pour empêcher qu'elles s'inoculent au cas où il existerait un chancre au

milieu des parties enflammées. Contre les érections douloureuses, nous prescrivons les pilules et les lavements camphrés; nous faisons alléger le lit du malade et écartons de lui
toute conversation ou lecture qui pourrait lui inspirer des
idées lascives.

La terminaison par gangrène doit modifier un peu la conduite du médecin; quand elle est devenue probable, il doit
se faire sobre d'évacuation sanguine, de peur d'affaiblir le
travail d'élimination qui doit se produire bientôt. Une fois la
gangrène déclarée, son devoir est de favoriser la chute des
eschares au moyen de liquides détersifs, ou quelquefois
avec l'instrument tranchant; les plaies sont ensuite pansées
comme à l'ordinaire.

Traitement du phimosis. — Le phimosis peut avoir existé
avant la balano-posthite, ou s'être déclaré par les progrès de
l'inflammation. Avant Swédiaûr, cette distinction n'apportait
aucun changement dans la conduite du chirurgien; tout phimosis devait être et était incisé fatalement, Swédiaur s'éleva
le premier contre cette pratique détestable, et parvint à la
modifier, après en avoir fait toucher tous les inconvénients;
Cullerier et M. Ricord ont aussi montré, dans la pratique,
que l'on pouvait souvent se passer de l'opération.

Lorsque le phimosis est un accident de la balano-posthite,
il disparaît le plus souvent après la guérison de cette maladie; une opération serait donc inutile dans ce cas.

L'opération est au contraire, en général, indiquée, lorsqu'il a été reconnu que le phimosis est congénial, néanmoins
il est bon, avant d'y procéder, de rechercher si le prépuce
ne cache pas quelque chancre; car la plaie faite dans ces
conditions ne manquerait pas de s'inoculer dans toute son
étendue. La présence du chancre nous oblige à combattre,
aussi longtemps que possible, l'état inflammatoire et le
principe virulent; mais si en dépit du traitement la maladie
continue sa marche, si les parties enflammées menacent gangrène, l'opération est urgente, il faut la pratiquer de suite.
On n'a plus à craindre ici les effets du pus virulent, puisque
la gangrène détruit la spécificité. C'est ici le lieu de rappeler

que la gangrène ne doit pas toujours inspirer des craintes au chirurgien, et qu'elle est quelquefois aussi intelligente que la main de l'opérateur, souvent même elle se borne à détruire le prépuce dans toute son étendue en suivant son insertion. De telle sorte qu'après la cicatrisation de la plaie, la circoncision accidentelle semble être un effet de l'art.

Les opérations de phimosis et de paraphimosis sont tellement liées au traitement de la balano-posthite qu'il nous paraît indispensable de les décrire. C'est ce que nous allons faire le plus succinctement possible.

Opération du phimosis. — On glisse entre le gland et le prépuce, du côté de la face dorsale, un bistouri étroit dont la pointe est garnie d'une boulette de cire; parvenu à quelques millimètres de l'insertion du prépuce, l'instrument tranchant est débarrassé du corps mou qui cachait sa pointe, le chirurgien lui fait traverser alors toute l'épaisseur de cette appendice et le conduit ensuite d'arrière en avant sur la ligne médiane jusqu'à complète division. L'opération est ainsi terminée, mais il reste deux lambeaux latéraux très-disgracieux et le plus souvent incommodes, on les excise le plus souvent avec des ciseaux ou un bistouri, la difformité est alors réduite à un prolongement défectueux du côté du frein.

Dans le cas de phimosis œdémateux ou inflammatoire, M. Ricord procède de la manière suivante : il pratique, comme nous venons de l'indiquer, une incision du côté de la face dorsale, et en fait une autre de chaque côté du frein, saisit successivement chaque lambeau latéral au moyen d'une pince placée dans le sens de l'insertion du prépuce, et excise tout ce qui est au-devant des mors de cet instrument. Ce procédé très-simple laisse une plaie très-régulière, dont la cicatrice est exempte de difformité.

Circoncision d'après le procédé de M. Ricord. — On laisse la verge dans sa position naturelle, sans exercer de tiraillement sur la peau; on trace sur le prépuce, à deux lignes au-devant de la crête circulaire du gland, une ligne parallèle à sa couronne. Après ces préliminaires, l'opérateur introduit entre le gland et le prépuce une longue aiguille dont la pointe, cachée d'abord par une boulette de cire, traverse l'épaisseur du prépuce sur la ligne médiane et à deux millimètres au-devant de la ligne circulaire qu'il a tracée; de cette manière, la peau et la muqueuse sont fixées et ne peuvent glisser l'une sur l'autre; il place derrière cette aiguille les mors de la pince fenêtrée de M. Ricord, en suivant la direction de la ligne circulaire, et confie l'instrument à un aide, après s'être assuré que le gland a été repoussé en arrière. Dans un troisième temps il traverse, à différentes hauteurs, les tissus compris dans la fenêtre longitudinale de la pince, au moyen d'une aiguille munie d'un fil simple assez long, jusqu'à ce qu'il soit parvenu au niveau du frein. Les sutures une fois posées, le chirurgien tranche toute la partie du prépuce située au-devant de la pince, au moyen de ciseaux ou d'un bistouri glissé entr'elle et l'aiguille longitudinale; il retire ensuite la pince en prenant garde de ne pas déplacer les fils. Il faut recommander à l'aide qui tient la pince de serrer d'autant plus ses mors que la section est plus près d'être terminée; sans cette précaution, le prépuce glisserait en arrière et et les fils se présenteraient au tranchant du bistouri. Pour obvier à cet inconvénient, M. Ricord laissait en place la dernière aiguille qui servait, en quelque sorte, de soutien au prépuce, et ne la retirait qu'après la section complète.

La pince retirée, on lie et tord les artérioles qui donnent du sang, il ne reste plus qu'à couper les anses de fil qui passent au-devant du gland et à nouer ensemble les chefs correspondants. La muqueuse est ainsi amenée au contact de la peau. Le nombre des sutures est toujours double des fils passés.

On a beaucoup vanté, dans ces derniers temps, pour remplacer les sutures en fil, la suture métallique faite au moyen des serres fines. Nous avons eu plusieurs fois l'occasion de constater ses bons résultats à l'Hôtel-Dieu de Marseille, dans les services de MM. Coste et Pirondi.

Après l'opération, on prescrit le repos, la diète, les irrigations d'eau froide et les pilules camphrées; il est rare que la plaie se réunisse dans toute son étendue par première intension. Le lendemain, le tissu cellulaire est presque toujours gorgé de sérosité. Il faut enlever les sutures du deuxième au quatrième jour ; si l'on ne veut pas qu'elles déchirent les bords de la plaie. La cicatrisation n'est complète le plus souvent qu'au quinzième ou vingtième jour.

Traitement du paraphimosis. — Nous avons admis deux sortes de paraphimosis : le *réductible* et l'*irréductible*.

Paraphimosis réductible. — Pour réduire, on saisit d'abord la verge à pleine main, en faisant une compression lente et graduée, à partir de l'extrémité du gland jusqu'à sa base ; le sang chassé de ses vaisseaux laisse cet organe pâle, décoloré et flétri ; c'est alors le moment favorable de faire rentrer le gland dans le prépuce ; quand on a donné le précepte de saisir les bords du prépuce pour les ramener sur le gland, on n'avait pas réfléchi aux dispositions qu'affecte le prépuce par rapport au gland, il est en effet impossible de saisir ses bords, même dans le cas de paraphimosis très-peu prononcé. Le meilleur moyen consiste à prendre la verge à pleine main et à pousser le prépuce en avant pendant que de l'autre main on repousse le gland en arrière. Après la réduction, on prescrit le repos, les irrigations d'eau froide, les pilules camphrées et les purgatifs.

Dans les cas où les tissus sont très-enflammés ou gorgés de sérosité, il est nécessaire, avant de tenter la réduction, d'évacuer la sérosité au moyen de ponctions multiples ; on peut encore favoriser la résolution de l'engorgement en entourant les parties malades de compresses imbibées d'eau fraîche.

Paraphimosis irréductible. — Si après plusieurs tentatives, on ne peut réduire, il faut en venir au débridement, en suivant toutefois les indications que nous avons posées.

On a proposé d'appliquer au paraphimosis la méthode des débridements multiples ; mais cette méthode a l'inconvénient de laisser plusieurs cicatrices sur le limbe du prépuce, et favorise ainsi le rétrécissement de cette ouverture. M. Ricord emploie un procédé qui équivaut à l'opération du phimosis transportée en arrière du gland. On incise sur la ligne médiane le bourrelet muqueux qui borde la couronne du gland ;

on introduit ensuite sous le limbe du prépuce qui constitue
la partie étranglante, un bistouri à lame étroite dont on porte
la pointe à une distance du limbe, égale à la longueur du
gland ; on traverse la peau à cette distance, et l'on achève
la section en incisant jusqu'au limbe ; on termine l'opération
par la section de quelques brides celluleuses qui auraient pu
échapper au bistouri. Il reste quelquefois, de chaque côté,
deux bourrelets saillants qui peuvent disparaître à la longue ;
mais on les excise si la difformité est trop prononcée.

Le traitement consécutif est celui que nous avons indiqué
après l'opération du phimosis.

CHAPITRE III.

Blennorrhagie urétrale chez l'homme.

Nous donnons le nom de blennorrhagie urétrale, d'urétrite, à l'inflammation simple de la muqueuse qui tapisse le
canal de l'urètre chez l'homme et chez la femme. Elle peut
avoir pour cause : 1º toute espèce d'irritation agissant directement ou, pour mieux dire, par contact, sur la muqueuse
de l'urètre; 2º une irritation mécanique se transmettant à cette
membrane par l'intermédiaire des autres parties molles qui
constituent la verge.

La première catégorie comprend toutes les substances irritantes, corrosives, caustiques, etc., déposées volontairement ou accidentellement dans l'urètre, qu'elles soient solides ou liquides; pus blennorrhagique, chancreux, cance-
reux, phlegmoneux, liquides corrosifs introduits de l'extérieur; sondes, bougies, calculs, etc.

Dans la seconde, se rangent toutes les excitations mécani-
ques qui agissent sur le corps de la verge : masturbation,
coït répété, contusions, etc.

Nous renvoyons, pour donner une idée complète de l'étiologie, à nos considérations générales. On trouvera aussi dans
cette partie tout ce qui a trait aux causes prédisposantes.

Cependant, malgré la limite que nous impose l'étendue de
nos généralités, nous ne saurions commencer l'histoire de
l'urétrite sans rappeler les conditions qui, dans la plupart des
cas, président à son développement.

S'il existe des blennorrhagies qui naissent au milieu des
rapports légaux, réfléchis : blennorrhagies honnêtes, je dirai
presque légitimes, auxquelles la morale n'a rien à repro-

cher, il en est un bien plus grand nombre qui se gagnent au milieu de la débauche et des excès de tout genre. Que l'on consulte la masse des jeunes gens qui vont réclamer les soins du médecin, une grande partie répondra que c'est à la suite d'excès vénériens accompagnés d'abondantes libations, de veilles forcées ou autres fatigues physiques ou morales, que leur maladie s'est déclarée; un certain nombre ajouteront que l'objet de leur passion démesurée était atteint de fleurs blanches ou vertes, et qu'il a communiqué du mal à beaucoup d'autres personnes. C'est en effet au milieu de ces conditions que se prennent la plupart des écoulements.

M. Ricord nous disait souvent qu'il était possible d'engendrer de toute pièce et volontairement une blennorrhagie, et voici la recette qu'il donnait : répétition et prolongation du coït, bain chaud et prolongé le matin en se levant, asperges au déjeûner et bière le restant de la journée. Il est certain que les bains, les asperges et la bière agissent d'une manière très-défavorable sur les blennorrhagies, qu'elles augmentent les inflammations de l'urètre, et par suite, la sécrétion morbide; aussi sommes-nous de l'avis de M. Ricord et, sans accorder à ces agents une importance de premier ordre dans la production de cette maladie, pensons-nous qu'ils peuvent jouer un grand rôle dans l'accomplissement de l'œuvre déjà si bien commencée par les excès vénériens. Comme nous avons cité le pus de chancre parmi les liquides qui président à l'inflammation simple de l'urètre, il est bon de rappeler, avant d'aller plus loin, que ce pus n'agit ici qu'en vertu de ses propriétés irritantes, et que lorsque, par son action spécifique, il engendre un chancre dans le canal, la blennorrhagie est virulente.

Symptômes. — La blennorrhagie urétrale débute par la région balanique, et se propage d'avant en arrière, en passant successivement par les régions spongieuse, membraneuse et prostatique; de là, elle s'étend quelquefois au col de la vessie; mais ce cas est assez rare pour que l'on puisse considérer la cystite du col comme une complication. A chaque phase de la maladie correspond une série de symptômes qui en indiquent le siége et l'intensité.

Dans les cas ordinaires, c'est du quatrième au six ou huitième jour après le coït, qu'apparaissent les premiers symptômes, le plus souvent, ils échappent à l'observation. Les organes génitaux et surtout l'extrémité du pénis sont d'abord
le siége d'une surexcitation anormale à laquelle succède une
sensation de prurit, le sommeil est interrompu par de fréquentes érections suivies de pollutions douloureuses. Cette
série de phénomènes anormaux porte le malade à examiner
de plus près ses organes. Il trouve alors les deux lèvres du
méat agglutinées par une espèce de chassie imperceptible,
qu'il peut amener à l'état liquide au bout du canal, au
moyen de pressions exercées d'arrière en avant; cette humeur est transparente et file sous le doigt. Cependant, l'inflammation gagne en surface et en intensité; au prurit succèdent un picottement et une constriction très-pénibles, les
lèvres du méat gonflées se renversent en dehors, et laissent
apercevoir une surface rouge pointillée. L'urine sort déjà
difficilement et produit une vive cuisson dans la région balanique. L'humeur sécrétée par la muqueuse devient plus
abondante et plus opaque, elle est encore filante. Au bout de
quelques jours, ces phénomènes se prononcent davantage;
la douleur est presque continue et se change en une sensation de brûlure au passage de l'urine; le méat urinaire, l'extrémité du gland et quelquefois le prépuce se tuméfient; la
sécrétion prend plus de consistance, tache la chemise en
jaune et ne file plus sous le doigt; la peau de la verge est
parcourue de lignes rougeâtres qui annoncent une légère
lymphite. Les régions inguinales s'endolorissent et présentent
parfois de légers engorgements ganglionnaires. Tels sont les
symptômes de la période balanique de l'urétrite.

Il est rare que l'inflammation se borne à la fosse naviculaire, presque toujours, malgré les soins médicaux, elle s'étend vers les régions situées plus en arrière. Les douleurs
deviennent plus fortes et se font sentir en avant des bourses
ou dans l'espace qui sépare les deux testicules. Les érections

sont plus fréquentes, d'une longue durée et souvent continues pendant la nuit, et prennent le caractère cordé. Le
canal enflammé dans son épaisseur, offre une consistance
anormale qu'il est facile de constater par le toucher. L'écoulement prend la teinte verte. Le pénis et les testicules deviennent le siège d'un endolorissement auquel participe quelquefois la face interne des cuisses. L'inflammation n'était encore que dans la région spongieuse; mais à mesure que la
maladie s'éloigne de son début, elle s'étend plus profondément et rencontre bientôt les régions membraneuse et prostatique.

Aux symptômes précédents, viennent se joindre des douleurs et une espèce d'angoisse périnéale, qui rendent la
marche et la position assise très-pénible. La miction produit
une sensation de brûlure que les malades rapportent aux
parties postérieures du canal; le jet d'urine très-mince affecte
les différentes nuances qu'on observe dans les rétrécissements, c'est qu'il existe un rétrécissement inflammatoire. Les
crémasters excités se contractent par intervalle et compriment brusquement les testicules endoloris; presque toujours
une constipation opiniâtre se joint à cette série de symptômes
et contribue à les rendre plus intenses.

Les phénomènes que nous venons de passer en revue ont
une période croissante qui dure jusqu'au douzième ou quinzième jour; mais après quelques jours de statu quo, la maladie commence son déclin. Les douleurs et la sensation de
brûlure deviennent moins vives, l'écoulement se réduit et
reprend la teinte jaune; en un mot, tous les symptômes précédents s'amandent de telle sorte, qu'à la fin du troisième
septenaire, il n'existe le plus souvent qu'un léger picottement à l'extrémité de la verge, un peu d'ardeur en urinant,
et un écoulement muqueux peu abondant. Cependant, les
érections cordées persistent, quelquefois encore, quoiqu'il
n'y ait plus d'écoulement : c'est un symptôme contre lequel
il faut se tenir en garde.

La symptômatologie telle que je viens de l'exposer, est
l'expression de la blennorrhagie la plus simple et la plus ré-

gulière abandonnée à elle-même ; mais elle ne se présente pas
toujours sous des formes aussi bénignes, ce dont on peut juger par le tableau suivant : tableau qui donne l'énumération
des principaux accidents qui peuvent la compliquer.

Accidents de l'urétrite. — Les accidents de l'urétrite aigue
sont : la réaction fébrile ; la cystite du corps, du col et la néphrite ; la dysurie et la rétention d'urine ; les érections cordées, la rupture du canal et l'hémorrhagie ; les abcès péri-
urétraux des glandes de Cooper et de la prostate ; l'induration des corps caverneux, la lymphite, le pénitis et l'adénite
inguinale. Quant aux rétrécissements, aux pertes séminales
et à l'impuissance, nous les considérons comme des effets
trop éloignés de l'urétrite pour que nous soyions tenus de
nous en occuper. Nous nous bornerons donc à étudier les
accidents que nous avons énumérés dans le tableau précédent.

1° *Réaction fébrile.* — Quoiqu'elle n'ait rien de dangereux
en elle-même, nous la mettons au rang des complications
parce qu'elle s'oppose à l'administration des anti-blennorrhagiques, et introduit, par cela même, des modifications dans
la marche de la maladie. Les symptômes fébriles sont caractérisés ici, comme dans toutes les inflammations, par un mouvement fébrile, précédé de frisson, de malaise général, de
dérangement dans les voies digestives, et souvent de constipation ; leur fréquence et leur intensité dépendent, au reste,
de l'irritabilité nerveuse du sujet, de la profondeur et du siége
de l'inflammation. Cette complication est excessivement rare
et n'a, le plus souvent, qu'une durée éphémère.

2° *Cystite du col, du corps de la vessie, néphrite.* — Peut-être
devrait-on regarder la cystite du col comme le dernier terme
de l'urétrite, et confondre sa description avec celle des autres
symptômes ; mais son peu de fréquence et les signes particuliers qui la caractérisent nous ont engagé à la mettre au rang
des complications.

Dans la cystite du col, les malades sont tourmentés par de
fréquentes envies d'uriner ; avec ténesme vésical, ils accusent des douleurs lancinantes à la partie postérieure du canal

tout près l'anus. Quand ils essaient d'uriner, ce n'est qu'après
de longs efforts qu'ils parviennent à rendre quelques gouttes
d'urine lactescente, trouble, mêlée à du sang, et dont le
passage cause la sensation d'un fer rouge. La défécation
est aussi très-pénible.

La cystite du col est un accident de la dernière période de
la blennorrhagie, on l'observe même chez les personnes qui
ont des écoulements chroniques très-légers : il paraît et disparaît à plusieurs reprises avant de guérir, et laisse quelquefois une chaleur très-incommode dans cette région du
canal.

Nous ne parlerons pas de la cystite du corps de la vessie,
elle est trop rare pour que nous nous y arrêtions ; du reste
ses symptômes n'ont rien de particulier.

La néphrite blennorrhagique est encore plus rare que la
cystite de même nature ; nous pensons, comme M. Ricord,
que les douleurs rénales qu'on lui a attribuées pendant le
cours de l'urétrite, tiennent le plus souvent aux effets du cubèbe, ce qui le prouve, c'est qu'en cessant ce médicament
elles disparaissent.

3º *Dysurie et rétention d'urine.* — La dysurie, symptôme inhérent à l'urétrite aigue, est quelquefois assez intense pour
constituer un véritable accident, elle est occasionnée par
l'engorgement inflammatoire d'une portion assez étendue ou
seulement de quelque point circonscrit du canal, d'autant
plus prononcée que l'engorgement est plus fort ; elle peut
aller jusqu'à la rétention d'urine.

Cependant, de ce que l'excrétion de l'urine est suspendue,
il ne faut pas toujours en conclure qu'il y ait dans l'urètre un
obstacle matériel, car l'inflammation ou mieux l'irritation la
plus simple, lorsqu'elle siége dans certaines parties de l'urètre et notamment dans la région spongieuse, peut déterminer une contraction spasmodique des parois qui s'oppose à
la sortie de ce liquide.

Dans le premier cas, l'introduction d'une bougie ou d'une
sonde trouve un obstacle invincible ou tout au moins très-
opiniâtre.

Dans le second, l'obstacle est le plus souvent facile à vaincre, mais il renaît sitôt après la sortie de la sonde.

4° *Rupture du canal.* — *Érection cordée.* — *Hemorrhagie.* — La rupture du canal et l'hémorrhagie sont presque toujours la conséquence de la chaude-pisse cordée. On sait que le caractère de la chaude-pisse cordée est un engorgement de l'épaisseur des parois de l'urètre qui, pendant l'érection, se présente sous forme d'une corde très-dure, semblable à un tuyau de plume introduit sous la peau. Qu'une force quelconque vienne agir brusquement sur cette corde, pendant qu'elle est en état de tension, elle se rompt aussitôt. C'est ce qui arrive au moment de l'éjaculation. Mais ce n'est pas toujours, involontairement et contre le vœu des malades, que se produit ce déchirement : cette malencontreuse idée, qu'en rompant la corde, la maladie guérit promptement, a introduit dans le vulgaire une manœuvre détestable destinée à effectuer cette rupture avec préméditation, et c'est à l'herboriste que les malades accordent généralement leur confiance pour subir cette opération. Quel que soit du reste le procédé, une hémorrhagie plus ou moins abondante s'en suit, et amène un soulagement marqué, l'érection cordée disparaît et les malades éprouvent un bien-être très-sensible. Dans les cas les plus heureux, la solution de continuité du canal se referme et n'entraîne aucune mauvaise conséquence; mais il arrive aussi qu'elle devient le point de départ d'infiltration, de fistules urinaires et même de rétrécissements cicatriciels.

5° *Abcès péri-urétraux.* — *Inflammation des glandes de Cooper et prostatite.* — Les abcès urétraux se manifestent pendant la période aiguë de la blennorrhagie et sont presque toujours le résultat d'une inflammation phlegmoneuse, qui s'est propagée de proche en proche au tissu cellulaire péri-urétral; le siége le plus fréquent est sur les fossettes latérales du frein, on en rencontre aussi sur les autres points de l'urètre et notamment à l'angle péno-scrotal. Les premiers signes qui les font découvrir sont une douleur, avec engorgement, sur un point défini du canal; la partie qui en est le siége présente bientôt une tumeur arrondie, recouverte d'une peau rouge, luisante et chaude, qui, en faisant saillie du côté du canal, s'oppose plus ou moins complètement au passage de l'urine.

Quelques jours suffisent pour amener la suppuration. Les douleurs deviennent pulsatives, la peau prend une couleur violacée et l'on peut, en touchant les parties malades, constater une espèce d'empâtement qui est un des signes de la fonte purulente. Le pus a deux voies de sortie, le canal de l'urètre et la peau.

Dans le premier cas, le plus fréquent du reste, la muqueuse urétrale se perfore et le pus vient sortir par le méat. L'abcès, vidé presque en entier, diminue considérablement, et les malades sont à l'instant soulagés. Mais ce soulagement n'est que momentané ; à la première miction, l'urine s'introduit en partie dans la poche purulente qui représente en quelque sorte une fistule borgne interne, et détermine sur ses parois une sensation de chaleur et une douleur très-vive. Le contact de ce liquide détruit peu à peu le tissu cellulaire qui restait encore, et amène la perforation de la peau. La fistule devenue complète, donne alors passage à une certaine quantité d'urine.

Lorsque la poche purulente s'ouvre de bonne heure sur la surface cutanée, la muqueuse est le plus souvent épargnée, et la fistule borgne externe seulement, se cicatrise sans obstacle. Mais la paroi muqueuse de l'urètre est quelquefois tellement amincie qu'elle se perfore consécutivement ; il en résulte, comme dans le cas précédent, une fistule urinaire complète.

Quand la perforation se fait en premier lieu sur la muqueuse urétrale, le pus, joint à une petite quantité d'urine, s'infiltre dans le tissu cellulaire sous-cutané, décolle la peau dans un trajet assez étendu, et va s'ouvrir une issue sur un point éloigné de son siége primitif. Cette tendance au décollement est due autant à la laxité du tissu cellulaire sous-cutané qu'aux propriétés corrosives du pus et de l'urine combinés.

Pour prévenir ces fâcheux résultats, M. Ricord prescrit d'ouvrir de bonne heure tous les abcès qui se forment autour de l'urètre. C'est le vrai moyen de prévenir les fistules urinaires et les destructions plus ou moins étendues des parois du canal.

Les phlegmons de l'urètre se terminent très-rarement par résolution.

Quant à la gangrène qu'on observe quelquefois, elle peut être occasionnée par l'excès d'inflammation, ou par l'action de l'urine contre les parois du foyer.

Nous avons dit, en commençant, que cet accident se développait surtout pendant la période phlegmoneuse de la blennorrhagie. Nous devons ajouter qu'elle est fréquemment la suite d'excitations en tous genres, d'un traitement intempestif, et dans quelques cas, d'une rupture de l'urètre pendant les érections cordées.

L'inflammation passe quelquefois de la région bulbeuse de l'urètre aux glandes de Cooper; la tumeur occupe les côtés du raphée, au lieu de siéger sur la ligne médianne; elle est simple ou double.

Elle se termine encore par résolution ou par suppuration.

La résolution est annoncée par l'amandement de tous les symptômes et l'affaissement graduel de la grosseur. Il reste néanmoins le plus souvent une légère induration qui disparaît à la longue. La terminaison par suppuration s'annonce par l'augmentation en volume de la glande; par son adhérence sur la peau, et par la fluctuation. Après que la poche est vidée, on reconnaît une cavité de la grosseur d'une petite noisette qui, après quelques jours de suppuration, se comble par un bourgeonnement vermeil et se cicatrise.

Faisons remarquer qu'ici la collection purulente est renfermée dans une espèce de coque, et n'a, par cela même, aucune tendance à fuser dans les parties voisines.

La prostatite se déclare pendant l'inflammation blennorrhagique de la région de la prostate; mais il est rare qu'elle n'ait pas été précédée de quelques écarts de régime, ou d'un traitement excitant administré d'une manière inopportune. C'est, du reste, une complication rare, eu égard à la fréquence de la blennorrhagie.

La prostatite est précédée de symptômes qui annoncent que la muqueuse des parties reculées de l'urètre est atteinte d'inflammation. Aux premiers signes de congestion de la glande, les douleurs périnéales augmentent et deviennent pulsatives; le périnée est le siége d'une pesanteur insolite; la miction cause des souffrances très-vives, et éprouve même parfois une résistance invincible. Si les malades s'assoient et croisent les jambes, ils éprouvent, dans les parties profondes du périnée, une douleur compressive qui les force à quitter cette position. Ils sont tourmentés par une constipation continuelle qui vient aggraver la maladie. On a prétendu que le bol fécal prenait, en passant au niveau de la prostate, une empreinte plus ou moins profonde, selon la saillie formée par cette glande dans le rectum, et l'on a donné cette empreinte comme un des signes de son engorgement. Mais on n'avait pas réfléchi que les matières fécales trouvaient, au niveau de l'anus, une filière plus étroite qui détruit toute forme acquise précédemment. Aussi nous n'accordons aucune valeur diagnostique à ce signe. Par le toucher rectal, on peut constater le degré d'engorgement de la prostate, et quand la glande a suppuré, la fluctuation. Si tout le corps de cet organe est pris, on sent, à trois centimètres au-dessus de l'anus, une tumeur arrondie, sur laquelle il n'est pas possible de distinguer de sillon de séparation. Pour peu que l'engorgement soit volumineux, il s'oppose à ce que le doigt pénètre au-dessus de lui. Si un des lobes seulement est enflammé, la grosseur est déjetée sur un des côtés de la ligne médiane, l'exploration est, dans ce cas, plus facile et moins pénible.

Au lieu de se fixer dans l'épaisseur de la glande, l'inflammation ne fait quelquefois que la traverser, pour se rendre, en cheminant à travers les conduits éjaculateurs, aux vésicules séminales. La saillie que l'on sent dans le rectum est, dans ce cas, plus éloignée de la ligne médiane et plus élevée; les malades sont fréquemment éveillés par des pollutions nocturnes très-douloureuses; la région inguinale est endolorie; les testicules gonflés et rénitents; il n'est pas rare d'observer en même temps quelques symptômes de réaction générale.

L'inflammation de la prostate et des vésicules séminales peut se propager au tissu cellulaire sous-péritonéal et même au péritoine. Ces cas sont heureusement très-rares.

Les abcès de la prostate s'ouvrent dans le rectum par le péritoine, dans la vessie et dans l'urètre. Dans le premier cas, le pus sort pendant une selle, quand le foyer doit se vider par le périnée; on observe tous les signes de l'abcès périnéal, jusqu'à ce qu'enfin la peau s'amincisse et se rompe d'elle-même; il est prudent d'en faire l'ouverture aussitôt qu'on a reconnu la présence du pus. L'ouverture par la vessie ou par l'urètre peut se faire spontanément pendant les efforts que l'on fait pour uriner; mais c'est le plus souvent pendant que l'on introduit une sonde pour faire uriner le malade, que se fait cette ouverture; le pus sort aussitôt à grands flots, par l'extrémité libre de la sonde et par le méat. Ces deux derniers modes d'ouverture peuvent être suivis de fistules, tandis que l'ouverture par l'anus et le périnée y est moins sujette. Comme les abcès des autres parties du canal, ceux de la prostate exigent une prompte ouverture, si l'on ne veut pas exposer les parties à des fistules, à des infiltrations et à des destructions considérables de tissus.

6° *Induration des corps caverneux*. — L'inflammation peut passer du canal de l'urètre au corps caverneux et y déterminer un épanchement plastique qui détruit les aréoles de ces organes.

Les symptômes aigus de cette maladie n'ont rien de particulier; ce qui intéresse le médecin et, à plus juste titre, le malade, ce sont ses conséquences. Après l'inflammation, les aréoles des corps caverneux sont oblitérées et remplacées par un tissu dur, cicatriciel très-pauvre en circulation. Or, comme les érections ne se font qu'en vertu de la grande quantité de sang qui vient gorger et distendre ces organes, il s'en suit que, partout où le sang ne pénètre pas ou n'arrive qu'en très-petite quantité, l'érection est impossible ou incomplète, circonstance qui s'oppose au développement normal du pénis. Aussi que voyons nous? Lorsque le noyau plastique occupe la partie dorsale de la verge, le développement des corps caverneux étant gêné de ce côté, l'organe, au lieu de prendre une direction rectiligne, se courbe de façon à présenter une concavité dorsale. Le gland fuit vers le pubis au lieu de se diriger en avant. Quand le noyeau plastique est inférieur, la face urétrale du pénis devient concave et le gland se courbe vers le périnée. Si toute l'épaisseur du corps caverneux est envahie dans un point, la portion pubienne entre seule en érection pendant que celle qui est au-devant de l'induration reste molle et mobile comme la seconde branche d'un fléau.

Après l'état aigu, cette affection n'est plus douloureuse, mais les inconvénients qu'elle présente sont, pour les malades, un sujet continuel de tristesse qui va quelquefois jusqu'à l'hypochondrie. La blennorrhagie n'est pas sa seule cause; les contusions, les pressions et la torsion, une apoplexie caverneuse et la syphilis testiaire peuvent encore en être le point de départ.

Finissons en disant que les malades qui en sont atteints, s'en ressentent presque toujours plus ou moins, quel que soit le traitement qu'ils subissent.

7º *Lymphite.* — *Pénitis.* — *Adénite.* — Ces trois accidents se tiennent le plus souvent; le prépuce commence par s'engorger et devient œdémateux; le corps de la verge présente des lignes rougeâtres plus ou moins confluentes qui se prolongent du côté du pubis pour se rendre aux ganglions inguinaux. Cette inflammation produit quelquefois des bubons volumineux, mais qui n'ont rien de spécifique.

Lorsque tout le corps du pénis est véritablement enflammé, il devient lourd, pesant, très-sensible au moindre contact, acquiert un volume exagéré, le gland disparaît sous l'enveloppe préputienne à moins qu'il y ait en même temps paraphimosis, les malades éprouvent souvent une réaction fébrile très-forte. Après cinq à six jours de durée, les symptômes inflammatoires s'amandent, et l'organe revient à l'état normal; néanmoins la terminaison n'est pas toujours si heureuse : des abcès multiples, des gangrènes viennent compliquer l'inflammation et détruire des portions étendues de tissu.

Le pénitis est un accident commun à toutes les affections de la verge; les plaies simples et les chancres peuvent tout aussi bien le déterminer que la blennorrhagie et la balanoposthite.

Marche de l'urétrite. — Dans les cas les plus fréquents, l'urétrite présente trois périodes bien distinctes. Pendant la première, qui dure cinq à six jours, les symptômes sont très-peu intenses et annoncent plutôt un travail de congestion qu'une inflammation véritable ; l'écoulement est muqueux et peu abondant. Vers le cinquième ou sixième jour l'urétrite commence à devenir douloureuse, entre dans sa période aiguë et s'y maintient jusqu'à la fin du deuxième septenaire ; arrive enfin la période de déclin où les symptômes aigus s'éteignent insensiblement pour ne laisser, comme expression de la maladie, qu'un écoulement plus ou moins abondant qui diminue par degrés. Les deux premières périodes sont assez régulières, mais la dernière, quel que soit le traitement qu'on lui oppose, est soumise à de très-grandes variations ; dans les cas les plus heureux elle se termine au trentième ou quarantième jour de la blennorrhagie ; après l'emploi des balsamiques et des injections, quelquefois elle se prolonge au delà de ce délai et prend le caractère chronique ; d'autres fois enfin elle éprouve des recrudescences et des rémissions occasionnées par les excès des malades, et revient à l'état chronique.

Les accidents que nous avons énumérés à l'article *Complication*, amènent aussi des modifications importantes dans la marche et la durée de l'urétrite.

Terminaison de l'urétrite. — L'urétrite se termine ordinairement du trentième au quarantième jour, à moins que des excès ou un traitement intempestif ne viennent retarder la guérison. Dans les cas, malheureusement trop rares, où l'on peut appliquer la méthode abortive, la guérison se fait du quatrième au huitième jour.

La médication ordinaire fait cesser rapidement les phénomènes aigus, mais il reste souvent un suintement très opiniâtre qui ne disparaît qu'à la longue.

Les terminaisons par délitescence et gangrène sont excessivement rares. Les rétrécissements du canal, les engorgements de la prostate, des vésicules séminales, la cystite, etc. que l'on a si gratuitement attribués aux injections, ne sont, d'après notre propre observation, que la conséquence d'une médication inopportune ou d'une prolongation de la maladie, due presque toujours à l'emploi de remèdes inefficaces.

Pronostic de l'urétrite. — Le pronostic immédiat de l'urétrite simple n'a rien de grave, dans la plupart des cas ; il varie suivant le siége, l'intensité de l'inflammation, la constitution du sujet, la durée du mal et ses récidives. En général, plus l'inflammation se rapproche des parties postérieures du canal, plus ses effets sont à craindre. C'est pourquoi il est de la plus haute importance d'y couper chemin le plus promptement possible.

Comme pronostic d'avenir, l'urétrite ne doit inspirer de crainte que lorsqu'elle a été abandonnée à elle-même ou mal traitée ; dans ces cas, en effet, elle peut être suivie de rétrécissements, d'engorgements chroniques de la prostate des vésicules séminales et de l'épidyme, d'inflammation chronique du col et du corps de la vessie, de pertes séminales et de tous les troubles fonctionnels qui accompagnent ces différentes lésions.

La constitution n'a rien à craindre des effets directs de la blennorrhagie, et si elle peut en éprouver quelques troubles, c'est toujours indirectement ; nous exceptons, bien entendu, le cas où la blennorrhagie serait compliquée d'un chancre, susceptible de s'indurer et d'empoisonner l'organisme. Ici on n'aurait plus affaire à une urétrite simple, mais bien à une urétrite virulente avec infection syphilitique.

Diagnostic de l'urétrite. — Le but du diagnostic est de connaître le siége précis de la maladie, et la nature des lésions qui sont le point de départ de l'écoulement. Le diagnostic du siége qui paraît si simple dans la plupart des cas peut néanmoins offrir quelque difficulté. Ces difficultés se présentent lorsque les malades sont atteints de phimosis complet ; dans ce cas, en effet, la sécrétion sort par le limbe du prépuce qui masque l'ouverture du méat, et l'on ne saurait décider, au premier abord, si elle prend sa source dans l'urètre ou autour du gland. Nous appelons l'attention de nos lecteurs sur cette remarque, pour qu'ils aient bien présents à la mémoire les signes qui appartiennent à l'urétrite et à la balano-posthite. D'ailleurs, nous avons donné, page 54 et 55, en traitant la balano-posthite, les moyens de distinguer ces deux affections.

Il ne suffit pas d'avoir reconnu l'urétrite, il faut déterminer encore sur quel point le canal est affecté et distinguer, si l'inflammation est érythémateuse ou phlegmoneuse, puisque c'est d'après ces connaissances que l'on doit modifier le traitement ; on trouvera toutes ces distinctions soigneusement faites à l'article de la symptomatologie. Pour le diagnostic de la nature, nous renvoyons à nos considérations générales, page 38 et suivantes, où nous avons exposé les signes du chancre urétral comparés à ceux de l'urétrite simple.

CHAPITRE IV.

Urétrite chronique.

Nous avons vu que la dernière période de la blennorrhagie aigüe, tant par sa durée que par la physionomie de ses symptômes se rapprochait souvent de la forme chronique. En effet, la seule expression de la maladie consiste dans un écoulement jaune verdâtre ou d'un blanc opaque; il n'y a plus ni cuisson en urinant, ni érections cordées, signes propres à l'état aigu; c'est à peine si les malades accusent une légère chaleur et un peu de prurit au niveau de la fosse naviculaire. Eh bien, cet état semi-chronique qui constitue la dernière période, souvent très longue, de la blennorrhagie aigüe, peut se montrer d'emblée au commencement de la maladie. L'urétrite est alors d'emblée chronique.

Causes. — Les causes de la blennorrhagie chronique sont celles de la blennorrhagie aigüe, seulement elles sont portées à un degré moins élevé, et agissent sur des tissus dont la sensibilité a déjà été émoussée par plusieurs inflammations successives mal traitées et incomplètement guéries. Chez ces malades, la muqueuse urétrale, habituellement injectée, passe facilement à l'état de sub-inflammation, et devient la source d'un suintement muqueux plus ou moins abondant, c'est là l'histoire des rhumes négligés qui, à la moindre variation de température, à la moindre fatigue des bronches, sont suivis d'une expectoration très abondante. Le tempéramment lymphatique, la prédisposition aux affections de la peau et des muqueuses, l'habitation des lieux humides et froids, la privation de lumière, le refroidissement des pieds et du corps, l'abus des bains et des boissons fermentées, la fatigue à cheval,

les excès vénériens, les veilles, la diathèse rhumatismale,
scrofuleuse, syphilitique, favorisent la forme chronique des
écoulements. En dehors de l'inflammation chronique simple,
nous trouvons d'autres causes locales capables d'entretenir
la blennorrhée pendant très-longtemps : les rétrécissements,
par exemple. A la vérité, le rétrécissement n'est autre chose
qu'une inflammation chronique avec altération plus ou moins
profonde de la muqueuse urétrale ; mais il est indispensable
de tenir compte du fait même de la coarctation, afin de poser
les indications du traitement. L'inflammation des cryptes in-
fundi buliformes qui viennent s'ouvrir à la surface de la muqueuse urétrale est quelquefois aussi la source d'écoulements
très-opiniâtres. Plusieurs fois nous avons fait cette remarque
en examinant les cryptes qui siégent à l'entrée du méat, et il
nous a été permis d'en extraire, par la pression, un liquide
blanchâtre en tout semblable au pus de la blennorrhagie
chronique. Cette persistance de la maladie tient probablé-
ment à ce que ni les injections, ni l'urine chargée des principes balsamiques du cubèbe ou du copahu, ne pénètrent dans
leur cavité ; la présence de calculs dans la vessie ou le long
du canal de l'urètre, l'introduction passagère mais souvent
répétée de sondes ou de bougies, dans le canal ; l'inflammation chronique de la prostate, les tubercules de cette glande
et des vésicules séminales, peuvent compter au nombre des
causes de la blennorrhée.

Un de mes jeunes confrères M. Bouffier, m'a montré der-
nièrement un malade affecté d'écoulement chronique, chez
lequel le canal de l'urètre était parcouru de nodus molini-
formes ; c'était là un exemple bien tranché d'inflammation
chronique.

Symptômes. — Le caractère le plus patent de l'urétrite
chronique, celui que tout le monde peut constater, c'est
l'écoulement. Dans les cas ordinaires, il est peu abondant et
disparaît presque entièrement pendant le jour, ou du moins
n'est-ce que par des pressions méthodiques d'arrière en
avant, que l'on exprime du canal une gouttelette de mucus
opaque, adhérente aux lèvres du méat ; souvent même la

chemise n'est pas tachée. Pendant la nuit, la matière de l'écoulement, n'étant chassée ni par les pressions répétées du malade, ni par la miction, s'amasse en assez grande quantité; aussi le matin, la moindre pression fait sortir une ou plusieurs gouttes d'un mucus visqueux blanc ou verdâtre, et plus ou moins consistant, quelquefois incolore et filant comme le mucus prostatique. Cette goutte de liquide, déposée sur le linge, y laisse une tache dont l'aspect varie : tantôt verte, tantôt jaune, quelquefois elle est grise sur les bords, avec un point vert au centre, et le linge sur lequel elle est desséchée semble empesé comme au contact de la liqueur spermatique. L'écoulement se présente aussi sous forme de filaments allongés qui sont entraînés par l'urine pendant la miction. La qualité de l'écoulement n'offre pas moins de variétés que sa forme ; souvent ce n'est qu'au réveil et après des pressions exagérées que les malades découvrent un peu de suintement muqueux, dans d'autres cas, la sécrétion, beaucoup plus abondante, peut être constatée le matin et dans la journée, et tache la chemise sans l'aide de la pression. Chez la plupart des malades la blennorrhée présente des intermittences irrégulières dont il n'est pas toujours possible de déterminer la cause.

La blennorrhée n'est pas complètement exempte de symptômes subjectifs. Les malades accusent de la douleur, une cuisson, un prurit incommode vers la fosse naviculaire, et de l'ardeur vers la région prostatique ; ces symptômes augmentent pendant la miction. Sous l'influence des variations de température et des excès de quelque nature qu'ils soient, l'inflammation chronique de l'urètre reçoit une nouvelle impulsion et passe pour un temps à l'état aigu. Les malades voient en général arriver cette recrudescence avec un certain plaisir, espérant se débarrasser ainsi de l'affection ancienne. Quelquefois leur espoir n'est pas trompé ; et, après les symptômes aigus, la maladie marche vers la guérison. Mais, plus souvent, après s'être prolongé quelque temps et avoir ajouté aux souffrances et aux ennuis du malade, l'état aigu disparaît laissant à sa place l'ancien mal dont il n'était que la doublure. Cette perspective est pour le malade un des tourments les plus cruels, aussi n'ose-t-il plus rien entreprendre sans craindre de nuire à sa guérison : les bals, les cavalcades et tant d'autres plaisirs sont perdus pour lui ; l'ennui, le dégoût du monde s'emparent de son esprit, il tombe enfin dans une espèce de manie voisine de l'hypochondrie.

Diagnostic. — Le diagnostic de l'écoulement chronique n'offre par lui-même aucune difficulté ; ce qui est plus difficile et cependant presque toujours indispensable pour le traitement, c'est de découvrir la véritable cause qui l'entretient. Or, nous savons que ces causes peuvent être locales ou générales, il faudra donc examiner avec attention le canal de l'urètre et la vessie, afin de s'assurer s'il n'y a pas quelque lésion locale, interroger ensuite le tempérament, les habitudes et les maladies antérieures du sujet qui est soumis à l'observation. Par cet examen, on trouvera le plus souvent la cause de la maladie, et l'on se mettra ainsi en mesure de l'attaquer.

Marche et durée. — La blennorrhée arrivée à une certaine période peut rester stationnaire pendant un temps très-long, ou subir de temps à autre des recrudescences qui naissent sous l'influence de mille causes ; sa durée est très-variable : elle est d'un an, deux ans, dix ans et même plus. En 1840, M. Ricord traitait un malade dont l'écoulement datait de la paix d'Amiens, 1800.

Pronostic. — L'expérience nous apprend que quelques malades peuvent vivre avec un suintement habituel ou une *goutte militaire*, sans éprouver le moindre dérangement ; néanmoins, l'écoulement n'étant que le symptôme d'une sub-inflammation du canal, il faut craindre ses conséquences. On n'ignore pas, en effet, que la blennorrhagie chronique est la cause des rétrécissements, des cystites, des blennorrhagies aigües, des épididymites à *répétition*, et des arthrites blennorrhagiques chroniques ; du reste, la présence continuelle d'un écoulement peut, à elle seule, détériorer la santé du malade.

Écoulements passagers, anomaux. — Sous ce titre, nous comprenons les écoulements qui n'ont qu'une durée éphémère, généralement connus sous le nom d'échauffements. Ils reconnaissent pour cause un excès de coït entre deux individus sains, leurs symptômes sont : un écoulement peu abondant, une sensation de prurit à l'extrémité du gland, et une légère chaleur pendant la miction. On voit par là que cette affection s'annonce de la même manière qu'une véritable blennorrhagie.

Quand on la laisse marcher, elle disparaît d'elle-même au bout de sept à huit jours. Cependant les malades, impatients de savoir à quoi s'en tenir, se livrent quelquefois à des excès de boissons, ou usent de mets très-excitants, afin, disent-ils, de faire déclarer la maladie le plus tôt possible, dans le cas où elle existerait. Ils parviennent ainsi très-souvent à déterminer dans le canal une inflammation aigüe et par cela même une véritable blennorrhagie. On voit donc que ces écoulements passagers ne sont, dans la plupart des cas, que le premier terme d'une urétrite aigüe, ce sont des blennorrhagies incomplètes, qui, au moindre écart de régime, reçoivent une impulsion qui les assimile aux blennorrhagies aigües. Il faut donc avoir pour elles les mêmes égards que pour les dernières.

CHAPITRE V.

Traitement de l'urétrite.

Nous avons admis deux formes d'urétrite : une forme aigüe et une forme chronique.

La forme aigüe présente trois périodes : une période de début, une période d'acuité et une période de déclin.

La forme chronique, ordinairement très-tenace et très-longue à se guérir, est susceptible d'éprouver des variations qui la font passer pour un temps indéterminé à l'état aigu.

Le traitement comporte donc : 1º les moyens propres à combattre l'urétrite aigüe dans ses différentes périodes et dans ses accidents ; 2º les moyens que l'on doit diriger contre l'urétrite chronique.

En un mot, prévenir la blennorrhagie, la faire avorter quand elle débute, la traiter par des moyens réguliers lorsqu'on n'est plus à temps à la médication abortive, conjurer ses accidents et ses complications, s'opposer à la forme chronique, indiquer enfin les différentes médications que l'on doit diriger contre cette forme, tels sont les six chefs principaux du traitement.

Prévenir la blennorrhagie urétrale. — Pour ne pas nous exposer à des répétitions inutiles, nous renvoyons aux Généralités (*Prophylactiques,* page 42).

Faire avorter la blennorrhagie quand elle débute. — Ce que nous avons dit du traitement abortif dans nos Géneralités (*page 46*), est trop incomplet, pour que nous puissions nous dispenser de revenir sur cet important sujet.

Traitement abortif. — Le but du traitement abortif est d'arrêter la blennorrhagie à son début, et de prévenir ainsi tous

les accidents que pourrait occasionner cette affection si on
l'eut laissé se développer.

On jugule les pneumonies par les saignées coup sur coup,
le tartre stibié, et les larges vésicatoires au niveau du poumon malade. On arrête la marche des phlegmons superficiels et de l'érysipèle avec des vésicatoires placés au centre
de la maladie, on fait avorter les inflammations de la gorge
avec des gargarismes astringents, ou par la cautérisation
faite avec des caustiques liquides à différents degrés, ou bien
encore avec le nitrate d'argent fondu. Enfin on arrête les
ophtalmies purulentes, blennorrhagiques ou non, avec la cautérisation directe, pratiquée à l'aide du nitrate d'argent solide ou liquide ; pourquoi reculerait-on devant l'emploi de
cette méthode en présence d'une inflammation de l'urètre !
On dirait en vérité que les organes génitaux sont les parias
de la thérapeutique et que l'on se plaît à contempler les
maladies qui les atteignent.

C'est au premier signe de fluxion et avant le début de la
période aigüe que l'injection à haute dose doit être employée.
Mais la période aigüe pouvant débuter du 2ᵉ au 10ᵉ jour de
la maladie et même plus tard, il est impossible de fixer invariablement l'époque à laquelle commencera ce traitement.
Une fois la période aigüe déclarée, non seulement cette méthode est infructueuse, mais elle peut être suivie d'accidents très-graves, tels sont les préceptes de M. Ricord.
Cependant M. Debney, qui s'est occupé spécialement de cette
matière, cite un grand nombre de faits pour prouver que
l'injection de nitrate d'argent à haute dose convient à toutes
les périodes de la maladie ; il ajoute que si la cautérisation
ne supprime pas toujours immédiatement l'écoulement, elle a
pour effet ordinaire de faire avorter l'inflammation au début,
ou de l'éteindre après son développement. Sur un relevé de
85 malades atteints de blennorrhagie, 17 ont été perdus de
vue, 2 n'ont pas guéri ; tous les autres ont guéri, aucun n'a
éprouvé d'accidents. (*Mémoire sur le traitement abortif de la
blennorrhagie par l'azotate d'argent à haute dose et sur l'emploi
des injections caustiques à toutes les périodes de l'urétrite*, par
M. Debney, chirurgien aide-major au 12ᵉ de ligne).

M. Debney n'employait que les injections, mais M. Ricord, pour obtenir une guérison plus sûre et plus durable associa, aux injections l'usage du copahu et du cubèbe. Notre collègue et ami M. le docteur Foucart, dans un travail inséré, en 1845, dans la *Gazette des Hôpitaux*, pour démontrer les avantages de la méthode abortive, se range à l'avis de M. Ricord, et recommande d'employer, concurremment aux injections, les bols de cubèbe, d'alun et de ratanhia. Dans les cas où nous avons pu pratiquer les injections à hautes doses, nous avons toujours secondé leur effet avec l'opiat au cubèbe. Néanmoins, tout en préconisant cette méthode mixte, nous sommes loin de contester à l'injection seule le mérite de juguler l'urétrite blennorrhagique.

Le caustique, généralement employé pour modifier la muqueuse urétrale, est le nitrate d'argent solide ou en solution. Le nitrate d'argent solide réussit à merveille dans les inflammations des muqueuses qui peuvent être mises à découvert. On peut aussi le conduire, au moyen du porte caustique de M. Lallemand, dans les profondeurs de l'urètre; mais ce moyen répugne souvent aux malades, et la cautérisation que l'on en obtient est irrégulière : aussi est-il plus avantageux de recourir aux injections.

La solution contient un gramme de nitrate d'argent sur 30 grammes d'eau distillée, la seringue doit être en verre et fonctionner à merveille sous tous les rapports. Après avoir uriné, le malade s'asseoit sur le bord d'une chaise, saisit la verge de la main gauche et la tend légèrement en avant, introduit la canule de la seringue qu'il tient de la main droite, dans l'orifice de l'urètre, applique sur cette canule les lèvres du méat, en pressant l'extrémité du pénis du haut en bas, au moyen du pouce et de l'index placés transversalement, l'un au-dessus et l'autre au-dessous de l'extrémité du canal; l'injection est ensuite poussée brusquement. De cette manière, l'urètre n'a pas le temps de se contracter et ne s'oppose pas à la progression du liquide, une demi-seringuée suffit pour cautériser le canal dans toute sa longueur; nous ne recommandons jamais la compression du périnée au moyen de tampons ; car cette précaution est superflue et paraît devoir s'opposer à la pénétration du liquide jusqu'à la limite de l'inflammation.

L'injection à haute dose occasionne des sensations qu'il est bon de faire connaître d'avance aux malades, pour qu'ils n'aient pas à maudire un moyen aussi précieux. Nous ne pouvons mieux faire, pour donner une idée des phénomènes immédiats occasionnés par le contact du nitrate d'argent sur la muqueuse urétrale, que de reproduire ce qu'a écrit M. Debney, qui a pratiqué cette expérience sur lui-même : « L'introduc-
» tion de l'injection ne produit d'abord aucune autre sensa-
» tion que celle d'un liquide froid ; au bout de 25 à 30 secon-
» des, une douleur atroce éclate et retentit le long des cor-
» dons, elle dure près de cinq minutes avec la même violence ;
» alors elle commence à diminuer, et au bout d'une heure
» elle est très-supportable ; la matière d'une sécrétion épaisse
» et blanche est excrétée assez abondamment pendant la nuit,
» (l'injection étant pratiquée à 9 heures du soir) ; à 7 heures
» du matin, les urines, rendues avec difficulté et avec une vive
» cuisson, expulsent en débris de pellicules blanches l'escha-
» re de la muqueuse ; à 10 heures du matin ; il y a encore un
» peu d'écoulement moins épais, la miction a lieu libre-
» ment et sans douleur ; à midi, le canal est sec et les choses.
» restent dans cet état. »

D'après M. Debney, « l'injection caustique produit, sur la
» membrane muqueuse de l'urètre, un effet constamment le
» même à l'état sain et aux divers degrés de la phlegmasie ;
» inflammation plus ou moins violente, plus ou moins vive-
» ment sentie, suivant le degré de sensibilité des individus,
» qui se dissipe dans une durée de douze à quinze heures ;
» cette loi se fonde sur plus de 80 cas. » Voici les phénomènes que nous avons constatés dans le service de M. Ricord :
Après les injections, des douleurs intenses se développent ;
la surface muqueuse exhale un liquide séreux quelquefois
sanguinolent qui sort par l'urètre ; à cette exhalation succède
bientôt une suppuration phlegmoneuse crémeuse qui forme
bouchon dans l'urètre ; la première émission d'urine cause

des souffrances excessives dont le maximum est à la région balanique; mais les malades peuvent appaiser ces douleurs en urinant dans l'eau fraîche et en modérant leurs efforts. Le jet d'urine affecte ici toutes les variétés de forme que l'on observe pendant les rétrécissements. La plupart de ces accidents cessent au bout de vingt-quatre heures. L'exhalation et la suppuration crémeuse persistent seules.

Il faut se garder de recourir de nouveau aux injections avant que l'exhalation sanguine et la sécrétion du mucus épais aient disparu.

Chez un certain nombre de malades, la blennorrhagie cesse brusquement après la sortie de quelques globules de muco-pus très-épais; chez d'autres, la guérison est précédée de la sortie d'un mucus filant qui ne tarde pas à disparaître; chez d'autres enfin le muco-pus verdâtre reparaît; c'est là un indice de la persistance de la blennorrhagie.

Quand l'injection ne réussit pas, les premiers caractères de la maladie se dessinent au troisième jour; ce sera donc, comme terme moyen, au bout de deux jours, que l'on pourra pratiquer la deuxième injection abortive, à moins cependant que la première injection ne produise les effets précédents, au quel cas il faudrait la renouveler dans la même journée.

M. Debney attend vingt-quatre heures et si, au bout de ce temps, l'écoulement n'est pas terminé, il recommence. Lorsque la blennorrhagie est à son début, l'inflammation est ordinairement bornée à une petite étendue du canal de l'urètre, à partir de l'orifice du méat; il a remarqué qu'il suffit alors de cautériser cette surface circonscrite au moyen d'une très-petite quantité de liquide (1[4 de seringue), pour faire avorter la maladie. Lorsqu'elle a passé la période de début, il est nécessaire de pousser l'injection dans toute l'étendue du canal.

Quant au temps pendant lequel doit être conservée l'injection, ce que nous n'avons trouvé nulle part malgré son importance, nous le fixons à une minute, à moins que des douleurs trop vives n'obligent à expulser le liquide.

Les injections à haute dose déterminent quelquefois des accidents de différente nature : c'est ainsi qu'elles sont suivies de lypothimies, de syncopes, d'hémorrhagies plus ou moins abondantes et quelquefois de rétention d'urine, causée par le gonflement de la muqueuse du canal ; mais tous ces accidents cèdent souvent aux moyens les plus simples et ne constituent pas une raison suffisante pour abandonner un moyen si énergique et si efficace.

Nous avons dit que le nitrate d'argent était le modificateur le plus puissant des muqueuses, l'agent par excellence de la médication abortive. M. Venot, chirurgien en chef de l'hospice de Saint-Jean de Bordeaux, vient d'expérimenter avec succès un autre liquide déjà si avantageusement connu en chirurgie, par ses propriétés anesthésiques. Ce chirurgien rapporte plusieurs cas de blennorrhagies traitées, à leur début par l'injection au chloroforme et qui ont été guéries au bout de quelques jours. Comme nous ne pouvons suivre l'auteur dans toutes ses considérations, nous nous bornerons à transcrire textuellement les conclusions qu'il tire de ses expériences :

1° Le chloroforme en injection dans l'urètre peut faire avorter la blennorrhagie ;

2° Pour que cette action ait son plein effet, la blennorrhagie doit être à sa période d'invasion ;

3° L'action abortive du chloroforme n'entraîne ni primitivement, ni consécutivement, aucun des accidents auxquels les injections caustiques d'azotate ont souvent donné lieu. *(Journal de médecine de Bordeaux, décembre 1850.)*

N'ayant pas nous-même expérimenté ce moyen, nous sommes obligés de suspendre notre jugement sur les effets qu'il produit. Pour jouir de tous les bénéfices du traitement abortif, il ne faut pas s'en tenir aux injections, car si elles réussissent souvent sans le secours d'autres moyens, elles peuvent aussi être infidèles. Le copahu et le cubèbe doivent être employés simultanément avec elles.

Par cette médication mixte, on obtient, au moyen des injections, la modification directe de la surface muqueuse et de plus une modification imprimée à cette surface par les principes du cubèbe ou du copahu contenus dans les urines.

Action du copahu. — Le copahu est le modificateur le plus puissant de la muqueuse urétrale, c'est pour ainsi dire un spécifique contre l'urétrite, mais son action est nulle dans les autres blennorrhagies. Il peut agir de trois manières : 1° par révulsion ; 2° par action générale ; 3° par action directe sur la surface que l'on veut modifier.

Action révulsive. — Lorsque le copahu agit par révulsion, il détermine des superpurgations très-abondantes, avec coliques, comme le font les autres purgatifs : coloquinte, médecine Leroy, etc..... Sous l'influence de cette dérivation l'écoulement s'arrête ; mais il ne faut pas trop se fier aux guérisons ainsi obtenues, car le plus souvent, au moment où la révulsion cesse, la blennorrhagie revient. Règle générale, dans l'administration du copahu, on ne doit pas rechercher l'action purgative.

Action générale. — Le sang modifié par les principes du copahu, agit sur la muqueuse urétrale d'une certaine façon, qui peut contribuer à la guérison, mais ce mode d'action est bien faible, puisque les blennorrhagies, autres que celles de l'urètre, n'en éprouvent aucune amélioration, il ne faut donc pas y compter.

Action directe anti-blennorrhagique. — Le copahu emporté dans le torrent circulatoire, vient subir, dans les reins, une élaboration en vertu de laquelle il acquiert de nouvelles propriétés. Aussi les urines des personnes qui usent du copahu ont-elles une odeur particulière, facile à reconnaître. C'est ce principe contenu dans les urines qui modifie les surfaces malades.

M. Ricord a eu l'occasion d'observer la blennorrhagie chez deux malades affectés de fistule urétrale. Chez le premier, l'inflammation se déclara d'abord dans la partie du canal étendue de la fistule à la vessie, la portion antérieure devint malade consécutivement. Sous l'influence du copahu, la partie du canal postérieure à la fistule, celle qui subissait le contact de l'urine modifiée par le copahu, guérit en peu

de jours; mais l'écoulement persista sur l'extrémité antérieure à la fistule, qui ne donnait point passage à l'urine. Il
fallut en venir aux injections pour amener la guérison.

Un autre malade, atteint d'une fistule de la même région,
pouvait faire sortir l'urine par le méat, en abaissant la verge
de manière à mettre les deux bords de la fistule en contact;
mais en relevant cet organe, la fistule était béante et donnait
passage à tout le liquide. Affecté d'une blennorrhagie urétrale, il vint consulter M. Ricord qui, sans lui être préjudi-
ciable en rien, mit à profit sa maladie pour s'éclairer sur le
mode d'action du copahu. Le copahu ayant été administré,
on pria le malade d'évacuer les urines par la fistule, et bientôt toute la partie de l'urètre, postérieure à cette ouverture
anormale, fut délivrée de l'inflammation blennorrhagique,
avant que la portion située en avant n'eut subi aucune modification favorable. M. Ricord ayant fait continuer l'usage du
copahu, prescrivit au malade de faire passer les urines dans
toute la longueur du canal, ce qu'il fit facilement en baissant
la verge de manière à mettre en contact les deux bords de la
fistule, et la blennorrhagie de la portion spongieuse de
l'urètre disparut comme la précédente. Ces faits ne dé-
montrent-ils pas que le copahu mêlé aux urines a une action
spéciale sur l'inflammation du canal de l'urètre? Partant de
là, on a cru pouvoir guérir les blennorrhagies en portant
directement le copahu sur les muqueuses malades, mais ce
médicament ainsi appliqué ne réussit jamais, et a de plus
l'inconvénient d'irriter beaucoup.

Pour pouvoir employer le copahu en injection, il faudrait
lui faire subir les modifications qu'il acquiert naturellement
en passant par les reins. Aucun procédé n'ayant encore obtenu ce résultat, on est obligé d'ajourner l'emploi local de
ce médicament.

Dans l'état actuel de nos connaissances, le copahu ne peut
donc être introduit que par la bouche ou le rectum.

Accidents déterminés par le copahu. — Le plus souvent, le
copahu occasionne des renvois d'un goût et d'une odeur désagréables, il provoque aussi des vomissements qui tiennent;

dans certains cas, à la répugnance invincible des malades et dans d'autres à une légère irritation gastrique. La diarrhée qui succède à l'ingestion de ce médicament, tient tantôt à une intolérance simple, et tantôt à une légère entérite. Elle peut produire une dérivation salutaire, tandis que le vomissement est sans aucun bénéfice pour le malade. Le copahu agit rarement sur les centres nerveux ; cependant on a observé à la suite de son administration des congestions cérébrales qui n'ont cédé qu'à la suspension de ce médicament.

L'ingestion du copahu détermine une fluxion à la peau qui peut aller jusqu'aux différents exanthèmes dont est affectée l'enveloppe cutanée. C'est surtout pendant l'automne et le printemps et après les premières prises de ce médicament, qu'apparaissent ces éruptions. La forme la plus commune est la roséole boutonneuse, ou le lichen urtié ; quelquefois, c'est un véritable urticaire. On observe aussi, mais très-rarement, l'eczéma et les différentes variétés d'érithème.

L'apparition de la roséole est accompagnée d'un prurit assez vif, les taches disséminées ou groupées dans certains points sont d'une couleur vineuse très-animée ; l'éruption peut être générale et instantanée sans choix de lieu ; mais son caractère principal est d'avoir des foyers de concentration. Elle siége de préférence au niveau des articles et toujours du côté de l'extension, assez souvent sur le côté des oreilles et derrière le cou ; jamais elle n'occasionne de la fièvre par elle-même. Si on oubliait tous ces caractères, il en est un pathognomonique qui a beaucoup de valeur : c'est la guérison rapide qui succède à la suspension du médicament.

L'éruption disparaît ordinairement du premier au huitième jour, à partir du moment de la cessation du copahu ; ce seul caractère devrait mettre sur la voie du diagnostic ces prétendus spécialistes qui confondent si souvent cet exanthème avec les syphilides.

Sous l'influence du copahu, les reins deviennent le siége de douleurs semblables aux douleurs contusives ; l'on a vu à tort, dans ces douleurs, un symptôme de blennorrhagies rénales. Cette erreur profonde peut facilement être dissipée, puisqu'en cessant le copahu, les douleurs disparaissent en deux ou trois jours. Or, la guérison d'une blennorrhagie ne céderait point à ce genre de traitement.

Doses et modes d'administration du copahu. — Quelques praticiens administrant le copahu à doses croissantes, commencent par 2 grammes par jour, et vont jusqu'à 20 grammes. c'est, selon nous, une méthode défectueuse, car l'organisme finit par s'habituer au médicament et n'en éprouve plus d'effet.

M. Ricord, et à son exemple le plus grand nombre de médecins, préfèrent donner d'emblée 12 à 16 grammes par jour pour augmenter ensuite. Cette dose est divisée en trois prises dans la journée; savoir: une le matin une ou deux heures avant le déjeûner; la seconde sur les trois ou quatre heures, c'est-à-dire, deux heures après le diner; et la troisième le soir sur les neuf heures. On a voulu ainsi administrer le médicament à doses réfractaires dans la journée, afin de tenir constamment les malades sous son influence, et pour éviter l'action purgative qui pourrait résulter d'une dose trop élevée; mais les voies digestives, toujours en contact avec le copahu, finissent par éprouver des dérangements qui ne leur permettent plus de le supporter : les malades sont pris d'inappétence, de renvois et d'envies de vomir qui leur font prendre ce remède en horreur. L'administration du copahu doit être continuée à une dose élevée jusqu'à la disparition complète de l'écoulement; on diminue ensuite graduellement cette dose, et l'on cesse huit à dix jours après la guérison.

L'action du copahu est ordinairement graduelle. Dans quelques cas rares où il agit en purgeant abondamment, la guérison est très-rapide; mais on doit s'en méfier, car elle n'est le plus souvent que momentanée.

L'ingestion du copahu cause une soif très-vive qui engage les malades à se gorger de boissons, mais cette grande quantité de boissons ne fait qu'étendre le principe actif du copahu et l'affaiblit par conséquent; il faut donc, autant que possible, recommander aux malades de s'en abstenir.

On croit, dans quelques cas, avoir guéri un malade :

l'écoulement et les douleurs ont en effet disparu. Mais qu'une pollution nocturne arrive sur ces entrefaites, et l'écoulement reparaît deux ou trois jours après, il ne faut pas s'endormir alors, et prescrire de nouveau le traitement.

Après la guérison, les malades demandent souvent au médecin à quelle époque ils pourront s'acquitter de leurs devoirs conjugaux, il ne faut jamais le leur permettre avant quinze jours de la guérison, et encore ne sont-ils pas toujours exempts de danger, à la vérité ils ne risquent nullement de communiquer la maladie, mais ils courent la chance de la voir recommencer chez eux.

Formes sous lesquelles il faut administrer le copahu. — Moins le copahu est travaillé et plus son action est puissante.

Une des formules les plus efficaces, celle que l'on met encore généralement en usage dans les hôpitaux militaires, c'est la potion de Chopart. Sous l'influence de cette potion, les malades sont quelquefois pris de vomissements très-opiniâtres.

Potion de Choppart.

Baume de copahu. . . . . ⎫
Alcool rectifié. . . . . ⎪
Sirop de Tolu. . . . . ⎬ 60 grammes.
Eau de menthe. . . . . ⎪
Eau de fleurs d'oranger. . . . . ⎭
Alcool nitrique. . . . . 8 grammes.

A prendre trois à six cuillerées par jour, en trois fois, dans la blennorrhagie.

M. Ricord l'a modifiée de la manière suivante :

Copahu. . . . . ⎫
Sirop de pavot. . . . . ⎬ 30 grammes.
Sirop de Tolu.. . . . . ⎭

Eau de menthe, 60 grammes ; eau de fleurs d'oranger, 10 grammes ; poudre de gomme arabique, q. s. pour faire une émulsion.

3, à 6 à 9 cuillerées par jour en trois fois.

Pour la faire supporter plus facilement, M. Ricord fait prendre immédiatement après l'ingestion de chaque dose un demi-verre de limonade gazeuse ou quelques cuillerées de la potion de Rivière.

Pour éviter l'action immédiate du copahu sur l'estomac, on l'a donné sous forme pilulaire et capsulaire; on peut l'associer aussi au cubèbe sous forme d'opiat. Mais nous préférons, à l'exemple de M. Ricord, faire prendre le cubèbe et le copahu à part, afin d'avoir encore la ressource de les combiner, dans le cas où les malades se fatigueraient de l'administration isolée de l'un ou l'autre de ces médicaments.

D'après les observations de MM. Cullerier et Ricord, le copahu agit d'autant mieux spécifiquement qu'il purge moins ; il faut donc annuler son action purgative au moyen d'agents correctifs. L'opium est peut-être le correctif qui établit le mieux la tolérence, la ratanhia est aussi dans le même cas. Dans quelques cas très-rares, le copahu constipe au lieu de purger, il faut alors l'associer à quelques substances purgatives.

Nous n'avons indiqué que les préparations de copahu les plus en usage, les pharmacies, les formulaires abondent en formules que nous ne saurions reproduire ici sans nous exposer à des longueurs inutiles. Du reste, il n'y a qu'à connaître la dose journalière et les graduations que l'on peut en faire; c'est ensuite au médecin à déterminer, suivant les cas, les différentes préparations qu'il doit prescrire.

Cubèbe. — Le cubèbe est, à la vérité, un peu moins actif que le copahu ; mais aussi n'a-t-il pas les inconvénients de ce dernier, c'est la médication que nous employons au début de toutes les blennorrhagies, et nous pouvons dire, à son éloge, qu'aucun de nos malades n'a eu à s'en plaindre. Une seule fois, depuis que nous exerçons à Marseille, nous avons été obligé de le remplacer par l'émulsion au copahu.

Le cubèbe est mieux toleré, n'occasionne ni renvoi, ni vomissements, le plus souvent il donne du ton à l'estomac et ramène l'appetit, très-rarement il est suivi de diarrhée, au contraire il constipe. Les éruptions cutanées sont bien moins fréquentes après lui qu'après le copahu; néanmoins il parvient rapidement à modifier l'écoulement. Son effet le plus marqué est la diminution rapide des douleurs pendant la miction ; nous avons soigné des malades qui, du soir au lendemain, en éprouvaient un soulagement très-marqué.

Doses. — La dose ordinaire est de 16 à 30 grames par jour, divisés en trois prises, une heure avant et deux heures après le repas. Quelques médecins commencent par 40 et même 60 grammes par jour. M. Ricord donne 30 grammes de cubèbe en poudre avec addition de 2 grammes d'alun et divisée en trois doses à prendre dans de l'eau ou dans du pain à chanter, on peut ajouter aussi aux 30 grammes de cubèbe 3 ou 4 grammes de sous-carbonate de fer.

Nous faisons prendre la formule suivante qui, quoique très-compliquée, n'en a pas moins une action très-énergique.

Cubèbe.	100 gr.
Alun.	8
Extrait de ratanhia.	4
Extrait thébaïque.	0, cent. 25
Poudre de camphre.	2
Poudre de carbonate de soude. .	2

Sirop de gomme ou miel q. s. pour faire un opiat assez consistant

A prendre six doses par jour en trois fois dans du pain à chanter. Chaque dose sera au moins de la grosseur d'une noisette. On augmente graduellement jusqu'à 12 doses par jour.

Depuis que j'exerce à Marseille, j'ai donné, comme règle générale, cette formule aux malades qui sont venus me consulter, et cela sans avoir eu égard à l'acuité des symptômes ; je n'ai jamais eu à déplorer d'accidents ; aussi puis-je dire que j'ai complètement abandonné le traitement antiphlogistique dans les blennorrhagies aigües ordinaires.

Je m'abstiens de citer les pilules, les bols qui sont en vente chez les pharmaciens ; il m'est démontré que, dans ces préparations faites d'avance, le cubèbe perd tout son principe actif, et que c'est vouloir prolonger la maladie que de les administrer.

Le cubèbe, comme le copahu, doit être continué à dose

assez élevée, jusqu'à ce que l'écoulement ait disparu ; on diminue ensuite graduellement de manière à cesser huit à douze jours après la guérison.

Les succédanés du cubèbe et du copahu sont la térébenthine cuite de Venise, le baume du Canada, le goudron, les purgatifs drastiques tels que la coloquinte, la médecine Leroy ; mais ces dernières substances n'ont qu'une action dérivative, le plus souvent momentanée. Les résines seules agissent spécifiquement sur l'urètre ; et encore n'est-ce que sur sa partie postérieure.

Après l'emploi de la méthode abortive, trois cas peuvent se présenter : 1° la guérison complète ; 2° le passage de l'inflammation à l'état aigu ; 3° la continuation de l'écoulement avec des symptômes chroniques.

Dans le premier cas, on n'a qu'à se louer d'avoir obtenu une guérison aussi complète en aussi peu de temps.

Dans les deux autres cas, on abandonne les moyens abortifs pour recourir à la médication qu'on emploie ordinairement dans les cas de blennorrhagie aigüe ou chronique.

Thérapeutique de la blennorrhagie aigüe. —On prescrit généralement les boissons délayantes, les bains entiers tièdes, les purgatifs légers, salins et huileux, et une demi-diète. Si les symptômes aigus deviennent intenses, on applique des sangsues soit aux aines soit au périnée, selon la profondeur de l'inflammation. Disons, en passant, que l'on doit toujours éviter d'appliquer les sangsues sur le pénis. A moins que l'urétrite ne soit suivie de réaction fébrile, on n'est jamais obligé d'en venir à la saignée du bras. On cite des cas de guérison radicale survenus à la suite de la médication antiphlogistique seule ; ils doivent être excessivement rares, mais ce sont, dit-on, les guérisons les plus franches.

Quelques médecins prescrivent, pendant la période aigüe, des injections d'eau de guimauve et de pavot tièdes, des bains locaux dans le même liquide, nous n'avons jamais retiré d'avantage de cette pratique, car les bains locaux et les injections ne servent qu'à irriter le canal et à congestionner l'organe.

7

Du reste, le traitement de l'inflammation urétrale doit varier selon l'intensité des symptômes et des accidents qu'elle développe ; aussi ne serons-nous véritablement complets qu'en parlant de la médication particulière à chaque accident.

Traitement des accidents de la blennorrhagie urétrale. — Nous avons cité, au nombre des symptômes accidentels immédiats, la réaction fébrile, la cystite du col, la dysurie, la rupture du canal, les abcès, les indurations des corps caverneux, la lymphite, le pénitis et l'adénite ; nous réservant d'étudier, dans autant d'articles à part, les autres complications, telles que l'ophtalmie, l'épididymite, etc., qui touchent de moins près à l'urétrite.

Réaction fébrile. — Il est rare qu'elle accompagne l'urétrite simple, presque toujours elle est la conséquence d'autres complications. Dans tous les cas, elle exige qu'on suspende, plus ou moins complètement, les aliments, pour recourir aux boissons délayantes, au repos et même aux antiphlogistiques. Néanmoins, comme nous l'avons déjà dit, il est très-rare que l'on soit obligé d'en venir aux saignées générales.

Cystite du col. — Lorsque l'état aigu est bien prononcé, les sangsues au périnée, les bains et les boissons délayantes sont indispensables ; on fera bien aussi d'administrer un purgatif salin au début du traitement ; les lavements froids laudanisés, les quarts de lavements froids camphrés et laudanisés amènent aussi un grand soulagement. La médication antiphlogistique et calmante conjure le plus souvent les symptômes aigus, mais il reste quelquefois un ténesme vésical, suivi de fréquentes envies d'uriner avec cuisson et chaleur à la partie postérieure de l'urètre ; dans ces cas, il faut encore prescrire les boissons délayantes et un regime très-doux. Nous avons presque toujours réussi à calmer ces douleurs, en faisant prendre à l'intérieur deux à quatre grammes de carbonate de soude par jour, et trois à quatre grammes de térébenthine cuite de Venise. Lorsque l'inflammation résiste à tous ces moyens, il faut tenter la cautérisation à l'aide du porte-caustisque de M. Lallemand, deux cautérisations suffisent le plus souvent pour conjurer ces symptômes. Dans les cas rares où la cystite du col est suivie d'accès de fièvre intermittente, les moyens employés contre l'affection primitive réussissent à calmer la fièvre qui n'en est que le symptôme ; cependant lorsqu'elle prend le type tierce et qu'elle se prolonge, il ne faut plus hésiter et employer le sulfate de quinine.

Dysurie. — Rétention d'urine. — Elle est très-rarement complète, et ne provient que d'obstacles momentanés et très-circonscrits qui ont leur source dans une contraction spasmodique ou dans un gonflement de la muqueuse. Tant que les malades peuvent uriner assez pour vider leur vessie, il faut se garder d'introduire aucun corps étranger dans le canal, s'abstenir même des injections émollientes ; on se bornera à employer la méthode antiphlogistique.

Quand la rétention est complète et qu'elle existe depuis plus de 24 heures, malgré l'emploi des remèdes débilitants, on doit avoir recours au cathétérisme. Mais on n'oubliera pas que les tissus que l'on va traverser sont enflammés et par conséquent privés d'élasticité et très-faciles à déchirer. Le cathétérisme pratiqué dans ces conditions réclame donc la plus grande prudence.

On emploie une sonde en gomme élastique un peu résistante ou simplement la sonde d'argent. Après l'avoir enduite de cérat, on la conduit très-lentement dans le canal ; au moindre obstacle, on s'arrête en exerçant cependant une légère compression, afin de dégorger les tissus qui s'opposent à la progression de l'instrument. Ce premier obstacle franchi, l'on chemine en se comportant de même jusqu'à ce que l'on ait atteint le réservoir de l'urine. En transgressant les principes que nous venons d'énoncer, on s'expose à faire des fausses routes et on détermine des accidents très-graves. Après avoir vidé la vessie de l'urine qu'elle contenait, on a deux partis à prendre : laisser la sonde à demeure ou la retirer.

Quand la sonde a pénétré sans trop d'obstacles et que, du reste, le chirurgien sent qu'elle est assez libre entre les parois de l'urètre, il la retire et revient à l'emploi des antiphlogistiques. Si, au contraire, le cathétérisme ayant été difficile, l'instrument est tenu solidement entre les parois du canal, si, de plus, l'urétrite est accompagnée d'un rétrécissement, on doit laisser la sonde à demeure, car on ne serait pas sûr de pouvoir l'introduire une seconde fois. Il est vrai qu'on s'expose à des accidents inflammatoires très-intenses, à des abcès, etc., mais au moins est-on assuré que le malade urinera. La sonde sera retirée quand on sentira qu'elle est devenue libre dans le canal. Pour prévenir ou appaiser les accidents inflammatoires, on usera des antiphlogistiques.

Quand on n'a pu pénétrer dans la vessie par les moyens que nous avons indiqués, il reste encore le cathétérisme forcé ou la ponction de la vessie. Le cathétérisme forcé se fait avec des sondes coniques en métal, c'est un moyen qu'il ne faut employer qu'avec la plus grande circonspection, surtout dans les circonstances qui nous occupent. La ponction de la vessie est dans ces cas beaucoup moins à redouter que le cathétérisme forcé.

Érections cordées. — *Rupture du canal.* — *Hémorrhagie.* — L'érection cordée est un des accidents les plus ordinaires de la blennorrhagie, mais il est rare qu'elle soit portée à un degré assez élevé pour réclamer une médication spéciale. Dans les cas les plus fréquents, on réussit à la suspendre par l'emploi du camphre en pilules ou en lavement.

> Eau. . . . . 200 grammes.
> Camphre. . . . . 0,50 centigrammes.
> Jaune d'œuf. . . . . . . n° 1.

On prend ce quart de lavement pour le garder le soir en se couchant. Il faut avoir soin de vider préalablement le dernier intestin au moyen d'un lavement entier simple que l'on rendra.

M. Ricord fait prendre 4 à 6 des pilules suivantes :

> Camphre. . . . . .⎫
> Thridace. . . . . .⎬ 3 grammes.
>   ⎭
> Pour 20 pilules.

Il faut éviter aussi la mollesse et la chaleur du lit.

Quand les érections tiennent à l'inflammation plegmoneuse des parois du canal, il est très-rare que les sédatifs réussissent à la calmer; les antiphlogistiques sont toujours nécessaires. On applique des sangsues au périnée et aux aines ; on prescrit des bains entiers tièdes ; les purgatifs légers et les boissons délayantes agissent de même dans le sens des émissions sanguines. On a proposé la saignée des veines dorsales de la verge, les sangsues sur le trajet du canal, mais on connaît trop l'inconvénient des ponctions ou des piqûres pratiquées sur des tissus lâches comme ceux du pénis pour imiter cette pratique. Les lotions froides et astringentes sur la verge sont quelquefois couronnées de succès; mais il faut les continuer si l'on ne veut pas s'exposer à déterminer une réaction très-dangereuse. La corde formée par le canal de l'urètre pendant les érections, se rompt quelquefois d'elle-même; d'autres fois elle cède à une pratique en usage parmi le peuple, et qui consiste à mettre la verge sur un plan résistant et à rompre la corde au moyen d'un coup de poing. Quel que soit, du reste, le procédé de rupture, il est toujours suivi d'un écoulement de sang plus ou moins abondant.

L'hémorrhagie urétrale peut encore provenir d'éraillures de la muqueuse, de l'intensité trop grande de l'inflammation et de la déchirure causée par le cathétérisme. Les chancres et les autres ulcérations du canal sont rarement le point de départ d'écoulements sanguins assez abondants, pour réclamer des soins particuliers.

L'hémorrhagie urétrale cède aux applications froides, aux injections froides et à la compression périnéale. Quand elle persiste, on introduit une sonde dans l'urètre. Cet instrument exerce une compression excentrique qui peut fermer la surface de la plaie. Lorsque la rupture siége dans un point du canal antérieur aux bourses, on peut joindre à la compression excentrique une compression circulaire de dehors en dedans sur les points correspondants à la lésion. On applatira ainsi les tissus sur la sonde et on s'opposera immanquablement à l'écoulement sanguin, mais le moyen est dangereux; aussi ne faut-il pas le continuer trop longtemps, de peur de voir survenir le sphacèle de l'organe. Si l'on avait affaire à une hémorrhagie par exhalation on pourrait employer avec succès le seigle ergoté.

Abcès. — L'inflammation qui précède la formation des abcès doit être combattue ici, comme partout ailleurs, par les antiphlogistiques, toujours en ayant soin de faire les saignées locales sur les aines ou sur le périnée. Lorsque, malgré ce traitement, on n'a pu se rendre maître des symptômes aigus, il faut, dès que les premiers signes de suppuration se sont manifestés, se hâter de donner issue à la collection purulente; ce système vaut mieux que celui qui consiste à attendre. Si l'on attend, en effet, on est presque assuré que le pus se fraiera une route dans l'urètre et y déterminera une fistule borgne interne qui, dans la majorité des cas, devient complète par les progrès de la maladie. Lorsqu'on ouvre prématurément, on n'est pas toujours sûr d'éviter la formation de cette fistule; car l'inflammation qui travaille au fond du sac purulent, finit, dans quelques cas, par amener la perforation de l'urètre, et la fistule de borgne interne qu'elle était devient complète. Il est bon d'avertir le malade des chances qu'il peut courir après l'ouverture d'une de ces collections péri-urétrales, afin qu'il n'attribue pas à l'inhabileté du chirurgien ce qui n'est que le résultat de la marche de la maladie.

Quelles que soient les conditions de l'abcès, il faut, en l'incisant, s'éloigner autant que possible des parois de l'urètre.

Lorsque la fistule consécutive, à l'ouverture d'un abcès péri-urétral, est complète ou seulement borgne interne, le devoir du chirurgien est, en premier lieu, de protéger la surface de la plaie contre le contact de l'urine. Il n'y a qu'un moyen pour cela : c'est le cathétérisme fait avec les plus grandes précautions et dans le but de vider la vessie; il n'est pas toujours nécessaire de laisser une sonde à demeure.

Les abcès de la prostate réclament à leur début, comme les autres, l'emploi répété des antiphlogistiques; mais lorsqu'on n'a pu s'opposer à la suppuration, le seul traitement qui reste à faire consiste à donner issue au pus. L'abcès prostatique peut se présenter par le périnée, par le rectum ou par la paroi urétrale qui correspond à la glande. Dans les deux premiers cas, on constate facilement la fluctuation, et il est encore du devoir du chirurgien de donner issue au pus avant que les parties ambiantes ne soient décollées ou détruites. L'incision par le périnée est chose facile : on la pratique sur le point le plus fluctuant ou bien au centre de la fluctuation, à moins cependant que l'on ne craigne d'intéresser quelque organe ou quelque vaisseau important. L'incision par le rectum peut se faire après avoir préalablement appliqué le *speculum ani* ; on fait encore ici l'incision sur la partie la plus proéminente ; il est plus simple de faire glisser, le long de l'index introduit dans l'anus, un bistouri que l'on garnit de linge dans ses deux tiers inférieurs et dont on fait pénétrer la pointe dans l'abcès. Quand l'abcès prostatique proémine dans l'urètre, il s'ouvre quelquefois seul pendant les efforts que fait le malade, mais le plus souvent il se vide à la suite d'une déchirure pratiquée volontairement ou involontairement pendant le cathétérisme. Si nous voulions étudier complètement les abcès du périnée, nous serions encore bien loin d'en avoir fini avec tous les soins qu'ils réclament. Mais nous bornons là notre tâche pour donner un peu plus de temps à ce qui touche de plus près au sujet que nous traitons.

Induration des corps caverneux. — Quand l'induration est un fait accompli, elle résiste le plus souvent à tous les moyens thérapeutiques ; il n'y a que dans le cas où elle tient réellement à des tubercules tertiaires, qu'on peut, si non s'opposer complètement à la difformité qui en est la suite, du moins la rendre moins sensible. Dans les autres cas, ni les antiphlogistiques, ni les résolutifs ne sauraient ramener à l'état normal un organe dont les aréoles se sont remplies d'une substance plastique qui a dégénéré en un tissu fibreux, réfractaire à la résorption. Mais l'induration peut provenir d'une inflammation aiguë, ou d'une apoplexie des corps caverneux. C'est contre ces affections que les moyens thérapeutiques doivent être dirigés, c'est en arrêtant leurs progrès que l'on préviendra l'induration des corps caverneux et ses effets désagréables.

Lymphite. — *Pénitis.* — *Adénite.* — Le caractère seul de ces accidents indique les moyens thérapeutiques qu'on doit leur opposer : les saignées locales , les émollients, les résolutifs, tel est le genre de médication qu'ils réclament. Néanmoins, lorsqu'ils sont peu intenses, ils disparaissent d'eux-mêmes et en très-peu de temps. Il est rare que la lymphite ou l'adénite suppurent consécutivement à une blennorrhagie simple. Quand l'inflammation est assez intense pour aboutir à cette terminaison , le chirurgien doit se conduire comme il le ferait dans les autres abcès. Qu'il n'oublie jamais, cependant, que l'aine est une des parties du corps qui répugnent le plus aux larges incisions , et que cette région peut être le siége de tumeur très-variées qui réclament une attention toute spéciale pour ne pas être confondues.

Pour terminer ce qui a rapport au traitement de la période aigüe de l'urétrite , je dois faire connaître la marche que j'ai suivie jusqu'à présent , dans ma pratique particulière, depuis que j'exerce à Marseille. J'ai déjà eu l'occasion de traiter un assez grand nombre de blennorrhagies à toutes les périodes , et j'ai toujours été assez heureux pour me passer du traitement antiphlogistique, même dans les cas de blennorrhagie très-aigus, avec dysurie, érections cordées et lymphites dorsales.

Mon premier soin est, si je le juge nécessaire, d'administrer un léger purgatif salin, je donne aussitôt après , l'opiat au cubèbe aux doses que j'ai indiquées (voir *Cubèbe*). Si les érections sont fréquentes et douloureuses, je prescris un quart de lavement camphré ou des pilules camphrées le soir avant le coucher. En même temps que le cubèbe, le malade prend, mais à dose très-modérée, quelques boissons délayantes, orge, limonade légère, orgéat ou tout simplement eau sucrée. Sous l'influence du cubèbe, les douleurs, les cuissons en urinant et les érections cordées diminuent en très-peu de temps; je fais alors commencer les injections au sulfate de zinc et à l'acétate de plomb; trois par jour. Avec ce traitement, j'ai toujours vu les urétrites s'éteindre insensiblement, en moyenne, au bout de 25 à 40 jours. Jamais je n'ai été obligé de recourir aux antiphlogistiques, qui, soit dit

en passant, sont d'une application difficile chez les personnes intéressées à cacher leur affection. Je dois ajouter que
j'ai eu assez de difficulté à faire adopter ce système à mes
malades qui, pour la plupart avaient fait leurs premières
armes sous les auspices d'autres médecins imbus de principes tout à fait opposés aux précédents. Je puis dire ici
que je n'ai jamais ordonné un seul bain, même pendant
la période aigüe, convaincu qu'ils ne servent qu'à augmenter et entretenir l'écoulement. J'espère que les malades
me sauront plus de gré de ce mode de traitement que de
celui qui consiste à les lessiver pendant des années entières,
au moyen de la graine de lin et de la poudre de voya-
geur.

Traitement de la période de déclin. — Dans cette période les
douleurs ont disparu ; il ne reste plus pour symptôme qu'un
écoulement plus ou moins abondant, et assez souvent un
peu de raideur dans les parois du canal de l'urètre. C'est
seulement alors, que les praticiens timides et les lessiveurs
de toute qualité osent toucher aux anti-blennorrhagiques,
encore craignent-ils l'emploi des injections, toujours poursui-
vis par l'idée de la répercussion de la métastase ou du rétrécissement.

Quoiqu'il en soit, lorsque par les antiphlogistiques, les
émollients ou tout autre moyen, on a conduit la maladie à
cette période, il faut en venir à l'emploi du cubèbe ou du
copahu, en suivant les préceptes que nous avons exposés
déjà. (*Voir Copahu* et *Cubèbe*). On peut, par l'emploi des
anti-blennorrhagiques, guérir radicalement la blennorrhagie ;
mais ces cas sont excessivement rares, et il vaut mieux, pour
ne pas trop prolonger l'écoulement, prescrire l'usage simul-
tané des injections,

A l'exemple de M. Ricord, nous employons l'injection suivante :

Eau de roses. . . . . 200 grammes.
Sulfate de zing)
Acétate de plomb) . . . . . 1 gramme.

Faire trois injections par jour, agiter le liquide chaque fois, afin de ne pas laisser au fond de la bouteille le sulfate de plomb qui doit se précipiter sur les parois de l'urètre.

On peut employer tout simplement 200 grammes d'eau de roses et 1 à 2 grammes de sulfate de zinc. A chacune des injections précédentes, on ajoute quelquefois 1 gramme de laudanum de Sydenham. On prescrit aussi l'acétate de plomb seul. Nous avons quelquefois retiré de très-bons avantages de la solution de nitrate d'argent à 0,25 centigrammes pour 200 grammes d'eau distillée.

Hunter se servait de l'injection qui suit :

    Eau. . . . . 200 grammes.

    Bichlorure de mercure. . 10 à 20 centigrammes.

Pour terminer l'énumération de ces injections, disons qu'il est quelquefois utile de faire, à la période de déclin, l'injection abortive que nous avons ordonnée au début de l'urétrite.

Le premier effet de l'injection est une légère cuisson et un peu de douleur qui augmentent en urinant; l'écoulement devient d'abord plus abondant; mais il ne tarde pas à revenir à son état antérieur ou à diminuer légèrement par plusieurs injections successives : on obtient ainsi la guérison radicale.

Pendant ce genre de médication, on suspendra ou l'on réduira de beaucoup les boissons; on défendra les bains qui détruiraient l'action des anti-blennorrhagiques locaux et internes, et l'on fera prendre un suspensoir au malade; car c'est à cette période que les épididymites sont le plus à craindre, en raison du siége de l'inflammation dans la partie prostatique de l'urètre.

Le traitement de la période de déclin, tel que nous venons de l'indiquer, se prolongera toujours au moins huit à dix jours après la disparition complète de l'écoulement. Si on le cessait trop tôt, on s'exposerait à voir revenir la maladie. M. Ricord recommande de continuer les balsamiques plus longtemps que les injections.

Traitement de la période de chronicité. — Quand l'urétrite s'annonce d'emblée avec des allures chroniques, il faut lui opposer de suite le traitement de la période de déclin.

Si l'on a affaire à un des écoulements qui rentrent dans la catégorie des gouttes militaires ou des suintements habituels, avant d'entreprendre une médication, on doit aller à la recherche de la cause qui entretient l'écoulement.

On explore l'urètre pour s'assurer qu'il n'y a pas de rétrécissement ; quand l'écoulement n'est que le résultat d'une inflammation chronique, on peut commencer sans crainte le traitement anti-blennorrhagique.

Le copahu et le cubèbe peuvent être tentés au début, souvent même ils diminuent sensiblement l'écoulement ; mais on est, dans bien des cas, forcé de recourir à d'autres agents qui, tout en agissant plus lentement, réussissent néanmoins fréquemment à amener la guérison. On emploie avec beaucoup d'avantages la térébenthine cuite de Venise en commençant par deux grammes par jour jusqu'à six à huit grammes ; l'eau de goudron, la décoction de bourgeons de sapin, agissent dans le même sens, nous avons donné avec avantage la décoction d'*uva ursi* à la dose de quatre verres par jour en l'édulcorant avec le sirop suivant :

> Sirop de Tolu. . . . . . . 500 grammes.
> Cachou. . . . . 12 grammes.

M. Ricord emploie souvent cette formule. Lorsque l'écoulement est entretenu par l'atonie de la muqueuse et par une constitution lymphatique, on peut user de la préparation suivante :

> Sirop de Tolu. . . . . . . 500 grammes.
> Citrate de fer.. . . . . . . 10 grammes.

Quatre cuillerées dans un litre d'eau de goudron.

Pendant l'administration de ces remèdes, le régime doit aussi être tonique et légèrement excitant ; on peut joindre au traitement les bains de mer et les bains de rivière froids, cependant il faut avoir égard à la susceptibilité nerveuse des malades.

Concurremment aux remèdes internes que nous venons d'indiquer, on prescrit, avec beaucoup de succès, les injections toniques. Quelquefois même on réussit à faire disparaître l'écoulement par l'injection avec le nitrate d'argent à haute dose.

Parmi les injections toniques, les plus simples sont : le tannin, le vin aromatique, les vins du midi purs ou coupés avec de l'eau, et le vin sucré.

M. Ricord a donné la préparation suivante :

> Eau de roses.. . . ⎱
> Vin de Roussillon ⎰ . . . . . . 100 grammes.
> Tannin. . . . . 1 gramme.
> Sulfate d'alumine et de potasse. 1 gramme.

Faites trois injections par jour.

On se sert aussi de la suivante :

> Extrait de ratanhia. . . . 2 à 6 grammes.
> Eau. . . . . 200 grammes.

On s'est servi aussi de la créosote à l'intérieur, à la dose de 4 à 8 grammes par jour.

Le protoiodure de fer dissous réussit quelquefois; c'est, à la vérité, une préparation très-infidèle, mais on la rend plus stable en faisant le mélange suivant :

> Eau distillée. . . . . 200 grammes.
> Limaille de fer. . . . . 1 gramme.
> Protoiodure de fer.. . . . . 20 à 40 grammes.

Comme il se fait un dépôt au fond du vase, il faut avoir soin d'agiter le liquide chaque fois que l'on veut en user. Il produit ordinairement des cuissons très-vives et même un suintement sanguin.

Les écoulements résistent dans certains cas à tous les moyens que nous avons énumérés, mais le médecin n'est pas encore à bout de ressources, il faut qu'il essaye l'application des bougies en gomme élastique. On laisse ces bougies à demeure pendant 10 à 20 minutes, et plus longtemps si les malades les supportent sans souffrance.

La bougie agit en comprimant les tissus et peut, en les excitant légèrement, modifier favorablement la muqueuse urétrale.

On peut même charger les bougies de différentes pommades.

> Axonge. . . . . 30 grammes.
> Nitrate d'argent. . . . . 1 gramme.

Le nitrate d'argent est remplacé avec succès par le calomel ou l'alun à la dose d'un gramme.

Les bougies gélatineuses simples ou médicamenteuses que l'on a employées, ont l'inconvénient de se ramollir beaucoup et même de fondre dans le canal lorsqu'on les laisse à demeure un peu trop longtemps.

M. Ricord a introduit dans l'urètre des mèches sèches, qui ont l'avantage d'isoler les surfaces muqueuses. Le dernier moyen est encore ici la cautérisation avec le nitrate d'argent fondu, porté à l'aide du porte-caustique Lallemand. Cette cautérisation augmente d'abord l'écoulement, et cause quelquefois exhalations sanguines abondantes; ces effets peuvent durer 2 à 3 jours et c'est seulement après ce délai que l'on sait à quoi s'en tenir sur les effets de la cautérisation.

Après la cautérisation, on a encore le vésicatoire sur le pubis, les aines, au périnée, avec la face interne des cuisses, mais jamais sur le pénis. Nous n'avons jamais eu l'occasion de constater les effets du vésicatoire appliqué dans ces circonstances. Il n'est pas rare qu'un écoulement qui avait résisté à tous les moyens thérapèutiques les mieux dirigés disparaisse sous l'influence des rapports sexuels dont on use avec modération. Cependant nous ne prendrons pas ce prétexte pour conseiller, de concert avec M. Pigeaux, l'usage de la masturbation.

Les écoulements résistent quelquefois à l'emploi de tous les moyens que nous venons d'énumérer. Cette persistance tient alors à quelque condition constitutionnelle qu'il est le plus souvent très-difficile de changer. Le tempérament lymphatique, les scrofules, les tubercules de l'urètre, de la prostate, de la vessie, les vices dartreux scorbutique et rhumatismal; enfin d'autres états que l'on ne peut pas apprécier, peuvent, en réagissant sur l'inflammation chronique de l'urètre, la prolonger indéfiniment. Dans ces cas, aux médications locales et spécifiques, il faut joindre les modificateurs de la cause d'entretien; le fer, l'iode, l'huile de foie de morue, la série des anti-dartreux et les anti-scorbutiques.

Dans le cas où les antécédants du malade permettent de rapporter l'écoulement à la présence d'ulcérations secondaires ou tertiaires de la muqueuse urétrale, on doit essayer la médication mercurielle ou iodurée.

Si la cause d'entretien est un rétrécissement, il faut diriger les moyens thérapeutiques contre la coarctation urétrale, et l'écoulement diminue quand la dilatation commence. Nous renvoyons aux Traités spéciaux, la question des rétrécissements.

Pour compléter l'étude de la blennorrhagie, il nous reste à faire l'histoire des accidents qui la compliquent : affection blennorrhagique de l'épididyme et du testicule, ophtalmie et arthrite blennorrhagiques.

Nous ne nous occuperons, pour le moment, que de la première de ces complications, parce qu'elle est seule spéciale à l'homme. Quant à l'arthrite et à l'ophtalmie, il nous paraît plus rationnel de ne les aborder qu'après avoir décrit la blennorrhagie de la femme.

CHAPITRE VI.

Affection blennorrhagique des éléments du testicule.

Tumeur vénérienne du testicule. — Engorgement vénérien. — Hernie humorale. — Chaude-pisse tombée dans les bourses. — Orchite blennorrhagique. — Orchite urétrale. — Hydrorchite, etc. — Aucune des dénominations que nous venons d'énumérer n'est rigoureuse, et le plus grand nombre a l'inconvénient de donner une fausse idée de la maladie. Si l'on devait accepter un nom pour la représenter, ce serait à celui d'épididymite que nous proposerions de s'arrêter ; c'est, en effet, l'épididyme qui est le plus souvent atteint, et quand le testicule se prend, c'est presque toujours consécutivement à l'épididymite.

L'épididymite est donc la règle générale, et l'orchite ou didymite l'exception. L'inflammation se borne à l'épididyme ou envahit successivement plusieurs des autres éléments qui composent l'organe sécréteur du sperme. Le canal déférent, le corps même du testicule, la tunique vaginale peuvent y participer ensemble ou séparément. L'affection blennorrhagique des éléments du testicule est toujours consécutive à l'inflammation de l'urètre. Il n'est pas besoin, pour cela, que la blennorrhagie soit virulente comme le croyait Swediaur et comme le pensent encore aujourd'hui beaucoup de praticiens. En effet, les chancres urétraux qui constituent la blennorrhagie virulente, siégeant presque toujours à la partie antérieure de l'urètre, ne sauraient communiquer directement l'inflammation qui les entoure aux canaux éjaculateurs situés tout à fait en arrière. Ce n'est qu'à l'aide d'une blennorrhagie intermédiaire que cette communication se fait. Du reste, ignore-t-on que cet accident ne se déclare que du deuxième au quatrième septenaire de la blennorrhagie, lorsque déjà l'inflammation est parvenue à la région prostatique; Hunter avait fait cette remarque. En résumé, c'est presque toujours après que la période aigüe a disparu et quelquefois quand il ne reste plus qu'un léger écoulement, que les éléments du testicule se prennent.

Condition de développement. — L'épididymite a été une des objections dirigées contre les méthodes abortives au profit de la méthode de prolongation. Les injections, l'administration du cubèbe et du copahu ont, en effet, été placées au premier rang des causes de cette complication, sous prétexte que ces moyens répercutaient, arrêtaient l'écoulement ou faisaient changer l'inflammation de place. C'est donc à la répercussion, à la suppression et la métastase que l'on a rapporté l'épididymite. Il nous serait très-facile de confondre avec les faits les partisans de cette opinion, en leur montrant combien nous avons vu d'épididymite survenir à la suite de l'observation rigoureuse de leur médication favorite, la graine de lin et le chiendent. Cependant nous ne nions pas qu'un traitement mal appliqué, l'usage des bougies, des sondes, fait sans discernement, ne puissent favoriser cette inflammation. Mais la cause la plus fréquente est la transmission de la blennorrhagie aux parties postérieures de l'urètre. C'est pour ainsi dire la continuation de l'inflammation blennorrhagique à travers les canaux éjaculateurs et déférents. Tous les moyens, quels qu'ils soient, qui pourront arrêter cette affection à son début, seront donc des prophylactiques de l'épididymite.

Le volume du testicule, la longueur du canal déférent, l'épaisseur du cordon et le varicocèle paraissent prédisposer à l'épididimyte et à la didimyte. L'expérience a démontré que le testicule gauche se prenait plus souvent que le droit; néanmoins, nos relevés tendraient à nous faire accepter l'opinion contraire. Ce qui démontre qu'il ne faut pas toujours s'en rapporter exclusivement à une seule série de faits. Au nombre des causes plus ou moins directes de la didymo-épididymite, on cite encore les rapports sexuels intempestifs, l'onanisme , la continence et toutes les excitations qui portent sur les organes génitaux ; l'action subite du froid, des froissements, des pressions, des contusions, enfin la station prolongée ; les marches forcées , l'exercice à cheval ; les efforts, la lutte et la constipation habituelle.

Nous avons déjà dit que l'idée de répercussion invoquée pour expliquer l'épididymite était erronnée, et il n'est point nécessaire, pour le démontrer, de recourir à des explications théoriques ; il n'y a, pour s'en assurer, qu'à examiner l'urètre des malades atteints d'une de ces affections ; on est bientôt convaincu que l'écoulement peut persister à différents degrés après que l'épididymites'est déclarée. Quelquefois même il augmente à mesure qu'elle se développe. Mais sans cela, les éléments du testicule ne s'enflamment-ils pas consécutivement à l'introduction d'une bougie ou d'une sonde dans le canal? On ne saurait ici invoquer l'écoulement puisqu'il n'en existe pas. C'est tout simplement l'irritation de la bougie sur la muqueuse de l'urètre, qui s'est transmise à travers les canaux jusqu'aux éléments du testicule.

Dans certains cas, il n'est pas possible de trouver de corrélation entre l'inflammation urétrale et celle du testicule ; il n'y a alors que la sympathie qui en donne raison. L'inflammation pourrait néanmoins filer le long de la surface interne des canaux éjaculateurs et déférents sans déterminer un engorgement assez prononcé, pour épaissir et rendre plus apparentes leurs parois Il est à présumer qu'une partie des épididymites que l'on rapporte à la sympathie, rentrent dans le cas précédent.

Le plus souvent on trouve un lieu non interrompu entre l'inflammation de l'urètre et celle de l'épididyme. Les intermédiaires sont les canaux éjaculateurs, les vésicules séminals et le canal déférent : on peut s'assurer par le toucher rectal et la palpation inguinale, de l'engorgement des deux derniers. L'inflammation ne se borne jamais au canal déférent. Quand elle siége sur le corps du testicule, elle a toujours passé par l'épididyme. Il n'y a donc pas de didymite blennorrhagique sans épididymite. En résumé, l'inflammation de l'urètre, arrivée aux parties postérieures du canal, peut envahir successivement tous les éléments de l'appareil spermatogène, en commençant par les canaux éjaculateurs, puis les vésicules séminales, les canaux déférents et l'épididyme. D'autres fois elle retentit directement sur l'épididyme, sans passer par tous ces intermédiaires; dans les deux cas, le testicule peut se prendre, mais c'est toujours consécutivement à l'épididymite; on voit donc que l'épididyme est ici le pivot autour duquel viennent se grouper les inflammations des éléments de l'appareil sécréteur du sperme.

Symptômatologie. — L'inflammation blennorrhagique peut envahir les éléments du testicule, sans aucun symptôme précurseur, c'est alors le plus souvent pendant un effort, après une course prolongée, un excès de coït ou consécutivement à d'autres fatigues que la maladie se déclare. Les malades éprouvent dans un des testicules et sur le trajet du canal inguinal, une douleur très-vive qui les force à garder le repos; un gonflement plus ou moins prononcé avec sensation de pesanteur aux bourses, succède immédiatement à ce premier symptôme, et tous les signes de l'épididymite sont bientôt établis.

Plus souvent l'inflammation blennorrhagique est précédée de quelques symptômes précurseurs, tantôt ce sont des désirs vénériens suivis de pollutions nocturnes douloureuses, tantôt des envies fréquentes d'uriner et une cystite du col de la vessie, souvent aussi les malades ressentent un malaise inexplicable à la région des aines, leurs testicules s'endolorissent et deviennent si douillets qu'ils ne peuvent résister à la moindre pression. La région des reins, quoique éloignée des testicules, est quelquefois le siége de douleurs sourdes, assez semblables à celles de la courbature. Ces phénomènes précurseurs ont lieu durant le passage de l'inflammation du canal de l'urètre à l'épididyme. Leur durée est d'un à deux jours, après quoi l'épididyme se prend.

L'épididymite aigüe est toujours accompagnée de douleurs très-vives, continues et souvent exacerbantes qui s'irradient en remontant le long du cordon, jusqu'aux reins; quelquefois ces douleurs gagnent la partie supérieure et interne des cuisses. Les bourses augmentent de volume et gênent, par leur propre poids, les mouvements du malade; elles sont aplaties d'un côté à l'autre, ce qui tient à la pression transversale qu'exercent sur elles les cuisses; la peau du scrotum est chaude, rouge, lisse et luisante. Si pour s'assurer de l'état des parties on les prend dans la paume de la main, on sent qu'elles sont plus chaudes et plus pesantes qu'à l'état normal; le toucher permet de constater aussi que la tumeur est composée de deux parties distinctes : une postérieure et interne, dure et allongée dans le sens vertical, l'autre antérieure et externe, globuleuse, molle et élastique, encadrée pour ainsi dire dans une espèce de demi-lune, formée par la précédente. La première est l'épididyme engorgé et la seconde le testicule.

Cet examen doit être fait avec de grands ménagements, car, sans cela, il détermine des douleurs insupportables.

Le canal déférent tuméfié donne la sensation d'une corde excessivement dure, mais ne présente pas de nodosités.

Nous avons dit que la partie dure se trouvait le plus souvent en arrière, c'est qu'en effet l'épididyme qui affecte naturellement cette position, est le plus souvent malade. Mais, dans quelques cas on sent l'engorgement en avant, tandis que le tissu globuleux, mou et élastique est en arrière; cette anomalie tient à une position anormale du testicule signalée par les anatomistes. Dans ces cas, le testicule est en effet placé en arrière, tandis que l'épididyme est en avant. Il faut être averti de ces anomalies pour ne pas s'exposer à trouver et surtout à *débrider* plus d'orchites qu'il n'en existe véritablement.

L'épididymite est rarement accompagnée de réaction, quelquefois cependant un léger mouvement fébrile s'établit; mais il n'a guère plus d'un ou deux jours de durée.

L'inflammation de l'épididyme est à son maximum de développement au cinq ou sixième jour, et commence à s'étendre à partir de ce délai. Au dixième jour, les bourses sont presque revenues à leur état normal et les malades n'éprouvent plus qu'un poids incommode et une douleur sourde très-supportable. Mais il s'en faut de beaucoup que l'engorgement de l'épididyme disparaisse aussi rapidement que les autres symptômes, et souvent il persiste encore un ou deux mois et même plus longtemps.

Après être arrivée à sa période de déclin, l'épididymite peut repasser à l'état aigu sous l'influence des mêmes causes qui l'ont déterminée. Elle disparaît quelquefois d'un côté, se porte sur le côté opposé pour revenir enfin sur le premier, ce qui lui a valu le nom d'*épididymite à bascule*. Les deux côtés sont rarement pris en même temps.

Inflammation du corps du testicule. — La didymite blennorrhagique est très-rare, relativement à l'épididymite, nous savons du reste qu'elle n'existe jamais sans une épididymite; ici les douleurs sont beaucoup plus intenses et prennent souvent les caractères de l'étranglement.

Au premier mouvement de fluction, le poids et le volume du testicule augmentent, sa rénitence et son élasticité sont remplacées par une espèce de résistance qui ferait croire que l'organe est coagulé : il se masse avec l'épididyme de manière à n'être plus distinct de cet appendice. La plus légère pression, le moindre contact occasionnent des souffrances très-vives; nous avons vu des malades qui ne pouvaient supporter ni le poids des cataplasmes ni celui des draps. Les symptômes circonvoisins tels que douleurs inguinales, rénales et fémorales, sont plus intenses ici que dans l'épididymite simple. L'orchite est souvent accompagnée d'un appareil fébrile assez élevé, et donne lieu à quelques-uns des symptômes de l'étranglement : hoquet, nausées, légères syncopes et vomissements. Ces symptômes ne doivent pas étonner, car l'inflammation du testicule n'est autre chose qu'une inflammation par étranglement; le cordon lui-même, quand il se développe trop, éprouve, à son passage vers l'anneau, une constriction qui simule quelquefois la hernie étranglée.

L'engorgement inflammatoire du testicule n'ajoute pas beaucoup au volume de la tumeur, car son développement est arrêté par la tunique albuginée. Cependant l'augmentation est toujours assez sensible, et nous ne concevons pas que l'on ait pu avancer que le volume total de la didymite et de l'épididymite réunies est moindre que celui de l'épididymite isolée.

La didymo-épididymite et l'épididymite sont, dans quelques cas, accompagnées d'un épanchement séreux qui donne à la tumeur totale une forme ovoïde régulière. Cet épanchement n'est point le fait d'une vaginalite mais bien le résultat de la compression qu'exercent les parties engorgées sur les vaisseaux ambiants, c'est une hydropisie passive. La sérosité est limpide, citrine, et ne contient aucun des produits de l'inflammation; la présence de ce liquide est souvent difficile à constater, et plus d'une fois on a cru à son existence quand on ne touchait que le tissu mou et fluctuant du testicule. Lorsqu'il est assez abondant, on peut constater la transparence superficielle de la tumeur.

Inflammation de la tunique vaginale. — Vaginalite. — Considérée comme accident consécutif à la blennorrhagie, la vaginalite est excessivement rare, nous ne l'avons jamais vue sur le grand nombre de blennorrhagies qui se sont présentées à notre observation. Le seul cas de vaginalite que nous ayions trouvé à l'hôpital du Midi se développa pendant le cours d'une variole. Les douleurs étaient très-vives, exaspérées par le mouvement et la pression, les bourses étaient gonflées, luisantes comme érysipélateuses, on percevait bien une fluctuation sourde, mais il n'était pas possible de découvrir de la transparence. L'autopsie du malade nous fit constater un épanchement purulent très-épais dans la cavité vaginale: la séreuse d'une couleur violacée était parcourue d'arborisations vasculaires très-confluentes; sur quelques points on découvrait des fausses membranes adhérentes. Les autres éléments du testicule étaient parfaitements sains. C'était bien là la reproduction de la péritonite purulente.

Mode de terminaison. — L'épanchement séreux de la tunique vaginale, l'épididymite, l'orchite, peuvent se terminer par délitescence; mais il faut pour cela que la maladie soit encore à son début et à la période de fluxion; quelquefois l'inflammation disparaît subitement d'un côté pour se porter sur l'autre. (Épididymite à bascule.)

La terminaison ordinaire est la résolution. Quand elle passe à l'état chronique, elle se concentre sur des points isolés et y forme des noyaux d'induration. La présence de ces indurations isolées, sur la tête ou la queue de l'épididyme, chez les individus scrofuleux, est presque toujours le point de départ d'une dégénérescence tuberculeuse. Ces indurations sont alors résistantes et marronnées, tandis que l'hypertrophie simple présente une tumeur lisse, uniforme et d'une consistance moyenne. L'épididymite blennorrhagique se termine rarement par suppuration, et encore, dans ce dernier cas, on découvre presque toujours des tubercules dans les portions suppurées. Dans tous les cas, il faut bien distinguer la suppuration du tissu cellulaire souscrotal de celle de l'épididyme. L'épanchement intra-vaginal disparaît ordinairement lorsque-l'inflammation de l'épididyme s'éteint. Quelquefois, néanmoins, il persiste pour devenir plus tard une hydrocèle.

L'orchite (didymite proprement dite), se termine par résolution, par le passage à l'état chronique ou par suppuration. Il n'est pas rare de voir le testicule s'atrophier.

La vaginalite suppure le plus souvent; dans quelques cas cependant, le liquide épanché se résorbe et les deux feuillets adhèrent ensemble.

La terminaison de ces différentes affections a ordinairement lieu du quatrième au cinquième septenaire, à moins cependant que des causes imprévues ne viennent troubler leur marche.

Pour compléter l'étude de l'affection blennorrhagique du testicule, nous n'aurions plus qu'à parler du traitement; mais nous croyons indispensable d'insister encore quelques instants sur certaines anomalies qui pourraient être le point de départ d'erreurs très-préjudiciables.

Épididymite renversée. — Nous avons déjà mentionné cette variété; sur 38 observations prises au hasard dans le service de M. Ricord, nous l'avons notée trois fois.

Épididymite intra-inguinale. — Le testicule s'arrête quelque-

fois dans le canal inguinal à différentes hauteurs, et, comme
on le pense bien, cette position anormale ne l'exempte point
des accidents de la blennorrhagie. D'ailleurs, les faits sont là
pour convaincre ceux qui refuseraient d'admettre cette variété. Il est de la plus haute importance d'en être averti; car
les signes qu'elle fournit, mal interprétés, pourraient en im-
poser pour un bubon suppuré. Mais, avant de prendre une
détermination, il est nécessaire d'examiner le côté correspondant des bourses, qui est dans ce cas, flasque, vide et
atrophié. Voici, du reste, le résumé du fait que nous avons
recueilli à l'hôpital du Midi :

Salle 1re, no 11, le 13 juillet 1845, est entré un jeune homme
de 22 ans, affecté depuis cinq semaines d'une blennorrhagie
urétrale, à laquelle on n'a opposé que quelques injections
d'eau de groseilles. Il éprouva, il y a environ huit jours, une
douleur très-aigüe à l'aine droite, et ne tarda pas de constater en ce point un gonflement assez prononcé. A son entrée,
il présentait les symptômes suivants :

Persistance de l'écoulement urétral, tumeur à l'aine droite;
sa forme est allongée dans le sens transversal ; son bord externe est à sept centimètres en dedans de l'épine iliaque an-
tero-supérieure. La peau dont elle est recouverte n'a pas
changé de couleur et n'adhère nullement aux parties ambiantes. La pression, douloureuse sur certains points, est sans
effet sur d'autres. L'engorgement est composé de deux parties bien distinctes : une externe et sur un plan postérieur, regarde vers le côté externe de la région inguinale, celle-ci est
très-dure et demi-circulaire ; l'autre, sur un plan postérieur
et interne, arrondie, molasse et moins douloureuse que la
première, simule presque la fluctuation. Cette dernière est
encadrée dans la première. La tumeur exécute des mouvements d'ensemble en diverses directions ; on peut même la
soulever en passant le doigt derrière sa face postérieure, au-
dessous d'elle on ne sent aucun des éléments du cordon, la
bourse correspondante est atrophiée et complètement vide.
Évidemment nous avions affaire à une inflammation de l'épididyme droit arrêté dans le canal inguinal. Le traitement anti-

phlogistique fit disparaître l'inflammation, mais la tumeur molle n'en persista pas moins.

Épididymite périnéale. — L'organe sécréteur du sperme dépasse quelquefois ses limites normales et vient se fixer sur les côtés du raphée médian du périnée. Il faut encore s'aider ici de l'examen des bourses et de l'étude détaillée de la tumeur, car une erreur exposerait le médecin à plonger un bistouri dans le testicule, lorsque des moyens simples auraient pu dissiper l'engorgement.

Épididymite intra-curale. — Le testicule peut prendre une fausse direction et s'introduire dans le canal crural au lieu de gagner le canal inguinal. Ce cas doit être présent à la mémoire, lorsqu'on veut établir le diagnostic différentiel des tumeurs de l'aine.

Épididymite intra-abdominale. — D'après les recherches de Makensie, le testicule qui reste fixé dans l'abdomen, non-seulement n'atteint pas son développement normal, mais finit toujours par s'atrophier. Dans cet état, il n'est guère susceptible d'inflammation, du moins, nous ne connaissons pas d'observation semblable. Il est très-probable que l'orchite abdominale, si elle existait, présenterait quelques-uns des symptômes de la péritonite partielle ou de l'abcès de la fosse iliaque.

Pronostic. — L'orchite passe rarement à l'état chronique, mais elle peut être le prétexte d'altérations beaucoup plus graves. Les sarcocèles tuberculeux, cancéreux et syphilitiques en sont assez souvent la triste conséquence, mais ces affections ont leur principe dans l'organisme ; l'inflammation n'a été pour elles qu'une cause déterminante. Les tubercules de l'épididyme et du corps du testicule sont fréquemment dans ce cas.

L'inflammation simple de l'épididyme a peu de tendance à la suppuration, mais elle dispose les tissus à l'hypertrophie. L'inflammation du testicule tend au contraire à la suppuration et amène fréquemment l'atrophie de l'organe.

Traitement. — La thérapeutique de l'affection blennorrhagique du testicule comprend trois ordres de moyens : 1° les prophylactiques ; 2° les abortifs ; 3° les moyens curatifs réguliers.

Prophylactiques. — Les moyens préventifs de la blennorrhagie sont des prophylactiques indirects de l'affection blennorrhagique du testicule. Lorsqu'on n'a pu s'opposer au développement de l'urétrite, que reste-t il à faire pour empêcher que l'inflammation n'atteigne les éléments du testicule ? le simple bon sens indique qu'il faut la guérir le plus tôt possible, afin de s'opposer à sa progression en arrière, où viennent déboucher les canaux qui établissent une communication entre l'urètre et les testicules. On prescrira le repos, l'usage du suspensoir, quelques légers purgatifs salins, et l'on éloignera toutes les causes capables d'exciter les organes génitaux.

Méthode abortive. — On peut l'employer au début, lorsqu'il n'existe encore que de la fluxion, on prescrit alors le repos horizontal, la position relevée des bourses, l'application sur ces parties d'une couche épaisse de boue de remouleur ; on réussit aussi au moyen de la glace, ou de l'eau blanche ; les quarts de lavements froids sont des adjuvants très-utiles.

Traitement régulier. — L'orchite s'annonce toujours par des symptômes plus ou moins aigus ; aussi faut-il le plus souvent lui opposer une médication antiphlogistique. Lorsque l'acuité est très-prononcée, on commence par interdire la marche ; on fait coucher les malades en leur recommandant de tenir les bourses relevées, afin de prévenir, autant que possible, un surcroît de congestion ; on prescrit une saignée locale au moyen de sangsues appliquées sur le trajet du cordon qui correspond au côté malade, ou bien à la région du périnée, vers la racine des bourses. On n'appliquera jamais les sangsues sur les bourses, de peur que les piqûres ne déterminent une érysipèle qui, dans cette région, est trop fréquemment suivi de gangrène. On a conseillé de pratiquer la saignée sur les veines du scrotum ; mais les piqûres des veines scrotales donnent à peine quelques gouttes de sang ; de plus, elles ont quelquefois les dangers de la morsure des sangsues. Après les sangsues, on met ordinairement le malade dans un bain, mais un bain entier et non point un bain de siége qui aurait l'inconvénient de congestionner les organes génitaux. L'usage des bains entiers peut être continué pendant le cours du traitement ; mais il faut savoir en apprécier les effets et le suspendre lorsqu'il augmente la congestion. Après l'application des sangsues, on administre avec avantage un purgatif, pour débarrasser l'intestin des matières fécales qui, en irritant l'urètre par leur voisinage et par la compression qu'elles exercent sur ses parties les plus reculées, s'opposent au retour du sang vers le centre commun et favorisent la congestion des organes malades. M. Ricord donne tous les deux jours un ou deux verres d'eau de sedlitz ou de pulua. Les purgatifs salins font sur la muqueuse intestinale une espèce de saignée séreuse qui peut agir dans le sens de la phlébotomie.

Comme traitement local, nous appliquons sur les bourses des cataplasmes de farine de graine de lin entre deux linges, en ayant soin de les disposer de telle sorte qu'ils ne pèsent point sur les bourses. Ces cataplasmes peuvent être arrosés de laudanum. Lorsque l'inflammation est un peu éteinte, nous prescrivons sur la partie malade, avant de la recouvrir du cataplasme, des onctions avec quatre grammes d'onguent mercuriel belladonné.

Les boissons se composent de tisannes délayantes : orge, limonade légère, chiendent, graine de lin, mauve, réglisse, etc., etc.

Au début de la maladie, on peut permettre au malade des bouillons ou un potage léger matin et soir ; les aliments sont ensuite augmentés proportionnellement à l'amélioration de la maladie. Si la didymite s'annonçait avec de la réaction chez des sujets pléthoriques, la saignée générale serait indiquée. Ce moyen devient indispensable dans le cas où le corps du testicule se prend. Les douleurs cessent quelquefois, comme par enchantement, immédiatement après l'emploi de ce moyen, la diète est ici de rigueur. La médication que nous venons d'indiquer n'amène le plus souvent qu'un calme momentané auquel succède bientôt une recrudescence inflammatoire. Dans ce cas, on ne doit pas craindre de revenir, en redoublant d'énergie, aux moyens précédents.

Lorsque la phlegmasie résiste à toute médication, qu'elle se termine par suppuration, il est à craindre que la fonte purulente ne se propage à tout le tissu cellulaire sous-scrotal. Pour prévenir cet accident, il faut se hâter de donner issue à la matière purulente qui vient de se former en faisant une ou plusieurs ouvertures sur les points suppurés.

Les moyens que nous venons d'énumérer, employés seulement avec plus d'énergie, peuvent réussir à appaiser l'inflammation du corps du testicule. Nous n'avons donc, pour ce qui nous regarde, rien de nouveau à conseiller contre la didymite.

Cependant, nous ne terminerons pas l'étude de la médication, sans mentionner le moyen mis en usage depuis plusieurs années dans un des services de l'hôpital du Midi. M. Vidal de Cassis pratique sur la tunique albuginée une incision d'un centimètre et demi de longueur, qui n'intéresse que l'épaisseur de la tunique albuginée ; on peut se servir, pour cela, d'un bistouri ou d'une lancette. Immédiatement après, les malades se sentent soulagés ; M. Vidal attribue ce bien-être à la disparition de l'étranglement. Nous avons eu l'occasion de constater les bons effets du débridement pendant notre internat chez M. Ricord. Cette pratique qui a effrayé et effraye encore beaucoup de chirurgiens, est tout à fait sans danger ; du moins, c'est ce que nous ont démontré les expériences que nous avons faites sur le cadavre avec mon ami et collègue M. Viard, interne de M. Vidal de Cassis. Nous nous sommes assurés par nos recherches que la crainte de déterminer la hernie des vaisseaux spermatiques était imaginaire, car, en comprimant le testicule après l'incision, nous n'avons jamais pu les faire sortir. Les chirurgiens qui ont manifesté cette crainte, avaient sans doute oublié que ces vaissaux sont retenus en place par de nombreuses traverses fibreuses.

Quant à l'épanchement de la tunique vaginale, s'il est peu volumineux et sans douleur, on peut le laisser résorber ; si l'hydrocèle symptômatique est volumineuse et accompagnée de tension douloureuse, on l'évacue par des ponctions multiples, ou par une seule incision.

Mais voici une question des plus graves, et sur laquelle les avis sont encore partagés. Quelle conduite doit-on tenir vis-à-vis de l'écoulement pendant le traitement de l'affection blennorrhagique du testicule ?

Nos observations démontrent clairement que, dans la majorité des cas, l'écoulement persiste après l'épididymite ; sur 38 observations prises au hasard à l'hôpital du Midi, 26 fois l'écoulement existait encore assez abondant, et dans les autres 12 cas, il nous a presque toujours été possible, après des pressions méthodiques, de découvrir une goutte de muco-pus ou un léger suintement.

Tant que l'orchite est à sa période aiguë, nous proscrivons les anti-blennorrhagiques, de peur d'exciter, et d'agir dans le sens de l'inflammation ; mais lorsque l'état aigu est éteint, nous revenons à cette médication avec la plus grande confiance. Par ce moyen, non-seulement nous menons de front la guérison des deux maladies, mais nous éteignons dans l'urètre une inflammation qui pourrait être le point de départ d'accidents du même genre dans le testicule opposé, ou la source d'une récrudescence dans le même organe.

Quelques chirurgiens, encore imbus de l'idée fausse que la chaude-pisse tombait dans les bourses par suite d'une métastase ou d'une suppression brusque, cherchent à la rappeler par tous les moyens possibles dans son premier siége. Pour arriver à leur but, ils introduisent dans l'urètre des bougies ou des sondes destinées à irriter, à enflammer le canal et produisent ainsi de toute pièce un écoulement. Leur fanatisme les a même conduit à souiller la sonde d'un pus urétral pris sur un autre malade, sans réfléchir que ce pus pourrait provenir d'un chancre larvé.

L'écoulement urétral qui ne demande qu'un prétexte pour augmenter ou se reproduire ne tarde pas de devenir très-abondant sous l'influence de ces moyens ; mais l'épididymite ou l'orchite n'en suivent pas moins leur marche, et il est à présumer que la nouvelle inflammation doit, dans quelques cas, subir une recrudescence; d'ailleurs, n'a t-on pas à craindre les phlegmasies de la prostate, des vésicules séminales et du col de la vessie?

Nous n'avons jamais eu occasion de voir employer cet expédient; mais il heurte tellement le bon sens et la raison, que nous croyons difficilement qu'on ose encore aujourd'hui le mettre en pratique. La méthode du rappel est donc encore une de ces vieilleries dangereuses que la jeunesse chirurgicale doit combattre de toutes ses forces, une de ces pratiques détestables et immorales que le malade doit repousser par tous les moyens possibles.

Avant d'aborder la période de déclin de l'épididymite, mentionnons encore la méthode préconisée par Frichi de Frambourg, la compression. La compression employée au début est, en quelque sorte, un moyen abortif. Pour l'appliquer, il faut que la maladie soit à sa période de fluxion, et que les malades soient bien resolus de ne faire aucun écart d'hygiène ou de régime. On se sert de bandelettes de Diachylon ou de Vigo. La première bandelette est appliquée à la racine des bourses ou du testicule malade et modérément serrée, elle est destinée à empêcher que le testicule ne glisse et n'échappe aux moyens compresseurs, on continue ensuite d'envelopper l'organe jusqu'à sa partie inférieure; l'extrémité inférieure étant à nu, doit être recouverte par des bandelettes mises en sautoir que l'on fixe elles-mêmes par d'autres bandelettes circulaires. Tout le testicule est ainsi enveloppé et comprimé.

Après avoir établi la compression, il faut suivre le malade au moins pendant quelques heures. Si, à partir du moment de l'application les douleurs vont en augmentant, c'est une preuve de contre-indication, et on doit enlever les bandelettes. Si une heure après l'application des bandelettes les douleurs cessent ou diminuent sensiblement, on peut les laisser en place avec l'espoir de voir ce moyen couronné de succès ou tout au moins exempt d'accident.

Si l'on juge à propos de laisser les bandelettes, il n'en est

pas moins indispensable de surveiller le malade, car, au bout
de deux ou trois jours, les parties comprimées venant à se
dégorger, le bandage devient trop lâche et les circulaires situées à la partie supérieure déterminent un léger étranglement. En ayant soin de renouveler le bandage à mesure que
sa coque devient lâche, on peut obtenir des résultats admi-
rables; mais, nous le répétons, c'est un moyen dont il faut
suivre les effets. L'engorgement inflammatoire du cordon est
une contre-indication de la compression, car la compression
ne pouvant agir que sur une partie limitée du cordon, aurait
l'inconvénient de favoriser la fluxion de la partie restée libre.
Ce moyen est surtout applicable au début des épididymites
sympathiques.

Traitement de la période de déclin. — Tant qu'il reste de la
sub-inflammation et des douleurs, les émollients sont nécessaires. Mais lorsque les douleurs ont cessé et que la maladie est résumée dans l'engorgement, on doit recourir aux
résolutifs. On peut se servir de l'eau de Goulard, de la solution de chlorhydrate d'ammoniaque; des fumigations aroma-
tiques, des onctions mercurielles simples ou belladonnées,
des frictions avec les pommades d'hydriodate de potasse,
d'iodure de plomb et des emplâtres de Vigo. M. Ricord
employait avec succès l'emplâtre de savon appliqué autour
des bourses. A cette période, la compression bien faite doit
avoir aussi de très-grands avantages. Si les moyens précédents restent sans effets ou n'arrivent, après un long emploi,
qu'à des résultats incomplets, on peut administrer à l'intérieur le calomel uni à la ciguë; associé au savon médicinal
et donné à dose altérante, il réussit quelquefois très-bien.
Dans le cas d'hydrocèle symptômatiqne, on est quelquefois
forcé d'en venir à la ponction et à l'injection. La guérison de
cette hydrocèle est alors fréquemment suivie de la résolution
de l'engorgement testiculaire.

Tous ces moyens restent quelquefois sans effet sur la maladie, et l'engorgement persiste. La cause de cette persistance doit, dans ce cas, être recherchée dans l'organisme,
et combattue par des moyens radicaux. Contre les scrofules,

on administrera l'iodure de potassium, l'huile de foie de morue, les bains de mer, les ferrugineux, les amers, l'insolation et un régime analeptique. Lorsqu'on a affaire à une dégénérescence carcinomateuse, tout moyen est inutile; il n'y a que l'amputation qui offre des chances de succès.

Les rapports sexuels ne doivent être permis que longtemps après la disparition des symptômes aigus, mais il ne faut pas les défendre absolument, car la constipation séminale peut devenir, pour les testicules, une cause d'excitation et de recrudescence inflammatoire. Les premiers rapports qui suivent une inflammation de l'épididyme ou du testicule, amènent souvent un sperme d'une couleur rouillée, cette couleur est due à un suintement sanguin qui vient des déchirures qui s'opèrent sur les conduits éjaculateurs. Ces déchirures se produisent absolument comme celles qu'on remarque autour de l'anus, à la suite d'une constipation prolongée; elles sont le résultat de la distension brusque, causée par la colonne de sperme au moment de son passage dans les canaux éjaculateurs. Mais si le sperme conservait longtemps sa couleur rouillée, il faudrait rechercher s'il n'y a pas d'altération plus profonde sur les parois des canaux que traverse la liqueur prolifère.

CHAPITRE. VII.

Blennorrhagie chez la femme.

La femme est sujette, comme l'homme, à l'inflammation blennorrhagique des organes génitaux ; plus souvent que lui, elle est atteinte d'écoulements qui, sans remonter à une contagion, n'en sont pas moins susceptibles de communiquer des blennorrhagies aiguës. C'est ce qui fait qu'elle donne beaucoup plus de blennorrhagies qu'elle n'en reçoit. Il ne faudrait cependant pas croire que tous les écoulements muqueux des organes de la femme soient contagieux à toute époque et dans toutes les conditions ; car, s'il en était ainsi, bien peu d'hommes seraient exempts de la maladie ; il faut, de la part des surfaces enflammées et de l'écoulement, comme du côté des parties qui doivent être impregnées, des conditions particulières que nous avons déjà déterminées dans nos considérations générales sur l'étiologie ; ce qui le prouve, c'est que tel écoulement qui est sans action sur un individu, est éminemment contagieux pour un autre. L'acclimatement joue ici un très-grand rôle. On a vu des femmes, communiquer des blennorrhagies à tous les amants qui s'approchaient d'elles, tandis que leur mari, malgré son assiduité, n'en était jamais atteint.

L'inflammation blennorrhagique peut siéger sur la vulve, le vagin, l'utérus et l'urètre, sur plusieurs de ces parties à la fois ou sur chacune d'elles isolément. La blennorrhagie vaginale est la plus commune, celle de l'urètre, quoique moins fréquente, existe plus souvent qu'on ne semblerait le penser, et si on a pu la croire si rare, la nier même, c'est faute d'observation.

Blennorrhagie vulvaire. — *Vulvite.* — La vulvite peut être érythémateuse ou phlegmoneuse; dans le premier cas, elle est bornée à la superficie de la muqueuse; dans le second, elle siége en même temps dans le tissu cellulaire sous-muqueux. L'inflammation envahit quelquefois plus spécialement les follicules et les glandules qui sont dans l'épaisseur de la muqueuse, il n'est pas rare aussi qu'elle s'étende aux glandes décrites, dans l'épaisseur de la vulve, par M. Hui-guier.

Symptômes. — Les prodromes de la vulvite se résument dans une excitation insolite, suivie de prurit de chaleur et de désirs vénériens. Les parties se tuméfient, rougissent et deviennent le siége d'une hypersécrétion irritante, d'abord peu différente de la sécrétion normale, mais qui ne tarde pas de prendre les caractères du muco pus; tant que l'inflammation est bornée à la superficie de la muqueuse, ou même à quelques-uns de ces follicules les douleurs sont à peu près nulles, les malades ressentent seulement de temps à autre quelques élancements et un peu de cuisson, mais lorsque la maladie se propage dans le tissu cellulaire sous-muqueux les parties deviennent le siége d'un engorgement œdémateux et inflammatoire, elles sont luisantes à leur surface; les petites lèvres, gonflées outre mesure, finissent par dépasser en avant les grandes lèvres et éprouvent à leur base une espèce de constriction, un étranglement comparable sous plusieurs chefs, à celui qu'on observe dans le cas de paraphimosis. Le frottement et la pression continus qu'éprouvent les faces correspondantes de ces organes causent des douleurs et des cuissons très-intenses; cette pression fait naître souvent des érosions, des ulcérations et même des points de gangrène superficielle. Chez les femmes grasses, l'inflammation de la vulve file sur les côtés et en arrière, vers l'anus et le pli génito-crural. Ces parties deviennent alors très-rouges, se dépouillent de leur épiderme et fournissent une sécrétion très-fétide.

Le contact de l'urine pendant la miction irrite beaucoup les parties malades et augmente les souffrances, aussi est-on quelquefois obligé de faire uriner les malades dans un bain.

L'inflammation peut, dans quelques cas, gagner les conduits des glandes vulvaires, et arriver ainsi jusqu'au parenchyme de ces follicules. Les douleurs sont alors plus profondes et plus intenses, la grande lèvre correspondante prend un volume exagéré et dépasse de beaucoup celle du côté opposé, sa face interne est le siége d'une tumeur arrondie très-dure au toucher qui rend la marche pénible et impossible.

Au bout d'un septenaire, l'inflammation tend à se terminer. Dans les cas les plus heureux, mais aussi les plus rares, les douleurs diminuent, la tumeur s'affaisse et se ramollit, en un mot l'état aigu disparaît. Il ne reste le plus souvent à la place de cet engorgement, qu'une légère induration qui disparaît à la longue.

Lorsque la tumeur doit suppurer, l'engorgement inflammatoire, au lieu de diminuer, augmente pendant quatre à cinq jours, les malades sont pris de frissons et d'inappetence, ils ressentent dans la tumeur des douleurs pulsatives, et des battements isochrones à ceux du pouls, qui annoncent un travail de suppuration. Si l'on ne donne issue à la collection purulente, elle finit par sortir spontanément, dans un moment d'effort, après avoir aminci la muqueuse des grandes lèvres. Le pus est ordinairement filant et d'une odeur fétide, il renferme parfois de petits grumeaux de sang.

L'inflammation des glandes vulvaires laisse souvent après elle un engorgement chronique qui devient le point de départ d'abcès périodiques ou de kystes contenant une matière filante comme de la salive. C'est fréquemment à cette cause que remontent les kystes des grandes lèvres.

La vulvite est accompagnée quelquefois, chez les jeunes femmes, d'une sensibilité exagérée qu'il est urgent de calmer, quoiqu'elle ne soit qu'un symptôme; car elle pourrait provoquer des accidents nerveux très-intenses. On évitera ainsi à la malade les désirs vénériens et les rêves lascifs qui ont chez elle l'inconvénient des pollutions nocturnes chez l'homme.

Causes. — La vulvite est très-commune chez les personnes d'un embonpoint très-marqué, et cela tant à cause du frottement continuel des surfaces muqueuses entre elles, que du séjour de la matière sébacée qui en suinte.

L'action mécanique du pénis sur une vulve très-étroite suffit pour déterminer une inflammation avec écoulement muco-purulent. Le contact de la sécrétion d'une urétrite ou d'une balano-posthite en est la cause la plus fréquente; le pus des chancres agit ici comme sur les muqueuses du gland et du prépuce. Il faut ajouter aux causes précédentes, la malpropreté, les coups, les contusions et l'introduction de corps étrangers volumineux ou irritants.

Diagnostic. — Il est le plus souvent facile de s'assurer, par l'inspection, de l'état de la vulve; on ne trouve d'obstacle à cet examen que lorsque l'inflammation est phlegmoneuse, et quand les grandes lèvres sont très-tuméfiées; mais là ne doit pas se borner le diagnostic. Le point le plus important est encore ici de savoir si la sécrétion prend sa source sur une surface simplement enflammée ou sur une ulcération, et ce n'est pas toujours chose bien facile.

D'abord, la sécrétion n'a en elle aucun caractère qui annonce positivement sa nature; d'un autre côté, les ulcérations sont quelquefois tellement cachées dans les plis et replis de la vulve, qu'elles échappent à l'observation la plus sévère. Ajoutons à cela que l'examen de ces parties est très-délicat et souvent douloureux. L'inoculation de la sécrétion purulente est encore ici le moyen le plus sûr d'établir le diagnostic; on la fait de la même manière que dans les autres cas; aussi ne nous y arrêterons-nous pas.

La vulvite est souvent accompagnée de vaginite ou d'urétrite. Pour s'assurer si ces complications existent, il est nécessaire d'écarter les grandes lèvres et d'ouvrir l'anneau vulvaire. Or, cet examen est, dans certain cas, si douloureux, que les malades s'y refusent obstinément. Dans ces cas, on commence par éteindre l'inflammation extérieure, et l'on ne se livre que plus tard à l'examen des parties plus profondes.

Pronostic. — La vulvite n'a rien de dangereux. On n'a qu'une

chose à craindre quand on la laisse passer à l'état chronique,
c'est qu'à la longue, les parties se resserrent et mettent un
obstacle à l'accomplissement des fonctions génitales.

Traitement. — La vulvite pouvant se développer sous l'influence de la malpropreté, pour premier prophylactique,
nous recommanderons les lotions quotidiennes, surtout chez
les personnes qui ont un embonpoint très-prononcé. Dans
une certaine classe de la Société, les soins de propreté sont
observés avec rigueur, mais dans le peuple, on les néglige,
on les proscrit même et l'on met à l'index la femme ou la
jeune fille que l'on soupçonne d'en faire usage. Pourquoi donc
ces préjugés ridicules ! voudrait-on mesurer la moralité d'une
femme à la malpropreté de ses organes génitaux !

Traitement abortif. — Dans les premiers moments d'une
vulvite, on doit prescrire un régime doux, l'isolement des
surfaces au moyen d'un linge fin enduit d'un corps gras, et
des lotions avec la solution de nitrate d'argent à deux grammes pour cent.

Nous nous sommes très-bien trouvé des lotions faites avec :
liqueur de Labarraque, 50 grammes; eau distillée, 150 grammes, après lesquelles on saupoudre les parties malades avec
la poudre de calomel préparé à la vapeur.

Cette médication, employée dès le début, triomphe le plus
souvent de la maladie en quelques jours. Mais une fois l'inflammation passée à l'état phlegmoneux, ces moyens sont
contre-indiqués. On doit les remplacer par les émollients et
les antiphlogistiques. C'est aux lotions émollientes, aux boissons mucilagineuses, aux bains entiers et tièdes, aux saignées
locales au moyen de sangsues appliquées sur les aines que
l'on confie la guérison. Ce traitement doit être employé jusqu'à extinction de l'état aigu. L'on revient ensuite aux résolutifs et aux astringents locaux. Si les grandes lèvres devenaient
le siége d'un abcès, on se hâterait de l'ouvrir aussitôt que l'on
sentirait la fluctuation. En retardant l'incision, on s'exposerait à des fusées purulentes très-dangereuses dans cette région, à cause de la laxité de son tissu cellulaire. On évite
ainsi les décollements et les clappiers très-étendus qui se for-

ment quelquefois autour de l'anus et du périnée. On préviendra ainsi les fistules recto-vaginales, toujours très-graves et difficiles à guérir.

L'abcès qui siége dans les glandes vulvaires ne doit pas être plus ménagé que celui qui résulte de la fonte purulente du tissu cellulaire des grandes lèvres.

On peut retarder l'ouverture des abcès qui se forment autour des kystes anciens, car la suppuration finit souvent par les éliminer. Les abcès des grandes lèvres laissent quelquefois une fistule ou un cul-de-sac qui donne une suppuration intarissable. Pour faire adhérer les parois de ce trajet, on est obligé de recourir à des injections émollientes d'abord, puis astringentes, et enfin aux caustiques. On emploie même le nitrate d'argent fondu pour cautériser leurs parois. La scarrification et la compression des parois réussissent aussi quelquefois. L'incision doit être le dernier moyen, car les malades redoutent beaucoup les cicatrices qui siégent sur ces parties. Les follicules de la vulve sont quelquefois le siége, d'une sécrétion muqueuse très-opiniâtre ; il faut, pour la faire disparaître, se servir des moyens que nous avons indiqués pour les fistules.

Nous n'avons pas à nous occuper ici des fistules recto-vaginales qui succèdent, dans quelques cas, aux abcès de cette région. Cette étude doit trouver sa place dans les Traités spéciaux.

Urétrite blennorrhagique chez la femme. — La blennorrhagie urétrale est plus rare que la vulvite et la vaginite ; cela tient probablement à ce que la matière blennorrhagique qui découle du pénis, pendant les rapports sexuels, est plus directement en contact avec les parois du vagin et de la vulve qu'avec l'ouverture urétrale. Néanmoins, nous croyons qu'elle est plus fréquente qu'on ne le pense généralement dans le monde chirurgical.

L'urètre peut se prendre d'emblée à la suite des rapports sexuels et sans qu'aucune des autres parties soit malade, mais souvent il s'enflamme consécutivement à la vaginite.

Symptômes. — Il s'en faut de beaucoup que nous rencontrions ici cette série de phénomènes que nous avons remarqués dans l'urétrite de l'homme. Dans les premiers jours, les malades éprouvent dans les parties une titillation inaccoutumée, leurs organes sont dans un état d'érétisme continuel, le besoin d'uriner se fait sentir plus souvent et la miction est accompagnée d'une chaleur intérieure qui va quelquefois jusqu'à la cuisson. L'urètre sécrète une matière blanche ou jaunâtre qui se mêle à l'écoulement muqueux du vagin ; à ces symptômes, les malades reconnaissent quelque chose de plus que des fleurs blanches. Si l'inflammation s'étend et surtout si elle gagne les couches subjacentes à la muqueuse, on voit arriver la dysurie et même dans quelques cas, rares il est vrai, la rétention d'urine. Lorsque par les progrès de l'inflammation le col de la vessie vient à se prendre, les besoins d'uriner deviennent plus fréquents et s'accompagnent de vives douleurs et de ténesme vésical; les dernières gouttes d'urine sont sanguinolentes. La moindre pression sur l'urètre et par cela même les rapports sexuels, deviennent impossibles. Un des symptômes les plus importants et le plus capable de faire reconnaître la blennorrhagie urétrale, c'est l'écoulement urétral ; mais les femmes qui tiennent à le dérober aux yeux du médecin, ont la précaution d'abord d'uriner immédiatement avant de subir la visite, et de s'essuyer afin d'enlever toutes les traces qui pourraient en rester. Quoiqu'il en soit, pour rendre manifeste cet écoulement, on introduit l'indicateur dans le vagin ; à une certaine distance du méat, on tourne la pulpe vers la paroi urétrale de ce conduit, et on le ramène d'arrière en avant jusque vers l'ouverture du méat, en exerçant une pression le long du trajet du canal. Si l'urètre contient de la matière purulente, cette matière est forcément amenée jusqu'à son ouverture où le chirurgien peut la constater. Au moyen de ces investigations, il est rare qu'une blennorrhagie urétrale, si bénigne qu'elle puisse être, passe inaperçue, aussi nous donnons le conseil de ne jamais se prononcer sur l'état de santé d'une femme que l'on est appelé à examiner, sans les avoir faites.

Quand l'inflammation de la vulve et du vagin est trop intense, l'examen devient tellement douloureux qu'il faut y renoncer. Dans ces cas, ni le toucher, ni l'emploi du *speculum* ne sont applicables. L'état de grossesse n'est pas toujours, d'après M. Ricord, une contre-indication de l'usage de cet instrument, pourvu toutefois qu'on l'introduise lentement et d'une manière graduée. Après avoir parcouru ses phases, l'inflammation aigüe commence à décliner et se termine graduellement par la résolution ou par le passage à l'état chronique. La résolution franche est aussi rare chez la femme que chez l'homme, plus souvent on observe la terminaison chronique.

L'inflammation chronique de l'urètre chez la femme peut amener l'épaississement des parois du canal, y déterminer des indurations et des végétations, laisser des cicatrices et même des rétrécissements de la nature de ceux qu'on observe chez l'homme. Mais ces lésions consécutives et surtout les rétrécissements organiques sont excessivement rares ici.

Le canal de l'urètre de la femme pourrait, aussi bien que celui de l'homme, être le siège d'un chancre urétral; la blennorrhagie serait alors virulente. La blennorrhagie virulente de la femme, donnant lieu aux mêmes considérations que celle de l'homme, nous renverrons à l'étude de l'urétrite virulente chez l'homme, afin de ne pas nous exposer aux redites.

Traitement: — Nous avons à prescrire la même série de moyens que dans l'urétrite de l'homme, ce sont des prophylactiques, des abortifs et des moyens réguliers.

Pour les moyens prophylactiques, nous renvoyons aux Considérations générales sur le traitement de la blennorrhagie.

Quant aux moyens abortifs qui, du reste, ne diffèrent pas de ceux que nous avons déjà exposés, il est rare qu'on puisse les employer, car les femmes ne se présentent, en général, au médecin que lorsque leur maladie date déjà de longtemps.

Dans la période aigüe confirmée, on a recours aux antiphlogistiques, aux émollients, et, plus tard, lorsque la période de déclin arrive, aux résolutifs et aux anti-blennorrhagiques. Le cabèbe et le copahu, qui sont sans action sur la vaginite et sur la vulvite, ont sur l'urétrite leur action spéciale ordinaire, et nous n'avons pas besoin d'expliquer pourquoi, la raison en est assez patente. En résumé, le traitement de l'urétrite, chez la femme, se compose des mêmes moyens que la médication de la blennorrhagie urétrale chez l'homme.

Blennorrhagie vaginale. — *Vaginite.* — *Catarrhe vaginal blennorrhagique.* — C'est la variété la plus commune chez la femme; elle affecte la forme aigüe et la forme chronique. Quand elle est bornée à la superficie de la muqueuse du vagin, elle est dite erythémateuse; si elle envahit spécialement les follicules, elle est catharrale; lorsqu'enfin elle dépasse la muqueuse pour se propager au tissu cellulaire sousmuqueux, elle est phlegmoneuse.

La blennorrhagie vaginale n'a pas d'époque fixe, dans son invasion; tantôt, c'est deux, trois jours après le coït que les premiers symptômes s'annoncent; d'autres fois, c'est huit ou dix jours après. On a cité des exemples d'écoulements blennorrhagiques survenus immédiatement après le coït, nous ne nions pas que l'excitation produite par cet acte ait pu, dans quelques cas, être suivie d'un écoulement même assez abondant; mais s'est-on toujours assuré de l'état antérieur de la muqueuse? Le plus souvent il est très-difficile d'établir le moment d'invasion de la maladie, soit que les femmes fussent déjà sujettes aux fleurs blanches, soit qu'elles n'aient fait dater l'invasion que de l'époque où elles ont constaté l'écoulement. Du reste, on sait combien, en général, elles prennent de soin à tenir leur maladie cachée.

Symptômes. — Dans la période aigüe, les malades éprouvent du prurit, de la chaleur aux parties génitales; l'expulsion des urines détermine à la partie inférieure du vagin une cuisson très-vive. La défécation, ordinairement difficile chez elles, augmente les douleurs par la distension qu'elle fait éprouver à la paroi postérieure du vagin. La sensibilité est si vive, que le toucher même le plus léger ne peut être supporté; les rapports sexuels, dans de telles conditions, sont donc insupportables.

Les symptômes précédents sont d'autant plus intenses, que

l'inflammation se rapproche plus de l'état phlegmoneux; dans ce dernier cas, l'émission de l'urine est très-pénible à cause de la compression qu'éprouve le canal de l'urètre.

La blennorrhagie vaginale peut être générale ou partielle; tantôt elle se borne au cul-de-sac utérin, comme la balanoposthite se borne au cul-de-sac du gland et du prépuce; elle peut occuper aussi toute la surface du vagin. La muqueuse, sur les points affectés, est rouge, pointillée, et présente quelquefois des érosions superficielles ou même des ulcérations plus ou moins profondes. M. Ricord a décrit, en 1833, un état particulier dans lequel la membrane du vagin était parsemée de granulations plus ou moins confluentes. M. Deville, qui a étudié plus tard cette variété, l'a considérée comme un accident propre à la grossesse; nous avons eu quelquefois l'occasion d'observer la vaginite granuleuse en dehors des conditions de grossesse. Ces granulations peuvent acquérir un volume tel, qu'elles simulent parfaitement la végétation.

Lorsque l'inflammation a pris le caractère phlegmoneux les parties se tuméfient, l'entrée du vagin se rétrécit et il devient alors très-difficile de procéder à l'examen des parties profondes.

La sécrétion vaginale est d'abord claire et d'une couleur blanche, mais à mesure que la proportion des globules de pus augmente, la couleur jaune verdâtre se prononce de plus en plus et la matière, filante au début, devient difluente. Dans cet état, les parties génitales sont constamment humectées, et les malades ont besoin de grands soins de propreté pour ne pas exhaler une odeur insupportable. Du reste, le contact prolongé du pus sur les grandes lèvres, à la face interne des cuisses et au périnée, peut, pour peu que la femme ait de l'embonpoint, déterminer des plaques erythémateuses et des excoriations très-douloureuses; le muco-pus vaginal contient, dans quelques circonstances, une certaine quantité de sang, comme nous l'avons remarqué dans la blennorrhagie urétrale chez l'homme. Cet aspect de la sécrétion dénote le plus souvent la présence d'ulcérations sur la membrane muqueuse. M. Donné a découvert dans la matière de l'écoulement vaginal des animalcules auxquels il a donné le nom de triconnonos et qui semblent demander pour condition d'existence l'acidité du pus. Il n'a jamais vu cet animal dans la sécrétion urétrale.

La sécrétion vaginale peut être très-abondante, avoir même les caractères du muco-pus qui découle de la blennorrhagie la plus intense, sans pour cela que les douleurs soient très-vives, c'est qu'ici l'inflammation affecte souvent la forme catarrhale.

Exploration du vagin. — Lorsque la vulve est naturellement béante et assez élargie, le pus sécrété dans le vagin s'écoule naturellement au dehors, il est encore expulsé en grande quantité pendant la défécation et l'émission des urines. On provoque sa sortie en introduisant l'index dans le vagin et en déprimant la fourchette. Mais l'examen de la sécrétion n'est pas le seul but que doit se proposer le chirurgien, car, par elle même, elle n'indique rien de spécial. Lorsqu'on veut avoir des renseignements précis sur la nature des lésions qui a fournissent, il faut porter les investigations jusque dans le vagin, l'usage du *speculum* est donc indispensable. L'emploi de cet instrument est contre-indiqué toutes les fois que la vaginite est à l'état phlegmoneux, et quand les organes génitaux présentent une sensibilité excessive. Dans certains cas de sensibilité excessive de la vulve ne tenant pas à l'inflammation, on habitue lentement cet organe au contact des corps étrangers. C'est dans ce but que Lisfranc conseille d'introduire de petites mèches de charpie que l'on augmente graduellement de volume; au bout de quelque temps, la sensibilité diminue de beaucoup, et l'on peut introduire le *speculum*.

Application du speculum. — Il n'y a pas bien longtemps que l'application du *speculum* passait pour une opération très-importante, aussi exigeait-on préalablement une consultation de trois médecins. Aujourd'hui tous les médecins appliquent cet instrument sans avoir besoin du conseil de leurs confrères. De leur côté, les malades se prêtent mieux aux manœuvres qu'exige son introduction. Ce genre d'opération demande certaines précautions connues des vieux praticiens et qu'il n'est pas superflu d'indiquer ici. En général, le médecin évitera de se trouver en tête-à-tête avec sa malade ; de plus, il laissera celle-ci libre de choisir les personnes qui doivent servir d'aide, à moins cependant qu'il ne s'agisse d'une opération dont l'importance exige le concours des gens de l'art. Nous n'avons pas besoin de recommander au chirurgien et à ses aides la plus grande réserve, et de leur rappeler toute la gravité que comporte la circonstance ; car de leur conduite et surtout de celle du chirurgien, dépend souvent la résolution de la malade. Telle malade a besoin de prières et de préludes très-longs pour se décider à subir l'examen au *speculum* ; telle autre, au contraire, n'y consent, que lorsqu'on la surprend par la vue des préparatifs. En général, il faut tout disposer avant de faire entrevoir aux malades qu'il est indispensable qu'elles se soumettent à un examen ; en agissant ainsi, on est toujours en mesure d'y procéder dès qu'elles se sont rendues à l'avis du chirurgien. M. Ricord emploie un *speculum* bivalve, construit d'après ses indications ; il présente l'instrument à l'ouverture vaginale, de manière que les valves regardent l'une à droite l'autre à gauche ; mais à mesure qu'il pénètre profondément, il tourne la queue du *speculum* vers la cuisse gauche de la malade.

Dans cette nouvelle position, les valves de l'instrument touchent ; l'une à la paroi antérieure et l'autre à la paroi postérieure du vagin ; on ouvre l'instrument en le dirigeant vers le col de l'utérus dont on aura préalablement reconnu la position au moyen du toucher ; on est quelquefois obligé de faire exécuter au *speculum* un ou plusieurs mouvements qui ont pour but de le retirer ou de le porter d'un côté ou d'autre.

Le *speculum* de M. Ricord dont nous n'avons pas besoin de décrire la forme, car il est assez répandu, a le grand avantage de permettre l'examen d'une grande partie des parois du vagin. On peut aussi le retirer sans déranger les érignes, les pinces ou autres instruments que l'on voudrait laisser pendant quelque temps en contact avec le col de l'utérus.

On lui a reproché de ne pouvoir servir lorsqu'on voulait

faire une cautérisation qui exige, après elle, des lotions destinées à emporter les parcelles de caustique qui n'ont pas agi.
On craint que le liquide, chargé de ces caustiques, ne vienne
toucher les parois du vagin. Nous ferons observer d'abord que
ce contact n'a pas des conséquences aussi fâcheuses que celles
que l'on semble redouter, et qu'ensuite il est, on ne peut plus
facile, de faire couler l'eau que l'on emploie pour laver les
parties cautérisées sur la valve inférieure ; il n'y a, du reste,
qu'à se servir quelque temps du *speculum* bivalve de M. Ricord
pour se convaincre de ses grands avantages.

Traitement. — On peut arrêter la blennorrhagie vaginale à
son début, aussi bien que les autres espèces. L'agent principal
de la médication abortive est encore ici le nitrate d'argent. On
se sert d'une solution assez forte que l'on injecte, ou bien du
crayon au moyen duquel on cautérise les surfaces malades.

Pour que l'injection pénètre profondément et reste quelque
temps en contact avec les surfaces affectées, il faut recommander aux malades de se mettre dans une position telle, que
le bassin ait une direction déclive.

Afin de toucher régulièrement les surfaces malades, M. Ricord recommande d'introduire le crayon de nitrate d'argent
jusqu'au col de l'utérus, pour le retirer ensuite en décrivant
des spirales autour de ses parois. A la cautérisation, il faut
joindre le repos et un régime doux.

L'isolement des surfaces est ici, comme dans la balano-
posthite, une très-bonne condition de guérison. M. Ricord
l'a pratiquée le premier avec succès. Le tamponnement a ensuite été préconisé par M. Hourman. Le tamponnement peut
être fait avec ou sans le secours du *speculum*. On introduit ordinairement dans le vagin des tampons de charpie sèche que
l'on retire dès qu'ils sont imbibés. La méthode de M. Ricord
consiste à introduire dans le canal utéro-vulvaire, une mèche
assez volumineuse fixée à un fil qu'on laisse pendre en dehors
de la vulve ; quand la mèche est imbibée, les malades peuvent, elles-mêmes, la retirer et la remplacer par une autre.

Il est rare que l'on puisse mettre à profit les moyens abortifs ; car le plus souvent ce n'est qu'après un délai assez long,

et lorsque déjà les accidents inflammatoires sont trop prononcés que les femmes se décident à déclarer leur maladie au
médecin; à cette époque, il faut s'en tenir aux antiphlogistiques et aux émollients, à moins cependant que la vaginite
ne présente déjà des caractères de chronicité.

L'état aigu est combattu ici, comme dans les blennorrhagies aigües, par les sangsues appliquées sur les aines. On
aura soin de protéger les piqûres afin d'éviter les inoculations,
dans les cas possibles où la vaginite serait compliquée de
chancre. On pratiquera dans le vagin des injections avec l'eau
de son; le mucilage de graines de coings, de graines de lin,
auquel on pourra ajouter une demi-tête de pavot privée de
ses graines. On a proposé aussi d'introduire dans le vagin de
la farine de graines de lin délayée dans l'eau chaude en guise de
cataplasme. Les bains entiers tièdes à l'eau de son ont une action émolliente qu'il faut aussi mettre à profit. On a, en général,
l'habitude de prescrire des bains de siége chaud, mais nous
avons déjà dit que ces bains avaient le grand inconvénient de
fluxionner la partie sous-diaphragmatique du corps; il faut
donc les éviter.

Quand les malades sont sujettes à la constipation, elles doivent prendre quelques purgatifs salins, et faire usage des lavements émollients tièdes.

Traitement de l'état chronique. — Lorsqu'après l'emploi des
antiphlogistiques et des émollients l'inflammation a perdu ses
caractères d'acuité, il faut l'attaquer par les résolutifs et les
astringents, afin de s'opposer à son passage à l'état chronique. Dans ce but, on fera des injections avec les solutions
d'alun, d'acétate de plomb, et de sulfate de zinc. La solution
de nitrate d'argent à 2 grammes pour 500 grammes d'eau, a
aussi de très-grands avantages. On peut remplacer les injections par des tampons de charpie imbibés dans ces solutions
et mis à demeure dans le vagin. Nous avons employé avec un
grand succès le tamponnement au moyen de bourdonnets de
charpie saupoudrés d'alun. Malgré tous ces agents, l'écoulement persiste quelquefois; on trouve alors la cause de cette
persistance dans des granulations ou des ulcérations du col

de l'utérus ou des parois du vagin. Pour mettre un terme à la sécrétion purulente, il n'y a qu'à découvrir les surfaces qui sont le siége de ces lésions, et les cautériser soit avec le crayon de nitrate d'argent, soit avec le nitrate acide liquide d'hydrargyre.

Il arrive un terme ou la maladie se résume toute dans une hypersécrétion de la muqueuse, il faut alors recourir aux injections toniques et astrigeantes, ainsi qu'a l'emploi des toniques à l'intérieur.

Nous faisons pratiquer deux fois par jour des injections avec une forte décoction de feuilles de noyer; ou avec une infusion de 30 grammes de roses de Provins dans un litre de bon vin rouge.

Les injections d'eau de mer froide, ou d'eau de rivière, les bains d'eau de rivière et les bains de mer ont souvent triomphé d'écoulements qui avaient résisté pendant très-longtemps à tous les moyens thérapeutiques.

Quand la cause d'entretien des écoulements remonte à un état constitutionnel, tel que le lymphatisme, la scrofule, les vices dartreux, herpétiques, la chlorose, le scorbut, l'anémie etc., c'est contre ces différentes dispositions que l'on doit diriger les moyens thérapeutiques.

Le fer, l'iode, les sulfureux, les amers peuvent donc, selon les indications, triompher d'écoulements qui ont la même physionomie.

Un assez grand nombre de praticiens ne se rendant pas bien compte de l'action du cubèbe et du copahu, persistent encore aujourd'hui à combattre les vaginites par ces deux agents si puissants dans l'urétrite, mais le vagin n'est pas comme l'urètre soumis au contact de l'urine chargée des principes balsamiques, il est donc impossible d'obtenir quelques effets de leur administration.

Pour utiliser ce médicament dans la vaginite, on a essayé d'injecter le cubèbe et le copahu délayés dans un liquide, et nous devons dire que c'est un des médecins distingués de l'hôpital de la pitié, M. Piorri, qui a eu cette idée, nous ne connaissons pas les résultats qu'il a obtenu, mais il paraîtrait,

d'après les expériences de M. Ricord, que ces injections n'ont
aucune action spéciale. Nous avons nous-même injecté les principes du cubèbe obtenus par macération dans l'eau acidulée,
ces injections ne nous ont donné aucun résultat satisfaisant
dans l'urétrite. Nous préfèrerions suivre l'exemple d'un de
nos bons amis et collègues M. Veine, qui a injecté dans le
vagin l'urine chargée des principes du cubèbe qu'avaient in-
geré les malades. Nous savons déjà les raisons de l'inefficacité
des balsamiques, dans les cas des blennorrhagies non urétrales, nous les avons exposées assez longuement à l'article de
l'urétrite de l'homme.

*Blennorrhagie utérine. — Ecoulement Blennorrhagique de l'u-
térus.* — La blennorrhagie peut atteindre l'utérus, filer à travers les trompes et parvenir ainsi jusqu'aux ovaires.

La blennorrhagie uterine affecte encore ici les formes érythémateuse, phlegmoneuse et catarrhale, mais la forme catarrhale est la plus ordinaire nous pouvons même dire qu'elle
est très-commune. Les lésions que l'on rencontre sur la muqueuse utérine sont: l'hypertrophie, les granulations et les ulcérations du col; ces différents accidents ne sont pas des symptômes spéciaux de la blennorrhagie utérine, ils tiennent ordinairement à des conditions de surface, de position que l'on n'a
pas toujours bien appréciées. Les ulcérations étant généralement placées sur la lèvre posterieure du col, on a cru longtemps qu'elles naissaient par le contact de l'écoulement utérin;
mais cette opinion qui, au premier abord, paraît fondée, perd
sa valeur pour peu qu'on y réfléchisse. D'abord les ulcérations
occupent quelquefois la lèvre antérieure, après cela la lèvre
postérieure du col n'est la partie la plus déclive que lorsque
les femmes sont couchées sur le dos, dans la station ou même
la position assise le corps de l'utérus regarde en avant, la face
antérieure regarde en bas, et la postérieure en haut et en arrière, la lèvre antérieure est donc sur un plan inférieur à celui
de la lèvre postérieure, et les mucosités devraient plutôt rester
en contact avec la première. D'après ces considérations,
M. Ricord sans nier complètement l'influence de l'écoulement
sur la production des ulcérations, les attribue surtout, à la

pression , que la lèvre postérieure du col éprouve contre la cloison recto-vaginale. Cette pression est inévitable chez les femmes qui sont habituellement constipées. Ces ulcérations ont ceci de particulier, qu'elles sont irrégulières , chagrinées à leur surface, et se prolongent souvent dans la cavité du col. Le chancre est au contraire presque toujours régulier , et siège sur une partie isolée de la surface de la lèvre antérieure du col.

La secrétion de l'inflammation blennorrhagique utérine est au debut constituée par une matière transparente et filante comme de la salive, peu à peu cette matière devient opaque et se transforme, quand la maladie devient ancienne, en un muco-pus difluent et verdâtre en tout semblable au muco-pus vaginal. On avait cru longtemps que le catarrhe uterin simple, affectait toujours la forme chronique c'était même là le caractère essentiel que l'on donnait pour les distinguer du catarrhe utérin blennorrhagique, auquel on attribuait une marche essentiellement aigüe. Mais on sait très-bien aujourd'hui que le catarrhe utérin peu se développer à l'état aigu, en dehors des conditions blennorrhagiques, de même que le catarrhe blennorrhagique peut affecter la forme chronique. Toutes ces distinctions sont donc purement théoriques, et le seul point important qui doit fixer l'attention du médecin, c'est le dianostic différentiel de la blennorrhagie utérine simple et de celle qui est compliquée de chancre.

Traitement de la blennorrhagie utérine : — Quand on assiste au début de la maladie on peut employer le traitement abortif; M. Ricord conseille les injections de nitrate d'argent ou le nitrate d'argent fondu porté sur le porte caustique de Lallemand, mais les caustiques solides ont le grand inconvénient de ne toucher que quelques points de la surface muqueuse. M. Ricord a fait le premier des injections dans la cavité utérine, il a employé les émollients, le nitrate d'argent en solution, le nitrate acide, liquide d'hydrargyre étendu, les solutions d'alun, d'iode et de sulfate de zing, jamais il n'a observé d'accidents sérieux. Mais quelques précautions que l'on prenne, ces injections ont sur l'organisme un retentissement immédiat très-prononcé. Elles développent des accidents nerveux, hys-

tériques, des lypothimies des syncopes , du hoquet et des vomissements. Sous leur influence, le ventre se météorise , des
douleurs hypogastriques, iliaques et utérines, en un mot,
tout l'appareil formidable de la nétropéritonite se déclarent ;
à tel point que l'on serait porté à croire au développement
subit de cette inflammation; mais deux ou trois heures après,
ces accidents s'appaisent et le calme renaît graduellement.
Eh bien , n'a-t-on pas remarqué des accidents analogues
après l'injection de substances irritantes dans la cavité de la
tunique vaginale?

On a prétendu que les liquides injectés dans l'utérus pouvaient pénétrer dans l'abdomen en passant par les trompes,
et à l'appui de cette opinion on a cité des expériences positives faites sur les cadavres. Mais ces injections ont été pous-
sées avec une force que l'on n'oserait jamais employer dans
le moyen thérapeutique mis en usage par M. Ricord, et puis
on a opéré sur des tissus privés de leur contractalité et incapables de s'opposer , comme les tissus vivants , à la progression des liquides dont on se sert.

Procédé opératoire. — M. Ricord introduit dans le col une
canule assez petite pour qu'elle puisse se mouvoir librement
dans cette cavité. À cette canule est adaptée une seringue
qui contient le liquide de l'injection. On pousse lentement
cette injection de manière à n'en faire pénétrer que la valeur
d'une cuillerée à café. Ce liquide va mouiller les surfaces muqueuses et vient ressortir par le col sur les côtés de la sonde.
On comprend qu'en agissant ainsi il est impossible que le
liquide passe à travers les trompes.

Quand on veut éviter plus sûrement le séjour de l'injection
dans l'utérus ; il faut se servir d'une sonde à double courant.
On emploira avec succès une éponge portée sur une baleine
et imbibée du liquide que l'on veut mettre en contact avec les
surfaces malades. Cette éponge , une fois introduite dans la
cavité utérine, on l'appuie successivement sur plusieurs
points de la surface interne de cet organe, de manière à exprimer sur ses parois le liquide dont elle est imbibée.

Tels sont les différents procédés que l'on peut mettre en

10

usage pour introduire des substances médicamenteuses dans la cavité utérine. Disons, en finissant, que si on les met si rarement en usage dans la pratique civile, cela tient autant à la difficulté d'application qu'aux accidents immédiats qu'ils développent.

Ovarite blennorrhagique. — C'est un accident très-rare, dont le mécanisme a plusieurs points de contact avec celui de l'épididymite. L'inflammation se propage à l'ovaire par sympathie ou par continuité de tissu en cheminant à travers les trompes.

Cette affection se trahit par des douleurs dans l'une ou dans les deux fosses iliaques internes, et dans l'hypogastre, douleurs augmentant par la pression, par les efforts, que fait le malade. Les parties correspondant à l'ovarite sont le siége d'une chaleur inaccoutumée. Si, au moyen du touche vaginal ou refoule l'utérus du côté malade on n'exaspère pas les douleurs et on les diminue même quelquefois en relâchant les ligaments larges, si par contre, on vient à refouler l'uterus du côté opposé à l'ovarite, les douleurs augmentent par l'effet de la distension de ces ligaments.

L'ovarite parcourt ses périodes en deux à trois septenaires et se termine le plus souvent par résolution ; elle disparaît quelquefois brusquement pour se porter sur le côté opposé, comme nous l'avons observé dans l'épididymite à bascule. On n'a pas de renseignements bien positifs sur les conséquences de l'ovarite ; mais ne serait-elle pas, dans quelques cas, le point de départ de ces hydropysies, de ces kystes partiels, qui envahissent l'ovaire ? Ce sont là des recherches très-importantes qui n'ont pas été faites encore.

L'ovarite blennorrhagique présente les mêmes indications que l'inflammation ordinaire des ovaires ; ce sont les antiphlogistiques, d'abord, et plus tard, les résolutifs. Dans tous les cas, il faut se garder de rappeler l'écoulement dans le vagin, si toutefois il avait disparu.

CHAPITRE VIII.

De la blennorrhagie anale. — Les écoulements pio-mu-
queux de la partie inférieure du rectum ne sont pas chose
très-rare, mais ils tiennent en général à des causes pathologiques faciles à apprécier : les hémorroïdes, l'eczéma et le
prurigo de l'anus en sont le point de départ ordinaire. Néanmoins, avec de telles prédispositions, un rapport anti-physique
accompagné ou non d'une cause spécifique, pourrait très-
bien déterminer un écoulement en tout semblable à celui de
la vraie blennorrhagie. La blennorrhagie anale proprement
dite, c'est-à-dire, celle qui a pour cause la contagion, fournit
très-peu d'exemples. Cela tient à la sensibilité obtuse de la
membrane muqueuse de l'anus.

L'inflammation de la partie inférieure du rectum détermine
une chaleur âcre, suivie de démangeaisons excessives et de
difficulté dans la défécation. Quand elle prend des caractères
phlegmoneux, la contraction de la partie inférieure de l'anus
est excessivement douloureuse, le tissu cellulaire sous-
muqueux peut se prendre et suppurer de manière à occasionner des abcès périnéaux. Le passage des matières fécales
est une cause d'entretien de l'inflammation; néanmoins les
moyens thérapeutiques, sagement combinés, finissent toujours par en triompher.

Les premiers moyens à diriger contre l'inflammation quand
elle débute, sont : la cautérisation superficielle avec le nitrate
d'argent fondu ; les injections d'eau froide ; les purgatifs qui
ne donnent pas de propriété irritante aux matières fécales,
tels par exemple que la magnésie et la fleur de soufre à la

dose de cinq grammes. Mais à la période phlegmoneuse, il faut se borner aux antiphlogistiques et aux émollients.

Blennorrhagies buccales et nazales. — Rien n'est moins prouvé que l'existence de ces affections. On voit bien des corysa intenses se développer pendant le cours d'une blennorrhagie. Mais s'en suit-il de là que l'on doive les rapporter à une cause blennorrhagique ? Et, du reste, on serait bien embarrassé de trouver une différence quelconque entre le coryza prétendu blennorrhagique et le coryza ordinaire. La blennorrhagie buccale est encore, comme la précédente, à l'état de proposition. M. Ricord ne l'a jamais observée, nous n'avons pas été plus heureux que lui, et ce n'est pas faute de conditions favorables à son développement ; car, grâces au rafinement de nos mœurs sociales, les rapports *ab ore* empiétent tous les jours davantage sur les rapports naturels.

CHAPITRE IX.

Ophtalmie blennorrhagique.

Tous les médecins s'accordent bien à considérer cette complication comme une des conséquences de la blennorrhagie ; mais, pour ce qui regarde le mécanisme de sa production, les opinions sont divergeantes.

Les uns pensent en effet que l'ophtalmie est exclusivement le résultat du transport de la matière purulente sur la conjonctive ; d'autres croient qu'elle est occasionnée par le retentissement sympathique de l'inflammation urétrale sur la muqueuse oculaire ; il en est enfin qui l'attribuent à une métastase. L'observation des faits prouve que tantôt elle se développe après le contact direct de la matière purulente, c'est l'ophtalmie blennorrhagique par contagion ou de cause externe ; tantôt au contraire que c'est en vertu d'une prédisposition née sous l'influence de la blennorrhagie urétrale, prédisposition qui, dans d'autres cas, occasionne les arthropaties. Nous nommerons cette variété, ophtalmie blennorrhagique de cause interne.

Ophtalmie blennorrhagique par contagion ou de cause externe. — Rien de plus vraisemblable qu'une ophtalmie développée par le dépôt du muco-pus blennorrhagique sur la conjonctive. Ainsi, personne aujourd'hui ne se hasarderait à nier ce mode de propagation. Il nous suffira de mentionner les deux faits suivants, pour établir d'une manière incontestable son existence :

1º Une femme s'étant servie, pour laver ses yeux, d'une solution d'acétate de plomb dans laquelle son mari, affecté d'urétrite, prenait des bains de verge, fut atteinte d'une ophtalmie blennorrhagique très-intense; on ne put découvrir chez elle aucune trace d'écoulement urétro-vaginal ;

2° Un jeune homme fut atteint, consécutivement à une uré-trite, d'une ophtalmie purulente double qui lui fit perdre la vue, son frère qui couchait avec lui eut les deux yeux pris de la même maladie, sans présenter d'écoulement aux organes génitaux. Les deux faits précédents sont bien évidemment des exemples d'étero-contagion.

Il est beaucoup plus difficile de prouver que l'ophtalmie blennorrhagique résulte d'une auto-contagion, ce n'est que par les renseignements et par l'appréciation des circonstances qui ont accompagné le développement de la maladie que l'on peut arriver à établir ce diagnostic.

L'ophtalmie blennorrhagique de cause externe n'occupe d'abord, en général, qu'un seul œil; l'autre peut se prendre consécutivement, soit par sympathie, soit par inocula-tion de la matière qui découle du premier.

Cette variété apparaît plutôt dans les deux premiers sep-tenaires de la blennorrhagie, lorsque le muco-pus urétral a des caractères irritants ; tandis qu'on verra, plus tard, que l'ophtalmie de cause interne ne se montre guère qu'après le quinzième jour, lorsque l'inflammation est parvenue à la par-tie postérieure du canal et quand l'écoulement a diminué.

Nous verrons aussi qu'il y a, dans les symptômes et dans la marche, des caractères qui peuvent faire distinguer ces deux variétés.

M. Hairion a indiqué un nouveau signe pour caractériser la conjonctivite blennorrhagique occasionnée par contact. D'après lui, cette variété déterminerait l'engorgement des ganglions lymphatiques situés au-devant de l'oreille, tandis-que la même affection, développée par un autre mécanisme, ne serait jamais suivie de cet accident. On ne peut nier que l'inflammation de la surface de l'œil ne puisse, dans quelques cas, retentir sur les ganglions situés au-devant de l'oreille, de manière à produire des bubons præ-auriculaires, mais il nous semble bien plus rationnel de rapporter cet accident à l'inflammation qui est inséparable de l'ophtalmie qu'au fait

même de la contagion. Du reste, ce prétendu symptôme pa-
thoguomonique semble n'avoir été introduit ici que pour
étayer la théorie erronnée de M. Hairion, qui prétend que
l'ophtalmie blennorrhagique de contagion est de nature
syphilitique. Que l'on nous prouve que le pus qui découle de la surface de la conjonctive a la propriété de produire un chancre par l'inoculation, et nous ne balancerons
plus à admettre que l'ophtalmie est virulente.

Ophtalmie dite métastatique ou de cause interne. — On a prétendu que le pus blennorrhagique était pris par les absorbants
à la surface de l'urètre et transporté jusque sur la conjonctive
où il développait une inflammation semblable à celle de l'urètre. Un bon nombre de médecins, qui invoquent la théorie de
la métastase, sont partisans de l'identité des virus syphilitique
et blennorrhagique, et regardent en quelque sorte la conjonctivite comme un accident dépendant de la syphilis constitutionnelle. L'observation prouve que la conjonctivite blennorrhagique peut survenir sans qu'il y ait contact du pus
blennorrhagique avec la conjonctive. Mais comment expliquer le fait? Est-ce en vertu d'une métastase, d'une sympathie
sans phénomène intermédiaire, ou consécutivement à une
prédisposition particulière née sous l'influence de l'urétrite?

Nous savons à quoi nous en tenir sur les métastases, théories que l'on est toujours sûr de retrouver en présence d'un
fait embarrassant.

D'un autre côté, il est difficile, pour ne pas dire impossible, de donner des preuves en faveur de la sympathie; car
il n'y a aucun rapport fonctionnel, aucun phénomène intermédiaire qui puisse légitimer cette explication.

On concevra plus facilement que l'inflammation blennorrhagique d'un œil puisse retentir dans l'œil opposé, par le fait
seul de la sympathie, la similitude des deux organes, l'identité de leurs fonctions, explique ce fait d'une manière trop
complète pour qu'on puisse le mettre en doute un seul
instant.

L'ophtalmie blennorrhagique dite métastatique est le plus
souvent accompagnée de phénomènes qui indiquent qu'elle

est le résultat d'une prédisposition générale développée sous l'influence de la blennorrhagie. En effet , les malades éprouvent en même temps des douleurs dans les membres et surtout dans les articulations ; de plus , cette complication ne se montre, en général , que dans le courant du troisième septenaire , comme l'arthrite blennorrhagique ; elle est favorisée par le froid humide , et par le tempérament lymphatique. On a eu tort de l'attribuer à l'emploi précoce des balsamiques et des injections., car ici , comme pour les affections blennorrhagiques du testicule , plutôt le malade est débarrassé de l'écoulement urétral , moins il a de chance d'être atteint de cet accident. Il n'est pas nécessaire, pour que cette variété se produise, que l'écoulement possède des qualités irritantes , bien aucontraire, c'est presque toujours lorsqu'il est sur son déclin que l'on observe cette complication.

Un des caractères de l'ophtalmie blennorrhagique de cause interne, c'est la mobilité. Elle peut envahir les deux yeux en même temps, ou bien commencer par un pour se propager ensuite à l'autre, quelquefois elle va alternativement de l'un à l'autre , et présente ici l'inconstance que nous avons notée dans l'épididymite à bascule.

Nous ne saurions trop recommander de tenir compte , dans l'appréciation des causes, de la température et de la constitution athmosphérique, car il pourrait bien se faire que, pendant l'existence d'une blennorrhagie urétrale, la conjonctive devint le siége d'une inflammation purulente que l'on manquerait rarement d'attribuer à la blennorrhagie.

La conjonctivite blennorrhagique semble reconnaître pour cause spéciale l'inflammation de l'urètre , et s'il nous reste encore quelque doute sur ce point, ce n'est que pour l'ophtamie qui succède à la contagion. En effet, tout en reconnaissant l'action du muco-pus de l'urètre , nous n'oserions nier celle du muco-pus du vagin ou du prépuce. En résumé , la conjonctivite blennorrhagique peut se développer de deux manières : 1º par le contact direct du pus blennorrhagique ; 2º par sympathie, ou à la suite d'une disposition générale acquise sous l'influence de la blennorrhagie. Dans le premier

cas, la maladie procède de l'extérieur ; dans le second cas,
elle vient de l'intérieur.

*Symptômes de l'ophtalmie blennorrhagique par contagion, ou
de cause externe.* — Elle débute le plus souvent par un seul
œil. Le malade éprouve d'abord de la chaleur et du prurit,
bientôt suivis de picotement, de sécheresse et d'une sensation de grain de sable à la surface de la conjonctive. Ces
phénomènes sont en général accompagnés d'une cuisson très-
intense. Le pourtour de l'œil est le point de départ d'une
douleur profonde qui s'étend insensiblement à la tempe correspondante, au front et à l'occiput et prend tous les caractères d'une cephalalgie intense ; ce n'est que plus tard, lorsque les symptômes et les lésions ont acquis un grand développement et quand la vue s'obscurcit, que l'on observe de
la réaction, fièvre, insomnie, agitation et délire. Tels sont
les symptômes subjectifs de l'affection qui nous occupe.

Symptômes objectifs. — Dans les premiers moments, la conjonctive présente une injection plus ou moins confluente,
bornée d'abord à la paupière inférieure, et qui gagne assez
rapidement la rénure oculo-palpébrale, pour se porter de
là à la surface oculaire. La conjonctive qui, au début, semblait sèche, sécrète, au bout de quelque temps, une grande
quantité de larmes, dont le contact sur les parties enflammées produit un sentiment de brûlure. Les bords des paupières sont collés par une espèce de chassie épaisse rassem-
blée en assez grande quantité dans le grand angle de l'œil ;
la conjonctive devient en peu de temps le siége d'une rougeur
uniforme et foncée, dans laquelle quelques auteurs ont
voulu découvrir la teinte syphilitique. Le tissu cellulaire
sous-conjonctival, reste rarement sans se ressentir de l'inflammation de la membrane qu'il matelasse. Les mailles, très-
lâches dans cette région, sont distendues par une sérosité qui
augmente le volume des paupières. Le gonflement n'est encore constitué que par un œdème simple ; mais l'inflammation
continuant ses progrès, l'œdème devient phlegmoneux ; les
paupières et principalement la supérieure se tuméfient, leur
surface, comme boursouflée, rougit et prend la teinte érysi-

pâteuse; le bord inférieur de la supérieure s'abaisse et vient, le plus souvent se placer en avant du bord supérieur de l'inférieure qui se trouve ainsi appliquée contre le globe de l'œil; il se fait un trichiasis qui contribue à augmenter les douleurs et l'irritation. Quand les bords des paupières, en se rapprochant, se trouvent sur le même niveau, il n'y a pas de trichiasis, et il n'est même pas rare d'observer, dans ce cas, un véritable ectropion. Si la conjonctive est seule enflammée, les cils, au lieu de se tourner du côté du globe oculaire, se renversent au contraire en dehors, la conjonctive fait même quelquefois hernie à travers l'ouverture palpébrale; mais ces cas sont excessivement rares, nous ne les avons jamais observés, et cependant rien de plus facile à concevoir.

L'infiltration et la tuméfaction ne se bornent pas au tissu cellulaire sous-muqueux palpébral. Pour peu que l'inflammation augmente, la conjonctive oculaire se boursoufle aussi, de manière à former autour de la cornée un bourrelet circulaire d'un rouge foncé, à aspect fongueux, que l'on a nommé chemosis. Les bords du chemosis encadrent la cornée et s'avancent quelquefois au-devant d'elle de manière à la couvrir presque en entier. La surface de la conjonctive scléroticale est comme tomenteuse, chagrinée, elle forme des plis et des languettes charnues que l'on a pris pour des fongosités; elle est quelquefois parsemée de véritables bourgeons; mais il faut, pour cela, que l'inflammation soit un peu ancienne.

La sécrétion affecte, en général, les modifications et les nuances du muco-pus de la blennorrhagie, d'abord peu abondante et d'un jaune clair; elle suffit à peine pour colorer ensemble les paupières, mais sa quantité augmente rapidement; elle devient alors verdâtre, et contient, dans quelques cas, des traces d'un suintement sanguin. La sécrétion s'amasse dans la poche formée par le globe de l'œil et les paupières aglutinées, jusqu'à ce que la distension qu'elle occasionne sépare ces deux voiles membraneux. A cet écartement brusque, on voit jaillir au loin une certaine quantité de pus, le même phénomène se passe quand le chirurgien écarte les paupières pour examiner l'œil, et l'on doit en être averti d'avance, pour ne pas s'exposer à recevoir le pus dans l'œil.

Le pus et les larmes qui séjournent ainsi à la surface de l'organe de la vision prennent des propriétés irritantes très-nuisibles, aussi faut-il écarter toutes les conditions de nature à favoriser ce séjour. Nous avons fait les mêmes recommandations en parlant de la balano-posthite avec phimosis.

Jusqu'à une certaine période de la maladie, la cornée reste intacte avec son brillant au milieu des lésions que nous avons mentionnées, mais si l'on ne s'oppose pas aux progrès de l'inflammation par des moyens prompts et énergiques, cet organe se prend comme les autres parties de l'œil. Il perd son poli et son brillant, et prend une teinte opaline; de petits foyers purulents se forment dans son épaisseur, les lames se ramollissent, se détruisent partiellement et le pus qu'elles emprisonnaient prend issue au dehors ou s'épanche dans l'intérieur de l'œil. La perforation peut occuper toute l'épaisseur de la cornée, et s'étendre à toute sa surface; quand la cornée est détruite en entier, et le cas arrive lorsqu'elle est sphacelée par la compression qu'exerce le chemosis à sa circonférence, l'œil se vide et le malade perd la vue.

La sécrétion qui découle de l'œil entretient sur la peau qui environne l'œil, surtout vers le grand angle, une irritation fréquemment suivie d'excoriations avec sentiment de brûlure.

Marche. — Dans les cas les plus malheureux, la maladie parcourt les périodes avec une extrême rapidité, et de manière à détruire la cornée en quelques heures. D'autres fois, c'est du dixième au quinzième jour que cet accident arrive. L'ophtalmie est toujours beaucoup plus grave et plus rapide dans sa marche, quand elle est le résultat d'une contagion directe, et quand elle siége sur un seul œil. Livrée à elle-même, cette inflammation manque rarement de déterminer la fonte purulente de la cornée, et quand elle n'aboutit pas à cette triste terminaison, elle laisse presque toujours après elle des affections secondaires très-graves, telles par exemple que les taches de la cornée, l'hypopion et la hernie de l'iris.

Le premier signe favorable de la résolution est l'affaissement des paupières et l'état ridé de leur surface; les bords de ces voiles membraneux, jusqu'alors appliqués l'un contre l'autre, s'écartent et laissent un libre cours à la matière purulente et aux larmes; la sécrétion devient plus claire et moins abondante; le boursouflement diminue; les douleurs et la fièvre s'éteignent; tous les signes d'une amélioration franche s'établissent et la guérison ne tarde pas d'arriver. Observons cependant que dans les cas où elle a procédé de dedans en dehors, la maladie offre des recrudescences quelquefois difficiles à combattre; mais ces recrudescences sont excessivement rares dans l'ophtalmie blennorrhagique de cause externe.

Diagnostic. — Le point intéressant est de distinguer si l'ophtalmie s'est développée par le contact direct ou si elle a procédé de l'intérieur. Là, doit se borner le diagnostic, à moins que l'on ne veuille, à l'exemple de M. Hairion, trouver, quand même, des ophtalmies blennorrhagiques virulentes. Nous ne pourrions, sans sortir de notre sujet et faire une disgression trop longue, nous occuper des autres variétés d'ophtalmie purulente; qu'il nous suffise de dire en peu de mots que l'ophtalmie purulente des adultes, y compris celle d'Égypte et les ophtalmies des nouveaux-nés affectent des rapports très-intimes avec celle que nous venons de décrire.

Pronostic — Il est toujours grave; Lawrence a vu l'œil se vider neuf fois sur quatorze, M. Ricord avait fait des remarques analogues dans le service de Dupuytren. Mais aujourd'hui, grâces à l'énergie du traitement, le plus grand nombre de ces affections a une terminaison favorable.

Ophtalmie blennorrhagique dite métastatique ou de cause interne. — Nous avons déjà indiqué qulques-unes des particularités qui président à son développement; voyons si les symptômes, la marche et la durée n'ont pas aussi quelque chose de spécial. Au début, la distinction est très-difficile; néanmoins, en examinant le fond de l'œil, on observe, dans quelques cas, une inflammation de l'iris; cette iritis, que quelques auteurs ont comparée à l'iritis syphilitique, a les mêmes caractères que celle qui accompagne les arthropathies rhumatismales. Les vaisseaux sclérotidiens s'injectent, le globe de l'œil devient le siége de douleurs profondes, la membrane de Desmé s'enflamme et donne à la cornée, dont elle tapisse la face postérieure, un aspect opalin ; la surface de l'iris prend aussi cette coloration, la sécrétion de l'humeur aqueuse étant augmentée par le fait de l'iuflammation de cette membrane, il se produit une hydrophtalmie qui aug- mente le volume du globe de l'œil. On observe souvent de la photophobie et même quelquefois de la photopsie. L'inflam- mation de la membrane de Desmé et de l'iris peut amener un épanchement albuminoïde dans les chambres de l'œil, mais elle n'a pas de tendence à la suppuration ; les lésions qui lui succèdent, sont toujours de nature à porter un trou- ble plus ou moins profond dans les fontions de l'œil. L'oph- talmie blennorrhagique, de cause interne, est accompagnée, dans un assez grand nombre de cas, d'accidents d'arthro- pathie ; on a cru remarquer aussi qu'il y avait, entr'elle et la blennorrhagie urétrale, une espèce de solidarité ; elle offre des oscillations et des déplacements qui indiquent son carac- tère de mobilité. Il n'est pas rare, en effet, de la voir passer d'un œil à l'autre, et cela sans qu'on puisse invoquer l'inocu- lation ; sa durée est toujours beaucoup plus longue que celle de l'ophtalmie de cause externe.

Toutes les particularités que nous venons de mentionner, font pressentir que cette variété est, à peu de chose près, aussi grave que la précédente, les observations prouvent ce- pendant qu'elle est moins fréquemment suivie de la suppu- ration et de la fonte purulente de l'œil.

Traitement. — La thérapeutique de l'ophtalmie blennorrha- gique se compose de deux ordres de moyens: 1° Les prophy- lactiques destinés à prévenir le développement de la maladie; 2° les moyens curatifs dirigés contre cette affection une fois déclarée.

Prophylactiques. — Le plus sûr moyen de prévenir l'affec- tion qui nous occupe c'est d'arrêter la blennorrhagie dans son développement. En agissant de la sorte, on détruit à coup sûr un des éléments de cette complication, le muco-pus

blennorrhagique ; on rend donc impossible l'ophtalmie blennorrhagique de cause externe. Si l'on en croit un certain
nombre de pathologistes, en arrêtant la blennorrhagie, on
la répercute et l'on expose ainsi les malades aux accidents
que l'on espérait prévenir. Mais nous avons déjà dit que les
complications n'étaient point le fait de l'inflammation blennorrhagique considérée en elle-même, et qu'il fallait, pour
leur développement, certaines cénditions de tissu. Nous savons
que c'est surtout quand la maladie atteint les parties postérieures de l'urètre, que se montrent ces complications. Il
faut donc s'opposer à sa progression et à sa propagation aux
parties postérieures, c'est le plus sûr moyen de mettre à
l'abri de l'ophtalmie.

Les moyens prophylactiques de l'ophtalmie blennorrhagique sont, en résumé, tous ceux qui tendent à prévenir ou à
abréger la blennorrhagie urétrale.

Quand on n'a pu s'opposer au développement de l'affection
urétrale, il faut, pendant toute sa durée, recommander au
malade les précautions les plus minutieuses, pour éviter le
transport du muco-pus sur la conjonctive, et ne rien négliger
pour lui faire entrevoir tous les accidents qui pourraient
résulter de ce contact. Quand un seul œil est affecté, le pus qui
en découle pouvant, dans certaines occasions, s'écouler sur
l'œil opposé, le malade devra éviter les positions qui favoriseraient cet écoulement, afin de s'opposer à l'extension de
la maladie. Outre ces précautions capitales, il faut encore qu'il
se garantisse des influences extérieures qui sont de nature à
favoriser l'ophtalmie.

Traitement curatif. — Quand l'ophtalmie résulte d'une contagion opérée au début de l'urétrite, l'écoulement urétral
est assez abondant pour faire oublier la méthode qui consiste
à l'exciter par des moyens irritants ; mais quand la cause de
cette affection est venue de l'intérieur, il arrive presque toujours que l'écoulement, par sa marche naturelle, a diminué
de quantité ; dans ce cas, la pratique de quelques médecins
veut encore qu'on le rappelle et qu'on emploie tous les
moyens possibles pour lui rendre sa première intensité. C'est

aux bougies, aux sondes, aux cataplasmes chauds que l'on confie le soin de rallumer l'inflammation éteinte. Souvent on réussit à doter le malade d'une nouvelle phlegmasie urétrale très-intense, mais l'inflammation de l'œil, sourde à ce rappel étrange, n'en continue pas moins ses progrès, et le patient en est pour ses frais de douleur et pour un nouvel écoulement.

Nous proscrivons, ici comme dans les autres complications, cette méthode barbare et irrationnelle. Quand l'écoulement est peu abondant et sans douleurs, nous l'abandonnons un peu pour ne nous occuper que du fait capital; si au contraire l'urétrite est à l'état aigu, nous la traitons par les émollients et les antiphlogistiques tout en donnant cours à la médication de l'ophtalmie.

Médication spéciale de l'ophtalmie. — C'est la fonction la plus précieuse qui se trouve en jeu, une faute, un retard peut priver les malades de la vue et les rendre à jamais inutiles et à charge aux personnes qui les entourent. Quel médecin, en présence de ces terribles conséquences, oserait rester indifférent et traiter avec froideur une maladie aussi grave. C'est surtout dans des cas semblables que nous devons nous inspirer de la sainteté de notre mission et n'avoir d'autre désir que le soulagement de notre prochain.

Le malade devra observer le calme absolu du corps et de l'esprit, sa tête sera maintenue relevée et ses yeux soustraits à la lumière; la diète est de rigueur.

La thérapeutique se compose de moyens locaux et de moyens généraux.

Moyens locaux. — M. Ricord et beaucoup d'autres praticiens distingués ont desuite recours au nitrate d'argent solide comme le modificateur le plus efficace. La cautérisation doit être pratiquée très-légèrement et avec la rapidité de l'éclair, dans le but de changer la nature de l'inflammation et non pour détruire les tissus malades. Une des conditions nécessaires à l'emploi de ce moyen est l'écartement et le renversement des paupières, après la cautérisation, on maintient les parties renversés jusqu'à ce qu'on les ait lavées à grande eau, au jet d'une seringue. Ces lotions sont indispensables pour emporter les parcelles de caustique en excès, qui, dans le cas où elles séjourneraient à la surface de l'œil, pourraient corroder la cornée et la conjonctive.

Après la cautérisation, la sécrétion spécifique s'arrête momentanément, mais dès que la croûte blanche formée sur la muqueuse par le nitrate d'argent s'est détachée, un liquide d'abord clair et bientôt séro-sanguin suinte des surfaces malades; reproduction fidèle de ce que nous avons observé dans le canal de l'urètre après les injections abortives. Tant que le liquide n'a pas repris les caractères du muco-pus, on peut dire que les effets de la cautérisation n'ont pas cessé, mais dès que les paillettes blanches du caustique sont tombées, et que la sécrétion a repris sa première physionomie, la cautérisation n'agit plus, il faut y revenir en suivant toujours les préceptes que nous avons posés. Quelques praticiens veulent que l'on ne revienne à la cautérisation que tous les deux ou trois jours; cependant M. Ricord l'a employé trois fois dans un jour avec le plus grand succès. Quand on a affaire à des enfants ou à des malades dont les yeux sont très-petits, la cautérisation avec la pierre pouvant présenter des difficultés et même du danger, on se servira d'une solution concentrée de nitrate d'argent, que l'on portera sur la conjonctive au moyen d'un pinceau très-fin. Cette cautérisation doit aussi être suivie de quelques injections d'eau froide. La solution peut se composer de cinq grammes d'eau distillée et d'un gramme de nitrate d'argent on y reviendra plusieurs fois dans la journée.

Que l'on cautérise avec le caustique liquide ou avec la pierre, les malades éprouvent toujours des douleurs excessivement vives; les paupières se gonflent et deviennent rouges, mais au bout de quelques heures tous ces symptômes alarmants disparaissent et quelquefois, au bout de 24 heures, un mieux sensible peut être constaté. La surface de l'œil doit être lavée plusieurs fois dans la journée au moyen d'injections d'eau froide, faites avec de grandes précautions, on chasse ainsi la matière purulente qui s'amasserait inévitablement et l'on produit un soulagement marqué aux douleurs qu'endure le malade. M. Ricord s'est servi avec succès des injections avec une solution très légère de nitrate d'argent.

Dans l'intervalle des lotions et des cautérisations, on tiendra à la surface de l'œil des compresses très-légères et très-fines imbibées d'eau froide ou de décoctions sédatives. Les cataplasmes auraient l'inconvénient de congestionner l'organe. Dans le but de diminuer les douleurs et la sensibilité de l'œil, on fera aux tempes et au pourtour de l'orbite des onctions avec un liniment belladonné.

Chemosis. — Quand le chemosis est peu prononcé, on peut se passer de le combattre par des moyens spéciaux ; la thérapeutique que nous venons d'indiquer suffit, en effet, pour amener sa résolution. Mais s'il vient à prendre un volume exagéré, comme son action mécanique est de nature à déterminer des lésions consécutives très-graves, il est urgent de le détruire de suite. S'il est de nature œdémateuse, on le saisit entre les mors d'une pince à dents de rat et on l'incise avec des ciseaux courbes sur le plat. Quand il est de nature phlegmoneuse, la muqueuse est tellement tendue qu'on ne peut la pincer, on se borne alors à pratiquer des scarrifications à sa surface. Dans les deux cas, il se fait un écoulement sanguin ou sero-sanguin qui a tous les effets d'une saignée locale. La cautérisation, s'il y a lieu de la pratiquer, devra toujours être faite avant l'opération du chemosis, car l'écoulement de sang empêcherait l'application du caustique. Dans quelques cas de gonflement œdémateux des paupières, on est forcé de recourir aux mouchetures.

Médication générale. — Les moyens locaux étant quelquefois insuffisants pour s'opposer aux progrès de la maladie, l'on est obligé de leur associer les antiphlogistiques et les révulsifs.

Quand il y a de la réaction fébrile, on emploie les saignées générales répétées deux ou trois fois dans la même journée, on combat en même temps la phlegmasie locale par des applications de sangsues sur le trajet de la jugulaire, au niveau de la fosse canine et derrière les oreilles. M. Gama s'est très-bien trouvé d'un écoulement sanguin entretenu par des applications fractionnées. Aux saignées on associe les purgatifs et surtout les purgatifs salins qui ont l'avantage de faire des saignées séreuses au canal intestinal. Les révulsifs sur les extrémités inférieures ont aussi l'avantage de diminuer la congestion de la tête; on s'adresse ordinairement aux bains de pieds et aux cataplasmes sinapisés; nous préférons le dernier moyen, car pendant les bains de pieds, les yeux sont exposés à l'action de l'huile essentielle de moutarde qui est très-irritante. Du reste, ce sont des moyens qu'il ne faut employer qu'avec beaucoup de circonspection, parce qu'ils sont plus d'une fois suivis d'une réaction très-nuisible.

Nous conseillons l'application des vésicatoires, mais seulement quand la maladie est sur son déclin. M. Ricord prescrit de les mettre derrière l'oreille correspondante ou bien à la nuque; et, dans ce cas, assez bas pour ne pas être obligé d'entourer le cou de bandes, en les pansant, car la constriction qu'elles exerceraient s'opposerait au retour du sang veineux, et favoriserait la congestion de l'œil.

S'il est reconnu que la cause de l'ophtalmie ait procédé de l'intérieur, les moyens locaux et les révulsifs doivent toujours être employés comme dans les cas précédents, seulement on administre, à l'intérieur, le nitrate de potasse, la teinture de colchique et, en un mot, tous les agents que l'on dirigerait contre l'affection rhumatismale.

Dans le cas où la membrane de l'humeur aqueuse est le siége d'une inflammation plastique, le calomel, à doses fractionnées, et poussé jusqu'à la salivation, jouit d'avantages incontestables, néanmoins, il faut se méfier de ses effets, quand il existe en même temps une conjonctive intense, car ce médicament a la propriété de congestionner les membranes muqueuses.

La photophobie et la photopsie seront combattues par la belladonne, à l'intérieur et en applications locales.

L'épanchement séreux qu'occasionne l'inflammation de l'iris ou de la membrane de Desmé est, dans quelques cas, assez abondant pour occasionner une distention douloureuse du globe de l'œil; on peut remédier à cet accident, en pra-

tiquant une petite ponction à la partie inférieure de la cornée ; on calme par ce moyen les symptômes d'étranglement.
La ponction est encore indiquée quand il existe un hypopion
dans la chambre antérieure, ou un abcès sur la face antérieure de l'iris.

Pendant mon internat à l'hôpital du Midi, j'ai entendu faire
de grands éloges d'une nouvelle méthode de traitement
qui consistait à soumettre l'œil affecté d'ophtalmie blennorrhagique à des irrigations continues d'eau froide. J'ignore si
l'on a continué l'emploi de ce moyen, tout ce que je puis dire,
c'est que les quelques observations qu'on avait recueillies,
étaient de nature à fonder les plus belles espérances sur
cette méthode.

CHAPITRE X.

Arthrite blennorrhagique.

Gonocèle. — Tumeur blanche blennorrhagique du genou. —
On a ignoré longtemps que l'arthrite était une des complications de la blennorrhagie. En 1723, Musgrave, *De arthridite
symptomaticâ*, parle bien d'une arthrite vénérienne, mais on
ne sait vraiment à quel genre d'accident rapporter les descriptions qu'il donne. Hunter, paraît avoir entrevu la cause
de cet accident dans l'observation d'un homme qui était pris
de douleurs rhumatismales générales toutes les fois qu'il con-
tractait une gonnorrhée; néanmoins il passe si légèrement
sur ce fait, qu'on serait tenté de croire qü'il n'en a pas saisi
toute l'importance. C'est à Swédiaur que revient l'honneur
d'avoir rangé l'artrhite parmi les complications de la blennorrhagie, depuis cette époque tous les syphilographes ont
eu l'occasion de renouveler les observations de Swédiaur, et
aujourd'hui il ne reste plus de doute sur les liens qui rattachent cette affection à l'urétrite.

On ne peut refuser à l'inflammation urétrale la propriété
d'agir sur les articulations, mais on se tromperait singulièrement si l'on s'attendait à trouver dans ces arthrites des
signes assez tranchés pour conduire directement à la cause
qui les a déterminées; il n'y a en effet aucun signe objectif
qui les différencie de l'arthrite ordinaire. La seule raison que
l'on puisse invoquer pour admettre leur nature blennorrhagique, c'est l'existence synchronique d'une blennorrhagie,
et leur apparition constante chez quelques individus toutes
les fois qu'ils sont atteints de la phlegmasie urétrale et seulement pendant l'existence de cette phlegmasie.

Causes. — On sait que sous l'influence d'une blennorrhagie, une ou plusieurs articulations peuvent s'enflammer ; mais on est loin d'être d'accord sur le mécanisme de cette inflammation. Les suppressions, les métastases, l'influence de certaines causes étrangères à la blennorrhagie, l'usage des balsamiques et des injections, telles sont encore les explications que l'on invoque. Le point le mieux constaté, surtout depuis les observations de M. Ricord, est relatif à l'influence du siége de la blennorrhagie. L'arthrite est, en effet, toujours consécutive à l'urétrite, je suis même étonné que les auteurs qui ont traité ce point important de pathologie n'aient pas insisté d'une manière particulière sur ce fait. Dans tous les cas d'arthrite blennorrhagique qu'il a observés, M. Ricord a toujours rencontré la blennorrhagie urétrale et jamais la balano-posthite seule. Mais au moment où nous écrivons ces lignes, la *Gazette des Hôpitaux* nous apporte un fait d'arthrite blennorrhagique consécutif à la balano-posthite simple. C'est l'observation d'un homme entré dans le service de M. Jarjavay, six semaines après le début d'une blennorrhagie, avec une arthrite assez aigüe de l'articulation tibio-tarsienne, pour laquelle on avait dû employer les antiphlogistiques locaux et généraux. Ce malade est affecté de balano-posthite. *Sur son assertion*, qu'il n'a jamais eu d'écoulement dans le canal, et qu'il ne s'est exposé à aucune des causes ordinaires de l'arthrite, on conclut que l'inflammation articulaire dont il est porteur a été déterminée par la balano-posthite. En lisant l'observation, nous nous sommes demandé si le malade n'aurait pas été atteint d'une urétrite antérieurement à son entrée à l'hôpital. On sait que cette affection n'est pas toujours facile à diagnostiquer, surtout quand il existe en même temps, comme dans ce cas, une balano-posthite avec phimosis ; ne pourrait-il pas se faire aussi que l'arthropathie fut un rhumatisme simple ? Tout bien considéré, rien dans les détails de ce fait, ne nous engage à accepter les conclusions de l'auteur, conclusions qui ne tendraient à rien moins qu'à renverser une loi basée sur un grand nombre de faits et généralement acceptée.

Ainsi donc, jusqu'à meilleure démonstration, nous considèrerons l'arthropathie blennorrhagique comme le fait de l'urétrite.

Les rapports de l'arthropathie avec l'inflammation urétrale ne sont pas encore bien déterminés. On pense généralement que cette complication est le résultat d'une métastase, et cela, parce qu'on a quelquefois constaté la diminution ou la cessation complète de l'écoulement, au moment où l'articulation se prenait; mais ce cas est bien loin de faire règle. Les observations prouvent en effet que l'arthrite survient aussi bien au moment où l'écoulement est très-abondant, que lorsqu'il est à sa période de diminution. Les blennorrhagies qui suivent leur marche naturelle en sont plus souvent compliquées que celles que l'on arrête à leur début par un traitement énergique. Aussi voit-on rarement cette complication dans les salles de M. Ricord qui, comme on le sait, a pour principe de s'opposer, par des moyens énergiques, au développement de l'inflammation urétrale.

L'emploi du cubèbe et du copahu a été aussi accusé de favoriser l'arthrite blennorrhagique. Nous ne saurions trop, nous élever contre cette manière d'interpréter les faits, non-seulement parce que, de l'avis d'un grand nombre d'observateurs consciencieux, elle est erronée, mais c'est qu'elle tend à déprécier les deux remèdes les plus actifs de la médication anti-blennorrhagique. Je ne puis m'empêcher de citer à ce propos l'opinion d'un des chirurgiens les plus renommés : M. Velpeau, *Leçons orales de clinique chirurgicale.* Après avoir dit que dans la moitié des observations qu'il a recueillies, il n'y avait, avant l'apparition de la phlegmasie articulaire, ni suppression, ni diminution de l'écoulement, ajoute : « Comme » cette arthrite se manifeste souvent sans cause externe ap» préciable, quelques personnes ont cru pouvoir la rattacher » à l'emploi du cubèbe et du copahu, mais je l'ai assez fré» quemment observée, pour ne pas craindre d'affirmer, que » les malades qui n'ont subi aucun traitement, en sont pour » le moins aussi souvent affectés que les autres. »

Pour mon compte, j'ai toujours employé le cubèbe et les

injections astringeantes au début de toutes les blennorrhagies qui ne présentaient pas des phénomènes inflammatoires
trop aigus; et jusqu'à présent je n'ai pas vu survenir l'arthrite blennorrhagique.

Mais est-il besoin de recourir au raisonnement pour combattre toutes les fausses théories qui ont été mises au jour,
et n'y a-t-il pas des faits qui parlent assez haut pour les réduire à néant? M. Velpeau, *Dictionnaire de médecine*, rapporte trois cas d'arthrite survenus à la suite du cathétérisme.
Dans une de ces observations, l'articulation tibio-tarsienne
seule enflammée, suppure avec une rapidité extrême. M.
Muffait, *Thèse inaugurale* 1810, cite un fait analogue au précédent.

Assurément, dans ce cas, on n'oserait accuser ni la métastase ni les balsamiques; la cause est trop évidemment
une inflammation pure et simple du canal, développée sous
l'influence du contact d'un corps étranger.

L'expérience démontre bien que l'arthrite est le fait spécial de l'urétrite, mais n'y a-t il pas dans l'urètre quelque
partie qui, sous l'influence de l'inflammation, favorise plus
spécialement la phlegmasie articulaire. C'est une question
sur laquelle les auteurs n'ont pas fixé leur attention, nous
sommes nous-même encore bien loin de l'avoir résolue;
néamoins, je crois que les remarques suivantes pourront
fournir quelques données propres à l'éclaircir.

1º L'arthrite n'apparait, en général, que lorsque la blennorrhagie a un certain temps de durée, bien rarement elle
survient à son début, ou bien quand il en est ainsi, c'est que
les malades n'en sont pas à leur première urétrite; mais on
sait que la blennorrhagie s'arrète rarement à la partie spongieuse de l'urètre et qu'au bout d'un certain temps, elle atteint les régions membraneuses et prostatiques du canal.

2º Un traitement abortif, administré avec succès, prévient
tous les accidents inhérents à la blennorrhagie et, par conséquent l'arthrite. Or, le traitement abortif arrête l'inflammation urétrale, quand celle-ci n'occupe encore que la portion antérieure du canal.

3° A l'époque où cette complication survient, les malades éprouvent quelquefois des symptômes de cystite ; ils accusent aussi des pesanteurs vers le périnée. Phénomènes qui annoncent la présence de l'inflammation dans les portions reculées du canal.

4° L'action de la sonde, en développant une irritation sur le canal, retentit sur les articulations, or ce sont surtout les portions membraneuse prostatique et le col de la vessie qui subissent les lésions de cet instrument.

5° La femme qui a toutes ces parties beaucoup moins sensibles et moins souvent malades que l'homme, est aussi bien moins sujette à l'arthrite blennorrhagique que lui.

Ne semble-t-il pas, d'après ces quelques propositions, que l'inflammation urétrale n'agisse sur les articulations que lorsqu'elle est parvenue aux régions postérieures du canal ? Nous laissons à des médecins plus expérimentés que nous, le soin de compléter cette question.

Il est évident que, résolue dans le sens positif, elle ne ferait qu'augmenter la valeur du traitement abortif.

Siége de l'arthrite. — Swédiaur avait observé l'engorgement blennorrhagique dans les deux genoux et à la région calcanéenne, néanmoins on peut voir, d'après ses dénominations, qu'il le localisait surtout aux genoux. La plupart des observateurs s'accordent aussi à dire que le plus souvent une seule articulation est prise et que la maladie a son siége de prédilection dans les genoux. Notre ami et collègue le docteur Foucart, dans un mémoire dont nous ne saurions trop recommander la lecture, fournit un relevé de 19 observations avec les résultats suivants :

8 fois, un seul genou ;

2 fois, les deux genoux ;

1 fois, un genou et l'articulation tibio-tarsienne ;

1 fois, un genou et l'articulation huméro-cubitale ;

2 fois, une articulation tibio-tarsienne seule ;

2 fois, les articulations des jambes (probablement celles des genoux et du coude pied).

2 fois, les articulations des membres supérieurs (épaule et coude).

1 fois, il y eut rhumatisme général (c'est le fait de Hunter que nous conservons malgré l'absence de détails).

Voici le relevé de huit observations dont quatre m'appartiennent et quatre ont été publiés dans l'*Union médicale* par M. Carl Protain, interne de M. Ricord.

Faits recueillis dans la Gazette médicale, 1851.

1er Cas. — Le genou droit se prend d'abord, et après lui le gauche; quelque temps après, le malade contracte une autre blennorrhagie sous l'influence de laquelle les deux articulations tibio-tarsiennes s'enflamment.

2me Cas. — L'inflammation envahit l'articulation métacarpo-phalangienne du deuxième doigt de la main gauche, plus celle de l'épaule gauche.

3mo Cas. — 1re blennorrhagie, gonflement du genou gauche, quinze jours après tuméfaction du genou droit, quelques douleurs dans les épaules et les coude-pieds; 2e blennorrhagie, gonflement de l'articulation tibio-tarsienne droite; quelques jours après tuméfaction du genou droit puis du gauche.

4me Cas. — Arthrite du genou droit, et puis du gauche; autre blennorrhagie, arthrite des deux articulations tibio-tarsienne.

Faits pris dans le service de M. Ricord pendant mon internat.

5me Cas. — Gonflement dans le poignet droit et dans les articulations carpo-métacarpiennes et phalangiennes de ce côté.

6me Cas. — Arthrite des articulations carpiennes droites.

7me Cas. — Malade atteint de cinq blennorrhagies: 1re blennorrhagie, guérison sans suite fâcheuse; 2me blennorrhagie, douleurs dans les jambes, les reins et les articulations du pied gauche, et endolorissement des bourses; 3me blennorrhagie guérie sans accidents; 4me blennorrhagie, arthrite des deux genoux; 5me blennorrhagie, arthrite des deux genoux, ophtalmie légère du côté gauche, iritis gauche légère avec adhérence et déformation de la pupille, dont le grand diamètre est vertical, affaiblissement de la vue. Jamais aucun de ces accidents n'est survenu pendant l'intervalle d'une blennorrhagie à une autre.

8me Cas. — Douleur à la région trochantérienne droite, cessation de cette douleur, gonflement et arthrite du genou droit.

On voit, autant d'après les observations citées par M. Foucart que par celles que nous venons de transcrire, que le genou est en quelque sorte le lieu d'élection de l'arthrite blennorrhagique. C'est lui en effet qui figure le plus souvent dans l'arthrite consécutive. Mais souvent aussi d'autres articulations se prennent en même temps que la fémoro-tibiale, et il n'est pas rare de voir cette dernière épargnée pendant que d'autres, plus ou moins éloignées, subissent l'influence de l'uréthrite On a cru aussi très-longtemps que l'arthrite blennorrhagique n'attaquait que les grandes articulations; mais on a la preuve du contraire dans les fait que nous avons présentés : on voit en effet les phalanges, les articulations du carpe s'enflammer dans quelques cas. Les douleurs qui siégent quelquefois à la région calcanéenne et au niveau du grand trochanter, ne proviennent pas toujours d'une inflammation articulaire. Dans les deux fois que nous les avons observées, elles ont quitté en peu de temps les parties qu'elles venaient d'atteindre. Il résulte aussi des 27 faits que nous venons de citer, que l'arthrite a été dix fois mono-articulaire et dix-sept fois poli-articulaire.

Symptômes. — L'arthrite blennorrhagique ne s'annonce pas toujours de la même manière : tantôt elle n'est précédée d'aucun prodrome et la tuméfaction de l'article revêt les allures de la chronicité; tantôt au contraire le malade éprouve de la fièvre, de l'inappétence et de la chaleur à la peau, comme à la veille d'une pglegmasie intense, et l'articulation se prend d'inflammation aigüe. L'état aigu est cependant le moins fréquent, les douleurs sont toujours plus ou moins vives; Swédiaur les qualifiait d'affreuses, elles augmentent par la pression, par les mouvements comme dans le rhumatisme articulaire simple, et ce qu'il y a de particulier, c'est qu'elles

persistent souvent après la guérison de l'arthrite et de la blén-
norrhagie. Quant à l'aspect extérieur, Swédiaur était persuadé
que la peau ne subissait aucun changement de couleur, absolument comme dans la tumeur blanche désignée par les Anglais
sous le nom de *wite swelling*. Néanmoins, dans un certain
nombre de cas, les parties enflammées présentent la rougeur
et la chaleur caractéristiques de l'arthrite rhumatismale aigüe. M. Ricord, dans ses leçons, et M. Foucart, dans un
mémoire que nous avons déjà eu l'occasion de citer, ont signalé le développement des veines sous-cutanées de la région
malade. Dans une observation mentionnée par M. Velpau,
la peau était le siége d'une rougeur érysipélateuse qui s'éten-
dait assez loin de l'articulation malade.

Le phénomène le plus constant de l'arthrite blennorrhagique, c'est l'hydarthrose. Faisons remarquer encore que lorsque cette complication est intense, l'écoulement diminue
assez rapidement pendant son existence, et à mesure qu'elle
augmente d'intensité. Mais ce n'est là qu'un fait de révulsion
pure et simple qui serait produit par un vésicatoire ou toute
autre inflammation indépendante de la blennorrhagie.

Diagnostic. — Ce que nous avons déjà dit, fait assez pressentir que, dans la plupart des cas, il est impossible d'établir
le diagnostic d'une manière bien nette. En effet, en présence
de deux tumeurs articulaires, l'une développée sous l'influence de la blennorrhagie, et l'autre sous l'influence des causes ordinaires du rhumatisme, on serait bien embarrassé de
déterminer la nature de chacune d'elles si l'on n'avait connaissance de la cause qui les a produites. Il n'y a donc pas,
à proprement parler, de signe pathognomonique, et le diagnostic ne peut se tirer que de l'ensemble des circonstances
qui ont présidé au développement de cette complication :
c'est un diagnostic rationnel. La présence d'une blennorrhagie, l'existence de l'inflammation sur une articulation, sa marche chronique, l'hydarthrose, les douleurs très-vives, une
ophtalmie blennorrhagique double et quelquefois une iritis,
tels sont les signes qui pourront militer en faveur de l'arthrite blennorrhagique.

Les douleurs rhumatoïdes de la syphilis constitutionnelle secondaire et les douleurs ostéocopes de la syphilis tertiaire sont tellement caractéristiques qu'il n'est pas possible de les confondre avec l'accident que nous étudions.

M. Baumès prétend avoir trouvé souvent, dans l'arthrite blennorrhagique, un cachet syphilitique, mais il a surtout extrait ce caractère de l'influence heureuse des frictions mercurielles pratiquées sur l'inflammation articulaire; tout le monde sait que les frictions mercurielles agissent très-bien dans les inflammations des articulations; mais est-ce là une raison suffisante pour taxer ces douleurs de syphilitiques? Du reste, nous n'avons jamais vu l'arthrite succéder au chancre urétral.

Terminaison. — L'arthrite blennorrhagique se termine par résolution, par suppuration, par inflammation chronique, et par hydarthrose. La terminaison par résolution est la plus fréquente, cependant elle n'est pas aussi constante et aussi prompte que le croient certains auteurs, M. Gibert par exemple; les malades que l'on regarde comme guéris conservent plus ou moins longtemps une raideur articulaire, bien éloignée de l'état normal, et ce n'est souvent qu'à la longue, que la mobilité normale peut être recouvrée. La suppuration est bien rare, cependant les faits cités par MM. Muffait, Velpeau et Foucart ne laissent aucun doute sur la possibilité de cette terminaison Assez souvent, après un certain temps de durée de l'état aigu, les tissus prennent le caractère de l'engorgement chronique. L'articulation s'ankylose plus ou moins complètement, et l'on a affaire à une tumeur blanche véritable. Mais le dernier terme le plus fréquent de l'arthrite blennorrhagique est, sans contredit, l'épanchement séreux, c'est le caractère le plus constant, un des plus précoces et le plus tardif à s'en aller; on le constate facilement dans le cas de gonocèle. Quelques auteurs, parmi lesquels nous citerons toujours M. Gibert, ayant sans doute ignoré son importance, ont complètement oublié de le mentionner.

La maladie dure ordinairement de six semaines à un mois, à moins qu'elle ne vienne à passer à l'état chronique ou qu'elle n'amène de graves désordres.

Pronostic. — Connaissant les accidents qui peuvent résulter de cette complication, on devra être très-réservé dans le pronostic. Le tempérament du malade, l'intensité et le siége de l'inflammation seront pris en considération.

Traitement. — Nous avons reconnu dans l'arthrite une forme aigüe et une forme chronique.

Au début de la forme aigüe, il faut prescrire le repos, la diète, les tisannes délayantes, les antiphlogistiques locaux, et, au besoin, la saignée générale. On n'abusera pas trop cependant des évacuations sanguines, car on pourrait ainsi, en affaiblissant le malade, favoriser les épanchements séreux. Après les antiphlogistiques on a recours aux applications locales émollientes et sédatives; les onctions d'huile belladonnée ou d'onguent mercuriel belladonné produisent aussi un très-bon effet. Aux moyens précédents, M. Ricord joint le plus souvent quelques purgatifs salins, auxquels il attribue la propriété de faire des saignées séreuses sur le canal intestinal.

La teinture de colchique à la dose de 2 à 10 grammes nous à paru jouir de grands avantages, il en est de même de l'azotate de potasse donné à la dose de 4 à 20 grammes dans la tisanne de bourrache. On n'ignore pas les succès que ce médicament a obtenus entre les mains de MM. Martin Solon et Gendrin.

Lorsque la maladie affecte, au début, des allures chroniques, il faut de suite recourir aux moyens que nous venons de mentionner en dernier lieu, sans employer les antiphlogistiques. On leur associe le vésicatoire camphré que l'on renouvelle plusieurs fois et que l'on peut, au besoin, panser avec les cataplasmes émollients enduits d'onguent mercuriel belladonné. M. Ricord a essayé, dans le temps, le sulfate de quinine à haute dose, mais il n'en a retiré aucun avantage. Il arrive un moment où les douleurs ont presque disparu, où il ne reste plus, dans les tissus articulaires, que de l'empâtement, de la molesse; c'est le cas de faire les compressions; on se sert, pour cela, de bandes roulées appliquées méthodiquement, ou bien de bandelettes de Vigo *cum mercurio*; les emplâtres fondants, les pommades résolutives et les liniments de même nature conviennent aussi très-bien à cette période. M. Ricord s'est quelquefois servi du suivant :

Teinture de scille.. . . . .\
Alcool camphré. . . . . .} parties égales.\
Laudanum de Sydenham

Les pommades camphrées, l'iodure de plomb ou l'hydriodate de potasse en pommade, les douches de vapeur simples ou aromatisées, l'emplâtre de savon, les cautères, les moxas, la cautérisation transcurante au moyen du fer rouge; enfin l'iodure de potassium à l'intérieur. Tous ces moyens, combinés avec intelligence, ont réussi à guérir des maladies qui avaient résisté aux agents que nous avons indiqués.

Le mercure pris à l'intérieur et poussé jusqu'à la salivation, jouit de grands avantages dans les arthrites douloureuses; c'est de préférence au calomel que l'on s'adresse; mais il n'agit pas ici, comme veut bien le dire M. Baumès, en vertu de son action spécifique. Les succès que l'on en retire, dans les cas d'arthrite simple, sont là pour infirmer cette opinion.

Pour ce qui regarde la conduite que doit tenir le médecin vis-à-vis de l'écoulement, voir au *Traitement de l'ophtalmie blennorrhagique*, page 158 et suivantes.

FIN DE LA PREMIÈRE PARTIE.

DEUXIÈME PARTIE.

ORDRE DES MALADIES VIRULENTES.

Cet ordre comprend, sous le nom collectif de syphilis, l'ensemble des accidents qui succèdent à l'inoculation du virus syphilitique.

Pour donner une juste idée de l'évolution de cette maladie, nous l'étudierons pas à pas depuis le moment d'action du virus jusqu'à ses effets les plus éloignés, en suivant, autant que possible, dans nos descriptions, sa marche naturelle.

Cette partie de notre travail sera donc distribuée en deux sections.

La première, destinée aux propriétés, aux effets locaux et circonvoisins du virus syphilitique.

La seconde, aux effets consécutifs à l'absorption de ce virus ou vérole constitutionnelle proprement dite.

PREMIÈRE SECTION.

—

CHAPITRE PREMIER.

Généralités sur les propriétés et les effets locaux du virus syphilitique.

A une époque qui n'est pas très-éloignée de la nôtre, on a
pu écrire « que le virus vénérien n'existe pas » ; on a pu dire
aussi « que les maladies vénériennes primitives sont le pro-
» duit de l'irritation causée, en premier lieu , sur les surfaces
» vivantes, par le pus que sécrètent les membranes muqueu-
» ses génitales enflammées ou ulcérées. » Ces hérésies étaient
pardonnables au moment où le fanatisme de l'irritation s'était
emparé de tous les esprits, mais qui oserait, aujourd'hui, marcher sur les traces des champions de la doctrine physiologique,
et nier, avec MM. Richond des Brus, Jourdan, Desruelles et
autres, que le virus vénérien n'existe pas? Ne craindrait-on
pas cette lancette toujours amorcée de virus, et suspendue
comme l'épée de Damoclès sur la tête des incrédules.

Le fait est trop bien établi pour que nous nous épuisions
en discussions? pourquoi honorérions-nous de nouveau cette
singulière hypothèse à laquelle MM. Ricord et Cullerier neveu,
ont, depuis si longtemps, porté le dernier coup.

Du reste, à ceux qui doutent encore, nous offrons une démonstration sans réplique; qu'ils viennent, et nous verrons
bien si leurs arguments les préservent des effets de l'inoculation.

L'existence du virus syphilitique, reconnue aujourd'hui comme un fait incontestable, n'est pas une découverte de notre siècle; Hunter et Benjamin Bell l'avaient déjà solidement établie par des expériences nombreuses; il ne fallait rien moins que la doctrine physiologique pour nier sans preuves ce qu'avaient fait ces syphilographes illustres. Mais, un instant vaincue par l'irritation, la doctrine de la virulence devait se relever plus tard et mettre un terme aux vieilles théories qui remplissaient d'erreurs la science de la syphilis. En 1831, M. Ricord entreprit une série d'expériences et d'observations qui lui permirent bientôt de proclamer l'existence d'un virus unique pour la syphilis, virus parfaitement distinct du muco-pus de la blennorrhagie, virus indispensable à la production du chancre, et que l'on retrouve toujours durant une certaine période de l'ulcération primitive.

Aujourd'hui, les praticiens sont unanimes à reconnaître l'existence d'un virus syphilitique; mais tous ne sont pas également d'accord sur ses attributs. La médecine est encore ici divisée en deux camps: dans l'un, se trouvent les partisans de l'absolutisme en syphilis, qui professent avec Hunter que le même virus donne tantôt une blennorrhagie, tantôt un chancre, ayant également pour résultat la syphilis constitutionnelle; les autres, plus libéraux, rejettent l'unité virulente et soutiennent, avec Benjamin Bell, la non-identité des virus syphilitique et blennorrhagique. C'est à M. Ricord que revient l'honneur d'avoir développé et appuyé, sur de nombreux faits, cette doctrine déjà entrevue par Balfour, Duncan et Tode.

Carmicahël admettait autant de virus qu'il y a de phénomènes syphilitiques; cette doctrine, séduisante au premier abord, n'a plus un seul partisan.

Nous avons traité, dans la première partie de notre travail (page 27 et suivantes), la question de la non-identité des virus blennorrhagique et syphilitique. Aussi croyons-nous pouvoir nous dispenser de revenir de nouveau sur ce sujet.

L'existence d'un virus pour la syphilis est donc un fait incontestable, de plus, il est unique et n'a aucun rapport avec ce qu'on nomme virus blennorrhagique.

Propriétés intrinsèques du virus syphilitique. — Le virus syphilitique est encore pour nous un agent invisible dont la présence sur un point ne se trahit que par certains effets locaux toujours identiques à leur début; les recherches chimiques et microscopiques tentées dans le but de s'assurer de ses qualités, ont été infructueuses. On a bien dit qu'il était acide, alkalin, corrosif, âcre, putride, animalisé, etc., mais ce sont là des propriétés qui appartiennent aux différents véhicules qui peuvent le contenir. C'est assez faire comprendre qu'on n'a jamais pu le séparer, l'isoler de ces véhicules ; aussi, dans l'état actuel de la science, sommes-nous obligé d'avouer notre ignorance en ce qui touche les propriétés intimes de ce virus, et si nous le reconnaissons, ce n'est que d'après ses effets.

Nous n'en savons pas davantage sur sa nature intime comme agent spécifique; on l'a tour à tour considéré comme un levain, un ferment spécial, une semence végétale, etc., mais ces hypothèses, tout à fait gratuites, n'ont rien d'utile pour la pratique, c'est pourquoi nous ne nous y arrêterons pas. Dirons-nous, avec Hunter, que c'est un poison morbide « qui est » le produit d'une maladie et qui jouit de la propriété de » produire une maladie semblable. » Cette définition ne contient rien, il est vrai, qui regarde spécialement le virus syphilitique, puisqu'elle peut s'appliquer au produit de la rage, de la vaccine, de la variole, de la pustule maligne, etc., comme à celui du chancre, mais si elle est imparfaite de ce côté, elle n'a pas l'inconvénient de pousser à de fausses théories.

Nous ne connaissons donc ni les qualités intrinsèques du virus syphilitique, ni sa nature intime, comme agent spécifique.

Quant aux modifications qu'il imprime au pus, son véhicule ordinaire, elles sont nulles en apparence. Le pus virulent est tantôt jaune, crémeux, comme le pus louable des anciens, tantôt ténu, séreux et sanguinolent ; ces différences dépendent uniquement de l'état de la plaie qui le sécrète.

L'ulcération porte-t-elle avec elle un cachet spécial qui indique que la sécrétion est virulente? Cette question touche de trop près au diagnostic du chancre, pour que nous exposions, en détail, tous les éléments qui concourent à la résoudre. Bornons-nous à rappeler qu'il est une forme particulière du chancre qui indique la virulence, c'est l'induration spécifique. En dehors de l'induration spécifique bien formulée, point de diagnostic certain sans l'inoculation, car tous les autres caractères, y compris ceux que l'on attribue au chancre Huntérien, n'ont rien de positif et ne peuvent par conséquent donner que des présomptions.

L'inoculation est donc la seule voie qui conduise sûrement au diagnostic de la virulence. On sait que le pus virulent, mis en contact avec le derme dénudé, y détermine, au bout de quelques jours, une ulcération de forme et d'aspect particuliers, dont le caractère essentiel est de reproduire la matière virulente qui l'a engendrée. Toutes les fois que l'inoculation d'un liquide sera suivie d'un semblable résultat, on sera donc en droit de conclure que ce liquide contenait de la matière virulente. Pour que les résultats de l'inoculation aient une valeur diagnostique incontestable, certaines conditions sont nécessaires, tant du côté des liquides que l'on doit inoculer, que des tissus qui vont subir l'inoculation.

Les conditions d'action du virus syphilitique doivent être recherchées : 1° dans la matière virulente; 2° dans les tissus destinés à la recevoir ; 3° dans le mode de propagation.

Conditions d'action du pus virulent. — Pour que la matière virulente produise son effet spécifique, il faut qu'elle n'ait subi aucune altération; plus elle sera récente, plus l'inoculation aura chance de réussir, néanmoins, cet état de fraîcheur de la sécrétion n'a pas été reconnu indispensable par M. Ricord. On peut en effet la conserver dix à quinze jours dans les tubes sans qu'elle perde sa propriété spécifique.

L'action des acides et des alkalis sur le pus virulent lui enlève sa propriété essentielle, il en est de même de la gangrène des tissus sur lesquels repose l'ulcération.

Conditions des tissus destinés à recevoir le virus. — Disons de

suite que ni l'âge, ni le sexe, ni les tempéraments, ni les maladies antérieures n'ont d'influence sur l'action du virus ; c'est
une loi ferme et sans restriction que personne n'a osé nier
encore. Nous devons cependant à notre impartialité de faire
connaître les recherches qui ont été faites sur les animaux,
par M. Ausias-Turenne, et répétées par M. Spérino, sur les
femmes confiées à ses soins dans l'hôpital des femmes vénériennes de Turin. Ces deux expérimentateurs ont prétendu
qu'on pouvait garantir le corps, de l'action du virus syphilitique, par l'inoculation réitérée de ce virus. Ce serait, d'après
M. Auzias-Turenne, une espèce de vaccination qu'il a désignée par le mot de *syphilisation*. La confiance dans cette
vaccination, en apparence si singulière, était si bien établie
à Turin, que plusieurs filles venaient spontanément prier
M. Spérino de les syphiliser, soit pour les préserver, soit pour
les guérir de la syphilis (*Union médicale* du 3 juillet 1851).
Nous n'avons pas à discuter ici ce moyen préservatif, cette
discussion ayant plutôt sa place dans la prophylaxie de la
syphilis. Observons seulement que, jusqu'à présent, l'expérience et l'observation cliniques sont tout à fait contraires
aux idées de MM. Auzias et Spérino.

Après cette question, il s'en présente une autre très-importante et qui a donné lieu à de grandes discussions. Le
virus syphilitique produit-il son action spécifique sur les tissus des animaux, aussi bien que sur ceux de l'homme ? Les
expériences tentées depuis Hunter jusqu'à nos jours avaient
répondu par la négative, les chiens, les chats, les singes et
autres animaux inoculés avaient paru réfractaires à l'action
du virus, mais d'autres expérimentateurs, à la tête desquels
se trouve M. Auzias-Turenne, en ont depuis décidé autrement. Notre jeune collègue qui, depuis 1844, s'est dévoué à
l'inoculation des singes, prétend que les insuccès tiennent
aux conditions dans lesquelles l'expérience a été faite. Ce
qui le prouve, dit-il, c'est qu'en évitant les lieux où l'animal
peut se lécher, on réussit dans la plupart des cas. Ces inconvénients, il est vrai, avaient été prévus dans les expériences
de M. Cullerier, puisqu'il est dit, dans le travail publié par ce

chirurgien, dans le premier volume des *Mémoires de la Société de chirurgie* :

« L'animal fut empêché de se frotter, ou bien la plaie fut » faite de telle sorte que l'animal ne pouvait se lécher. » Cependant les expériences de M. Cullerier ont été négatives. Quoiqu'il en soit, du reste, M. Auzias a choisi, comme lieu d'élection, le pavillon de l'oreille du singe, et les succès ont été nombreux.

Nous trouvons, dans l'*Union médicale* du 6 août 1850, les conditions dans lesquelles il opère, et le *Manuel opératoire*, page 278, auquel il donne la préférence. M. Auzias expose les différentes phases que subit la plaie inoculée ; la papule, la vésicule, la pustule et l'ulcération sont parfaitement indiquées et, à en juger d'après sa description, il n'y aurait plus de doute sur la possibilité d'inoculer le pus virulent de l'homme au singe.

Bien plus, M. Auzias a emprunté du pus à la plaie produite sur le singe et l'a inoculé, avec résultat positif, sur le bras d'un homme. C'est sur M. Robert de Welz qu'a été pratiquée cette inoculation ; après ces faits, on ne pouvait plus mettre en doute la transmissibilité des chancres de l'homme aux animaux et des animaux à l'homme. Néanmoins, MM. Ricord et Cullerier qui, comme Hunter, avaient obtenus des résultats négatifs, ont donné une autre explication des résultats publiés par M. Auzias : ils ont prétendu que la peau des singes avait simplement servi de terrain de transplantation à la matière virulente ; que la matière virulente avait été conservée sur les tissus de ces animaux comme elle l'aurait été dans un tube.

Longtemps j'ai été partisan de cette opinion, mais les expériences que je viens de faire *à mes risques et périls* ont complètement changé ma manière de voir sur ce point de syphilographie.

Je suis convaincu aujourd'hui que les chancres peuvent être transmis de l'homme à l'animal, de l'animal à l'homme, d'un animal à un autre et de l'animal à lui-même.

Mes expériences ont été faites sur des chats, j'ai choisi la face interne de l'oreille comme le point le plus propice à l'implantation du virus et à la protection de la piqûre.

Le 16 août, j'ai emprunté du pus virulent à un de mes malades atteint de chancres simples au 10ᵉ jour, je l'ai implanté à la face interne de l'oreille droite d'un jeune chat.

Le 17, rien de nouveau.

Le 18, durillon du volume d'une tête de grosse épingle.

Le 19, je prends du pus sur ce durillon et l'implante sur l'oreille gauche du même animal.

Le 20, je prends du pus sur la pustule consécutive à la première inoculation et l'inocule à la partie inférieure et externe de mon bras gauche *avec la conviction que la piqûre n'aura pas de suite.*

Le 21, l'inoculation faite le 19 sur l'oreille gauche de l'animal avec le pus pris sur son oreille droite est en pleine activité. Je prends de son pus et me l'inocule à la partie supérieure et externe de l'avant-bras gauche.

Le 22, les chancres du chat sont en pleine activité, je prends du pus sur celui de l'oreille gauche et l'inocule à la face interne de l'oreille gauche d'un autre chat de deux mois, très-bien portant.

L'inoculation pratiquée sur mon bras est très-rouge, enflammée et présente un point purulent au centre. Celle de l'avant-bras est très-douloureuse, rouge à base engorgée; elle est le point de départ d'une lymphite qui contourne le membre, vient passer au niveau du ganglion épitrochléen qui se trouve engorgé et remonte le long de la face interne du bras en suivant le trajet des vaisseaux et nerfs, l'aisselle est très-douloureuse. Effrayé des progrès rapides de cette inoculation, je me désiste du projet que j'avais conçu de tenter sur moi la syphilisation, et sur le conseil de mes amis et collègues MM. Bouffier et Clarion, je cautérise la pustule avec la pâte de Vienne; je laisse néanmoins marcher l'inoculation du bras qui ne présentait rien d'alarmant.

Depuis lors, j'ai beaucoup souffert; je ne puis actuellement me servir de mon bras gauche.

Le 27 août, l'escharre commence à se détacher, l'inoculation du bras est toujours en pleine activité.

Du 22 au 27, j'ai inoculé le pus de ma première piqûre aux chats, j'ai inoculé du nouveau pus sur ces animaux, le plus souvent de petits pustules se sont développés, toujours avec leur base indurée.

Après les premières inoculations, mes animaux ont perdu l'appétit, sont devenus tristes et l'un d'eux a vomi tout un jour. Mais j'attribue ces dérangements au fait même de la piqûre; j'attends maintenant, pour me prononcer sur l'aptitude ou l'inaptitude de ces animaux, à la syphilis constitutionnelle. Car jusqu'à présent je ne puis avancer qu'un fait : qu'ils sont, comme l'homme, aptes à contracter des plaies qui, pendant un certain temps qui, chez eux, ne dépasse guère huit jours, sécrètent du pus inoculable. On trouvera à la fin de l'ouvrage la narration complète et détaillée des résultats que j'ai obtenus.

La condition la plus favorable à l'inoculation, c'est une solution de continuité récente; cependant le pus syphilitique peut aussi s'inoculer sur des tissus non ulcérés, c'est ce qui a lieu lorsqu'il est déposé dans un follicule où il peut séjourner quelque temps. Là, en effet, il finit par éroder le follicule, et se trouve alors en contact avec une petite surface ulcérée sur laquelle il agit comme dans le cas précédent. Plus les tissus seront délicats, munis de replis et de follicules, et plus ils seront sujets à être inoculés. Ces prédispositions sont réunies surtout dans les organes génitaux, aussi sont-ils plus sujets que les autres parties aux ulcérations syphilitiques. Il faut, du reste, tenir compte des fonctions qu'ils remplissent, fonctions qui les exposent plus souvent au contact du pus syphilitique.

Cependant les autres parties du corps sont loin d'être réfractaires à l'inoculation, nous verrons en effet, dans le courant de notre travail, que les chancres des parties extra-génitales entrent, pour une proportion assez élevée, dans le nombre total de ces maladies.

Mode de propagation. — On a cru longtemps que la vérole pouvait se prendre par l'air qu'on respire, mais on sait aujourd'hui qu'il n'y a de contagion possible qu'après l'application du pus virulent sur les tissus. Le mode de contagion le plus commun se trouve dans les rapports sexuels naturels, viennent ensuite les rapports contre nature, à la suite desquels se développent les chancres anaux, buccaux, digitaux, sincipitaux, massétérins, labiaux, mentonniers, etc.... Le toucher vaginal, pratiqué médicalement, peut aussi être suivi de la contagion; des canules, des pipes, des fourchettes, des draps, un masque, le *speculum*, etc., servent quelquefois à transporter le virus syphilitique d'un individu à un autre, il en est de même des pièces de pansements. Le mode de propagation le plus efficace, celui que l'on étudie le mieux, est, sans contredit, l'inoculation artificielle.

Pour la pratiquer, on se sert ordinairement d'une lancette très-propre dont on a plongé l'extrémité dans le pus syphilitique, on enfonce cette lancette, ainsi imprégnée de virus, dans l'épaisseur du derme et l'on a soin, avant de la retirer, de lui imprimer de légers mouvements de latéralité, afin d'essuyer la matière virulente contre les parois de la solution de continuité. On suit du reste le même procédé que pour la vaccine.

On peut aussi se borner à dénuder le derme par un procédé quelconque et à appliquer le virus sur cette plaie récente.

L'inoculation une fois pratiquée, la petite plaie doit être mise sous un verre en forme d'une cloche, afin de la protéger contre le frottement ou autres influences. Il est bien rare qu'en observant ces préceptes, le pus virulent ne produise pas un chancre.

Effets du virus syphilitique sur les téguments de l'homme. — On a cru longtemps, et beaucoup de syphilographes partagent cette opinion, que le virus, mis en contact avec les tissus, était absorbé de suite et allait infecter l'économie, et que ce n'était qu'après cette action générale qu'il venait, comme par une espèce de choc en retour, produire ses effets sur la partie primitivement infectée. Les partisans de cette doctrine ont donné le nom d'*incubation* au laps de temps qui sépare l'application de la cause de ses effets. Ce n'est pas ici le lieu de discuter ce point de doctrine, cette discussion trouvera mieux sa place à la fin de notre travail, lorsque nous exposerons l'évolution de la syphilis.

Passons à l'étude des phénomènes qui succèdent à l'implantation du pus virulent sur les téguments de l'homme.

Déposé sur les téguments sains, peau ou muqueuse, il y séjourne quelque temps sans produire d'altération sensible; mais, dans un délai variable, il développe sur ces parties, comme le ferait toute autre substance corrosive, une irritation simple qui, sur la peau, se manifeste par une tache érythémateuse légère, et sur les muqueuses du gland et du prépuce, par un érythème suivi, quelquefois, de sécrétion muqueuse. La muqueuse du canal de l'urètre éprouve les mêmes effets et peut sécréter une matière muqueuse comme dans le cas de blennorrhagie.

Ces accidents ne présentent encore rien de spécifique, ils ne sont que le fait de l'irritation simple.

Si, dans ces conditions, une cause quelconque vient à enlever ou à neutraliser sur place le virus syphilitique, son action propre n'a pas lieu, l'ulcère primitif n'est pas produit.

Si au contraire la matière virulente reste sans altération, les tissus finissent par s'éroder, s'ulcérer, et le chancre se produit.

Le pus virulent, placé dans les conditions que nous venons d'étudier, exigerait donc un certain laps de temps avant d'agir spécifiquement.

Cette action spécifique se fait attendre d'autant plus longtemps que les tissus sont plus durs et plus difficiles à irriter. Lorsque la matière virulente, au lieu d'être mise au hasard à la surface des téguments, est déposée sur une plaie récente, une déchirure par exemple, l'inoculation se fait de suite et revêt en très-peu de temps le caractère du chancre.

Quelque soit le lieu d'implantation du virus, son action se produit, s'il peut y séjourner quelque temps sans subir d'altération.

Nous avons observé des chancres aux organes génitaux, à l'anus, à la face, sur la langue, au sinciput, au coude, aux doigts, à la région trochantérienne, etc. L'on ne sera point étonné de cette variété de siége, en réfléchissant à tous les moyens de transport qui sont ouverts à la matière virulente.

Pour qu'un chancre se développe sur une région, il suffit, en effet, que le virus syphilitique y soit déposé et mis dans des conditions favorables à l'inoculation, peu importe le mode de transport; un verre, une pipe, un masque, des linges, etc., ne peuvent-ils pas servir de terrain de transition au pus virulent? Le contact immédiat de la surface sécrétante n'est donc pas obligé. Cette question, secondaire en apparence, nous semble acquérir une grande portée en médecine légale.

Inoculation artificielle. — Pour étudier pas à pas les modifications successives qu'imprime le virus syphilitique aux tissus sur lesquels il est déposé, il est indispensable de recourir à l'inoculation artificielle.

Voici ce que nous avons observé dans les inoculations pratiquées par M. Ricord, au moyen d'une lancette imprégnée de pus syphilitique pris sur un chancre:

Premier jour, rougeur du point piqué;

Deuxième jour, auréole inflammatoire, tuméfaction, formation d'une papule;

Troisième jour, formation d'une vésicule pleine de sérosité;

Quatrième jour, la vésicule devient plus grosse, le liquide qu'elle contient se trouble, elle passe à l'état de pustule et s'ombilique au centre;

Cinquième jour, la pustule s'affaisse;

Sixième jour, elle commence à se dessécher et s'aplatit complètement;

Enfin, les jours suivants, elle se recouvre de croûtes brunâtres à travers lesquelles suinte un liquide purulent. Ces croûtes donnent au chancre l'aspect du rupia ou de l'éthyma.

Si à partir du sixième jour de l'inoculation « on détache » les croûtes ou si elles tombent, on trouve dessous un ulcè- » re qui, siégeant sur la base dure dont nous avons parlé, » offre un fond dont la profondeur est représentée par toute

» l'épaisseur de la peau, et dont la surface blanche, d'un
» gris plus ou moins foncé, est formée par une matière lac-
» dacée, quelquefois pultacée, ou même par une fausse
» membrane qu'on ne peut détacher en l'abstergeant. Les
» bords de l'ulcération à cette époque, nettement taillés
» comme par un emporte-pièce parfaitement circulaire, sont
» cependant décollés dans une étendue plus ou moins gran-
» de, et offrent, à la loupe, de légères dentelures et une sur-
» face semblable à celle du fond ; leur marge, siége d'un
» engorgement et d'une induration pareille à celle de la ba-
» se, présente une espèce d'anneau d'un rouge brun plus ou
» moins violacé, et qui, plus saillant que les parties voisines,
» relève ainsi les bords en les renversant un peu, et qui,
» dans les premiers temps, donne un aspect infundibuliforme
» à ces ulcérations. » (*Traité pratique des maladies vénériennes*, Ricord).

Telle est la forme type des chancres, mais malheureusement pour le diagnostic, cette forme modèle est la plus rare
et ne s'obtient souvent que par des moyens artificiels. Quelque soit du reste le mécanisme de la contagion, l'ulcération,
abandonnée à elle-même et suivie depuis son début jusqu'à
sa guérison complète, présente deux périodes bien distinctes : la première est la *période de virulence*, de *spécificité*
ou de *progrès* ; la seconde, la *période de réparation* ou de
neutralisation. Comme chacune de ces périodes doit être l'objet d'une étude spéciale dans la description du chancre régulier, nous nous bornerons à mentionner ici leur caractère
essentiel, sans recourir à de grands développements.

Le caractère essentiel de la première période, réside dans
la propriété d'inoculation de la matière sécrétée ; cette matière, mise dans des conditions convenables est en effet toujours inoculable.

Le pus sécrété pendant la seconde période a perdu la propriété d'inoculation, c'est qu'alors le chancre est réduit à une
plaie simple qui tend à la cicatrisation.

Une fois parvenue à la seconde période, l'ulcération ne
revêt plus les caractères de la première ; il n'y a qu'une ex-

ception à cette règle, c'est lorsqu'une nouvelle inoculation vient à se faire sur la plaie non encore cicatrisée, mais dans ce cas, on a affaire à un nouveau chancre enté sur une plaie simple.

Travail de la virulence — Nous avons dit qu'à une certaine période, période de progrès, l'ulcération sécrète une matière virulente qui a la propriété de reproduire le chancre. Comment la sécrétion acquiert-elle ses propriétés virulentes, ou, en un mot, quel est le mécanisme de la virulence?

Plusieurs explications ont été proposées, mais, à notre avis, les raisons qu'on a invoquées de part et d'autre sont encore loin d'être en harmonie avec les faits observés chaque jour.

On a pensé d'abord que la sécrétion ne devenait virulente qu'après coup, c'est-à dire lorsque déjà elle était toute formée et répandue sur la plaie; mais s'il en était ainsi, les irrigations continues sur la plaie, en s'opposant au séjour prolongé du pus à sa surface, mettraient l'ulcération dans les conditions d'une plaie simple, et hâteraient le travail de la cicatrisation; or, l'expérience a prouvé que ces lotions, quoique très-utiles sous beaucoup d'autres rapports, ne détruisent point la spécificité; on a dit ensuite que la virulence était un travail de surface. Dans cette hypothèse, on pourrait, en détruisant la couche superficielle sur laquelle repose l'ulcération, neutraliser la spécificité; mais nous savons que les cautérisations, quoique très-profondes, n'atteignent pas toujours ce but, et que souvent les excisions ne réussissent pas davantage. Il faut donc invoquer une autre explication. En suivant les effets de la cautérisation et de l'excision des parties qui sont le siége de l'ulcération, on a remarqué que plus le chancre était ancien, étendu en surface et en profondeur, plus il fallait le cautériser ou l'exciser profondément pour neutraliser la spécificité. Le travail de la virulence se ferait donc dans une certaine limite dont les rayons seraient en raison de l'étendue de l'ulcération et de sa durée. C'est à ce cercle virulent que M. Ricord a donné le nom de *sphère d'activité virulente*; toute plaie pratiquée dans ses rayons devient chancreuse. C'est là un point très-important et qu'il faut

surtout prendre en considération, quand on doit faire une
opération dans le voisinage d'une ulcération primitive. Le travail de la virulence se fait toujours dans de certaines limites
et n'envahit jamais toute l'économie ; s'il en était autrement,
toute plaie, pratiquée sur une région quelconque du corps,
prendrait les caractères du chancre, et comme telle, sécrè-
terait du virus inoculable ; l'expérience et l'observation jour-
nalières prouvent le contraire. Ce qui a pu donner le change
aux partisans de la virulence générale, c'est que des solutions de continuité, pratiquées plus ou moins loin du chancre,
se sont inoculées après coup et ont pris le caractère virulent,
mais ici la virulence venait du dehors et non point de l'intérieur.

Revenons au travail de la virulence. La sphère d'activité
virulente, découverte par M. Ricord, explique bien la per-
sistence de la spécificité après des excisions et des cautérisations profondes ; elle rend compte aussi des modifications
que subissent les plaies faites autour de l'ulcération primitive,
en admettant qu'elles soient protégées contre le pus qui découle de ces ulcérations. Mais voici une question qui nous
paraît importante, tant au point de vue scientifique que pratique. Le sang et la lymphe, pris sur des plaies récentes pratiquées dans les tissus de la sphère d'activité, seraient-ils inoculables comme le pus que sécrètent plus tard ces solutions
de continuité, il est bien entendu que la solution de continuité récente doit être préservée du contact du pus chancreux.

Dans le cas où les liquides empruntés à la surface saignan-
te seraient inoculables, on serait en droit de conclure que le
virus se forme dans l'épaisseur même de la sphère de virulence, et qu'il filtre à travers la plaie pour venir se mêler à
son véhicule habituel, le pus.

Mais si ces liquides n'étaient pas inoculables d'abord, que
devrait-on penser de leur propriété négative, en présence
de la virulence qui plus tard envahit la plaie ? Comment expliquer cette espèce de virulence après coup ? Ces questions,
je ne les ai trouvé résolues nulle part, personne que je sache

ne se les était posées. Les conditions dans lesquelles je me trouve actuellement, ne me permettant pas d'essayer de les résoudre, j'ai dû m'adresser à mon ancien maître, M. Ricord, qui s'est empressé de mettre à mon service son génie observateur. J'attends donc les expériences de M. Ricord pour me prononcer.

Nous terminons là nos considérations générales pour passer à l'étude du chancre.

CHAPITRE II.

Du chancre (ulcère primitif).

Nous donnons le nom de chancre à une ulcération spécifique déterminée, sur un point de la peau ou des muqueuses,
par l'inoculation directe du virus syphilitique, soit pendant
le coït soit de toute autre manière. Le chancre est l'antécédent obligé de la vérole comme la morsure du chien enragé
est l'antécédent obligé de la rage, et la piqûre vaccinale celui
de la vaccine. Admettre que le virus empoisonne la constitution avant d'agir localement, c'est avancer un fait contraire à la saine observation, au bon sens médical et à l'analogie la mieux constatée, c'est placer la charrue avant les
bœufs.

Siége du chancre. — Toutes les parties accessibles aux inoculations naturelles et artificielles peuvent devenir le siége
du chancre; c'est assez faire entendre qu'il peut siéger aussi
bien sur l'enveloppe cutanée que sur les muqueuses. Les
parties génitales étant, plus fréquemment que les autres tissus, exposées au contact direct de la matière virulente,
sont nécessairement plus sujettes à cette maladie; chez l'homme, c'est le gland, le prépuce; chez la femme, la face interne
des grandes lèvres, les petites lèvres et l'entrée du vagin;
chez l'homme les côtés du frein, chez la femme l'angle de
la fourchette.

Sur 202 observations prises au hasard, pendant mon internat à l'hôpital du Midi de Paris, j'ai trouvé 188 cas de chancres siégeant dans la sphère des organes génitaux, 25 cas
en dehors de cette sphère, et 9 cas douteux.

Des 188, 162 étaient placés à la surface du pénis, tant sur

la peau de la verge que sur la muqueuse glando-prépucienne; 18 sur les lèvres du méat ou dans le canal; 2 au-
dessus du pubis; 2 à l'angle qui sépare le pénis du scrotum;
4 sur le scrotum. Des 25, étrangers à la sphère génitale, 6
étaient placés sur le menton; 4 à l'anus; 7 aux lèvres buccales; 1 à la commissure externe de l'œil; 1 au doigt; 1 au
front; 1 aux gencives; 1 à la joue; 3 à la région trochantérienne; 1 sur la langue. A combien d'erreurs ne serait-on
pas exposé dans l'appréciation des accidents constitutionnels
et dans la recherche de leur véritable source, si l'on ne te-
nait compte de toutes ces variétés de siége.

Causes. — La cause essentielle, *sine quâ non*, du chancre,
réside dans le virus syphilitique qui découle de cet accident,
à la période de progrès; le chancre suppose donc un autre
chancre comme antécédent obligé, bien différent, en cela,
de la blennorrhagie qui peut se déclarer par le seul fait d'une
excitation prolongée, et au milieu des conditions les plus
variées, sans le contact obligé du pus blennorrhagique sur
les muqueuses génitales; mais tout en admettant l'unité
et l'essentialité de la cause syphilitique, il faut reconnaître
aussi la part que peuvent avoir, dans la syphilogénie, d'autres conditions accessoires.

Que deviendrait, par exemple, le pus syphilitique déposé
au hasard à la surface d'un tissu cutané endurci, exposé à des
frottements incessants ou à d'autres agents extérieurs capables de l'enlever ou de le neutraliser? évidemment son action
serait nulle. A côté de la cause capitale, il y a donc un groupe
de conditions qui, pour n'être que secondaires, n'en jouent
pas moins un rôle très-important.

Ces conditions doivent nous occuper quelques instants,
car ce ne sera qu'après les avoir étudiées que nous pourrons
les détruire autant que faire se peut, dans le but de prévenir
la maladie. Supposons un foyer naturel en pleine activité
virulente: la première condition est qu'une certaine quantité
de virus soit, par un mécanisme quelconque, mise en contact
avec l'organe qui doit subir la contagion.

Ce contact peut être médiat ou immédiat. Dans le premier

cas, le mode de transport est très-varié, mais c'est le plus souvent au moyen des doigts qu'il a lieu. Comme nous l'avons déjà dit en parlant des conditions d'action de virus, une pipe, un verre, un masque, le linge des instruments de chirurgie, ont quelquefois servi d'intermédiaire au virus syphilitique. Rappelons enfin que les inoculations artificielles rentrent aussi dans la classe des moyens de transports immédiats. La contagion immédiate a lieu toutes les fois que le pus virulent s'inocule sur la partie qui a été mise en contact direct avec le foyer virulent.

Elle peut se faire sur les doigts, sur les lèvres, sur la langue, à l'anus et dans beaucoup d'autres parties, aussi bien qu'aux parties génitales. Pour bien concevoir le rôle des conditions qui favorisent la contagion, il faut partir de ce principe, à savoir que c'est toujours sur une plaie que se pratique l'inoculation. Cette plaie peut être antérieure au coït infectant, se développer pendant l'acte lui-même, ou bien ne survenir qu'à une époque plus ou moins éloignée des rapports sexuels. Dans le premier cas, le pus virulent se trouve en contact avec une plaie suppurente et s'inocule d'autant plus facilement que cette plaie a moins de durée. Les personnes sujettes à la balano-posthite ulcéreuse, et à l'herpès du prépuce sont exposées à ce mode de contagion.

Quand la solution de continuité se produit pendant l'acte du coït, le contact de la matière virulente est presque à coup sûr suivie de la contagion. C'est ce qui arrive en effet; énu-mérons donc les conditions qui favorisent la déchirure des tissus dans les rapports sexuels, et nous aurons exposées celles qui aident la contagion.

Nous mettons en première ligne la disproportion des or-ganes génitaux de l'homme et de la femme, en observant toutefois qu'elle doit être à l'avantage de ceux de l'homme; viennent ensuite, la finesse des tissus, des cicatrices anté-rieures toujours très-faciles à se rompre, la prolongation et la répétition du coït, chez l'homme la brièveté du frein et le phimosis; ces deux dernières dispositions sont peut-être celles qui favorisent le plus les déchirures, et ce qui le prou-

verait c’est que, lorsqu’elles existent, les parties qui les constituent sont presque exclusivement le siége des chancres. On
les observe en effet très-souvent sur les côtés du frein quand
celui-ci est trop court, et sur le limbe du prépuce quand son
ouverture est très-étroite, justement dans les points exposés
aux éraillures.

Nous avons dit que la contagion pouvait se faire aussi sur
une plaie venue un laps de temps variable après les rapports
sexuels. Pour que le cas arrive, il faut que le pus séjourne
quelque temps sur les tissus. Or, les organes génitaux, tant
ceux de l’homme que de la femme sont admirablement disposés pour cela; de nombreux plis et replis, des cavités naturelles plus ou moins profondes, des follicules sébacés toujours béants et prêts à recevoir le pus virulent, le phimosis
chez l’homme les caroncules chez la femme, quelquefois des
végétations; voilà, j’espère, des dispositions plus que suffisantes pour emprisonner le virus et autres agents morbides.
Qu’une érosion, suite fréquente de l’irritation développée
pendant le coït, vienne à poindre à côté de l’endroit qui ré-
cèle le pus virulent, le contact entre le pus virulent et cette
plaie récente ne se fait pas attendre et la contagion s’accom-
plit aussitôt.

Le pus virulent est quelquefois obligé d’ouvrir lui-même la
tranchée nécessaire à son action spécifique. Il suffit pour cela
qu’il reste quelque temps en contact avec la muqueuse, surtout si elle est fine et délicate. On objectera peut-être qu’il
est difficile de concevoir qu’une petite quantité de pus séjourne longtemps sur des parties très-mobiles, soumises à
de fréquents examens et à des lotions répétées; mais nous
avons dit qu’il existait tant chez l’homme que chez la femme
des replis très-profonds, des follicules qui pouvaient emprisonner la matière virulente et la soustraire à tous les agents
extérieurs. Or, le virus renfermé dans ces parties travaille
sourdement et parvient tôt ou tard à s’inoculer. Son premier
effet est l’irritation simple des tissus sur lesquels il repose,
puis vient l’érosion et enfin l’ulcération spécifique. Lorsque
le chancre naît par ce dernier mécanisme, la promptitude

de son apparition dépend du degré d'âcreté du pus virulent
et du plus ou moins de finesse des tissus sur lesquels il repose. Il est évident que plus le pus sera irritant, les tissus
fins et sensibles, plus l'érosion sera facile et l'inoculation
prompte.

Nous venons de résumer en peu de mots les conditions
principales qui favorisent l'action spécifique du virus; passons à l'étude des symptômes du chancre.

Symptômes du chancre. — Il est rare qu'entre le coït infectant et l'apparition de l'ulcération primitive il n'y ait pas un
certain laps de temps; ce temps est variable, il est vrai,
c'est un, deux, trois, cinq et même huit jours, et dépend
d'ailleurs beaucoup des conditions dans lesquelles se trouve
le pus virulent. Ainsi, par exemple, lorsqu'il est déposé sur
une plaie récente antérieure ou consécutive au coït, un jour
ou deux suffisent pour que les caractères spécifiques soient
franchement formulés. Mais que se passe-t-il pendant cette
période de silence? Le virus reste-t-il sans action jusqu'au
moment de l'apparition du chancre? Agit-il localement sur
les tissus qui le récèlent, ou bien enfin filtre-t-il à travers les
tissus, sans les altérer pour atteindre directement la constitution? Les expériences d'inoculation ont, depuis longtemps,
démontré que le pus virulent entre en action peu de temps
après qu'il a été déposé sur les tissus en les irritant d'abord,
les érodant ensuite et les ulcérant enfin, à la manière des
irritants simples, comme pour favoriser l'action du principe
spécifique, et ce n'est que lorsque l'ulcération a été produite
que l'inoculation a lieu. Tous ces préliminaires, qui manquent
d'ailleurs quand le pus est déposé sur une solution de continuité, passent le plus souvent inaperçus. Le médecin les constate très-rarement, le malade ne les observe pas plus que
ce dernier. Pour nous, qui les avons observés après les inoculations artificielles, ils constituent la période prodromique
de l'ulcération primitive. Pour d'autres syphilographes, qui
repoussent systématiquement les résultats de l'inoculation,
c'est encore la *période d'incubation.*

Nous nous bornons à indiquer ici cette doctrine, nous réservant de l'examiner en détail lorsque nous étudierons l'évolution de la syphilis. Rappelons seulement que, pour la plupart de ses partisans, le début réel de la maladie commence au moment même du coït impur, et que le chancre, la blennorrhagie, le bubon, etc., ne sont que des manifestations locales de la maladie générale. Il est à peine besoin de dire que cette doctrine est en opposition complète avec celle de M. Ricord qui regarde le chancre comme le premier accident, accident obligé, de la syphilis constitutionnelle.

L'apparition du chancre n'est donc, dans aucun cas, précédée de phénomènes généraux, les prodromes qui précèdent quelquefois l'action spécifique du virus, se passent sur le point imprégné et sont purement locaux ; ils se bornent à de la démangeaison suivie d'un peu de chaleur et d'une légère tache érythémateuse. Comme nous l'avons déjà dit, ces prodromes frappent bien rarement l'attention, aussi n'est-ce le plus souvent qu'à la période ulcérative que la maladie est constatée.

La forme ulcérative d'emblée est à la vérité la plus fréquente, et arrive fatalement quel que soit d'ailleurs le début du chancre ; néanmoins, l'observation clinique et les expériences d'inoculation prouvent que l'ulcération peut être précédée d'une vésico-pustule, simuler l'éthyma, le furoncle et, dans quelques cas, l'abcès phlegmoneux.

Le début æthymateux succède le plus souvent aux inoculations artificielles, on peut l'observer aussi après un coït infectant ; nous l'avons vu souvent sur la peau de la verge, à la base du pubis, sur les bourses, au pourtour des grandes lèvres chez la femme et sur plusieurs autres régions du corps. Elle apparaît très-fréquemment dans les parties riches en follicules. Là, en effet, le pus s'introduit dans ces petits pertuis, les enflamme bientôt, détermine une vésico-pustule et enfin la pustule caractéristique de l'ecthyma. Ces distinctions ont plus d'importance qu'on ne le croirait au premier abord, et nous pourrions citer des cas d'erreur très-graves et qui ont eu des suites fâcheuses, faute de les avoir établies.

La forme furonculeuse succède fréquemment à l'inoculation des piqûres de sangsues, dans ce cas, la plaie se referme superficiellement et le virus, qui a continué son action dans l'épaisseur de la peau et dans les couches superficielles du tissu cellulaire sous-cutané, amène dans ces parties une inflammation circonscrite suivie bientôt d'un bouton furonculeux. Le chancre furonculeux n'est pas rare dans les régions riches en tissu cellulaire lâche ; on peut l'observer dans les mêmes régions que l'ecthyma.

Considéré comme accident immédiat, l'abcès chancreux est assez rare, mais on le rencontre assez fréquemment, comme accident successif. Il est consécutif à la lymphite virulente. Dans ce cas, les lymphatiques transportent une certaine quantité de pus virulent, qui, en se répandant dans le tissu cellulaire ambiant, finit par l'enflammer et donner lieu à un phlegmon d'une étendue variable. Les abcès ganglionnaires spécifiques pourraient être rangés dans cette catégorie.

Les formes précédentes n'ont qu'un temps de durée, et aboutissent fatalement à l'ulcération. Le chancre présente deux périodes bien distinctes établies par M. Ricord ; la première est dite *période de progrès*, *de virulence*, *de spécificité* ; la dernière période de *neutralisation ou de réparation*.

Ce qui distingue essentiellement ces deux périodes, c'est que, pendant la première, le pus du chancre est inoculable, au lieu que, pendant la seconde, il a perdu ses propriétés virulentes.

Période de progrès. — Le chancre consécutif au coït est le plus souvent arrondi, plus ou moins profond, occupe toute l'épaisseur ou seulement une partie de la muqueuse ou de la peau ; son étendue en largeur est variable, tantôt de la largeur d'une lentille, tantôt comme un pois ; il peut avoir un ou plusieurs centimètres de diamètre. Ses bords sont ordinairement taillés nettement, légèrement décollés, et quelquefois renversés en dehors de la plaie ; ils présentent une rougeur vive ou violacée qui s'étend à une petite distance de la plaie, le fond est inégal, recouvert d'une matière jaunâtre plus ou moins épaisse, toujours difficile à détacher, la base engorgée est plus dure que les autres parties.

L'ulcère primitif qui présente ces caractères a reçu le nom de *chancre Huntérien*, parce que Hunter l'avait décrit comme le type de cet accident. Mais on se tromperait gravement si l'on s'attendait à retrouver dans toutes les ulcérations de cette nature des caractères aussi tranchés. L'étendue, la forme, la profondeur, l'aspect de la surface ulcérée, subissent quelquefois de si grandes modifications qu'il ne serait plus possible d'établir le diagnostic d'après les seules données du chancre Huntérien, et nous pouvons dire, sans crainte de nous tromper, que le chancre Huntérien est celui qui se rencontre le moins souvent.

D'ailleurs, toutes ces modifications dépendent le plus souvent de causes étrangères à la spécificité. Elles tiennent au siége de la maladie, à la constitution du sujet, aux maladies actuelles qu'il subit, et quelquefois au traitement qu'il a employé ; elles ne peuvent donc servir en rien au diagnostic. Aussi, pour M. Ricord comme pour nous, les seuls signes *pathognomoniques univoques* sont l'inoculabilité du pus fourni par l'ulcère primitif dans la période de progrès et les symptômes d'empoisonnement général. Pendant la période de progrès le chancre sécrète du pus, tantôt crémeux, bien lié et jaunâtre, tantôt ténu, comme séreux et rouillé, s'étend en largeur et en profondeur et change de forme à mesure qu'il passe d'un tissu à un autre. C'est ainsi que le chancre arrondi qui siége derrière le gland devient allongé à mesure qu'il passe sur le gland lui-même et *vice versâ*. Plusieurs chancres de grandeur médiocre peuvent, en s'élargissant, se réunir par leur circonférence, il en résulte alors une ulcération plus ou moins large à bords irréguliers, anguleux, dont le pourtour semble composé de plusieurs parties de circonférences inégales. Un seul chancre peut exister dans le principe et être suivi du développement de plusieurs autres. Ces nouvelles ulcérations sont déterminées par le contact plus ou moins prolongé, sur les tissus ambiants, de la matière virulente qui découle de la première.

Tant que le chancre est en période de progrès, il n'a aucune tendance à se rappetisser, c'est tout au plus s'il conserve ses dimensions en restant dans une espèce de *statu quo*. Mais au bout d'un certain temps, que l'on ne peut préciser, la spécificité s'éteint pour faire place à la période de réparation.

Période de réparation. — Ce qui la distingue essentiellement de la précédente, c'est que l'ulcération ne fournit plus de pus contagieux. L'ulcère cesse de s'étendre, son fond se déterge, et de jaune grisâtre passe à la couleur rosée ; de petits bourgeons rosés, recouverts d'un pus jaune, facile à détacher, commencent à poindre, la rougeur et l'engorgement du pourtour disparaissent, les bords eux-mêmes s'affaissent et vont à la rencontre du fond, le chancre s'est transformé en une plaie simple, et ses caractères spécifiques ne reviennent plus spontanément. La cicatrisation marche de la circonférence vers le centre, c'est alors que l'on aperçoit sur les bords une pellicule de couleur cendrée entourée d'un liseret violacé qui indique le tissu cicatriciel.

Une portion de l'ulcère primitif est quelquefois en réparation, que l'autre est encore à la période de progrès ; dans ce cas, il est dangereux de laisser longtemps le pus spécifique en contact avec la plaie, car la partie réduite à l'état de plaie simple pourrait s'inoculer de nouveau.

Marche. — Durée. — Complication. — Dans un grand nombre de cas, l'ulcère primitif parcourt ses deux périodes avec simplicité et régularité, sa marche est alors sub-aiguë ; sa durée dépasse rarement le quatrième septénaire, mais certaines conditions, qu'il n'est pas toujours possible de découvrir, viennent quelquefois compliquer la maladie et éloigner sa terminaison. Locales ou internes, ces conditions ont des résultats différents ; tantôt c'est l'élément inflammatoire simple qu'elles provoquent autour de la plaie spécifique ; les tissus qui entourent le chancre, deviennent rouges, chauds, douloureux ; les vaisseaux lymphatiques qui aboutissent à la plaie s'enflamment ; de là une lymphite plus ou moins intense, lymphite, souvent accompagnée d'une adénite des ganglions voisins. L'inflammation des tissus ambiants peut changer la disposition des parties et occasionner des accidents graves.

Parmi ces accidents, le phimosis, le phimosis et le paraphimosis sont les plus fréquents; dans d'autres cas, les lymphatiques qui partent de la plaie chancreuse, emportent la matière virulente jusque dans les ganglions les plus voisins; de
là une adénite spécifique qui suppure fatalement. La gangrène, le phagédénisme et l'induration spécifique sont les
trois accidents les plus graves du chancre: les deux premiers
exposent à des destructions locales, quelquefois assz étendues pour laisser après elles des difformités irréparables. Le
dernier est toujours l'indice de l'infection syphilitique.

L'ulcère primitif peut donc, suivant les circonstances, passer de la forme la plus simple et la plus bénigne à des formes
plus graves, et donner naissance, suivant le cas, tantôt au
chancre inflammatoire, à tendance gangréneuse franche; tantôt
au *chancre phagédénique*; tantôt enfin au *chancre induré*; trois
formes qui vont être pour nous l'objet d'une étude spéciale.

Chancre inflammatoire à tendence gangréneuse franche. — La
gangrène franche éliminatoire est, le plus souvent, le résultat d'une vive inflammation développée autour du chancre.
Cette inflammation peut trouver son point de départ dans des
conditions locales, ou être provoquée par un trouble survenu
accidentellement dans l'organisme. Les tempéraments sanguins y sont plus sujets que les autres; l'abus des boissons
alcooliques est, sans contredit, la cause la mieux constatée
de la gangrène du chancre; les veilles, les fatigues et les excès en tout genre peuvent compter aussi au nombre des conditions qui la favorisent; les pansements mal faits, les applications de substances trop irritantes, les cautérisations
intempestives y contribuent aussi. D'ailleurs, ces causes n'a-
gissent pas de la même manière sur tous les sujets. Chez un
sujet fort, bien constitué, à tempérament sanguin, elles amènent une gangrène franche suivie de l'élimination des tissus
malades; chez d'autres moins forts, d'une constitution plus
délicate et d'un tempérament lymphatique, elles détermine-
ront le phagédénisme.

Symptômes. — Quelle que soit la cause qui amène la gangrène, son premier signe est toujours une inflammation plus

ou moins vive, plus ou moins étendue, suivie de douleurs et de chaleur; les tissus qui entourent le chancre, rouges d'abord, prennent bientôt la teinte violacée; le fond de l'ulcération, qui avait la teinte jaune, grisâtre du chancre simple, brunit et sécrète une matière ténue, chargée de détritus organiques. Toute la partie, destinée à être éliminée, prend une teinte foncée, se ramollit et se détache des parties saines aux limites desquelles est tracé un cercle inflammatoire très-vif. Quelques jours suffisent pour que la partie mortifiée tombe en lambeaux; on peut favoriser sa chute au moyen de pansements légèrement excitants. La plaie, débarrassée des tissus sphacelés, présente une surface rouge, vermeille et bourgeonnante, qui ne tarde pas à se cicatriser.

Le grand avantage de la gangrène franche est de détruire la spécificité de l'ulcération, à ce titre, on doit la désirer, car elle abrége souvent la durée de la maladie. Mais il ne faut pas oublier aussi qu'elle expose à des pertes de substance très-étendues; nous ne ferons que citer la perte du gland, du prépuce, d'une partie plus ou moins considérable du canal de l'urètre; la destruction des grandes lèvres, etc. Ces pertes de substance laissent le plus souvent après elles des difformités qu'on ne peut réparer, et qui gênent ou même empêchent les fonctions de l'organe.

Chancre phagédénique. — Le phagédénisme est une des complications les plus fréquentes et en même temps les plus graves de l'ulcère vénérien primitif. Il reconnaît souvent les mêmes causes que la gangrène que nous venons d'étudier. Ce sont, en effet, des conditions locales ou générales presque toujours étrangères au principe syphilitique, qui amènent cette déviation. Aussi est-il de la plus haute importance de rechercher quelle en est la véritable source, afin de pouvoir lui opposer des moyens efficaces.

Causes locales. — Les pansements faits d'une manière peu méthodique, ou avec des agents trop irritants, la malpropreté, le passage et le contact prolongé de l'urine sur les chancres, l'œdème simple, l'œdème inflammatoire, l'inflammation franche et l'étranglement, telles sont les causes lo-

cales qui nous ont paru les plus propres à amener le phagédénisme. Nous pouvons citer encore l'induration spécifique du chancre.

Causes générales. — Il n'est pas toujours facile de les découvrir. Quoiqu'il en soit, voici l'énumération de celles que
l'on peut constater le plus fréquemment : faiblesse, chloro-
anémie, privations, excès en tous genres, habitations de
lieux humides et malsains , tempérament lymphatique,
scrophules , médications mercurielles antérieures, vice herpétique, syphilis constitutionnelle récente ou ancienne, et
scorbut.

Ces deux séries de conditions peuvent se combiner et agir
d'une manière plus efficace.

Les conditions internes que nous venons d'énumérer ne
produisent, dans quelques cas, aucun dérangement appréciable sur les fonctions de l'organisme, leur seul effet patent
se retrouve alors dans l'aspect même de l'ulcération. Le phagédénisme n'est point, à notre avis, une preuve d'infection
syphilitique, et bien plus, l'observation nous autorise à le
considérer en quelque sorte comme un accident antipathique
à la syphilis constitutionnelle , c'est une garantie contre l'infection.

L'ulcère phagédénique affecte différentes formes que l'on
peut ramener à cinq, savoir :

1º *Chancre phagédénique pultacé ou diphtéritique* ;

2º *Chancre phagédénique gangréneux par excès d'inflammation* ;

3º *Chancre phagédénique serpigineux* ;

4º *Chancre phagédénique térébrant* ;

5º *Chancre phagédénique par excès d'induration.*

Mais pour peu que l'on examine le fond de la plaie, on voit
qu'elle est toujours recouverte d'une couche plus ou moins
épaisse, plus ou moins consistante de matière pultacée, qui,
selon nous, joue un grand rôle dans la marche et dans la
physionomie particulière de l'ulcération phagédénique.

Caractères généraux du chancre phagédénique. — Le chancre
phagédénique, ordinairement situé sur les mêmes régions

que le chancre simple, est en géneral superficiel plus ou
moins étendu en surface, mais rarement plus profond que le
tissu cellulaire sous-cutané ; sa forme, quelquefois arrondie
est le plus souvent très-irrégulière, les bords d'une couleur
brunâtre, découpés et décollés dans une certaine étendue,
retombent dans la plaie ; la base est un peu engorgée, le
fond irrégulier, parsemé de crêtes et d'enfoncement, présente çà et là quelques ilots de cicatrice ; la surface est recouverte d'une matière jaunâtre plus ou moins-adhérente,
quelquefois très-difficile à détacher, qui s'envient par lambeaux membraneux. Les bourgeons charnus, s'il en existe,
sont rares, pâles, décolorés, boursoufflés, transparents comme
des vésicules ; plus souvent encore cette surface est grise,
parsemée de petits points rouges saignants ou de stries rougeâtres ; le pus ténu, gris, fétide, tient en suspension des
détritus de tissus et quelques flocons de matière pultacée ; il
est inoculable à la période de progrès.

Il n'est pas rare de voir à la surface des ulcères phagédéniques de gros bourgeons charnus, des points hemorrhagi-
ques et même des portions de tissu sphacelées. Chez un de
nosmalades l'attache supérieure des muscles adducteurs fut
mise à découvert par une ulcération de ce genre.

Les individus atteints de phagédénisme sont en général à
l'abri de l'infection syphilitique, nous exceptons le cas où le
chancre a été d'abord induré. Quelques-uns éprouvent de
violents maux de tête, des palpitations de cœur, des douleurs névralgiques dans la région de l'estomac, la peau et
les muqueuses sont décolorées comme dans l'anémie, et les
carotides sont le siége d'un bruit de souffle plus ou moins
prononcé. D'autres ont différentes éruptions eczémateuses
sur la peau et aux alentours de l'ulcère phagédénique. Lorsque l'ulcération est étendue, qu'elle fournit une abondante
suppuration, les malades éprouvent une consomption qui
vient encore s'ajouter aux dispositions générales préexistantes.
C'est ce qui rend souvent la guérison longue et difficile à
obtenir.

Chancre phagédénique, pultacé ou diphtéritique. — On a donné cette dénomination plus spécialement au chancre qui se rapproche, par ses caractères, de la pourriture d'hôpital. Son fond, ordinairement raboteux, anfractueux, est tapissé d'une pseudo-membrane grisâtre ou jaunâtre, présentant, çà et là, quelques bourgeons charnus qui naissent pour disparaître bientôt; le pus est toujours sanieux mêlé de stries sanguines et de détritus membraneux; le fond de l'ulcération repose ordinairement sur des tissus œdémateux; la plaie, toujours entourée d'une auréole rouge, livide, mal circonscrite, saigne souvent.

Chancre phagédénique, gangréneux, par excès d'inflammation. — Cette variété doit être distinguée du chancre compliqué d'une gangrène franche; en effet, dans ce dernier, la partie qui sert de base à l'ulcération se mortifie en masse et se détache, pour laisser au-dessous d'elle une plaie d'une étendue variable, mais toujours de bonne nature, qui marche rapidement vers la guérison. Dans le chancre phagédénique gangréneux, au contraire, la gangrène se fait en détail et après la chute des parties mortifiées, la spécificité persiste; ce sont principalement les bords de la plaie qui sont soumis à ce mode de destruction, on voit aussi çà et là, dans le fond de l'ulcération, des portions de tissu plus ou moins épaisses qui tombent sphacelées, pour laisser au-dessous d'elles des cavités irrégulières, anfractueuses, dont les parois restent en proie au phagédénisme. Tels sont, en résumé, les caractères du chancre phagédénique gangréneux.

Chancre phagédénique serpigineux. — La physionomie de la plaie n'a rien de particulier, elle participe des signes généraux que nous avons décrits; ce qui distingue cette variété, c'est surtout son caractère de mobilité. Le chancre serpigineux gagne rapidement les tissus qui l'entourent, s'étend irrégulièrement, se cicatrise sur un point pour en envahir un autre, sa surface, en général peu profonde, présente des ilots de cicatrices qui augmentent du centre à la circonférence, tandis que les bords toujours détruits reculent les limites de l'ulcère. Les parties cicatrisées sont aussi quelquefois de nouveau envahies par la spécificité et détruites pour faire place au phagédénisme. Tels sont les signes caractéristiques du chancre phagédénique serpigineux.

Chancre phagédénique térébrant. — Les caractères de cette variété sont tout à fait opposés à ceux que nous venons de décrire; la plaie s'étend très-lentement en surface, mais en revanche, elle creuse constamment, et détruit en profondeur les tissus subjacents.

Que l'on aie à faire aux chancres serpigineux ou aux térébrants, les progrès de l'ulcération sont en général suspendus toutes les fois qu'elle arrive aux limites de deux tissus de différente nature.

Un chancre peut ronger le gland en entier et s'arrêter aux limites des corps caverneux. Les aponévroses, les vaisseaux, les nerfs, sont aussi souvent épargnés par le phagédénisme; aussi aperçoit-on souvent ces organes, tendus comme autant de cordes, d'un côté à l'autre de la plaie. Disons, en passant, qu'il faut être minutieux dans le pansement de ces ulcères, afin de ne pas léser les artères et les veines ainsi disséquées par les progrès de la maladie.

Chancre phagédénique gangréneux par excès d'induration. — Après l'induration, la plaie du chancre devient stationnaire, indolente et n'a plus de tendance à s'étendre. Néanmoins, cette induration, qui s'oppose ordinairement aux progrès du chancre, peut devenir une cause de destruction. C'est principalement lorsque l'épanchement plastique est en excès ou qu'il s'est fait avec trop de rapidité. Le noyau induré comprime les tissus au milieu desquels il se trouve, occasionne l'oblitération des vaisseaux et consécutivement la gangrène. Les portions les plus éloignées, d'abord frappées de mort, sont emportées sous forme de petits détritus noirs, dans la sécrétion séreuse qui découle de la plaie; l'induration s'use ainsi graduellement jusqu'à sa base et laisse à découvert les parties saines qui ne tardent pas à cicatriser. C'est une espèce de gangrène moléculaire.

Dans le cas d'une inflammation franche, survenue au milieu des tissus frappés d'apoplexie plastique, l'induration, jouant le rôle de corps étranger, détermine, à son point de

séparation d'avec les parties voisines , une inflammation éliminatoire qui la force à se détacher en masse ; après la chute
de l'escharre, la plaie prend un bon aspect et guérit très-ra-
pidement.

Les chancres dont nous venons de décrire les symptômes,
s'accompagnent le plus souvent de douleurs assez vives
et d'une inflammation aigüe dont le siége principal est sur
les bords de l'ulcère ; ils s'étendent non-seulement en ulcérant
de proche en proche les tissus sur lesquels ils reposent, mais
aussi par des inoculations successives que l'on ne peut prévenir par aucun artifice. Il n'est pas possible de prévoir d'a-
vance l'époque de leur terminaison, 9 mois, 6 mois, 3 mois,
tel est le terme qui nous a paru le plus ordinaire ; M. Ricord
nous en a cité un qui, au bout de sept ans, fournissait encore
du pus inoculable.

Sous le rapport des symptômes , les chancres phagédéniques pourraient donc être considérés comme une affection
aigüe, et, sous le rapport de la marche, comme une affection
chronique.

Le pronostic de l'ulcère phagédénique doit subir de nombreuses modifications, qui tiennent au siége de la maladie,
à la variété à laquelle elle appartient, à l'état de santé et
d'embonpoint du malade, et à d'autres conditions que l'on ne
peut pas toujours prévoir. Le chancre phagédénique, situé
près du canal de l'urètre, près de vaisseaux importants, est
nécessairement plus à craindre que celui qui siége sur des
tissus éloignés des organes essentiels. Après cela, il faut se
tenir toujours sur la réserve, car une ulcération phagédénique qui débute sur des tissus peu essentiels, peut, par ses
destructions successives, atteindre des organes très-impor-
tants. Chez un de nos malades de l'hôpital du Midi, l'attache
supérieure des muscles antérieurs de la cuisse fut mise à
nu et complètement disséquée à la suite d'une adénite spécifique compliquée de phagédénisme. Nous pourrions citer
d'autres exemples aussi frappants. Un fait digne de remarque
c'est que l'ulcère phagédénique ne s'indure jamais, le pha-
dégénisme serait donc une garantie contre la syphilis ; on

dirait ici que le mal s'épuise directement dans les tissus qu'il vient d'atteindre. Observons cependant que le phagédénisme qui envahit le chancre après l'induration, n'a pas le pouvoir de détruire la diathèse syphilitique.

Chancre induré. — L'induration est le troisième mode de déviation du chancre, noté pour la première fois par Jean de Vigo; ce symptôme fut tiré de l'oubli par Hunter, qui, sans lui donner sa véritable signification, le distingua néanmoins de l'engorgement inflammatoire. Bell compara l'induration du chancre Huntérien à la moitié d'un pois cassé, introduit sous les tissus. Les syphilographes venus après Bell n'ont tenu qu'un compte très-secondaire de ce signe, l'on dirait même qu'ils se sont plus à l'enterrer sous leurs descriptions confuses.

M. Lagneau n'y ajoute aucune importance; il brille par son absence dans l'ouvrage de M. Cazenave, si célèbre par sa classification des accidents, en *primitifs secondaires* et en *secondaires primitifs.* Que n'enseignaient-ils aux malades le moyen d'éviter l'induration, avec autant de facilité qu'ils l'ont fait dans leur livre; nous n'aurions pas à enregistrer tous les jours les effets désastreux de syphilis méconnues ou longtemps négligées.

Quoiqu'il en soit et contre le gré des syphilographes rétrogrades, l'induration est aujourd'hui un fait positif acquis à la science par les beaux travaux de M. Ricord, un symptôme dont les observations cliniques ont donné la véritable signification, symptôme tellement connu parmi les malades qui fréquentent l'hôpital du Midi, qu'il serait honteux pour les praticiens qui ont quelque prétention à l'étude de la syphilis, de le méconnaître.

Étudions le :

L'induration, type qui double le chancre, est parfaitement circonscrite, circulaire et dépasse le plus souvent l'ulcération qu'elle supporte; elle donne au toucher une sensation d'élasticité que l'on reconnaît facilement pour peu qu'on ait eu occasion de l'observer quelquefois, sensation que l'on ne saurait confondre avec celle que fournit l'œdème chronique

ou inflammatoire, et encore moins le tissu inodulaire. La compression des tissus indurés leur donne momentanément une
couleur nacrée qui disparaît aussitôt qu'on la cesse. Lorsque
le chancre commence à s'indurer, il cesse en général de faire
des progrès, la surface de l'ulcération devient grisâtre, piquetée ou brunâtre, on dirait qu'elle s'enfonce dans l'épaisseur des tissus pour prendre la forme d'un godet; mais cette
espèce de creux tient simplement à ce que les bords sont
soulevés par la matière plastique épanchée. D'autres fois, au
lieu de prendre la forme du godet, le chancre devient au
contraire saillant au-dessus du niveau des parties et donne
naissance à une variété qu'on a nommée *ulcus elevatum*.

Nous avons dit que l'induration était parfaitement circulaire,
cela est vrai, lorsqu'elle siége dans des parties doublées d'un
tissu cellulaire lâche qui peut également céder de toute part.
Mais, soit que le chancre occupe des tissus denses peu homo-
gènes, soit qu'il éprouve des compressions soutenues, l'é-
panchement plastique se fait irrégulièrement, et la forme de
l'induration perd son caractère type. Elle peut devenir elliptique, prendre la forme d'une crête plus ou moins saillante,
ou présenter des anfractuosités très-visibles à l'œil nu. Quelquefois elle est si superficielle qu'on a peine à la reconnaître;
dans ce cas, elle simule parfaitement un morceau de parche-
min qu'on aurait introduit dans l'épaisseur de la peau ou de
la muqueuse; d'où lui vient le nom d'*induration parcheminée*
que lui a donné M. Ricord. Dans quelques cas, rares il est
vrai, l'induration n'affecte que les bords et prend la forme
annulaire. On pourrait, comme le dit M. Ricord, conserver à
cette forme la dénomination de *syphilide primitive annulaire*.
On reconnaît souvent le chancre induré à la seule inspection
et sans se servir du toucher; la saillie formée par les parties
affectées et la physionomie particulière de l'ulcération suffisent en effet, pour peu qu'on ait de la pratique; néanmoins,
l'induration peut être volumineuse sans faire de saillie, le
toucher pratiqué avec le plus grand soin est alors indispensable. Nous venons de voir à l'instant même un malade qui
portait à la lèvre inférieure deux chancres, dont le caractère

d'induration nous aurait échappé, si nous n'eussions eu la précaution de pratiquer le toucher avec le plus grand soin.

L'induration est toujours postérieure à l'apparition de l'ulcération, n'en déplaise à M. Babington qui prétend l'avoir observée avant. « Ce qui a pu tromper quelques observateurs,
» ce sont les cas dans lesquels la maladie avait débuté dans
» un follicule dont l'orifice avait pu s'oblitérer d'abord ; ou
» être le siége d'une très-petite ulcération ; ceux où elle avait
» pris naissance dans le tissu cellulaire, dans un vaisseau
» lymphatique ou dans un ganglion, après la cicatrisation de
» l'ulcération ou de la solution de continuité qui avait pu ser-
» vir de porte d'entrée ; circonstances dans lesquelles, com-
» me je l'ai dit ailleurs, il se forme, autour d'un point infecté,
» une surface de chancre et une coque indurée ou espèce de
» kiste calleux, et enfin ceux où il survient de nouvelles ul-
» cérations sur des indurations qui peuvent rester après la
» cicatrisation de premiers chancres. » (Hunter, *Addition de
P. Ricord*, page 419). Au nombre des causes d'erreur, nous devons mentionner encore le cas où un nouveau chancre vient à s'inoculer sur une induration récente.

A quelle date du chancre débute l'ulcération ? c'est difficile à déterminer, parce qu'il est rare de voir les malades au début de leur affection, et que du reste on n'est pas toujours sûr de la date du contact infectant. Cependant les observations de M. Ricord permettent d'assurer qu'elle n'a jamais lieu avant le quatrième jour ; dans tous les cas, c'est du premier au second septénaire qu'elle apparaît, nous pouvons même établir, comme règle générale, que lorsqu'elle ne s'est pas annoncée au quinzième ou vingtième jour, les malades en sont exempts.

Il n'est pas toujours bien facile de reconnaître l'induration spécifique. D'abord, il arrive assez souvent que le chancre se complique d'inflammation franche ou d'œdème, de telle sorte qu'on ne saurait distinguer, au premier abord, si les tissus engorgés, le sont par le seul fait de cette inflammation ou spécifiquement. Il faut savoir attendre dans ces cas, et ne se

14

prononcer que lorsque les abords du chancre sont dégagés de ces complications. Une fois l'engorgement simple résorbé, l'induration spécifique apparaît avec tous ses caractères. Il pourrait arriver que l'engorgement œdémateux persista de manière à cacher longtemps l'induration spécifique. Il faudrait alors s'aider des symptômes circonvoisins et généraux qui accompagnent cet accident. L'engorgement multiple et indolent des ganglions voisins, les prodromes de la syphilis et quelquefois de véritables syphilides, tels seraient les signes à l'aide desquels on pourrait présumer l'induration confondue au milieu des tissus œdémateux.

Il est important de connaître ces faits afin de ne pas considérer comme tardives des indurations qui sont restées plus ou moins de temps cachées sous des engorgements inflammatoires.

Pour finir ce que nous avions à dire sur les erreurs auxquelles on est exposé dans le diagnostic de l'induration, rappelons que l'on peut développer une induration factice semblable à l'induration spécifique, en appliquant sur le chancre certaines substances caustiques; le sublimé corrosif, l'acétate de plomb et quelquefois le nitrate d'argent ont cette propriété; mais cette induration ne tarde pas à disparaître et n'est suivie dans aucun cas d'accidents constitutionnels.

L'induration se développe ordinairement d'une manière graduelle, elle peut s'accroître par saccades, s'arrêter momentanément pour reprendre ensuite sa marche. Son volume définitif est très-variable, elle est tantôt comme un pois, tantôt comme une fève, et peut occuper une grande étendue de tissus: nous l'avons constatée plusieurs fois dans toute l'étendue du gland, comme si cet organe eut été pétrifié.

Y a-t-il quelque rapport entre l'intensité de l'induration et l'intensité des accidents généraux ? Les observations que nous avons faites sur ce point nous permettent d'affirmer qu'il est impossible de juger de la gravité des accidents à venir, par l'étendue ou la consistance de l'induration, ou par le nombre de chancres indurés. Un chancre induré très-peu volumineux peut donner lieu à des manifestations

syphilitiques très-graves, tandis que le même accident très-
développé n'occasionne que des manifestations très-bénignes.

L'induration peut durer plus ou moins longtemps; elle disparaît en général d'autant plus vite qu'elle est moins volumineuse et plus récente. Elle peut persister plusieurs mois et
même des années; ce serait donc une erreur de la considérer, dans tous les cas, comme un *syphilomètre*, et de baser
la durée du traitement sur les modifications qu'elle subit.

La résolution s'annonce par la diminution de dureté, de
rénitence des tissus, l'induration qui était nettement circonscrite et saillante s'affaisse, devient diffuse, comme gélatini-
forme, disparaît enfin, en laissant à sa place une tache d'un
violet foncé, légèrement déprimée comme s'il existait une
cicatrice intrà-cutanée.

L'induration du chancre est pour nous la preuve certaine
de l'infection constitutionnelle, elle est fatalement accompagnée de l'engorgement multiple et indolent de la pléiade
ganglionnaire la plus rapprochée, et dans un délai plus ou
moins long qui, ordinairement, ne dépasse pas six mois, de
l'apparition d'accidents constitutionnels.

Précède-t-elle l'infection ou bien n'en est-elle que le premier signe? Si elle existait avant l'infection, on pourrait, en
la détruisant de bonne heure, prévenir la syphilis constitutionnelle, mais l'observation prouve que l'excision et la cautérisation de l'induration, à son début, n'ont jamais prévenu
les accidents syphilitiques. Elle est donc consécutive à l'absorption du virus. A quelle date de l'absorption du virus l'induration commence-t-elle à se développer? ne possédant aucun signe qui nous indique le moment d'absorption du virus
syphilitique, nous ne pouvons répondre à cette question; on
peut dire cependant que le délai de trois jours est suffisant,
puisque l'induration peut se développer au quatrième jour
d'existence du chancre.

Quelles sont les conditions qui président au développement
de l'induration? l'âge, le sexe, le tempérament, les habitudes, les maladies antérieures, si l'on excepte la syphilis
constitutionnelle, ne paraissent pas avoir d'influence sur cet

accident. C'est donc à une aptitude, à une idiosyncrasie particulières, congéniales ou acquises qu'il faut le rapporter. Comment, sans cette hypothèse, expliquerait-on les faits suivants qui résultent de nombreuses observations? Chez certains individus, ce n'est qu'après plusieurs contagions, à différentes époques que les chancres s'indurent; chez d'autres, l'induration survient à la première contagion, mais dans tous les cas, lorsqu'un chancre s'est induré, ceux qui peuvent être contractés plus tard ne s'indurent plus. Il est même à supposer que cette espèce d'immunité temporaire, dont jouit la première catégorie d'individus, leur a été transmise par hérédité.

La raison de ces différences, M. Ricord l'a cherché dans les lois générales des maladies virulentes et surtout dans la variole et le vaccin. En effet, le vaccin peut échouer une ou plusieurs fois par un défaut d'aptitude inconnu, et réussir plus tard sans que l'on sache comment s'est établie cette aptitude, et une fois la vaccination faite avec succès, il n'est pas possible, pendant un laps de temps qui n'est pas encore bien déterminé, d'en obtenir une nouvelle.

Le virus syphilitique agit comme le faux vaccin lorsqu'il ne donne pas lieu au chancre induré. Le chancre induré peut être comparé à la véritable pustule vaccinale, car il est le signe de la diathèse syphilitique comme cette dernière est le signe de la diathèse vaccinale. On voit que les analogies sont ici on ne peut plus frappantes.

Nous pouvons donc restreindre le nombre des conditions inconnues de l'induration, en posant comme règle générale qu'un malade qui a eu une première fois un chancre induré n'en a plus d'autres. On n'a qu'un chancre induré en sa vie, et comme l'induration est le précurseur indispensable de la syphilis constitutionnelle, nous pouvons dire avec autant de raison qu'on n'a la vérole qu'une seule fois en sa vie. La preuve de cette *unicité*, disons le mot puisqu'on l'a déjà employé, se tire non-seulement des accidents tardifs que l'on observe, mais encore de la non-induration des chancres postérieurs à l'infection, quelque soit d'ailleurs le temps qui les sépare de son début.

La diathèse syphilitique est donc, sous le rapport de la durée, beaucoup plus absolue que la diathèse vaccinale ; cette dernière, en effet, peut s'éteindre et être reproduite au bout d'un certain temps, tandis que les faits observés jusqu'à présent semblent indiquer que la première n'a pas de terme.

On pourrait chercher aussi les conditions de l'induration du chancre dans le virus qui le produit et se demander si, dans tous les cas, ce virus ne provient pas d'un chancre induré.

D'abord, l'induration n'est pas le fait de l'action directe du virus sur les tissus qui ont reçu la contagion, puisqu'elle n'arrive qu'après qu'il y a eu infection générale. Ce n'est point un travail purement local, mais bien un effort de l'organisme tout entier, pour arrêter les progrès de l'ulcération, et mettre un terme à l'absorption du virus. Comment pourrait-on admettre que le chancre induré a pour antécédent obligé un chancre induré, lorsqu'on sait que ce genre d'accident n'atteint qu'une seule fois le même individu, quelque soit, du reste, le nombre de contagions qu'il essuye postérieurement à l'induration, quelle que soit la forme des chancres qui fournissent les éléments de ces contagions.

D'ailleurs, les faits sont aussi là pour répondre négativement à la question que nous venons d'agiter. Nous traitons en ce moment trois jeunes gens qui ont contracté des chancres avec la même femme, et à de si courts intervalles, qu'il n'y a pour nous aucun doute que leur maladie n'ait été occasionnée par le même accident. Aucun de ces malades n'avait eu encore la syphilis ; eh bien chez deux d'entre eux, les chancres se sont indurés et ont donné lieu aux prodromes de la syphilis, chez le troisième, le chancre est devenu phagédénique pultacé, a duré très-longtemps et s'est enfin cicatrisé après l'usage du fer, sans laisser d'induration. Je viens d'apprendre à l'instant même qu'une quatrième victime du même amour est étendue dans son lit avec deux bubons suppurés.

Pour ne parler que de ce que nous avons nous-même constaté, voilà trois chancres : deux indurés et un non induré provenant de la même source ; quelle que soit la forme que l'on suppose à l'accident qui a présidé à ces trois contagions, induré ou non induré, les déductions sont faciles : 1° le virus du chancre induré ne produit pas fatalement, et dans tous les cas, un chancre induré ; 2° il n'est pas nécessaire, pour qu'un chancre s'indure, que le virus qui le produit provienne d'un chancre induré.

Il résulte des considérations précédentes que la nature du virus syphilitique est toujours la même, quelle que soit la forme de l'accident qui le fournit ; que ces différences que l'on remarque dans ses effets trouvent leur raison d'être dans la nature des tissus et dans les dispositions de l'organisme.

Le virus syphilitique est donc un, quoique divisible à l'infini, une seule de ses molécules recèle en elle le germe de tous les accidents de la vérole.

Terminons ce que nous avions à dire sur l'induration par quelques mots sur sa nature intime. Son siége anatomique est dans l'épaisseur de la peau et des muqueuses, et dans le tissu cellulaire qui double ces téguments. En observant de plus près, il semblerait que ce sont les capillaires lymphatiques qui en sont le siége ; c'est en effet dans les régions très-riches en vaisseaux de ce genre, que l'induration se formule le mieux ; d'un autre côté, on voit souvent partir des bords du tissu induré des cordes lymphatiques dures qui se rendent aux ganglions voisins. Examiné au microscope, le tissu induré présente une proportion assez forte de tissu fibro-plastique, en tout semblable à celui que l'on observe dans des tumeurs développées en dehors des conditions de la spécificité. Tel est le résultat des recherches assidues, de MM. Robin et Marchal (de Calvi), de M. le docteur Lebert, auquel on doit les découvertes microscopiques les plus importantes, et de M. Acton, en Angleterre.

Nous venons d'exposer avec le plus de précision possible les caractères types de chaque variété de chancres ; néanmoins, nous devons au lecteur de l'avertir, qu'avec tous ces signes, il pourrait encore commettre des erreurs très-graves, tellement ils peuvent se modifier d'un accident à l'autre. Il est

une forme de chancres, assez fréquente, du reste, tellement
éloignée des descriptions classiques, qu'on l'a méconnue longtemps, et qu'on l'ignorerait probablement encore si M. Ricord
n'avait tracé ses principaux caractères, après l'avoir reconnue au moyen de l'inoculation. Je veux parler du chancre
superficiel.

Le chancre superficiel le plus simple, le plus bénin des
accidents primitifs, comme accident local, peut, s'il est négligé ou maltraité, passer aux formes les plus graves, comme
le chancre simple dont il n'est d'ailleurs qu'une modification.
Ses caractères, si l'on en excepte un seul, la propriété d'inoculation du pus, sont négatifs et ne ressemblent en rien à ceux
que nous avons exposés. Le chancre superficiel siége souvent
sur le gland et dans la rénure qui sépare le gland du prépuce;
on l'observe plus rarement sur le col de l'utérus. Il se présente sous forme d'érosions superficielles, irrégulières ou
arrondies, à fond rouge vif, comme si l'épithélium seul avait
été enlevé; les parties intermédiaires aux ulcérations sont
d'une couleur violacée, et sécrètent souvent un muco-pus qui
vient se mêler au pus des chancres, c'est qu'il existe en même
temps une balano-posthite. Comment distinguer dans ce cas,
par la simple inspection, si l'on a affaire à une balano-posthite ulcéreuse simple ou à un chancre superficiel compliqué
de balano-posthite : la marche de la maladie, les accidents
ultérieurs auxquels elle donne lieu pourraient peut-être
mettre sur la voie du diagnostic, mais le plus sûr moyen, le
seul qui, du reste, permette de le reconnaître à son début,
est, à notre avis, l'inoculation. Rappelons, en terminant ces
courtes considérations, que le chancre superficiel s'indure
assez souvent et que son mode d'induration (induration parcheminée), demande beaucoup d'attention et de pratique
pour être reconnu.

Chancres larvés. — L'existence du chancre urétral, longtemps
ignorée par les syphilographes les plus célèbres, est aujour-
d'hui un fait démontré par l'expérimentation et l'anatomie
pathologique. C'est à M. Ricord que l'on doit cette importante
découverte. Notre savant maître a montré à l'Académie de

médecine deux pièces pathologiques, dessinées dans la clinique iconographique de l'hôpital des vénériens, qui représentent des chancres urétraux à différente profondeur, reconnus antérieurement à la mort, au moyen de l'inoculation. Ces deux pièces sont reproduites avec leur observation à la date de 1836, dans la 2ᵉ édition de l'ouvrage de Hunter, annoté par M. Ricord. Elles représentent des ulcères phagédéniques ayant envahi, non-seulement le canal de l'urètre, mais encore quelques portions de la prostate et des parois de la vessie. Il est bien spécifié dans l'observation que l'inoculation pratiquée avant la mort avait déjà fait diagnostiquer ces chancres.

Pendant que j'étais interne de M. Ricord, j'ai eu plusieurs fois l'occasion d'observer le chancre urétral. Je l'ai rencontré quelquefois dans ma clientèle de cabinet depuis que j'exerce à Marseille. Aussi son existence est-elle pour moi un fait aussi positif que l'existence du chancre sur d'autres parties, et je ne comprends pas que des hommes qui ont tous les jours sous les yeux un assez grand nombre de vénériens, s'obstinent encore à ergoter pour démontrer que le chancre du canal n'existe pas. Que résulte-t-il de ces négations systématiques; c'est qu'on admet l'identité des virus blennorrhagique et chancreux; qu'on professe que la blennorrhagie donne lieu à la syphilis comme le chancre; et, comme conséquence de ces fausses théories, qu'on administre des traitements mercuriels et iodurés pour de simples écoulements inflammatoires. Aux prétentions que nous affichons en faveur du chancre urétral, on va peut-être objecter les autopsies faites par Hunter, par M. Philippe Boyer et quelques autres encore qui n'ont démontré l'existence d'aucun chancre dans le canal. Mais ces autopsies ne prouvent rien contre le chancre urétral, elles prouvent seulement que dans les cas de blennorrhagie simple le canal de l'urètre ne contient pas d'ulcération.

D'ailleurs, Swédiaur n'a-t-il pas attribué la blennorrhagie virulente à des ulcérations dans l'urètre? Il est vrai qu'il n'a pas fait bon usage de cette idée lumineuse, puisqu'il a admis l'identité de la blennorrhagie et du chancre. Mayerne, au 17me siècle, attribuait déjà la blennorrhagie urétrale au pus produit par des ulcères intra-urétraux. Quant à nous, ce ne sont plus des idées théoriques que nous appelons au secours du chancre urétral, ce sont des autopsies, des observations cliniques, c'est l'expérimentation.

Il est facile de comprendre la production du chancre urétral; il résulte ici, comme ailleurs, de l'inoculation du virus chancreux, virus mêlé à du pus qui s'est introduit dans le canal pendant la copulation; son siége est le plus souvent à la partie antérieure du canal dans l'espace compris entre la fosse naviculaire et l'extrémité antérieure du méat, il peut occuper une ou les deux faces du méat, fréquemment on l'observe sur la commissure inférieure, près de l'attache du frein; il se continue, dans certains cas, en dehors des lèvres du méat sans que l'on puisse dire s'il a débuté par l'extérieur ou par l'intérieur. La présence sur les lèvres du méat urinaire de follicules très-profonds, et la brièveté du frein, favorisant le séjour du pus et la déchirure des parties, sont des causes adjuvantes dont on doit tenir compte.

Symptômes. — Lorsque le chancre urétral reste à l'état simple, qu'il ne se complique pas de blennorrhagie, les malades n'en éprouvent aucun dérangement qui fixe leur attention, aussi peut-il parcourir ses périodes et guérir sans qu'on se doute de son existence. Au début, un léger prurit, une cuisson, fixés sur le point correspondant à l'ulcération, augmentés par le passage de l'urine, la pression du canal et l'introduction d'une bougie ou d'une sonde, quelquefois un peu d'engorgement appréciable au toucher, un écoulement purulent mêlé de stries sanguines, tels sont en résumé les symptômes ordinaires de la variété d'ulcères primitifs que nous étudions; mais on peut les rencontrer aussi dans la blennorrhagie la plus bénigne. L'attention du malade atteint de chancre urétral n'est, dans quelques cas, éveillée que par l'agglutination des lèvres du méat, symptômatologie bien différente de celle de l'urétrite aiguë. Lorsque l'ulcération s'étend, s'enflamme, l'engorgement qui l'entoure diminue le calibre

de l'urètre, et cause un rétrécissement plus ou moins prononcé dans la région qui en est le siége. Cachée, à son début, dans les profondeurs de l'urètre, l'ulcération gagne souvent de proche en proche la partie antérieure du canal, de
manière à pouvoir être vue au moindre écartement des lèvres
du méat. Quant à l'aspect de cette plaie, elle présente ici
toutes les nuances que nous avons étudiées dans le chancre
non caché.

Le chancre du canal peut donner lieu, comme les autres,
à des accidents successifs, lymphite simple ou virulente,
adénite simple ou virulente. Au nombre des accidents successifs, nous rangeons aussi la blennorrhagie qui se développe au contact du pus virulent sur la muqueuse urétrale.
Cette blennorrhagie n'a aucun caractère spécifique par elle-
même, et si son produit est susceptible d'inoculation, c'est
qu'il se mêle à une certaine quantité de pus virulent sécrété
par le chancre. Jamais, à la suite du chancre urétral isolé,
nous n'avons observé l'épididymite, l'arthrite et l'ophtalmie
purulente, symptômes si communs pendant le cours des
urétrites simples.

Les symptômes du chancre urétral, simples dans la plupart
des cas, s'aggravent quelquefois sous l'influence des déviations que subit l'accident primitif. On n'a qu'à se rappeler les
caractères que nous avons attribués au chancre compliqué
d'inflammation intense, de phagédénisme et d'induration, pour
se faire une idée des accidents que pourraient occasionner
ces déviations survenues sur les ulcérations urétrales : les
rétrécissements cicatriciels, les perforations plus ou moins
larges du canal, la destruction d'une partie de la verge, des
difformités sans nombre, l'altération et la perte plus ou moins
complète de certaines fonctions. A ces seules citations, on
comprend déjà les soins et l'attention que demande la maladie
qui fait l'objet de nos études. Nous venons de dire que le
chancre urétral pouvait s'indurer, mais est-il toujours bien
facile de reconnaître cette induration à travers les tissus qui
la cachent? Pour peu qu'elle soit prononcée, elle donne lieu
à un rétrécissement qui gêne plus ou moins l'émission des

urines et le cathétérisme. Si l'on fait filer la pulpe du doigt
index sur la face inférieure de la verge, du méat à l'anus,
on sent, au niveau du point induré, un noyeau plus ou moins
étendu dont la largeur donne la mesure de l'induration.
Pour mieux connaître l'étendue et la nature des parties in-
durées, il faut les presser en différents sens entre le pouce et
l'index. Une sonde tenue dans le canal pourrait, en fournissant un point d'appui aux parties malades, faciliter et rendre
plus efficace cette exploration. Quand on veut reconnaître le
chancre induré à la face interne des lèvres du méat, il faut
saisir les lèvres de cette ouverture entre le pouce et l'index,
et les presser dans le sens vertical, on sent ainsi, de la manière
la plus distincte, des indurations dont on n'aurait découvert
aucune trace en pressant l'extrémité du gland dans le sens
transversal; cette différence tient probablement à ce que
l'extrémité du pénis est plus matelassée transversalement
que verticalement.

Le chancre induré du méat produit quelquefois une augmentation de volume facile à constater; le tissu hypertrophié,
au lieu d'être rouge, semble corné et privé de vaisseaux sanguins; il blanchit quand on le presse, et prend la couleur que
présente le cartilage tarse quand on renverse la paupière;
l'ouverture urétrale, au lieu d'avoir sa forme ordinaire, devient
souvent obronde, ombiliquée; le gland est alors percé d'une
petite ouverture dont les parois inflexibles restent écartées.
Les tissus qui bordent cette ouverture, pâles, lardacés et privés d'élasticité, s'opposent à la libre sortie de l'urine et constituent ainsi un rétrécissement.

La lèvre du méat, qui est le siége de l'induration, est quelquefois retirée en arrière et racornie de manière à paraître
plus courte que celle du côté sain; mais elle ne tarde pas à
reprendre sa forme naturelle lorsque, sous l'influence d'un
bon traitement, l'induration vient à s'éteindre.

Chancre de l'anus. — Il vient souvent à la suite des rapports contre nature (*à præposterà venere*). Cependant, sa présence n'est pas toujours une preuve irrévocable de ce genre
de rapport. En effet, le pus des organes génitaux peut très-

bien se répandre le long du périnée et jusqu'à l'anus, et s'inoculer dans cette région. Il faut donc être très-circonspect,
quand on a à se prononcer sur une question aussi grave. On
a donné comme signe de la pédérastie l'aspect infundibuliforme de l'anus, l'effacement des plis radiés de cette région,
l'aspect lisse et luisant de la muqueuse anale. Aucun de ces
signes n'a pour nous de valeur absolue. Quant à la disposition infundibuliforme que l'on s'obstine à regarder comme
une preuve infaillible de ce vice honteux, disons de suite
qu'elle peut tenir à l'amaigrissement, à la disparition du tissu
cellulaire du bassin. Dans ce cas, en effet, les tubérosités is-
chiatiques sont très-saillantes et forment la base d'un cône au
sommet duquel se trouve l'anus. Que l'on examine les phthi-
siques à leur dernière période, et l'on sera bientôt convaincu
du peu de valeur de cette disposition, comme signe de la
pédérastie.

Quel que soit, du reste, le mode de transport du virus syphylitique, il peut s'inoculer au pourtour de l'anus entre les
plis radiés de cette région; il faut, pour le découvrir, examiner avec soin les interstices de ces plis. Tantôt il siége à
la partie antérieure, tantôt en arrière; on peut le rencontrer,
mais plus rarement sur les côtés. Il a ordinairement la forme
allongée, présente un fond grisâtre, entouré de bords durs
sécrétant un pus sanieux mêlé de détritus. A son début, il
ressemble à la fissure simple. L'ulcération est quelquefois
située au-dessus du sphincter interne dans l'intérieur même
de l'anus, il est bien rare, dans ce cas, qu'elle ne soit pas le
résultat de rapports à *præposterà venere*. Le chancre de
l'anus peut subir toutes les déviations, il donne lieu à la lymphite et à l'adénite aussi bien que ceux des autres régions. Il
y a même ceci de particulier : que le siége des ganglions engorgés consécutivement à cet accident met sur la voie du
diagnostic. Ainsi, l'adénite qui siége à l'extrémité externe du
pli de l'aine vers l'épine iliaque antéro-supérieure, indique
le chancre de la partie postérieure de l'anus. Celle qui siége
tout à fait au côté interne de ce pli indique le chancre de la
commissure antérieure de l'anus, ou des plis antérieurs de

cette région. Nous ajouterons que lorsque le chancre est un peu étendu et enflammé, les malades accusent une sensibilité très-grande, éprouvent même des douleurs très-intenses en allant à la selle, ce qui les détermine le plus souvent à avouer leur maladie.

Chancres des parties génitales de la femme. — Les chancres peuvent occuper les parties génitales externes, c'est même là qu'on les rencontre le plus souvent, c'est le long des bords des grandes lèvres, sur leur face externe; ils se présentent tantôt sous forme de petites ulcérations arrondies qui se recouvrent de croûtes jaunes brunâtres, tantôt sous forme de boutons furonculeux enflammés qui crèvent au bout de quelques jours pour laisser à nu une surface profonde grisâtre, anfractueuse qui sécrète un pus mal lié, mêlé des détritus organiques. L'ulcère primitif siége souvent à la face interne des grandes et des petites lèvres, dans le pli qui sépare ces deux voiles; son siége le plus fréquent est à l'angle de la fourchette; c'est là que se font en effet le plus souvent les déchirures et par suite les inoculations. Les follicules qui sont autour de l'ouverture urétrale se chargent quelquefois de pus vénérien qui ne tarde pas à les ulcérer et à les transformer en ulcérations spécifiques.

Quand le chancre siége dans le vagin ou sur le col de l'utérus, on ne peut le constater sans recourir à l'emploi du *speculum*, et encore faut-il avoir soin d'examiner tous les plis du vagin pendant qu'ils se déroulent à l'extrémité de l'instrument que l'on retire. En examinant avec soin depuis le col de l'utérus jusqu'à l'entrée du vagin, en déroulant tous les plis, toutes les franges qui bordent l'entrée de cette cavité, il est bien rare que l'on ne découvre pas la maladie quand elle existe. Des ulcérations primitives occupent rarement le vagin ou le col de l'utérus sans occasionner une légère vaginite, toujours suivie d'une sécrétion plus ou moins abondante. Cette sécrétion, mêlée au pus virulent qui découle des chancres, devient inoculable et peut, inoculée, mettre sur la voie du diagnostic. Mais, après l'emploi de l'inoculation, que nous regardons comme le moyen le plus sûr de diagnostiquer les ulcérations primitives, il est indispensable d'appliquer le *spe-culum* pour s'assurer du siége précis de la maladie.

D'après Hunter, il semblerait que le chancre est toujours, chez la femme, une affection des plus simples. Nos observations sont bien loin de confirmer cette opinion ; nous l'avons vu au contraire se compliquer de tous les accidents qui surviennent chez l'homme ; sur les grandes lèvres, il se complique souvent d'inflammation et de phagédénisme, il s'indure et donne lieu à la syphilis constitutionnelle. Il devient, quoique moins fréquemment que chez l'homme, le point de départ de lymphites et d'adénites inflammatoires et spécifiques.

CHAPITRE III.

Diagnostic du chancre.

Il n'y a pas de traitement rationnel sans un diagnostic bien
assis et complet sous tous les rapports. Toute médication qui
n'a pas pour base le diagnostic, est une médication de hasard
qui peut avoir les suites les plus fâcheuses. Le chirurgien
doit donc, en matière de syphilis comme dans toute autre
maladie, s'aider de tous les moyens qui sont en son pouvoir,
pour s'assurer de la nature de l'accident qui est soumis à son
observation. Malheureusement la majorité des praticiens
examinent trop à la légère, je dirai même de trop loin, le
genre d'affection que nous étudions. Aussi qu'arrive-t-il, c'est
que, trop confiants dans les caractères qui se tirent de l'aspect,
du siége de la maladie, et dans les renseignements que fournit le malade, ils traitent souvent pour des chancres des
plaies qu'ils regarderaient comme des ulcérations simples,
si elles siégeaient en dehors des organes génitaux ; c'est que
souvent ils donnent le titre de plaie, de boutons, de furon-
cles simples à de véritables ulcères primitifs, par cela seul
qu'ils sont situés autre part que sur les organes génitaux.

Pour que le diagnostic soit complet, il faut non-seulement
reconnaître le chancre, mais encore la variété à laquelle il
appartient. Il faut savoir si c'est au chancre simple, au chancre phagédénique ou au chancre induré que l'on a affaire.
Ce sont là des questions qui demandent l'attention la plus
scrupuleuse, comment d'ailleurs pourrait-on administrer un
bon traitement avant de les avoir résolues, puisque c'est sur
la manière de les interpréter que l'on base la thérapeutique?

Le siége, la configuration générale, l'aspect particulier

des bords et du fond, l'aspect de la sécrétion, les changements dans la couleur et la consistance des tissus ambiants, certains accidents survenus dans des parties plus ou moins éloignées du siége de la maladie, la marche de l'ulcération, des rapports présumés infectants quelques jours avant l'apparition du chancre, tels sont les éléments qui servent généralement de base au diagnostic.

Une ulcération siégeant sur le gland ou le prépuce, de forme arrondie, à bords découpés, légèrement décollés à fond taillé à pic, sécrétant une matière jaune, verdâtre, quelquefois rouillée et mal liée, entourée d'une auréole violacée, reposant sur une base dure engorgée, envahissant avec plus ou moins de rapidité les tissus ambiants, déterminant l'engorgement des glandes lymphatiques situées dans son voisinage, ayant pour antécédant un coït présumé infectant plus ou moins rapproché, tels sont les caractères que l'on assigne au chancre, les seuls, du reste, que l'on consulte dans la grande majorité des cas pour établir le diagnostic.

Réunis en groupe, ces caractères ont une valeur qu'il est impossible de ne pas reconnaître, car il est bien rare de les observer dans une plaie, dans une écorchure simples. Mais quelques-uns peuvent manquer dans un accident donné, le plus grand nombre peut même faire défaut et être remplacé par des signes tout à fait opposés, je dirai même par des signes négatifs, et d'ailleurs on les rencontre quelquefois dans des plaies non spécifiques. Examinons-les rapidement, pour faire comprendre combien il serait dangereux de leur accorder une valeur absolue.

Disons de suite que le chancre peut se développer sur tous les points de la peau et des muqueuses accessibles au pus chancreux ; il suffit pour cela d'une inoculation. D'un autre côté des plaies simples, l'eczéma, l'herpès, le furoncle peuvent naître sur le pénis, sur les bourses, sur les grandes lèvres, sous l'influence de causes très-ordinaires et souvent inconnues.

Les ulcérations spécifiques et les ulcérations simples peuvent donc se manifester dans les mêmes régions ; le siége n'a

donc rien de spécial et ne doit par conséquent jouer qu'un
rôle très-secondaire parmi les signes diagnostiques.

La forme. — On dit généralement que le chancre est arrondi; il est vrai que lorsqu'il débute sans avoir été contrarié
par des cautérisations, il affecte le plus souvent la forme
ronde qu'il peut même conserver assez longtemps, mais que
de circonstances peuvent la faire changer. Qu'il passe d'un
organe, d'un tissu à un autre, et sa figure se modifie; il devient elliptique, anguleux, s'élargit d'un côté sans changer
d'un autre. Si deux chancres rapprochés viennent à se joindre,
le nouveau chancre jumeau semble étranglé sur deux points
opposés, on dirait deux cercles qui ont empiété l'un sur
l'autre. Si plusieurs chancres se réunissent de même, la circonférence est comme festonnée. La forme ronde n'a donc
rien de constant et de pathognomonique. On la rencontre
d'ailleurs dans l'herpès et dans les écorchures simples qui se
développent quelquefois sur le gland ou le prépuce.

Les bords découpés, décollés et taillés à pic. — Ces signes
rentrent dans toutes les descriptions classiques que l'on
donne de l'ulcère primitif, ils ont même un tel crédit parmi
la plupart des praticiens, qu'on les regarde comme la condition *sine quâ non* des chancres. Cependant, les ulcérations
qui se développent sous les vésicules d'herpès les présentent
quelquefois; d'un autre côté le chancre superficiel, contre lequel nous avons mis les praticiens en garde ne les présente
jamais.

La sécrétion jaune-verdâtre, rouillée, mal liée. — Le premier
de ces caractères se rencontre dans les ulcérations simples de
la rénure glando-prépucienne; les deux derniers sont communs aux ulcères gangréneux; d'ailleurs les chancres, lorsqu'ils ne sont sous l'influence d'aucune déviation, donnent un
pus crémeux, très-bien lié, semblable à la vue, au pus louable
des anciens.

*L'auréole violacée, la base engorgée, les progrès de l'ulcéra-
tion, l'engorgement des glandes lymphatiques.* — Ces signes
peuvent manquer dans les chancres et se rencontrer dans
les plaies simples. Ne voit-on pas des chancres parcourir

15

leur période sans que leur base s'engorge, sans qu'ils envahissent les tissus embiants; enfin, sans qu'ils déterminent
des adénites? Des plaies simples ne se compliquent-elles pas
d'engorgement inflammatoire qui rougit et durcit les tissus
environnants? N'observe-t-on pas tous les jours la tuméfaction
des glandes sous-axillaires et inguinales, à la suite de plaies
simples de la main et du pied? L'herpès du prépuce, la bala-
nite simple ne suffisent-ils pas pour engorger les ganglions
obliques de l'aine?

La marche. — La marche de l'ulcération peut, dans quelques cas, venir puissamment en aide au diagnostic. Il est certain qu'une ulcération qui envahirait rapidement les tissus,
qui s'étendrait en surface d'un côté pendant qu'elle cicatrise-
rait de l'autre, et cela chez une personne habituellement bien
portante, une ulcération, dis-je, qui présenterait ces caractères, pourrait à coup sûr être traitée comme un chancre;
mais telle n'est pas la marche ordinaire de toutes les ulcérations primitives. Souvent elles restent stationnaires, froides, sans douleur, et arrivent à leur terme toujours, d'ailleurs,
plus ou moins long à atteindre, sans s'étendre beaucoup.

Il ne reste donc plus que le coït présumé infectant pratiqué
à une époque plus ou moins éloigné du début de la maladie.
Ce renseignement pourrait être de quelque valeur s'il était
possible d'examiner, toujours et à temps, les personnes pré-
sumées infectées; mais un tel examen est le plus souvent im-
praticable pour mille raisons qu'il est inutile de développer.
Il est, du reste, souvent infructueux, parce qu'il a lieu trop
tard. On est, dès lors, forcé de s'en rapporter à des relations
incomplètes et souvent entachées d'erreurs.

Voilà pour la symptômatologie rationnelle, celle dont les
éléments ont besoin d'être pesés, commentés et comparés
entre eux pour acquérir une valeur diagnostique. Dans cette
énumération, nous avons passé sous silence deux signes qui,
bien interprétés, peuvent, chacun pris isolément, établir le
diagnostic de la manière la plus incontestable; je veux parler
de la propriété d'inoculation du pus du chancre et de l'induration spécifique.

Tout chancre, avons nous dit, a deux périodes : l'une de spécificité, de progrès; l'autre de neutralisation, de réparation. Le pus sécrété pendant la première, est toujours inoculable, et a la propriété de reproduire une ulcération semblable à celle qui l'a fourni. Ce caractère est constant et a une durée ordinaire de trois à quatre semaines, souvent beaucoup plus longue, rarement plus courte. Il permet à lui seul d'établir la nature syphilitique de l'ulcération quand même tous les autres signes seraient négatifs. L'inoculation a seule le pouvoir de nous indiquer si un chancre, examiné pour la première fois, est à la période de progrès, ou à la période de réparation. Elle nous donne les moyens de distinguer les accidents primitifs des accidents consécutifs, les érosions et les plaies simples du gland, du chancre véritable. Sans elle, nous ne saurions reconnaître d'une manière positive certains chancres larvés, celui du canal de l'urètre surtout. Enfin c'est à ce procédé d'expérimentation, dirigé par la main intelligente de M. Ricord, que nous devons toutes les découvertes importantes qui honorent aujourd'hui la syphilographie.

Nous laissons de côté tous les arguments que l'on a dirigés contre ce moyen; qu'il nous suffise de dire, pour lui donner gain de cause, que les hommes, naguère les plus acharnés contre lui, sont devenus depuis quelque temps les inoculateurs les plus intrépides.

L'induration spécifique, considérée comme signe du chancre, doit siéger après l'inoculation et voici pourquoi : d'abord elle est loin d'être constante, on ne la rencontre qu'autour d'un nombre assez restreint d'accidents primitifs, elle se développe rarement avant le huitième jour; en outre de cela; elle est souvent assez mal formulée pour passer inaperçue, le tissu cicatriciel, l'engorgement simple qui entoure les ulcérations peuvent quelquefois la simuler. Néanmoins, quand l'induration est bien formulée, l'erreur est impossible pour quiconque a un peu d'habitude. Ce signe jouit d'un avantage que nous ne saurions trop faire remarquer, c'est de persister plus ou moins longtemps après la cicatrisation du chancre.

Jusqu'à présent, nous nous sommes tus sur le rôle que pouvaient jouer les accidents constitutionnels dans le diagnostic du chancre, c'est que d'abord cette série d'accidents se développe le plus souvent quand le chancre est complètement cicatrisé, et qu'ensuite d'après notre manière de voir, elle est, dans presque tous les cas, précédée d'un symptôme plus significatif et plus intimement lié à l'accident primitif, l'induration. Supposons d'un côté une ulcération que l'on présume être un chancre et de l'autre une éruption constitutionnelle: ou l'éruption est la conséquence de l'ulcération ou bien elle en est indépendante. Dans le premier cas, l'ulcération sera entourée d'une induration spécifique qui suffira le plus souvent pour établir le diagnostic, sans le secours des manifestations générales. Dans le second cas, la présence de ces manifestations ne sera d'aucune utilité et pourra tout au plus induire en erreur. Lorsque le chancre et les accidents syphilitiques généraux auxquels il donne lieu co-existent ensemble, il y a toujours, comme intermédiaire, un symptôme, l'induration, intimement lié au premier accident et qui en indique la nature.

Il nous resterait, pour compléter nos considérations sur le diagnostic du chancre, à revenir sur la symptômatologie des différentes variétés de cet accident, afin de les distinguer entre elles. Il nous faudrait pour cela reproduire en tableau le résumé des signes propres à chaque variété ou, en d'autres termes, remettre sous les yeux les descriptions que nous avons déjà données. Le lecteur voudra bien nous éviter ce double emploi, d'autant plus qu'il pourra suppléer à notre tableau en comparant ces descriptions entre elles.

CHAPITRE IV.

Pronostic du chancre.

Le pronostic exige une connaissance profonde des différentes phases et déviations auxquelles peut être soumis l'accident primitif. Il est basé sur le diagnostic différentiel des variétés que nous avons admises dans le chancre.

La première question que l'on se fait ou que le malade adresse en présence d'un chancre, c'est, si le mal est et doit rester local, s'il est ou doit devenir constitutionnel. Le médecin est souvent embarrassé d'y répondre dans les premiers jours de la maladie, puisque presque tous les accidents primitifs présentent la même physionomie à leur début. Il est donc obligé d'ajourner son jugement jusqu'à ce que la forme de l'accident se dessine mieux. Néanmoins, on ne doit pas oublier que les chancres guérissent plus souvent sur place qu'ils ne donnent lieu à la syphilis constitutionnelle, et cette observation doit être mise à profit pour diminuer les inquiétudes du malade jusqu'au moment où l'on sera à même de se prononcer plus nettement sur l'issue de la maladie. Si le sujet a eu déjà une fois la syphilis constitutionnelle, on peut l'assurer de suite que les chancres dont il est atteint ne s'indureront pas et guériront sans occasionner d'accidents constitutionnels, c'est qu'en effet on n'a qu'une fois des chancres indurés et la syphilis constitutionnelle.

Le chancre peut rester dix à douze jours à l'état le plus simple, sans que l'on soit en droit de porter un pronostic favorable. Nous savons en effet qu'il s'indure quelquefois plus tard. Cependant, si après le quinzième ou vingtième jour, il ne présente aucune trace d'induration, il est presque sûr qu'il

guérira sur place et que l'organisme sera à l'abri de l'infection. Lorsque le chancre s'est induré spécifiquement, la syphilis cohstitutionnelle existe et ses accidents apparaîtront fatalement dans le délai de cinq à six mois, si on ne vient les déranger par un traitement. Comme pronostic d'avenir, le chancre induré est donc l'accident le plus à craindre.

Les chancres phagédéniques ne donnnent lieu, dans la
plupart des cas, à aucun accident général spécifique. Le phagédénisme est donc en quelque sorte une déviation de bon
augure. Il faut cependant excepter les cas où le phagédénisme envahit les tissus du chancre induré. Nous avons remarqué aussi que les chancres qui donnaient lieu à des bubons
suppurés à pus inoculable, n'étaient généralement pas suivis
d'accidents de syphilis constitutionnelle.

Considérés sous le point de vue des lésions locales, les
chancres se prêtent encore à des considérations très-importantes. Le moins à redouter est le chancre simple, superficiel.

Le chancre induré, lorsqu'il ne se complique pas de phagédénisme, guérit le plus souvent sans détruire sur place, et
il est souvent impossible, après la guérison, de retrouver le
plus petit indice d'une ulcération antérieure.

Le chancre phagédénique, qu'il soit gangréneux, pultacé,
térébrant ou serpigineux, demande toujours un temps assez
long pour guérir. Sa durée est même quelquefois désespé-
rante ; il épuise les forces physiques du malade, frappe souvent son moral de manière à le plonger dans un état de tristesse voisin de l'hypochondrie, atteint et détruit des organes
de la plus haute importance, et tout cela sans que l'homme
de l'art puisse s'y opposer. Il guérit enfin, en laissant après
lui des pertes irréparables de tissu et des difformités sans
nombre qui gênent ou paralysent complètement les fonctions
de certains organes. À côté de ces nombreux et graves inconvénients locaux, il est un avantage qui doit rassurer les malades sur des craintes qu'il pourrait concevoir pour son avenir, en présence d'accidents locaux si intenses. Le phagédénisme est l'ennemi juré de l'induration spécifique, et par suite
de la syphilis constitutionnelle ; un chancre simple qui se com-

plique de phagédénisme ne s'indure jamais et guérit sur place. Cette règle générale peut avoir des exceptions; mais elles doivent être rares, en tout cas, nous n'en connaissons aucune.

Les chancres simples et phagédéniques donnent lieu à des accidents successifs, bubons et lymphites qui suppurent souvent d'une manière spécifique. Le chancre induré est fatalement suivi d'une adénite multiple des ganglions qui sont en rapport avec la partie malade; mais cette adénite reste généralement froide, indolente, et n'aboutit pas à la suppuration. Si elle vient à suppurer, cela tient à une cause étrangère à la syphilis, la scrofule par exemple, et le pus fourni par les plaies n'est pas inoculable comme dans le bubon d'absorption.

Pour nous résumer sur les deux questions capitales que doit comprendre le pronostic : le malade aura-t-il ou n'aura-t-il pas la syphilis constitutionnelle? Voici ce que nous répondrons : plus les accidents primitifs présentent d'intensité, plus ils ont de tendance à détruire localement, moins on doit craindre la syphilis constitutionnelle. Plus les accidents primitifs sont bénins, moins ils ont de tendance à détruire localement, et plus il faut craindre la syphilis constitutionnelle.

L'induration est le premier signe de la syphilis constitutionnelle.

Le phagédénisme est, dans la plupart des cas, une garantie contre l'infection.

Quant au chancre simple il peut gérir sur place sans accidents, s'indurer ou devenir phagédénique.

CHAPITRE V.

Traitement des chancres.

Rappelons en peu de mots les indications sur lesquelles doit être basé le traitement des ulcères primitifs :

1° Le chancre se développe par l'action du virus syphilitique déposé sur les tissus ulcérés ou non ulcérés ;

2° Lorsque les parties ne sont pas ulcérées, cette action se fait attendre un ou plusieurs jours, durant lesquels le pus virulent pourrait être enlevé ou du moins neutralisé ;

3° L'inoculation se fait très-promptement sur les parties ulcérées ;

4° Au début, la maladie est toujours locale ; il est constaté qu'elle reste telle au moins pendant quatre jours, à partir du premier jour de l'inoculation ;

5° Lorsque le chancre est devenu phagédénique, l'on a à craindre les destructions locales ; mais les accidents généraux spécifiques ne sont point à redouter ;

6° Si le chancre vient à s'indurer, la maladie est déjà générale, et l'on ne peut plus la guérir sans traitement spécifique.

Le traitement du chancre comprend *les moyens prophylactiques*, *les moyens abortifs* et *les moyens curatifs réguliers*.

Moyens prophylactiques. — Les considérations pratiques auxquelles nous nous sommes livrés à propos de la prophylaxie de la blennorrhagie sont en grande partie applicables à la prophylaxie du chancre. Mais le sujet est assez important pour que l'on nous permette de revenir sur les points qui regardent plus spécialement l'ulcère primitif, et d'ailleurs les répétitions ne sont point fastidieuses quand elles arrivent à propos.

Commençons par payer à M. Ricord le tribut d'éloge qui lui est dû, pour les progrès qu'il a fait faire à la police médicale en instituant et faisant adopter les visites au *speculum* dans les hôpitaux spéciaux et dans les dispensaires de salubrité publique.

Ce mode d'investigation mis en usage à Paris et dans la plupart des grandes villes, a amené une grande réduction dans le nombre des filles malades. Ainsi la proportion des filles malades qui, en 1800, était de une sur neuf, n'est plus, depuis 1834, que de une sur soixante. Sans vouloir attribuer cette amélioration énorme exclusivement à l'usage du *speculum*, il faut reconnaître cependant que cet instrument y a contribué pour une grande part.

Les visites des femmes publiques se font à Paris tous les huit jours pour celles qui sont en maison, et tous les quinze jours pour celles qui sont à la carte. A Marseille, cette distinction n'existe pas : toutes les femmes, qu'elles soient en chambre ou en maison, ne passent que tous les quinze jours, et encore ne se sert-on presque jamais du *speculum* pour les examiner. Nous nous sommes déjà expliqué sur l'insuffisance de ces visites, en parlant de la blennorrhagie, nous en dirons autant à propos de la prophylaxie du chancre, et ici notre manière de voir sera basée sur l'expérimentation. On sait en effet, d'après les expériences de M. Ricord que, dès le second jour d'une inoculation artificielle, on peut déjà avoir du pus inoculable, Swédiaur admettait même que le chancre pouvait se développer en douze heures.

Une visite tous les huit ou quinze jours est donc insuffisante, puisqu'il ne faut pas plus de deux ou trois jours pour qu'un chancre se développe. En conséquence, M. Ricord conseille de visiter les femmes tous les trois jours. Si l'on voulait organiser une croisade contre la syphilis, il faudrait visiter tous les jours, non-seulement les filles publiques, mais encore ceux qui les fréquentent; car, en définitive, la vérole n'entre dans les maisons publiques qu'avec les clients. Mais ne voit-on pas dans cette proposition des difficultés insurmontables ?

Devrait-on, pour détruire la syphilis, exiger, comme l'a

conseillé notre confrère M. Diday de Lyon, une patente nette de vérole, sans laquelle on ne pourrait être admis à aucune fonction publique? Cette mesure rigoureuse, conseillée dans un but de philanthropie très-louable, ne saurait recevoir d'exécution; et d'ailleurs, ne peut-on pas gagner la vérole de la manière la plus honnête, je dirai même la plus innocente? Il serait bien déplorable pour un médecin, par exemple, qui a pris la syphilis en examinant un malade, d'être pour ce motif mis au ban de la société et privé en quelque sorte de ses droits civiques.

Il fut un temps où les moyens préventifs de la syphilis respiraient moins la philanthropie que ceux que l'on emploie aujourd'hui. Les individus accusés et convaincus de vérole étaient bannis de Paris et condamnés à la corde s'ils y retournaient. Ceux qui rentraient à Bicêtre pour cette affection, étaient fouettés à leur entrée et à leur sortie. Mais le souvenir de ces mauvais traitements s'évanouissait bientôt en présence d'une passion irrésistible, et les vérolés n'osant se montrer en public de peur d'être martyrisés, laissaient courir leur maladie et la communiquaient en cachette.

Du reste, sur quel terrain pousse la graine syphilitique, n'est-ce pas sur le terrain de la prostitution? n'est-ce pas là qu'elle est tour à tour semée et recueillie, pour être transportée dans d'autres régions de la société? Pour s'opposer à la propagation de la syphilis, il serait donc rationnel de diminuer ou d'éteindre, si c'était possible, la prostitution; mais ce n'est point avec les tristes conditions de travail et de rémunération qui sont faites aux femmes, que l'on y parviendra. Une jeune fille livrée à elle-même ne peut, dans l'état actuel de la société, vivre de son travail; que doit-elle donc devenir? Certains prédicateurs philanthropes, malheureusement trop nombreux, plus habiles à prêcher la morale qu'à la mettre en action, lui recommanderont l'économie, la sagesse, les pratiques religieuses, que sais-je encore; la pauvre fille endure bien quelque temps la faim, le froid et tous les tourments qui accompagnent la misère, mais vient le moment où, fatiguée, épuisée par la lutte, la vertu succombe et fait place aux habitudes de paresse, d'orgueil, et en un mot à tous les vices honteux qui ornent la prostitution. « Ameliorer les conditions du travail des femmes, c'est donc faire à la fois un acte d'humanité, de morale et d'hygiène publique, 22e *Lettre sur la syphilis*, Ricord. »

La personne qui se trouve dans des conditions propres à transmettre la maladie doit user, avant le coït, des soins de la plus minutieuse propreté, afin de débarasser ses organes du pus virulent qui vient d'être sécrété. Ceux qui craignent de contracter la maladie doivent au contraire conserver les moyens de protection naturels qui existent. Ainsi le smegma, matière graisseuse sécrétée autour du gland remplit très-bien ce but, les corps gras ont le même avantage. Nous ne ferons que rappeler l'usage du condom, nous avons exposé ses avantages et ses inconvénients en parlant de la prophylaxie de la blennorrhagie.

De nombreuses expériences ont démontré à M. Ricord qu'il suffisait de décomposer le pus virulent pour le neutraliser ; l'alcool, tous les acides étendus d'eau, le vin, les solutions de sulfate de zing, d'acetate de plomb, etc., enlèvent au pus virulent sa propriété spécifique. Les lotions faites avec ces liquides doivent donc s'opposer aux effets du virus, tant qu'il n'a point pénétré dans les tissus. Les rapports seront complets et rapides ; aussitôt après, le malade urinera pour débarasser le canal du pus qui aurait pu s'y introduire. La circoncision devrait être une pratique obligatoire, car, nous le répétons ; la longueur du prépuce favorise la contagion.

Nous ne terminerons pas nos considérations sur la prophylaxie des chancres, sans mentionner une pratique qui, depuis quelque temps, occupe les esprits les plus sérieux. Elle consiste à pratiquer, avec le pus du chancre primitif, plusieurs inoculations successives, faites d'abord à huit ou dix jours d'intervalle et plus tard à des intervalles plus rapprochés.

D'après M. Auzias-Turenne qui a conçu cette idée, et M. Spérino, de Turin, qui l'a expérimenté sur une grande échelle, la vigueur des chancres diminue à mesure qu'on multiplie les inoculations, et il arrive enfin une époque où le

virus n'a plus d'action sur les tissus ; en inoculant coup sur
coup, on ne donne pas au chancre le temps de s'indurer : on
glisse, d'après le dire de M. Auzias, sur la syphilis constitutionnelle. Le sujet est ainsi syphilisé, ou autrement dit, à
l'abri des chancres et de la syphilis constitutionnelle.

La syphilisation, en supposant qu'elle doive être acceptée
comme moyen prophylactique, est encore à l'état naissant.
Comme tous les moyens nouveaux, elle éprouve de grandes
difficultés à percer à travers les idées admises de nos jours,
idées d'autant plus difficiles à renverser qu'elles sont le résultat d'une longue expérience. Cette opposition de la part
des hommes haut placés dans la science syphilographique,
est-elle seulement le résultat de la nouveauté, ou bien trouve-
t-elle sa raison dans l'incertitude ou même le danger du
moyen proposé ? c'est ce qu'un examen approfondi et les discussions académiques décideront bientôt. Cependant la répugnance qu'éprouvent plusieurs hommes consciencieux et
amis du progrès à admettre cette pratique comme moyen
préventif et curatif, est déjà, à notre avis, d'un fâcheux
augure.

Quoiqu'il en soit, à propos d'un fait présenté le 18 novembre 1851 par M. Ricord et confié à l'appréciation d'une commission composée de MM. Velpeau, Ricord, Lagneau, Roux
et Bégin, la syphilisation vient de faire son entrée à l'académie de Médecine. C'est bien incidemment, il est vrai, et peut-
être un peu contre le vœu des syphilisateurs, puisque M. L.,
sujet de l'observation, n'a pu être syphilisé après 20 inoculations successives, mais toujours est-il qu'une discussion s'est
engagée et que nous avons lieu d'espérer la solution pro-
chaine de cette question.

Nous devons ajouter encore que M. le préfet de police,
justement ému des conséquences que pouvait avoir la syphilisation, a nommé une commission, non-seulement pour
examiner les documents produits jusqu'à ce jour sur cette
nouvelle pratique, mais encore pour entendre M. Auzias-Turenne. N'ayant pas osé nous-même mettre en pratique sur
nos malades une méthode curative qui est repoussée comme

dangereuse par les hommes les plus compétents en syphilographie, nous sommes forcés de nous tenir sur la réserve et d'attendre le jugement des médecins chargés d'examiner sa valeur.

Moyens abortifs. — Au début, la maladie est toujours locale, il est constaté qu'elle reste telle au moins pendant quatre jours à partir du premier jour de l'inoculation (page 232.)

En détruisant l'accident primitif avant le cinquième jour, on est donc sûr de prévenir la syphilis constitutionnelle; mais là ne se bornent pas les avantages de cette méthode. Quand elle réussit, elle a aussi pour résultat de s'opposer aux progrès locaux du chancre, de prévenir les accidents successifs tels que les bubons et les lymphites. Enfin, elle détruit un foyer de contagion, toujours prêt à fournir le poison qui l'a engendré.

Telle est la manière de voir des syphilographes qui professent, comme nous, que le chancre est à son début une maladie locale.

Pour ceux qui croient à l'infection constitutionnelle d'*emblée*, c'est-à-dire avant l'apparition des chancres, la cautérisation est non-seulement inutile, mais encore très-dangereuse, car elle prive l'économie d'un *émonctoire* par lequel s'échappe le virus. En cautérisant, disent-ils, vous refoulez, vous répercutez le virus, vous renfermez le loup dans la bergerie. Où la logique doit-elle conduire les adeptes de cette école, si ce n'est à ouvrir d'autres émonctoires, d'autres portes succursales au virus, en un mot, à produire d'autres chancres?

On a encore reproché au caustique de détruire une manifestation qui servait à diriger le traitement général; pour nous, cette objection n'en est pas une, puisque nous appliquons le caustique à une période où le traitement spécifique est tout à fait inutile. Mais de quelle utilité peut être la présence du chancre pour des gens qui ont déterminé d'avance la durée du traitement et la dose de mercure que doit prendre le malade !

Quant aux bubons et aux lymphites que l'on attribue à la

cautérisation, il est vrai que, quelquefois, elle peut être suivie de ces accidents qui, dans ce cas, sont d'ailleurs toujours de nature non spécifique. Mais on ne niera pas qu'en détruisant le chancre dans les quatre ou cinq premiers jours, on prévient ces complications plutôt qu'on ne les provoque.

La seule objection qu'on pourrait faire à la cautérisation confiée à une main habile, c'est qu'elle n'est pas infaillible. Eh bien, dans les cas de non réussite, on la recommence, si l'épaisseur et la nature des tissus subjacents au chancre le permettent. D'ailleurs, ne réussirait-on pas toujours, que l'on en serait quitte pour avoir élargi de quelques millimètres l'accident primitif.

Pour ne pas avoir de mécompte et afin de ne pas donner une fausse interprétation aux résultats de la cautérisation, il faut bien s'entendre sur l'époque à laquelle on doit l'appliquer.

D'après les expériences faites sur les pustules produites par l'inoculation artificielle, le caustique doit être appliqué avant le cinquième jour à partir du moment de l'implantation du virus. Appliqué dans ces conditions, nous l'avons le plus souvent vu détruire la spécificité. Du reste, ces expériences ont été faites par M. Ricord en présence d'un public intelligent qui a pu les apprécier comme nous. Il ne faut donc point faire dater le chancre du moment où le malade l'a constaté, mais bien de celui où l'inoculation a eu lieu. On se rappellera aussi que le chancre est entouré d'une *sphère d'activité*, au delà de laquelle doit s'étendre l'effet du caustique, sous peine de trouver sous l'escharre une ulcération chancreuse. Les caustiques qui agissent superficiellement, comme le nitrate d'argent, l'acetate de plomb et autres substances, ne sauraient donc servir à la cautérisation abortive.

La cautérisation est tout à fait inutile dans les cas de chancres indurés ; on peut l'employer dans certains cas de chancres non indurés qui existent depuis quelques temps ; mais alors il ne faut plus compter d'une manière aussi sûre sur sa réussite.

La pâte de Vienne est le caustique dont se sert habituellement M. Ricord, celui que nous employons nous-même avec

le plus de confiance. Il est composé de cinq parties de chaux
vive et cinq parties de potasse à la chaux, pulvérisées et ren-
fermées dans un flacon bouché à l'émeri. Cette poudre est
délayée dans une petite quantité d'alcool et réduite en pâte.
On met sur l'ulcération une couche de cette pâte, d'une épaisseur proportionnée à la profondeur qu'on veut atteindre,
mais toujours d'une ligne au moins ; après l'avoir appliquée,
on la laisse quelque temps à l'air pour la faire dessécher, et
l'on dispose les parties environnantes de manière à prévenir
le déplacement du caustique. Si, par exemple, on l'a placé
sur le prépuce ou sur le gland, on a le soin de fixer le prépuce en arrière au moyen de bandelettes de diachylon, sans
cependant trop comprimer. Dans les cas les plus heureux,
l'escharre qui se produit, se dessèche, forme croûte avec
le caustique, et tombe au bout de sept à huit jours, laissant à
nu une cicatrice ou une plaie simple en voie de cicatrisation.

Quand la cautérisation ne détruit point la spécificité, la
chute de l'escharre laisse à nu une ulcération douée de toutes
les propriétés du chancre. On peut essayer encore une fois
l'application du caustique ; mais dans le cas de non-réussite,
il est inutile et même dangereux d'y revenir, car on s'exposerait à détruire les tissus en pure perte.

D'autres caustiques pourraient remplacer la pâte de Vienne ;
la pâte arsénicale est de ce nombre.

Le fer rouge compte aussi de nombreux succès ; mais c'est
un moyen trop effrayant pour les malades.

M. Ricord a expérimenté l'acide nitrique mono-hydraté, et
paraît en avoir obtenu quelques bons résultats. Il fait remarquer, néanmoins, que la douleur causée par cet agent
est très-vive, et dure plus longtemps qu'avec la pâte de
Vienne, et qu'on est ordinairement obligé de faire plusieurs
cautérisations à plusieurs jours d'intervalle, si déjà l'ulcère
primitif est un peu étendu.

Lorsque les chancres siégent sur des parties que l'on peut
exciser sans inconvénient et sans danger, sur des nymphes
trop saillantes, sur un prépuce trop long par exemple. On
retire un double avantage de l'excision, pourvu toutefois

qu'on puisse la faire assez loin des parties malades. D'abord, on détruit instantanément la maladie et puis on remédie à une difformité qui aurait motivé une opération; dans les cas où le chancre ne siége pas sur des parties flottantes la cautérisation est préférable.

Il est inutile de rappeler que l'excision et la cautérisation, appliquées comme moyen abortif, seraient inutiles contre les chancres indurés, car l'induration n'étant qu'une manifestation précoce de la syphilis constitutionnelle, en la détruisant, on n'atteindrait nullement le principe de la maladie.

Le mercure n'a aucune propriété qui le rende utile dans le traitement abortif; les expériences de M. Ricord le prouvent suffisamment. En effet, il a mis sur les piqûres d'inoculation artificielle, au moment où elles venaient d'être pratiquées, des emplâtres de *Vigo cum mercurio*, et des plumasseaux de charpie enduits d'onguent mercuriel, sans jamais arrêter la marche de l'inoculation. L'expérience démontre aussi que le mercure, administré à l'intérieur, n'a aucune action abortive, et qu'il n'influe nullement sur les accidents à venir. Il est même dangereux de l'administrer, parce qu'il débilite les malades et imprime quelquefois à l'ulcère primitif la déviation phagédénique.

Moyens curatifs réguliers. — Lorsque les chancres ont acquis un développement tel que le traitement abortif n'a plus aucune chance de réussite, il ne reste plus qu'à employer des moyens propres à prévenir les complications locales, et à ramener l'accident primitif dans les conditions d'une plaie simple.

Un précepte que nous ne saurions trop recommander, c'est de mettre autant que possible les parties malades à découvert; en agissant ainsi, on s'opposera au séjour du pus sur les tissus ambiants et par suite au développement de chancres successifs; on rendra les pansements plus faciles et l'on observera plus régulièrement les modifications de la maladie. Quand le chancre est à découvert, situé sur la peau ou une muqueuse, on doit le panser régulièrement, afin d'empêcher que sa surface se recouvre de croûtes. Ces croûtes auraient l'inconvénient de retenir le pus au-dessous d'elles et faciliteraient les progrès de l'ulcération.

Le nombre des pansements sera proportionné à l'abondance de la sécrétion : trois ou quatre par jour suffisent ordinairement. Le chancre induré qui suppure moins n'en exige que deux ; huit à dix sont nécessaires pour les chancres phagédéniques.

La charpie ou le coton sont les deux substances dont on se sert, soit pour porter et maintenir les médicaments à la surface de l'ulcération, soit pour absorber le pus qu'elles sécrètent. Nous employons de préférence la charpie.

Les topiques médicamenteux qui ont servi au pensement des chancres, très-nombreux, sont loin de jouir tous des mêmes avantages ; quelques-uns parmi lesquels nous rangerons les corps gras, sont même très-nuisibles ; car, sous leur influence, les chancres se multiplient au lieu de guérir. On a eu pendant quelque temps une confiance illimitée aux pommades mercurielles ; quelques praticiens partagent encore cette manière de voir ; mais il nous a été démontré par l'expérience que c'est, de tous les corps gras composés, celui qui a le plus d'inconvénients lorsqu'on l'applique sur des chancres exempts d'induration.

Le vin aromatique, d'après la formule du codex, est un des agents qui donnent le meilleur résultat. Il diminue la sécrétion, neutralise la virulence, et tanne en quelque sorte les parties voisines ; c'est aussi le topique que nous préférons dans les cas ordinaires.

Les malades abstergent la plaie avec ce liquide, en évitant autant que possible de la faire saigner et de l'irriter ; après ces lotions, ils recouvrent le chancre de charpie un peu imbibée du même liquide, et le pansement est terminé. On a soin, à chaque pansement, de mouiller la charpie avec le vin aromatique, avant de la détacher de la surface de la plaie. Les pansements doivent être faits trois à quatre fois, en moyenne, dans la journée.

Si le vin aromatique occasionnait des picotements trop vifs, on pourrait le couper avec un peu d'eau. M. Ricord recommande de l'additionner dans ce cas de 40 ou 50 centigrammes d'extrait gommeux d'opium.

16

Les décoctions de tan, d'écorce de grenade, les solutions de tannin, jouissent de propriétés astringentes qui les rendent très-utiles dans le traitement local des ulcérations primitives.

Nous avons retiré de grands avantages d'une solution composée comme il suit :

Eau. . . . . 100 grammes.
Tartrate de fer et de potasse. 10 id.

Panser avec la charpie imbibée de cette solution. Cette formule, employée d'abord à l'hôpital du Midi contre les chancres phagédéniques seulement, nous a paru favoriser aussi la cicatrisation des chancres simples.

Le chancre simple superficiel cède très-bien au traitement que nous appliquons, à l'exemple de M. Ricord, aux plaques muqueuses de l'anus et des bourses. Ce sont des lo! une solution de liqueur de Labarraque.

Liqueur de Labarraque. . . 50 grammes.
Eau distillée. . . . . 150 id.

Après chaque lotion, on absterge légèrement la plaie, et on la saupoudre avec le calomel préparé à la vapeu les parties avec la charpie sèche.

On réussit également avec les lotions caustiques.

Azotate d'argent. . . . . 1 gramme.
Eau distillée. . . . . 30 id.

Faire deux lotions par jour.

Les cautérisations avec le crayon de nitrate d'argent ne doivent point être négligées ; car elles modifient souvent la surface de l'ulcération. Elles sont très-utiles dans la période de réparation lorsque la surface de la plaie est pâle et blafarde.

Tel est le résumé des agents thérapeutiques auxquels nous donnons la préférence dans la cure du chancre simple ; mais l'accident primitif présente des variétés qui exigent d'importantes modifications dans le traitement. Ce sont les modifications que nous allons étudier.

Traitement du chancre inflammatoire à tendance gangréneuse franche. — Dès que l'on s'aperçoit que le chancre s'entoure d'une auréole inflammatoire de couleur violacée, que sa surface devient grisâtre, il faut cesser de suite le vin aromatique

ou les autres topiques que l'on met ordinairement sur le chancre simple, pour recourir aux émollients, aux sédatifs et
quelquefois aux antiphlogistiques.

L'inflammation est-elle légère, on réussit quelquefois à la
calmer avec des lotions fréquentes ou de petits bains d'eau de
mauve et de pavot.

Dans les intervalles, on recouvre la surface du chancre
avec la charpie sur laquelle on étend un peu de cérat opiacé.

Si les accidents inflammatoires sont assez intenses et assez
étendus pour résister à ces moyens, on a recours aux émissions sanguines locales. On applique des sangsues dans le
voisinage, mais toujours le plus loin possible de l'accident
primitif. Les piqûres de sangsues doivent être protégées avec
soin contre le contact du pus virulent. Le repos et quelquefois
la diète sont de rigueur ; si l'inflammation est suivie de réaction, on prescrit les boissons émollientes.

Après la chute de l'escharre, la plaie est simple et n'exige
pas de traitement particulier. Dans les cas où l'escharre serait
étendue et se détacherait difficilement, on emploirait, selon
les indications, les lotions chlorurées ou camphrées ; on sau-
poudrerait la plaie avec la poudre de quinquina, de charbon
et de camphre ; on la panserait avec l'onguent digestif simple,
avec l'onguent Styrax, en un mot, avec les différentes substances qui peuvent aider l'élimination des parties mortifiées.

Traitement des chancres phagédéniques. — Nous avons vu que
le phagédénisme se développait sous l'influence de causes
diverses, locales ou générales, presque toujours étrangères
au principe syphilitique. La médication mercurielle ne doit
donc être employée qu'exceptionnellement contre cette complication.

Le premier devoir du chirurgien est de rechercher les
conditions sous l'influence desquelles s'est produite la déviation phagédénique : lorsqu'elle tient aux pansements irritants,
à la malpropreté, au contact de l'urine, au séjour du pus,
il est facile de la faire disparaître en changeant ces conditions. Des lotions fréquentes, des pansements plus méthodi-

ques suffisent, en effet, pour donner à la plaie un aspect satisfaisant. Le phagédénisme de cause locale est donc peu redoutable.

Lorsque cette déviation survient sous l'influence des causes générales que nous avons énumérées, il est souvent bien tenace, et résiste longtemps à tous les agents de la thérapeutique. Il faut faire abstraction de la nature première de la plaie pour agir principalement contre la cause de la déviation. Si, par exemple, le phagédénisme tient à un mauvais état des voies digestives, c'est à cette affection qu'on doit adresser le traitement, s'il s'est développé sous l'influence du froid humide, d'une insuffisance de nourriture, d'excès alcooliques, on change d'abord autant que possible ces mauvaises conditions, et l'on applique ensuite des topiques dans le but de modifier la nature de la plaie.

Quelle que soit d'ailleurs l'origine de la déviation qui nous occupe, la médication qui a paru la plus favorable à M. Ricord consiste dans l'emploi combiné des cautérisations et des pansements avec le vin aromatique; la solution de tartrate de fer et de potasse réussit aussi très-bien. M. Ricord pratique des cautérisations fréquentes et profondes avec l'acide nitrique mono-hydraté. Il les renouvelle, dans quelque cas, deux fois par jour.

Lorsqu'il y a beaucoup d'inflammation, et des douleurs intenses, on est obligé de suspendre les caustiques pour revenir aux lotions émollientes et sédatives, aux bains généraux tièdes et mucilagineux, à la diète et au repos absolu, il est rare que ces moyens n'amènent pas un prompt résultat.

L'intensité de l'inflammation nécessite quelquefois l'emploi des antiphlogistiques locaux; quelques praticiens ont prétendu avoir obtenu de très-bons résultats en appliquant des sangsues sur l'ulcération même; nous blâmons ce moyen, d'abord parce que les sangsues ne mordent que difficilement sur des tissus ulcérés, et qu'ensuite la morsure qu'elles laissent, s'inoculant fatalement, est une cause d'extension en profondeur de l'ulcération chancreuse. Nous repoussons également l'application des sangsues sur les bords de l'ulcération ou à une

très-petite distance, car les piqûres s'inoculent inévitablement et favorisent l'aggrandissement de la plaie. Nous avons
donné pour précepte d'appliquer ces annélides le plus loin
possible de l'ulcération, tout en les mettant sur des tissus qui
ont des rapports directs de circulation avec ceux qui servent
de base à la maladie. Les piqûres doivent être protégées
avec le plus grand soin contre le contact du pus virulent.

Contre les chancres accompagnés de beaucoup d'irritabilité et de douleur, nous prescrivons les préparations opiacées tant à l'intérieur que localement, et les pansements
avec la solution suivante :

    Eau distillée de laitue.. . . . . 200 grammes.
    Extrait gommeux d'opium. . . .   4   id.

Cependant, ni la douleur, ni même l'inflammation ne sont
des motifs assez puissants pour faire suspendre les cautérisations. En effet, le savant professeur de l'hôpital du Midi
s'est convaincu, par une longue expérience, que le nitrate
d'argent est l'antiphlogistique le plus certain quand on sait
bien l'appliquer ; la douleur vive qu'il occasionne au moment
de son contact est bientôt remplacée par un mieux qu'aucune autre médication ne saurait procurer.

Le phagédénisme est quelquefois très-rebelle aux moyens
rationnels ; on en est réduit, dans ces cas, à l'emploi d'une
médication empirique composée des agents les plus contradictoires. C'est ainsi que l'on a vu réussir les cataplasmes de
carottes ou de pommes de terre, la cire fondue chaude que
l'on coule sur la plaie, les différents onguents digestifs, la
créosote, la monésia, l'éther, la teinture de cantharides, la
solution iodée ou la teinture d'iode pure, les tranches de citron appliquées sur la plaie, la compression simple ou avec
des plaques de plomb et une foule d'autres substances que
nous ne nommerons pas.

Du reste, une fois dans le champ de l'empirisme, le médecin ne raisonne plus. Il peut donc essayer tous les moyens
qu'il croit susceptibles de quelque avantage.

Il en est du phagédénisme comme de la pourriture d'hôpital ; tel moyen qui réussit aujourd'hui échouera demain, et il

est le plus souvent impossible de déterminer d'avance l'agent qui doit amener la guérison.

On s'est servi aussi des caustiques les plus actifs : le beurre d'antimoine, la potasse, les pâtes arsénicales et le fer rouge. M. Ricord emploie la pâte de Vienne, et depuis quelque temps l'acide nitrique mono-hydraté.

L'application de la pâte de Vienne nous paraît indispensable lorsque l'ulcération est limitée par des bords amincis et décollés que l'on n'a aucun espoir de faire adhérer au fond de la plaie. La présence de ces bords ne sert en effet qu'à retenir le pus et favorise ainsi l'extension du décollement. Quand on détruit ces tissus, il faut autant que possible que la plaie ultérieure présente une forme régulière. On évitera ainsi les cicatrices difformes qui, dans certaines régions, sont toujours prises en mauvaise part.

L'excision avec des ciseaux courbes laisse toujours une plaie plus régulière que la cautérisation ; mais on ne peut guère l'employer que lorsque la plaie est dans sa période de réparation ; autrement les bords saignants s'inoculent, et l'opération qui avait été pratiquée dans le but d'arrêter la marche de l'ulcère, favorise au contraire son extension.

Tels sont, en résumé, les moyens qui composent la médication locale de l'ulcère phagédénique ; mais à ces moyens, il est souvent indispensable de joindre un traitement général.

Quel que soit, en effet, le génie qui préside au phagédénisme, le sang est presque toujours altéré dans sa partie globuleuse, son caillot se recouvre d'une pellicule blanchâtre et molle qui représente en quelque sorte la pseudo-membrane dont se recouvre le fond des ulcérations phagédéniques.

Il nous a semblé que l'on pouvait expliquer cette production pseudo-membraneuse par la présence, dans le sang, d'un excès relatif de fibrine, par suite de la diminution des globules. Partant de ce principe, M. Ricord a employé le fer a haute dose. Il a fait prendre aux malades de 1 à 20 grammes par jour de tartrate de fer et de potasse en solution dans l'eau.

L'explication précédente ne pouvait s'appliquer à des individus pléthoriques, très-forts, et à battements artériels très-larges; j'ai proposé, dans ces cas, d'attribuer le phagédénisme à une augmentation réelle de fébrine, les globules restant à leur taux ordinaire. Mais l'administration du fer devenait dès lors irrationnelle, et il fallait plutôt recourir à un agent altérant qu'à un reconstituant du sang. Je proposais à M. Ricord de donner, au lieu du fer, le nitrate de potasse à haute dose comme le pratique M. Gendrin, dans les cas de rhumatisme. Il n'est pas à ma connaissance que ce traitement ait été mis en usage.

L'influence du fer sur l'ulcération phagédénique ne tarde pas ordinairement à se montrer. Le terme le plus court est de trois jours. Trois jours d'administration de tartrate de fer et de potasse ont suffi, dans quelques cas, pour amener une amélioration très-notable. La matière pultacée qui recouvre le fond de la plaie se détache d'abord plus facilement; la suppuration moins grumeleuse se coagule moins à la surface des chairs, les bourgeons charnus, pâles et transparents, prennent la teinte rouge ou rosée; les bords de la plaie s'affaissent, s'arrondissent et deviennent d'une couleur cendrée. C'est le signal de la cicatrisation, l'ulcère est déjà à l'état de plaie simple et la guérison marche rapidement.

Le mode de guérison des ulcères phagédéniques présente quelques différences qu'il est utile de connaître. Dans quelque cas, on dirait que la cicatrisation arrive forcément : les bords de la plaie se rapprochent du centre, sa surface éprouve une espèce de crispation qui en réduit l'étendue et se dessèche à plat plutôt qu'elle ne se cicatrise.

La cicatrisation par un bourgeonnement régulier est le cas le plus rare.

Assez souvent et surtout lorsque la plaie est très-large, la cicatrice se produit à la fois sur plusieurs points et du centre à la circonférence.

Dans l'ulcère phagédénique serpigineux, un côté guérit pendant que l'autre gagne en largeur; mais la cicatrisation finit par l'emporter. Jamais je n'ai vu l'ulcère phagédénique reprendre l'aspect du chancre régulier. La période de réparation commence immédiatement après la destruction du phagédénisme.

Comme adjuvant de la médication ferrugineuse, on donne les tisanes amères : houblon, gentiane, les anti-scorbutiques et tout ce qui peut avoir quelque action tonique.

Le régime doit se composer d'aliments reconstituants et de vin de Bordeaux pris modérément. On recommandera aussi l'exercice modéré, si la plaie ne siége pas sur des parties qui s'opposent au mouvement, et l'habitation des lieux bien aérés.

Lorsque le phagédénisme tient à une diathèse syphilitique ancienne ou récente, ce que, d'ailleurs, il est souvent difficile de déterminer, le traitement mercuriel interne est indispensable.

Mais, dans quelques cas, la médication mercurielle réussit encore en dehors de la diathèse syphilitique. On dit alors qu'elle agit comme moyen perturbateur. M. Ricord administre, dans ces cas, les pilules de Sédillot, à dose croissante : quelques malades sont arrivés graduellement jusqu'à 74 par jour, et la guérison a été très-rapide. On peut expliquer ces guérisons par la destruction graduelle de l'excès de fébrine du sang que nous avons reconnu quelquefois comme le principe du phagédénisme. Le mercure agirait ici comme altérant et non point comme spécifique.

Le régime analeptique est de rigueur lorsque le phagédénisme s'est développé sous l'influence de causes débilitantes ; mais, dans les cas contraires, le régime doit être débilitant.

Traitement du chancre induré. — Quel que soit son volume, l'induration spécifique cède rarement au traitement local, néanmoins les pansements peuvent aider beaucoup la guérison de l'ulcère qui surmonte les tissus indurés. Quand l'ulcération est peu étendue et sans douleurs, nous nous bornons à la récouvrir deux ou trois fois par jour de petits plumasseaux de charpie sur lesquels on étend la pommade suivante :

Cérat ou pommade de concombre. . . 30 grammes.

Calomel à la vapeur. . . . . 1 à 4 grammes.

Mêlez.

Si l'ulcération est large et suppure abondamment, on renouvelle plus souvent le pansement et on le fait précéder de lotions au vin aromatique. Est-elle enflammée et douloureuse, on prescrit des bains locaux avec des décoctions narcotiques, et l'on panse avec les pommades opiacées jusqu'à ce qu'on ait éteint la sensibilité morbide.

Lorsque le chancre induré se complique de phagédénisme ou de gangrène interstitielle, on associe aux pansements l'usage interne des préparations ferrugineuses.

Les cautérisations profondes sont rarement utiles; en effet, on aurait beau détruire l'induration, que la syphilis n'en existerait pas moins. La cautérisation superficielle est néanmoins indispensable, dans quelques cas, de développement exagéré, de bourgeons charnus, ou lorsque la sufarce de la plaie reste pâle et blafarde.

Quels que soient d'ailleurs les avantages du traitement local, dans les cas de chancres indurés, il est toujours nécessaire d'en venir à un traitement interne spécifique, pour faire disparaître complètement l'induration. Il sera question de ce traitement lorsque nous nous occuperons de la syphilis constitutionnelle.

Traitement du chancre urétral. — Dans le cas le plus simple, c'est-à-dire lorsque le chancre est à l'entrée du méat et parfaitement visible, on le traite comme les autres : cautérisations avec le nitrate d'argent, pansements et lotions au moyen d'une seringue avec le vin aromatique. M. Ricord conseille d'interposer entre les lèvres du méat un petit cône de charpie imbibée des matières du pansement.

Si l'ulcération est plus profonde, on se borne aux injections fréquentes avec le vin aromatique, et de temps à autre on pratique une cautérisation au moyen du porte-caustique Lallemand.

Mais le chancre s'enflamme quelquefois, et qui plus est, se complique d'une urétrite très-intense. Dans ce cas, il ne faut plus avoir en vue que l'inflammation urétrale, et recourir au traitement antiphlogistique jusqu'à ce que l'élément inflammatoire ait disparu. Les érections cordées doivent être combattues avec le plus grand soin; on évite ainsi les éraillures toujours dangereuses dans le voisinage d'une ulcération primitive. Nous avons déjà indiqué la formule des pilules camphrées que prescrit M. Ricord :

Camphre pulvérisé. . . . . .⎫
Thridace. . . . .⎬ 3 grammes.
Mucilage. . . . . q. s.
Mêlez pour 20 pilules.

Quand le chancre urétral s'entoure d'une induration volumineuse, il se fait un rétrécissement qui s'oppose à la miction ou qui la rend pénible, il faut alors faire usage de la sonde ou des bougies en gomme élastique, jusqu'à ce que le traitement spécifique ait fait disparaître les tissus indurés.

Les chancres de l'urètre peuvent s'enflammer, se compliquer de gangrène et de phagédénisme; le traitement général de ces complications est déjà assez connu pour que nous en parlions de nouveau. Quant au traitement local, il se borne souvent à des injections, des lotions, des bains émollients et narcotiques; lorsque les progrès de l'ulcération ont détruit l'épaisseur des parois du canal, des fistules plus ou moins étendues s'établissent et persistent après la guérison de la maladie : c'est alors à la chirurgie à juger des moyens propres à rétablir la continuité du canal.

Traitement des chancres de l'anus. — Les chancres qui siégent sur cette région réclament de grands soins de propreté: les malades doivent se laver après chaque garde-robe, et faire de fréquents pansements. Ils éviteront la constipation au moyen de lavements laxatifs, car la sortie difficile des matières fécales pourrait érailler l'anus et étendre l'ulcération spécifique. Quand les chancres siégent en dehors de l'anus, on les panse simplement comme ceux des autres parties; s'ils siégent entre les plis de l'anus, on les panse au moyen de mèches introduites dans cette ouverture. Lorsqu'ils sont dans l'intérieur même de l'intestin, on se borne aux injections, aux petits lavements souvent répétés, à moins cependant que les malades puissent supporter des mèches chargées des diverses substances que nous avons indiquées pour le traitement local des chancres. Il est très-important d'établir avec le plus grand soin le diagnostic différentiel du chancre et de la fissure; car une incision dans le premier cas ne ferait qu'étendre, dans des proportions énormes, la plaie que l'on espérait guérir en peu de temps.

Traitement des chancres qui siégent sur les parties génitales de la femme. — Les chancres des parties génitales externes réclament le traitement que nous avons déjà indiqué. Les prophylactiques, les abortifs et les moyens curatifs régu· liers lui sont applicables comme aux ulcérations des autres parties; quant à ceux qui siégent dans le vagin et au col de l'utérus, il est indispensable qu'ils soient mis à découvert au moyen du *speculum* chaque fois qu'on veut les panser ou les cautériser, et cette opération doit être faite deux fois au moins par jour, afin que le pus virulent n'ait pas le temps d'agir sur les parties voisines. Dans les intervalles des pansements on pratique des lotions et des injections détersives, en évitant toujours d'irriter ou d'écorcher les parties. L'inflammation gangréneuse, le phagédénisme et l'induration réclamentles mêmes soins chez la femme que chez l'homme.

CHAPITRE VI.

Sous cette dénomination, nous comprenons les accidents qui se développent dans le voisinage et sous l'influence directe du chancre primitif. Tels sont : les bubons, les lymphites et la phlébite.

Des bubons. (Adénites , poulains). — On donne généralement le nom de bubon à tous les engorgements ganglionnaires qui siégent aux régions inguinales, quelqu'ait été d'ailleurs leur mode de production. A notre avis, cette dénomination est vicieuse, car elle entraîne presque toujours avec elle l'idée de vérole, et assimile des états pathologiques très-différents ; aussi, si l'on veut la conserver comme terme générique, il est de la plus haute importance d'établir des divisions qui permettent de distinguer autant que possible les différentes variétés de la maladie qu'elle désigne.

Les bubons consécutifs au chancre sont de deux espèces, simples et spécifiques.

Bubons simples. (Adénites inflammatoires simples). — L'étude de cette espèce d'adénite paraîtra peut-être déplacée dans un chapitre consacré aux accidents successifs au chancre ; néanmoins, comme elle est assez souvent consécutive à l'accident primitif, et que de plus sa symptômatologie offre de nombreux points de contact avec une des variétés de l'adénite spécifique, il est important, pour le diagnostic différentiel, de connaître les phénomènes qu'elle présente.

Voyons d'abord comment elle se développe. Par quel mécanisme l'ulcère virulent syphilitique occasionne-t-il un bubon simple ? cette question semble bien difficile à résoudre : elle doit même être taxée d'absurdités par de prétendus syphílographes qui ont pris à tâche de creuser un abîme entre les maladies syphilitiques et la pathologie générale. Nous allons prouver que rien n'est plus simple à concevoir.

A une époque donnée, variable du reste, coïncidant avec la période de spécificité, le chancre peut se compliquer d'inflammation, il réunit alors deux éléments: l'élément spécifique et l'élément inflammatoire. Le premier, superficiellement placé; le second, situé au-dessous du premier entre lui et les tissus sains, de manière à l'isoler en quelque sorte de ces tissus. Dans ces conditions, les capillaires lymphatiques, qui plongent dans la plaie, comprimés et oblitérés, perdent les conditions nécessaires à l'absorption, et le pus virulent ne peut plus les pénétrer, mais l'inflammation se propage de proche en proche jusqu'aux ganglions correspondants où les affecte à distance par retentissement sympathique; tuméfie, enflamme la trame de ces petits organes et produit l'adénite inflammatoire. Que trouve-t-on de spécifique à cette adénite? Ne ressort-il pas de notre explication qu'elle est identique à l'engorgement ganglionnaire qui succède aux blessures des doigts et des pieds?

· Le chancre n'est donc, dans ce cas, qu'une des causes communes de l'adénite simple, et n'a pas plus de titres à son développement que la blennorrhagie simple, les écorchures, les herpès et les eczémas de même nature. Toute cause capable d'enflammer l'accident primitif peut être considérée comme adjuvante de l'adénite simple; les pansements irritants, les marches forcées, l'abus d'aliments et de boissons excitantes et les cautérisations intempestives y contribuent puissamment. Une opinion qui a encore beaucoup de crédit en-dehors du monde médical et aussi parmi les médecins, c'est que les bubons consécutifs à la cautérisation, sont l'effet de la répercussion du virus syphilitique. Comment accepterions-nous cette manière de voir nous qui savons par expéérience que le caustique prive le pus virulent de sa propriété d'inoculation, et qui avons observé que dans les cas où il ne détruit pas la spécificité des chancres, le pus virulent sécrété à la surface de l'ulcération que laisse l'escharre, est presque toujours plus abondant après qu'avant la cautérisation. Si dans quelques rares circonstances, dues le plus souvent à une application intempestive, le caustique provoque l'adénite, c'est en vertu de l'inflammation commune qu'il détermine autour du chancre et non point en répercutant le virus dans des sphères plus profondes.

Le tempérament lymphatique et les scrofules favorisent l'adénite inflammatoire. Le siège des ulcérations n'est pas indifférent au développement de cette complication. En effet, ce sont celles du frein qui la déterminent le plus souvent. L'anatomie nous donne l'explication de ce fait en nous montrant la richesse de cette région en vaisseaux lymphatiques et en nerfs, double condition qui favorise le développement de l'inflammation locale et la transmission de cette inflammation aux glandes de l'aine ; une ulcération siégeant sur un des côtés de la verge, peut déterminer un bubon sur l'aine opposée ; cet effet croisé tient à ce que quelques-uns des lymphatiques traversent la ligne médiane pour aller du côté gauche du pénis à l'aine droite, *et vice versâ*. Ces observations ont été faites aussi sur le bubon virulent d'absorption.

L'adénite simple qui succède au chancre, apparaît ordinairement dans les huit à dix premiers jours de l'accident primitif et toujours pendant qu'il est compliqué d'inflammation ; quand le chancre a une longue durée, elle peut se montrer à une époque assez éloignée de son début et se reproduire même à différentes reprises. Quoiqu'il en soit, son développement est plus ou moins rapide, plus ou moins aigu, suivant le degré de vitalité des parties, le tempérament du sujet et l'intensité de la cause. La première sensation est une gêne et un endolorissement profond à la région inguinale ; la marche devient pénible et fatigante, les malades explorent souvent la région qui est le théâtre de ces phénomènes et découvrent bientôt au toucher une tumeur douloureuse à la pression, qui semble rouler sous la peau, tumeur qu'ils qualifient de *poulain*. Les phénomènes inflammatoires augmentent ainsi pendant quelques jours ; mais si l'adénite est convenablement traitée, si le malade ne commet pas d'imprudence, l'état aigu diminue et disparaît insensiblement au bout de quelques jours, il ne reste plus alors qu'un petit engorgement ganglionnaire qui s'éteint complètement de lui-même; c'est là la terminaison ordinaire des bubons inflammatoires simples exempts de toute complication scrofuleuse. Dans quelques cas, au lieu de tendre à la résolution, la tumeur s'accroît, devient rouge, puis violacée au centre; les malades y ressentent des pulsations, éprouvent du malaise, de l'inappétence et des frissons erratiques, signes non équivoques de la suppuration. La peau qui recouvre la tumeur, mobile il y a quelque jours, adhère au centre, dont on ne peut l'isoler, et d'ailleurs, le toucher permet de reconnaître une collection purulente.

La terminaison par suppuration se fait ordinairement à la fin du deuxième septénaire, elle est assez fréquente chez les sujets lymphatiques à constitution piogénique; mais elle n'est pas fatale.

La plaie consécutive, à l'ouverture de l'abcès ganglionnaire, fournit du pus phlegmoneux qui, dans aucun cas, n'est *inoculable*. Lorsque le malade est dans de bonnes conditions, cette plaie guérit rapidement par les moyens les plus simples, et ne présente d'ailleurs jamais les déviations que nous avons observées dans l'ulcère primitif.

Quand l'adénite simple a pour antécédent tout autre accident que le chancre, elle n'est jamais suivie d'infection constitutionnelle, et si l'infection a lieu dans un cas où un bubon inflammatoire simple a accompagné un chancre, elle n'est point consécutive au bubon mais au chancre.

L'adénite inflammatoire simple peut occuper les deux aines; il est rare qu'elle soit double d'un seul côté, ou bien lorsque le cas se présente, un seul ganglion suppure ordinairement.

L'inflammation ganglionnaire est quelquefois l'occasion d'une manifestation scrofuleuse, l'adénite passe alors à l'état chronique, et revêt peu à peu les caractères des engorgements scrofuleux.

Bubons spécifiques. (*Adénites spécifiques*). — L'espèce d'adénite que nous allons étudier n'est consécutive qu'aux malaladies vénériennes virulentes ; elle renferme trois variétés :

La première, successive au chancre non induré, a reçu de M. Ricord le nom de *bubon d'absorption* ;

La deuxième, successive au chancre induré, est désignée tantôt sous le nom d'*adénite indurée*, tantôt sous celui d'*adénite indolente multiple*, on pourrait l'appeler *bubon ou adénite mixte*, car son développement se fait sous l'influence combinée de l'accident local et de l'infection générale ;

La troisième a pour cause l'infection générale ; c'est le *bubon constitutionnel*.

Bubon d'absorption. (Adénite spécifique primitive). — Deux conditions indispensables à son développement sont : la présence d'une ulcération primitive en période de progrès, et l'existence de vaisseaux lymphatiques non oblitérés qui fassent communiquer la surface ulcérée avec les ganglions. Le pus virulent, constamment en contact avec les lymphatiques, les pénètre, circule jusqu'au ganglion le plus rapproché, et s'inocule à son centre comme dans l'intérieur d'un follicule. Il en résulte un chancre intra-ganglionnaire dont le produit virulent doit, de toute nécessité, être expulsé au-dehors. Tel est le mécanisme du bubon d'absorption.

Cette variété d'adénite ne se manifeste guère qu'après le premier septénaire, alors que l'état aigu du chancre a disparu ; mais elle peut se montrer à une époque plus éloignée du début de l'accident primitif : on l'a observée après un, deux et même trois ans de durée de cet accident. Il suffit pour cela que la plaie sécrète du pus virulent, et qu'elle se mette en rapport avec des lymphatiques en état d'absorber. Règle générale, plus les abords du chancre sont froids, éloignés de l'état inflammatoire, plus l'adénopathie virulente a de tendance à se développer. Observons néanmoins que, même dans ces dernières conditions, son développement n'est point fatal.

Quel que soit le siége du chancre, larvé ou non, à la verge, à l'anus, aux lèvres, etc.... l'adénite d'absorption est le plus souvent solitaire et constamment superficielle. Quand l'accident siége à l'extrémité de la verge, elle peut être croisée, c'est-à-dire, atteindre l'aine opposée au côté de la verge infecté. Les chancres situés à la région du frein l'occasionnent très-souvent; remarque que nous avons déjà faite en décrivant l'adénite simple.

Les symptômes du bubon virulent d'absorption sont ceux d'une adénite inflammatoire. Quelle que soit d'ailleurs sa marche, un peu plus ou un peu moins aigüe, la suppuration est fatale. La plaie revêt toujours les caractères du chancre et peut subir toutes ses déviations. Son pus est inoculable au même degré que celui de l'ulcère primitif. Si quelques expérimentateurs célèbres ont pu soutenir que le pus des bubons n'était jamais inoculable, c'est qu'ils ignoraient encore les conditions au milieu desquelles se fait la suppuration spécifique dans le cas particulier qui nous occupe. Dans la première période du bubon d'absorption, la tumeur totale est composée de deux couches concentriques très-distinctes; la couche superficielle est du tissu cellulaire atteint d'inflammation phlegmoneuse simple; la plus profonde renferme le ganglion qui a été inoculé par l'intemédiaire des lymphatiques par lesquels il communique avec le chancre. Le premier pus qui se présente, à l'ouverture du foyer purulent, provient de la couche phlegmoneuse et n'est point inoculable, mais plus tard ce pus, mêlé à la sécrétion que fournit la couche profonde, se comporte absolument comme celui du chancre.

Si donc on pratique l'inoculation avec le premier pus, le résultat sera négatif, tandis qu'avec le pus de la couche profonde, il sera positif. Le siége profond et intra-ganglionnaire de la sécrétion virulente explique pourquoi des inoculations, faites dans les premiers jours de l'ouverture de l'abcès, ont été négatives, tandis que, plus tard, elles ont été positives. D'ailleurs on peut, dans quelques cas, puiser séparément dans leur source respective, les deux pus que, plus tard, il est impossible d'isoler; il faut pour cela ouvrir la tumeur, couche par couche et avec beaucoup de précautions, de manière à ne pas toucher au ganglion; si l'ouverture est faite de bonne heure, il peut arriver que le pus virulent soit encore renfermé dans la coque du ganglion et complètement isolé du pus phlegmoneux péri-ganglionnaire : on a alors la faculté d'inoculer ces deux pus séparément, l'un sur la cuisse droite, l'autre sur la cuisse gauche.

L'inoculation du pus péri-ganglionnaire est constamment négative. Celle du pus intra ganglionnaire est toujours positive.

Les deux aines peuvent être chacune et en même temps le siége d'un bubon virulent ; mais il est rare que plusieurs ganglions se prennent à la fois dans la même région, ou bien c'est toujours à des engorgements simples que l'on a affaire.

L'accident primitif qui donne lieu au bubon virulent d'absorption peut être larvé, il est même quelquefois impossible de le découvrir ; cet accident a pu se cicatriser avant que le ganglion infecté n'ait abcédé. Dans ces deux cas, l'on ne manque pas généralement de ranger l'adénite dans la classe des bubons d'*emblée*. Mais l'inoculation est là pour nous faire remonter à sa véritable source.

Lorsqu'un bubon fournit du pus inoculable, le chancre, qui a été son point de départ, ne produit jamais l'infection constitutionnelle, il ne s'indure par conséquent jamais. La suppuration spécifique du bubon est donc pour nous un symptôme de bon augure.

Bubon indolent. (Adénite multiple indolente, adénite indurée, bubon ou adénite mixte.) — Cette variété se développe à la fois sous une influence locale et sous l'influence de l'infection syphilitique, et n'est point franchement successive comme la précédente, c'est en quelque sorte un accident transitif entre les symptômes primitifs et les secondaires. L'adénite mixte coïncide fatalement avec l'induration du chancre et débute avec elle dans le premier ou le second septénaire, rarement plus tard, comme nous l'avons observé pour l'accident primitif. Son siége est dans la *pléiade* ganglionnaire en rapport de circulation lymphatique avec l'organe infecté, elle ne se borne pas à un seul ganglion et en atteint toujours un certain nombre. Quand le chancre occupe les organes génitaux, par exemple, c'est sur les régions inguinales qu'elle se manifeste. Que l'accident primitif soit unique ou multiple, qu'il occupe un seul ou les deux côtés de l'organe correspondants aux deux plis inguinaux, les deux aines se prennent ordinairement, seulement l'adénite est toujours bien plus prononcée du côté malade.

Dans les premiers moments l'adénopathie mixte se borne à une tension si légère, que les malades et même les médecins l'ignorent le plus souvent. Mais à mesure que l'induration du chancre augmente, les ganglions prennent de l'accroissement et il devient plus facile de les constater. On sent alors aux régions inguninales de petites tumeurs arrondies ou ovalaires toujours très-dures, donnant au toucher une sensation analogue à celle de l'induration spécifique, roulant sur leur base, libres au-dessous de la peau, parfaitement séparées les unes des autres, et présentant quelquefois au toucher une douleur sourde très-légère. La peau qui les recouvre, libre d'adhérences, reste à son état normal. Chez les sujets doués de beaucoup d'embonpoint, les ganglions sont perdus dans le tissu cellulo-graisseux et plus ou moins difficiles à constater.

Il est quelquefois donné à l'observateur de constater les rapports qui unissent l'adénite indurée avec l'accident qui a concouru à son développement. C'est lorsque un ou plusieurs des lymphatiques qui vont du chancre aux ganglions engorgés sont atteints de lymphangite. Dans ces cas, le lymphatique est dur, épais, quelquefois noueux comme un chapelet, roule sur la peau et peut être facilement déplacé et même soulevé entre le pouce et l'index. On suit ce cordon noueux depuis le chancre induré jusqu'aux premiers ganglions engorgés ; cette lymphite intermédiaire affecte la marche de l'induration du chancre et se termine avec elle.

Dans les cas les plus ordinaires et surtout lorsqu'il n'y a ni complication interne ni complication locale, la marche de l'adénopathie qui nous occupe est indolente, l'engorgement reste stationnaire très-longtemps, diminue et s'éteint insensiblement après des années et à l'insu du malade. C'est un des accidents les plus longs à disparaître, circonstance précieuse que l'on doit mettre à profit dans le diagnostic de la nature et du siége primitif de la maladie.

Exemple de toute complication, l'adénite indolente ne suppure pas, c'est encore un de ses signes; mais dans quelques circonstances, une disposition générale antérieure à son développement, ou une inflammation survenue dans l'ulcère auquel elle est successive, modifient sa physionomie, sa marche et son mode de terminaison de manière à la rendre méconnaissable.

Ces cas se présentent d'ailleurs assez souvent à l'observation, pour que nous les signalions avec le plus grand soin à l'attention des praticiens.

Lorsque les sujets infectés sont lymphatiques ou disposés aux scrofules, les ganglions, au lieu de rester petits, isolés, rénitents et froids dans leur marche, acquièrent un développement exagéré, se massent entre eux de manière à ne former qu'une tumeur multilobulaire, mollasse, donnant la sensation d'un tissu spongieux, s'enflamment, deviennent rouges, douloureux et suppurent sur un ou plusieurs points; mais un fait important à noter, c'est qu'ils ne fournissent jamais du *pus inoculable*. La sécrétion est ici analogue à celle des glandes du cou. Ce sont d'ailleurs des écrouelles inguinales entées sur des engorgements syphilitiques. Dans le cas qui nous occupe, l'engorgement ne se borne pas à la pléïade ganglionnaire superficielle; chez un certain nombre de malades les ganglions profonds de la région iliaque interne se prennent et acquièrent un grand volume.

L'adénopathie indolente peut passer à l'état aigu sous l'influence de causes plus directes. Nous avons vu que les tissus indurés étaient, dans quelques cas, frappés de gangrène interstitielle; eh bien, ces tissus avant d'être éliminés, provoquent une inflammation périphérique qui peut atteindre les ganglions déjà engorgés spécifiquement, cette inflammation, quoique affectant ordinairement une marche sub-aiguë, n'en est pas moins susceptible de se terminer par suppuration. Observons cependant que le pus qu'elle sécrète n'est pas inoculable, c'est du pus phlegmoneux.

Mais voici un cas beaucoup plus compliqué et qui pourrait être cause de nombreuses erreurs d'interprétation. Le phagédénisme peut détruire en entier l'induration lorsque déjà elle a produit ses effets, et exercer ensuite ses ravages sur les tissus subjacents; dans ce cas, l'ulcère phagédénique spécifique qui s'est substitué à l'induration, est dans les conditions d'un chancre qui aurait été inoculé récemment; il peut donc se faire que les lymphatiques ouverts à sa surface absorbent le pus spécifique pour le conduire aux ganglions déjà atteints d'induration. Il en résulte alors une adénite virulente d'absorption entée sur une adénopathie mixte, adénite qui prend les caractères de l'ulcère qui en a été le point de départ, suppure fatalement, et fournit un *pus inoculable* doué, comme sa source primitive, de qualités phagédéniques.

L'adénite multiple et indolente peut encore être transformée en bubon virulent d'absorption, par de nouveaux chancres inoculés accidentellement sur l'induration spécifique ou dans ses environs. Ce sont tous ces cas qui, mal interprétés, ont fait trouver la doctrine de M. Ricord en défaut. Nous ne saurions donc trop recommander aux jeunes praticiens de les avoir présents à l'esprit lorsqu'ils trouveront quelques cas embarrassants; en suivant notre conseil, ils ne seront point exposés à des erreurs de diagnostic, à la fois dangereuses pour les malades et nuisibles aux progrès de la science.

L'adénite multiple indolente est, comme l'induration qu'elle accompagne, un symptôme d'infection; mais si elle tient d'un côté à la syphilis générale, elle est liée d'un autre aux accidents locaux, et ce qui le prouve, c'est qu'elle se développe toujours dans la pléiade ganglionnaire la plus voisine de ces accidents.

Bubon constitutionnel, secondaire. — Cette variété d'adénopathie rentre dans la classe des accidents secondaires. Quoique très-fréquente et un des signes précoces de l'infection syphilitique, elle peut néanmoins manquer complètement et se comporte en cela comme la plupart des manifestations de cette période. Elle ne précède jamais l'adénite indolente multiple symptomatique du chancre induré, et se montre le plus

souvent trois à quatre septénaires environ après cette dernière. Son siége habituel de prédilection, est la région cervico-occipitale, quelqu'ait été d'ailleurs le lieu d'implantation
du chancre. Ailleurs, on la trouve très-rarement. Pour ne pas
la confondre avec d'autres engorgements ganglionnaires qui
pourraient co-exister en même temps qu'elle, il faut tenir un
compte exact de l'état du système lymphatique antérieurement à l'infection vénérienne, ne point négliger surtout de
rechercher si ces engorgements ne reconnaissent pas pour
cause quelque lésion locale. Par exemple, on ne confondra
pas l'adénite sous-maxillaire développée sous l'influence de
voisinage du chancre induré labial, ni l'adénite præ-auricu-
laire occasionnée par un chancre de la joue, adénites qui
rentrent dans la classe des accidents successifs mixtes, avec
le bubon constitutionnel. Il est vrai de dire cependant que
chez les sujets lymphatiques, la syphilis secondaire provoque
des engorgements adéniques ailleurs que dans la région occi-
pito-cervicale. Il n'y a pas bien longtemps encore que nous en
avons observé aux deux régions épitrochléennes, sur les
cotés du cou, en avant de l'aisselle et cela sans qu'il ait été
possible de découvrir la plus légère trace d'accident local,
aux doigts ou le long du membre supérieur. Mais la région
cervico-occipitale postérieure est aussi envahie, dans quelques cas, par des engorgements ganglionnaires indépen-
dants de la syphilis. Toutes ces observations sont de la plus
haute importance et sans elle on ne pourrait asseoir le diagnostic sur des bases solides.

L'adénopathie secondaire, constitutionnelle, occupe, avons-
nous dit, la région cervico-occipitale ; ses limites supérieures sont une ligne demi-circulaire qui joindrait en arrière le
bord supérieur des deux pavillons auriculaires ; sur les côtés,
une ligne verticale abaissée de l'angle inférieur qui sépare
l'auricule de la région parotidienne, sur la clavicule. Chez les
sujets qui ne présentent aucune attribution lymphatique, elle
dépasse rarement cette démarcation. Elle est le plus souvent
multiple et indolente comme l'adénite mixte, et n'acquiert
jamais un grand volume. Les engorgements qui la constituent

siégent sur les côtés de la ligne médiane , le long des gouttières cervicales latérales, ou bien au-dessous du cuir chevelu ; on les rencontre fréquemment derrière l'oreille et sur
l'apophyse mastoïde, d'un seul ou des deux côtés. Ils ont la
forme de petits corps globuleux assez durs, indolents, au-
devant desquels la peau glisse facilement. Quand ils occupent
la région mastoïdienne, on serait quelquefois tenté de les
prendre pour des périostoses , tellement ils semblent faire
corps avec cette apophyse.

La marche de ces engorgements est indolente : nous ne les
avons jamais vu suppurer, et d'ailleurs, viendraient-ils à abcéder, que leur pus ne serait pas plus inoculable que celui des
accidents secondaires. Nous dirons aussi qu'ils disparaissent
très-lentement, et qu'on peut les retrouver longtemps après la
guérison des accidents secondaires. Une fois disparus , ils ne
se reproduisent plus , et quand ils n'ont pas paru au début de
la maladie, ils ne se montrent pas plus tard , c'est-à-dire , dans
le courant de la syphilis secondaire tardive , ou bien pendant
la période tertiaire.

On a cru pouvoir faire coïncider cette adénopathie avec
certaines formes de syphilides ; on a surtout attribué son développement à l'existence des éruptions du cuir chevelu. Mais
nous pouvons affirmer que la présence de ces éruptions n'est
qu'une simple coïncidence et qu'il n'y a de commun entre
elles et l'adénopathie qui nous occupe, que l'infection constitutionnelle ; autrement, point d'influence de voisinage analogue à celle qu'exerce le chancre sur les bubons successifs.

Bubon d'emblée. — Les auteurs nomment ainsi les bubons
qui se développent à la suite des rapports sexuels, sans accidents primitifs. Pour admettre leur existence comme accident syphilitique , il faut supposer que du pus primitif déposé
sur une surface a pu être absorbé par les lymphatiques et
transporté aux ganglions les plus voisins, sans ulcération
préalable. C'est, en effet, l'explication qu'en ont donné Hunter et un assez grand nombre de syphilographes venus après
lui ; quand aux causes, il suffit d'un rapport sexuel pourvu
qu'il soit *plus ou moins suspect*. A ce compte, il ne serait pas

rare de trouver des exemples de ce genre d'accidents, car
on pourrait toujours faire remonter un engorgement glandulaire à un rapport plus ou moins éloigné. Si le simple contact
du pus vénérien, sur une surface non dénudée, pouvait donner lieu à des bubons vénériens sans produire d'ulcération,
n'y serions-nous pas exposés tous les jours en touchant les
parties souillées de la sécrétion virulente? Les malades eux-
mêmes qui, en se pansant, touchent si souvent les surfaces
imprégnées de ce liquide, ne présenteraient-ils pas fréquemment des engorgements sous les aisselles? cependant rien de
semblable n'arrive. D'où vient cela? c'est que le pus virulent
a besoin, pour être absorbé, de dénuder les tissus et de rester quelque temps en contact avec eux. Pourquoi cette par-
ticularité? pourquoi la vaccine a-t-elle besoin d'être inoculée, pourquoi le venin de la vipère, le virus rabique ont-ils
besoin d'une dénudation préalable des tissus, tandis que
d'autres liquides pénètrent la peau et les muqueuses sans
produire de plaie sur les parties qu'ils touchent? C'est que
toutes les causes n'ont pas le même mode d'action, sans qu'il
nous soit possible d'expliquer cette différence.

D'ailleurs, quels sont les signes caractéristiques du bubon
d'emblée. Son siége, ses symptômes, sa marche offrent-ils
quelque chose de particulier? non, car la pathogénie refuse
de se rendre complice des fauteurs de cette doctrine. Mais
alors on s'en prend aux antécédents de l'individu. S'il accuse
un coït suspect peu éloigné, le bubon est réputé primitif et
d'emblée, s'il a déjà éprouvé à une époque assez éloignée
quelques accidents vénériens, le bubon est dit secondaire,
son siége sur les aines a aussi une grande valeur.

Les partisans de cette doctrine ne sont pas même toujours
si scrupuleux: quelques-uns prononcent un jugement absolu
et sans appel en dépit des symptômes et des renseignements
que leur fournissent la maladie et le malade. Je citerai à ce
propos un fait que je recuillis en 1848 à l'hôpital militaire de
Marseille pendant que je remplissais les fonctions de sous-aide
à la salle des vénériens. A la suite d'une promenade forcée
et d'exercices de campement très-fatigants, nous reçumes à

l'hôpital plusieurs militaires exténués de fatigue ; parmi eux, se trouvait un jeune soldat atteint d'un engorgement à l'aine droite, ce qui lui valut une admission dans la salle des syphilitiques. Après l'avoir examiné et interrogé avec le plus grand soin, il me resta démontré que l'engorgement glandulaire était de nature simple et dû à la fatigue. Mais arriva plus tard M. Dusseuil qui, en sa qualité d'ancien aide-major de la garde municipale, se crut en droit de trancher la question. — Tu as vu la fille, dit-il à ce jeune militaire. — Non, major, c'est la fatigue qui m'a causé cela. — Allons, farceur, la fatigue. Donnez à cet homme une cuillerée de liqueur par jour, et notez bubon. Vous voyez, messieurs, ajouta-t-il, que le bubon d'emblée n'est pas une invention et que la doctrine de M. Ricord n'est pas applicable à tous les cas. Tout fut dit, je n'osais élever la voix car je connaissais assez l'humeur de mon supérieur en grade, pour craindre de sortir avec lui des bornes parlementaires.

Nous ne nierons pas cependant que quelques-uns de ces bubons ne soient dûs à l'absorption du virus vénérien, mais alors ils suppurent fatalement et donnent un pus inoculable, et il est le plus souvent possible de remonter à leur cause primitive. Fréquemment ils succèdent à des chancres larvés, tels que ceux de l'utérus et du canal de l'urètre, n'en déplaise à M. de Castelnau, l'un des protecteurs astucieux du bubon d'emblée, qui, ne pouvant refuter les objections qu'on lui adressait, est allé jusqu'à nier l'exactitude des recherches anatomiques qui démontrent les rapports d'absorption entre la muqueuse urétrale et les glandes inguinales, entre celle du col utérin et ces mêmes glandes.

Nous dirons donc, comme M. Ricord, que les bubons dits d'emblée, sont ou des phénomènes accidentels de pure coïncidence et dûs à d'autres causes, ou simplement, dans certaines conditions, le fait d'un retentissement sympathique survenu à la suite de l'irritation des extrémités des absorbants pendant des rapports sexuels.

J'ai donné les preuves de ma ferme conviction touchant ce point de doctrine. Pendant mon internat à l'hôpital des vénériens, j'eus avec un de mes collègues, M. Desternes, une légère discussion à propos d'un malade du service de M. Vidal (de Cassis). Ce malade avait à l'aine gauche un bubon suppuré et l'on ne trouvait dans ses antécédents qu'un coït plus ou moins éloigné que l'on jugeait infectant d'après ses conséquences. D'après l'élève de M. Vidal, le bubon était de nature d'emblée et syphilitique. Comme j'avais à cœur de convaincre mon collègue, adversaire, comme son chef de service, de la doctrine de M. Ricord, je lui proposai, pour vider la question, de m'inoculer le pus du bubon. Ce que je fis, séance tenante, en présence et devant plusieurs des malades de la salle. Je pratiquai donc sur mon bras gauche, au moyen d'une lancette imprégnée du pus du bubon, l'inoculation à laquelle je m'étais engagé. La piqûre fut protégée avec les soins les plus minutieux pendant quatre jours. Mais, comme je l'avais prévu, il n'y eut pas de pustule, l'inoculation fut négative.

Pour porter le dernier coup à la doctrine du bubon d'emblée, nous citerons un passage écrit dans un moment d'abandon par un de ses partisans les plus illustres. Voici ce que dit Hunter : « Si les parties étaient explorées avec beaucoup » de soin, si les malades étaient minutieusement interrogés, » il est probable qu'on découvrirait souvent qu'un petit chan- » cre est la cause de l'infection : c'est ce que j'ai vu plus » d'une fois. En effet, quand on considère combien l'absorp- » tion est rare dans la gonorrhée où le mode d'absorption » est le même, on a peine à admettre que l'infection puisse » être le résultat du simple contact du pus vénérien, lorsque » l'application de ce pus a une si courte durée. On pourrait » supposer, il est vrai, que la répétition du contact tient » lieu de sa durée; mais on ne peut admettre une telle opi- » nion, car cette même répétition exposerait au développe- » ment d'une affection locale. On doit donc apporter une » attention toute particulière à toutes les circonstances qui » se rattachent aux cas de cette espèce.» (*Traité de la maladie vénérienne par J. Hunter*, 2ᵉ édition, page 507).

Pour compléter le diagnostic des bubons, il nous paraît indispensable de remettre sous les yeux et en regard les uns des autres, les principaux signes caractéristiques de ces accidents. Nous espérons faciliter ainsi le diagnostic différentiel de ces tumeurs.

Rappelons d'abord que la région inguinale peut être le siége de hernies, d'anévrysme, d'épididymites intra-inguinales et d'autres gonflements qu'il faut prendre en considération pour éviter des erreurs souvent funestes pour le malade.

Les variétés d'engorgement qui occupent le plus souvent le pli inguinal, sont : l'adénite inflammatoire, l'adénite d'absorption, l'adénite successive, mixte, et l'adénite scrofuleuse. Nous négligeons de parler de l'adénite secondaire parce qu'elle est toujours très-éloignée de l'accident primitif, et qu'il est par conséquent impossible de la confondre avec les précédentes.

Adénite inflammatoire. — Antécédents : inflammation, ulcération simple ou spécifique des parties génitales ou bien uniquement excitation répétée de ces parties, blennorrhagie urétrale ou balanique, se développant au début du chancre ou pendant sa période inflammatoire, siégeant sur un ou plusieurs ganglions superficiels; marche, souvent aigüe, mais non obligée; terminaison, rarement par suppuration, quelquefois par le passage à l'état chronique, le plus souvent par résolution. Quand il y a suppuration, le pus n'est jamais inoculable. Comme conséquence, ne développant jamais d'accidents constitutionnels par elle-même.

Adénite virulente d'absorption. — Antécédant obligé : chancre à la période de progrès; une inflammation, une ulcération simple, l'excitation des organes ne peuvent jamais l'occasionner, ne se développant presque jamais au début du chancre, mais ordinairement à la fin du second septénaire ou plus tard, toujours lorsque les tissus ulcérés, exempts d'inflammation, sont aptes à absorber; siégeant le plus souvent dans un seul ganglion superficiel, marche aigüe obligée, terminaison fatale par suppuration. La plaie prend les caractères du chancre et peut en subir les déviations. Le pus est toujours inoculable et reproduit le chancre qui a été le point de départ de l'adé-

nite. Comme conséquence, jamais suivi d'accidents constitutionnels.

Adénite successive mixte. — Antécédent obligé : chancre induré, ne se développant jamais avant le cinquième jour du
début du chancre, mais le plus souvent à la fin du second
septénaire, rarement après cette époque ; envahissant ordinairement la pléiade ganglionnaire superficielle des deux régions inguinales ; offrant une grande mobilité, marche chronique et indolente ; ne se terminant jamais par suppuration,
à moins d'une cause étrangère à la spécificité, et, dans ce
dernier cas, ne fournissant jamais de pus inoculable ; se terminant par une résolution lente ou par dégénérescence scrofuleuse ; fatalement suivie d'accidents constitutionnels, souvent acccompagnée d'engorgements secondaires cervicaux
postérieurs.

Adénite scrofuleuse. — Antécédents : vice scrofuleux ou
strumeux ; habitation et nourriture malsaines ; reconnaissant
aussi pour cause déterminante les accidents qui président aux
espèces précédentes ; envahissant ordinairement les ganglions
profonds et ceux de la fosse iliaque interne ; occupant plusieurs régions lymphatiques à la fois : le cou, les aisselles et
la région inguinale, très-rarement située à la partie postérieure du cou et surtout à la région mastoïdienne. L'engorgement donne la sensation de tumeurs mollasses spongieuses,
enveloppées de tissu cellulaire engorgé ; sa marche est chronique ; sa terminaison se fait souvent par suppuration, rarement par résolution, quelquefois par induration. La suppuration peut être amenée par une cause étrangère à la nature
de la maladie ; la cicatrisation est toujours longue à obtenir ;
le pus, ordinairement séreux, n'est jamais inoculable. L'adénite strumeuse n'est jamais suivie d'accidents syphilitiques.

Le cancer de la verge, du scrotum, de l'utérus et la diathèse cancéreuse sont fréquemment suivis d'adénite inguinale ;
l'inflammation peut aussi, suivant le siége de la lésion locale,
envahir les ganglions superficiels aussi bien que les profonds.
On doit avoir tous ces cas présents à la mémoire, afin de ne
pas attribuer à des accidents primitifs actuellement existants

des engorgements qui ont leur source dans d'autres états pathologiques.

L'adénite consécutive aux lésions des membres inférieurs
siége ordinairement au-dessous du ligament de Falloppe, et
l'engorgement a son grand diamètre vertical. Celle qui succède aux affections des organes génitaux est au-dessus ou en
avant de ce ligament ; et l'engorgement a son grand diamètre
presque transversal.

*Quelques considérations sur l'adénite vénérienne qui siége en
dehors de la sphère génitale. (Adénite consécutive au chancre de
l'anus.* — Si les chancres siégent sur la commissure périnéale,
l'engorgement envahit les ganglions situés à l'angle interne de
la région inguinale, dans le pli genito-crural. Quand les chancres occupent la partie postérieure de l'anus, on trouve l'a-
dénite tout à fait au côté externe du pli inguinal, quelquefois
même elle siége à côté de l'épine iliaque antéro-supérieure.
L'existence de l'engorgement sur ces points doit conduire le
chirurgien à l'examen de la région anale.

Adénite consécutive aux chancres digitaux. — Elle siége au-
dessus et en avant de l'épitrochlée, ou dans la région axillaire superficielle.

Adénite consécutive aux chancres labiaux — Elle occupe les
ganglions sous-maxillaires antérieurs, quelquefois l'angle
de la machoire ; elle peut être double ou exister d'un seul
côté, suivant le siége de l'accident primitif.

Adénite consécutive aux chancres des joues. — Elle siége à la
région sous-maxillaire postérieure au-dessous de l'oreille.

Adénite consécutive au chancre des pommettes. — Elle occupe
la région précédente et souvent les ganglions præ-auriculaires.

Ces faits, que nous ne faisons qu'énoncer, sont de la plus
haute importance, car les engorgements voisins du chancre
induré, persistent plus ou moins longtemps et peuvent donner des renseignements précieux pour arriver à établir la
filiation des symptômes syphilitiques. C'est pour les avoir
ignoré qu'on a laissé tant grossir le nombre des syphilis
d'emblée.

Pronostic. — Comme conséquences locales, c'est le bubon virulent qui offre le pronostic le plus fâcheux ; nous avons dit en effet qu'il pouvait affecter toutes les formes du chancre, c'est-à-dire, devenir phagédénique, pultacé, serpigineux, gangréneux et envahir de très-grandes surfaces. Nous possédons des observations de bubons ulcérés qui ont détruit une partie des parois abdominales. Mais avec cette variété, le chancre ne s'indure jamais, et la constitution se trouve à l'abri de l'infection.

L'adénite indolente mixte ne suppure pas. Comme conséquence locale, elle est le plus souvent bénigne ; mais aussi elle est un des premiers signes de l'infection constitutionnelle.

L'adénite secondaire n'offre pas de gravité par elle-même ; mais son pronostic est toujours fâcheux, parce qu'elle est un signe d'infection constitutionnelle.

CHAPITRE VII.

Traitement des bubons.

Fidèles aux principes que nous avons exposés dans l'étude des bubons, nous n'admettrons point, comme on l'a si long-temps pratiqué, une méthode unique de traitement ; nous n'afficherons pas, comme au temps de Bell, la ridicule prétention de provoquer ou d'empêcher à volonté la suppuration des glandes engorgées, pas plus que nous ne chercherons avec Hunter à reconnaître la quantité de mercure à livrer à l'absorption, et les voies les plus convenables pour l'introduire dans l'économie. Notre méthode thérapeutique sera basée sur le diagnostic de la nature des adénites et devra, par conséquent, changer ou se modifier avec l'espèce et la variété que l'on aura à traiter.

Mais, comme beaucoup d'autres affections, le bubon peut, dans quelques cas, être prévenu ; on peut aussi, lorsqu'il débute, arrêter sa marche et le faire disparaître avant qu'il n'arrive à son complet développement. Le traitement prophylactique et le traitement abortif lui sont donc applicables. Commençons par exposer les moyens qui constituent chacune de ces médications ; nous ferons connaître ensuite le cortége des agents qui composent la médication curative régulière.

Traitement prophylactique. — Le malade atteint d'un des accidents qui peuvent occasionner l'adénite, doit fatiguer le moins possible, et, s'il le peut, garder le repos absolu. C'est là une des premières conditions de la prophylaxie. L'accident, chancre ou blennorrhagie, que l'on juge capable de déterminer l'adénite, doit être détruit le plus tôt possible ; car, quels que soient les soins qu'on lui donne, il peut, tant qu'il existe, occasionner quelqu'une des variétés du bubon. Ce que nous venons de dire nous renvoie au traitement abortif du chancre et de la blennorrhagie. Lorsqu'il n'est pas possible d'attaquer l'accident primitif par la méthode abortive, on se borne aux moyens curatifs réguliers que nous indiquerons bientôt, en évitant l'administration intérieure et l'application extérieure d'agents irritants.

On a proposé aussi d'agir en même temps sur les ganglions qui sont en rapport avec le siége de l'accident, en exerçant sur eux une compression permanente, il est de fait que l'adénite inguinale est très-rare sous un bandage herniaire appliqué méthodiquement. Sans amener une atrophie complète, la compression des ganglions peut momentanément ralentir la circulation lymphatique et s'opposer ainsi à l'absorption du pus spécifique.

Traitement abortif. — Aux premiers signes de l'adénite, on prescrira le repos absolu; si l'accident, qui est la cause de cette complication, est irrité, enflammé, on le pensera avec des émollients et des narcotiques, on appliquera sur les ganglions douloureux, des agents résolutifs. Le froid, la compression, la cautérisation médiate et les mercuriaux sont les moyens auxquels on a recours.

On peut tenter, au début, de recouvrir l'engorgement avec de la glace, si, sous son influence, les douleurs et la rougeur inflammatoire diminuent, il y a lieu d'espérer d'obtenir la résolution; mais si, par contre, les accidents augmentent, il faut recourir à d'autres expédients si l'on ne veut pas déterminer la gangrène.

On fait la compression soit avec des bandages spéciaux, confectionnés d'après l'indication du médecin, soit au moyen de bandes et de disques d'agaric. Nous avons réussi plusieurs fois en appliquant le spica de l'aine. On exerce encore la compression en mettant sur la maladie des briques chaudes qui ont l'avantage d'agir par leur propre poids et par le calorique qu'elles contiennent.

La cautérisation médiate, préconisée par M. Malapert, et, plus tard, par M. Reynaud, de Toulon, est rarement indiquée au début des accidents successifs. Ce moyen sur lequel nous aurons bientôt occasion de revenir, ne nous offre théoriquement aucun avantage; d'ailleurs, les résultats pratiques ne parlent pas plus en sa faveur. Nous en dirons autant des cautérisations actuelle et potentielle, ainsi que du séton. Nous n'avons jamais vu employer l'incision sous-cutanée, recommandée par M. Guérin.

Les mercuriaux peuvent, administrés à l'intérieur et à l'extérieur, agir comme antiphlogistiques et résolutifs et s'opposer ainsi à la marche de l'adénite; mais lorsqu'il s'agit de faire avorter l'état inflammatoire, on ne doit pas compter sur leur action spécifique.

M. Ricord a employé avec succès les vésicatoires pansés avec l'onguent mercuriel double étendu sur un cataplasme, et répétés plusieurs fois.

Traitement curatif régulier. — Lorsque la méthode abortive n'a pu réussir ou que l'on n'est pas à temps de l'employer, on doit, si les accidents aigus sont très-développés, quelle que soit d'ailleurs la nature présumé du bubon, recourir aux antiphlogistiques.

On est rarement obligé d'en venir à la saignée, aussi est-ce le plus souvent aux sangsues que l'on a recours.

M. Ricord donne le précepte d'appliquer ces annélides d'autant plus près de la tumeur que celle-ci est plus voisine de la virulence, et lorsqu'on est sûr, d'après la symptômatologie, que le bubon est virulent, on doit les grouper à son centre ou sur les points qui doivent être détruits par la suppuration. En effet, en les posant à une certaine distance de la maladie, elles finissent tôt ou tard par s'inoculer au contact de la sécrétion virulente et se transforment en autant de chancres. Après les sangsues, viennent les cataplasmes émollients, les fomentations émollientes et les bains généraux de même nature. Les purgatifs salins, tels que l'eau de sedlitz, le sulfate de soude, la limonade citro-magnésienne contribuent puissamment à la résolution de la tumeur.

L'onguent mercuriel belladonné, étendu sur la tumeur que l'on recouvre ensuite d'un cataplasme émollient, nous a paru jouir de grands avantages ; toutefois, il faut ne recourir à ce moyen, que lorsque les piqûres de sangsues sont cicatrisées ou avant leur application.

La méthode de M. Malapert figure encore parmi les agents curatifs de cette période. Voici l'opinion de M. Ricord sur ce genre de cautérisation :

« Une méthode qui a récemment occupé l'attention des » praticiens, et qui a été signalée d'abord par M. Malapert et » ensuite par M. Reynaud, consiste à tenter la résolution ra- » pide des bubons par une sorte de cautérisation des tégu- » ments qui les recouvrent. Cette cautérisation se pratique » en couvrant la tumeur d'un vésicatoire, et en appliquant » ensuite sur la surface de la peau, privée de son épiderme, » un plumasseau de charpie imbibé d'une solution de vingt » grains de sublimé corrosif par once d'eau. Ce plumasseau » est laissé environ deux heures en contact avec la surface vé- » siquée, pour être, plus tard, remplacé par un cataplasme » de farine de graine de lin laudanisé. A la chute de l'escharre » et selon son degré de profondeur et les effets produits, on » répète l'application de la solution de sublimé, ou seulement » on se contente de toucher la surface dénudée à l'aide d'un » pinceau qui en est imbibé.

» Cette méthode active est loin de donner des résultats » heureux aussi fréquents qu'on a bien voulu le dire. Comme » dans le plus grand nombre des cas où on l'a employée, le » diagnostic rigoureux de la nature intime de l'engorgement » réputé bubon n'avait pas pu être fait, il est probable et je » pourrais même dire certain, que le plus grand nombre des » guérisons obtenues sont arrivées dans des circonstances » simples et de non-virulence. Cela n'est pas indifférent à » noter, attendu qu'alors on peut guérir par d'autres moyens » bien moins désagréables que cette cautérisation toujours » douloureuse, et presque constamment suivie de cicatrices » disgracieuses et indélébiles. » (*Traité de la maladie véné- rienne par J. Hunter.* Addition de P. Ricord, page 550.)

Un mode de traitement que nous avons vu souvent réussir à l'hôpital des vénériens de Paris, consiste à recouvrir l'engorgement d'un vésicatoire, auquel on fait succéder des cataplasmes émollients, à la surface desquels on étend préalablement un à deux grammes d'onguent mercuriel belladonné.

Sous l'influence d'une des médications précédentes, l'inflammation peut diminuer, mais souvent il reste un engorgement plus ou moins prononcé qu'il ne serait pas prudent de négliger ; c'est dans ces cas que l'on a recours aux emplâtres fondants, tels que ceux de Vigo, de ciguë et de savon, aux frictions iodurées et à la compression.

L'inflammation déborde quelquefois tous les moyens thérapeutiques, et détermine la fonte purulente des tissus qu'elle a atteint, et d'ailleurs cette suppuration est fatale lorsque l'adénite résulte de l'absorption du virus syphilitique en nature. Quoiqu'il en soit, l'emploi des résolutifs est à cette période tout à fait inutile, l'indication présente est de donner issue à la collection de pus, sous peine d'exposer les parties à de vastes décollements et à la mortification de la peau.

Dans l'ouverture de ces foyers purulents, il faut chercher à éviter le plus possible les cicatrices trop étendues et difformes, car si quelques malades ne font qu'une médiocre attention à la largeur ou à la forme de la plaie, la plus grande partie s'inquiète beaucoup des traces qu'elle pourra laisser ultérieurement. La coquetterie des organes génitaux doit donc être ménagée avec le plus grand soin. C'est là une sollicitude dont les malades sauront toujours gré au médecin.

Comme précepte général, nous recommandons les petites ouvertures, à moins que l'amincissement, le décollement ou toute autre altération de la peau n'exigent de plus grandes déperditions de substance. On se sert ou de l'instrument tranchant ou des caustiques.

L'adénite est-elle peu étendue et sans altération de la peau, a-t-on jugé, d'après ses symptômes et sa marche comparés à l'état de l'accident primitif, que sa nature intime est simple, il y a indication de l'inciser avec le bistouri. Si le foyer purulent était trop étendu, mais néanmoins recouvert d'une peau saine, on pratiquerait plusieurs ponctions, afin de le vider promptement sans faire une trop large incision. Lorsqu'on juge, d'après la couleur de la peau, qu'une partie du tissu cellulaire sous-cutané est détruite, comme les téguments ainsi dénudés ne peuvent servir à la cicatrisation, on ouvre l'abcès en les usant au moyen de la pâte de Vienne appliquée d'après les données que nous ferons bientôt connaître.

A-t-on affaire à une adénite virulente, ce que peuvent indiquer les symptômes, il est de précepte d'abandonner le bistouri pour recourir à la cautérisation. Quel que soit le caustique que l'on emploie ici, on doit l'appliquer le plus tôt possible, car plus on laisse le pus enfermé, plus il corrode et s'insinue au loin dans les tissus. A l'exemple de M. Ricord, nous nous servons de la poudre de Vienne ; cette poudre se compose de cinq parties de chaux vive pour six de potasse à l'alcool. On la delaye dans un peu d'alcool, de manière à obtenir la consistance d'une pâte. On recouvre la tumeur d'un morceau de diachylon muni d'une ouverture ovalaire que l'on fait correspondre à la portion destinée à être cautérisée. La pâte est déposée dans cette ouverture, on la laisse de dix minutes à un quart d'heure, et en général d'autant plus longtemps qu'on a le dessein de la faire pénétrer plus profondément. Après la cautérisation, on fait un pansement simple avec des cataplasmes émollients ; plus tard, si l'escharre ne se détache pas on la recouvre d'un plumasseau de charpie sur lequel on étend de l'onguent styrax. L'escharre tombe ordinairement du 4e au 8e jour. Il ne reste plus alors qu'une plaie vive que l'on traite suivant les indications.

La potasse, le fer rouge, la cautérisation médiate de MM. Malapert et Reynaud ont aussi obtenu quelque succès ; mais aucune de ces méthodes ne présente les avantages de la pâte de Vienne.

Quel que soit du reste la méthode mise en pratique pour l'ouverture des bubons, la plaie consécutive est simple ou spécifique. Dans le premier cas, les pansements ordinaires suffisent pour l'amener à bonne fin ; dans le dernier cas, on a affaire à un chancre ganglionnaire qui réclame les mêmes soins que l'accident primitif qui en a été le point de départ.

Si le chancre ganglionnaire marche régulièrement, les pansements avec le vin aromatique, les solutions astringentes et les cautérisations légères avec le nitrate d'argent le cicatrisent en deux ou trois septénaires. Une première condition qui s'oppose à la guérison, c'est le décollement des bords de la plaie. Si la peau paraît encore assez épaisse pour pouvoir servir plus tard à la cicatrisation, on touche sa face profonde avec le nitrate d'argent, ou avec d'autres caustiques liquides jusqu'à neutralisation de la spécificité ; dans le cas contraire, on la détruit au moyen des ciseaux courbes, ou, ce qui est préférable, avec une traînée circulaire de pâte de Vienne.

Le chancre ganglionnaire n'est, pas plus que son prédécesseur, exempt des rigueurs du phagédénisme. Cette déviation arrive d'emblée lorsque l'accident qui précède en est atteint ; elle peut en outre se produire accidentellement au milieu des conditions ordinaires qui la font naître sur le chancre primitif. La nature du tissu adénique peut aussi y contribuer. L'aspect de la plaie change : de vermeille elle devient grisâtre, présente de petits points hémorrhagiques, et s'étend avec rapidité sur les tissus voisins. Les médecins qui ne connaissent pas ce genre de complication disent que le bubon est ulcéré, et ne s'inquiètent nullement des modifications que peut réclamer son traitement. Nous n'entreprendrons pas de refaire ici le tableau des moyens thérapeutiques destinés à combattre le phagédénisme, et, pour ne pas nous exposer à des redits, nous renverrons le lecteur à la page 243 et suivantes, où la médication anti-phagédénique est traitée avec détail.

Les bubons multiples et indolents, qui n'ont pas acquis trop de volume n'ont besoin d'aucun traitement local ; le traitement spécifique interne suffit le plus souvent pour les faire disparaître. Si quelqu'un des ganglions se développe outre mesure, sans cependant s'enflammer, on a recours aux emplâtres fondants, mais surtout à l'emplâtre de Vigo ; aux vésicatoires volants, répétés et pansés avec un cataplasme enduit d'onguent mercuriel belladonné.

Quelle que soit la nature du bubon simple, d'absorption ou mixte, il n'est pas rare de le voir se compliquer de scrofules. Dans ce cas, il peut acquérir des dimensions énormes et résister longtemps au traitement ordinaire. Il est indispensable alors d'associer à la médication ordinaire spéciale du bubon, les médicaments anti-scrophuleux. Tels sont le quinquina, la gentianne, la quassia amara, le houblon, la fume-terre, etc... et toutes les préparations qui renferment de l'iode, comme l'huile de foie de morue, l'huile iodée par le procédé de M. Personne, l'émulsion iodée d'après la formule de M. Marschal (de Calvi); (iode cinq centigrammes, huile d'amande douce 30 grammes, gomme arabique q. s. pour émulsionner, ajouter 90 grammes d'émulsion d'amande douce. A prendre dans la journée par cuillerée; on augmente graduellement la quantité de l'iode). Comme application locale, on a recours aux fondants; pommade contenant 4 grammes d'iodure de plomb et 30 grammes d'axonge; pommade stibiée, bains de mer, bains alcalins. Si la tumeur résiste à tous ces moyens, il ne reste plus qu'à l'user graduellement avec un caustique ou à l'extraire avec l'instrument tranchant. M. Malgaigne a conseillé aussi l'écrasement; mais cette méthode, d'ailleurs très-ingénieuse et très-efficace dans beaucoup de cas, ne saurait convenir dans la plupart des régions occupées par les bubons.

L'extirpation avec le bistouri effraye souvent les malades, et du reste elle n'est pas sans danger, aussi préférons-nous l'usure graduelle de la glande au moyen de la pâte de Vienne.

Nous plaçons sur la peau un disque de pâte de Vienne d'une largeur proportionnelle à la largeur du ganglion engorgé; la première couche détruit la peau et une partie de la glande; une fois l'escharre détachée, ce qui a lieu au bout de cinq à six jours, ou plus tôt si on sait hâter sa chute par l'usage d'un onguent digestif, la tumeur adénique se présente entre les bords de la peau où l'on peut de nouveau l'attaquer avec le même caustique. Après plusieurs cautérisations successives pratiquées en ayant soin de ménager la peau, l'intérieur de la plaie se trouve débarrassé du tissu ganglionnaire, bourgeonne comme une plaie simple et se cicatrise en peu de temps.

Les engorgements très-volumineux sont quelquefois entretenus par de petites fistules qui pénètrent, soit dans l'épaisseur même des ganglions malades, soit entre eux et la peau. Dans ce cas, les remèdes internes, les frictions et les emplâtres sont employés en pure perte. Nous avons souvent réussi à les faire disparaître en posant un disque de pâte de Vienne sur chacun des points occupés par les fistules ; à la chute de l'escharre la plaie est vermeille, d'un bon aspect et guérit bientôt ; Quant à l'engorgement qui reste, il diminue graduellement et cède d'ailleurs à la compression. « Toute-
» fois, comme l'a écrit M. Ricord dans ses additions à l'ou-
» vrage de Hunter, il est des engorgements réputés d'abord
» bubons vénériens, qui ont subi de telles dégénérations,
» qu'ils n'appartiennent plus au cadre dans lequel nous de-
» vons rester, et qui ne constituent plus que des écrouelles
» incurables ou des altérations carcinomateuses, que ni le
» fer, ni le feu n'empêchent d'entraîner la mort. »

De la lymphite. — La lymphite peut être simple ou spécifique. Simple, elle occupe un ou plusieurs des lymphatiques qui sillonnent la face dorsale de la verge, cette région présente des traînées rougeâtres longitudinales qui partent des abords de l'accident primitif et vont se perdre aux environs de la racine de la verge. Quelquefois ces traînées rougeâtres qui correspondent aux lymphatiques engorgés, aboutissent au ganglion enflammé ; le pénis est chaud, douloureux, enflé comme œdémateux, très-pesant et donne lieu à une sensation de gêne très-incommode, on peut toucher avec le doigt de petites cordes noueuses roulantes sous la peau, la lymphite simple se développe sous les mêmes influences que l'adénite de même nature.

La lymphite virulente d'absorption est beaucoup plus rare que l'adénite de même espèce, et cela parce que le pus virulent, conduit au ganglion par le lymphatique, ne s'inocule pas toujours contre les parois de ce vaisseau. Il faut, pour que l'inoculation ait lieu, qu'une cause quelconque vienne ralentir la progression du pus primitif, et le maintienne longtemps en contact avec les parois du lymphatique. L'inoculation se fait alors, le tissu cellulaire ambiant s'enflamme, suppure, et il en résulte bientôt un abcès virulent dont le pus est inoculable. Après l'ouverture de cet abcès, la plaie se conduit comme un chancre.

La lymphite peut être indolente et indurée comme l'adénite, le cordon représenté par le lymphatique est, dans ce cas, épais, noueux, roulant sous la peau, et l'on peut le suivre souvent jusqu'aux ganglions les plus rapprochés de la base de la verge.

Le traitement des lymphites ne présente pas d'indications particulières, nous ferons observer néanmoins que tous les moyens dirigés contre les adénites sont loin de lui convenir. Le bon sens indique par exemple que les cautérisations, les vésicatoires, les emplâtres et les frictions ne lui conviennent nullement; nous rappellerons aussi que les sangsues et les cataplasmes ne doivent jamais être appliqués sur l'organe même.

Phlébite. — Nous n'avons pas observé la phlébite comme accident successif du chancre. Il serait d'ailleurs bien difficile de la distinguer de la lymphite. Dans les cas de phlébite abcédée que l'on a pu observer comme accidents consécutifs au chancre, le pus n'était pas inoculable. Serait-ce que le pus primitif une fois mêlé au sang perd ses qualités spécifiques? On pourrait expliquer ainsi la non-inoculabilité des accidents secondaires, quoique consécutifs au passage dans l'économie du virus vénérien; l'absorption par les veines occasionnerait la syphilis constitutionnelle, et l'absorption par les lymphatiques les bubons.

DEUXIÈME SECTION.

EFFETS CONSÉCUTIFS A L'ABSORPTION DU VIRUS SYPHILITIQUE
OU VÉROLE CONSTITUTIONNELLE.

CHAPITRE PREMIER.

Effets consécutifs à l'absorption du virus syphilitique.

En suivant les effets du virus syphilitique, nous l'avons vu
d'abord, épuisant sa virulence sur le seuil de l'organisme
après avoir inutilement frappé aux portes de la constitution,
plus tard pénétrant nos tissus par les lymphatiques, mais
toujours arrêté et contraint de se frayer une voie pour s'écouler au-dehors, enfin triomphant des efforts de la réaction
vitale abritée trop tard sous l'égide de l'induration, et sou-
mettant notre organisation normale à son action morbide. Il
nous reste, pour remplir notre programme, à décrire les
troubles organiques qui accompagnent fatalement l'intoxication syphilitique, en d'autres termes, à étudier la syphilis
constitutionnelle.

La doctrine que nous exposons n'admet que deux modes
d'infection : l'infection par un chancre préalablement inoculé
sur nos tissus, et l'infection par voie d'hérédité. « Pas de
vérole constitutionnelle sans chancre ou sans père ou mère
vérolé, » a dit M. Ricord. Cependant telle n'est pas l'opinion
de tous les syphilographes, et d'abord parmi ceux même qui
considèrent le chancre comme l'antécédent obligé de la syphilis, un grand nombre veulent que tout chancre, sans distinction d'espèce, ait le pouvoir de la développer. C'est même

une opinion généralement reçue que tout ulcère chancreux est fatalement suivi de syphilis, aussi, pour beaucoup de praticiens, même très-distingués, avoir un chancre, c'est avoir la vérole, de là, cette thérapeutique déplorable, arrêtée d'avance et toujours la même quelle que soit la forme de l'accident primitif; mais cette doctrine est loin d'être conforme aux faits. L'observation nous apprend en effet qu'un grand nombre de chancres peuvent guérir sur place sans infecter la constitution, ni même occasionner des accidents successifs, et que le chancre induré est fatalement suivi d'adénopathie et d'accidents constitutionnels. Quant aux exceptions que l'on a admises à cette règle, il n'y a qu'à se rappeler la difficulté qu'offre quelquefois la recherche de l'induration spécifique pour se convaincre de leur peu de valeur : que l'induration soit superficielle, mal formulée, on ne la constate pas et l'on attribue les accidents constitutionnels au chancre simple; qu'un chancre simple soit inoculé et parcoure ses périodes sur un tissu de cicatrice, on prend l'induration de la cicatrice pour l'induration spécifique, et comme dans ce cas l'accident primitif guérit sur place sans occasionner de symptômes généraux, on croit avoir observé un chancre induré non suivi d'infection syphilitique. En présence de tant de causes d'erreur, n'est-il pas plus rationnel de faire rentrer ces quelques exceptions dans la règle générale, que de les grouper ensemble pour la renverser?

Transmission de la syphilis par l'inoculation des accidents secondaires. — C'était peu que d'avoir attribué à tout chancre primitif la propriété d'infecter l'économie; il fallait multiplier encore les moyens propagateurs de la syphilis, en étendant ce pouvoir aux accidents secondaires. On a semé à profusion sur le corps des malheureux patients la sécrétion de toutes les variétés de syphilides, on a inoculé de malade à malade, de malade à individu sain, tantôt les plaques muqueuses, tantôt des ecthymas, enfin des accidents tertiaires et même le sang des syphilitiques, et tout cela pour arriver à contredire une opinion que l'expérimentation avait mille fois sanctionnée; et chez qui constatons-nous cette monomanie furieuse dès inoculations? chez ceux qui naguère auraient voulu immoler aux fureurs du parquet l'expérimentateur le plus célèbre de notre époque.

Pourquoi revenir sans cesse à des questions tant de fois résolues. M. Ricord, M. Cullerier, M. Pache n'ont-ils pas déjà prouvé maintes fois que les accidents secondaires n'étaient pas inoculables, et que par cela même ils ne pouvaient donner lieu à l'infection? Quant aux observations publiées dans ces derniers temps par M. Waller sur la transmissibilité de la syphilis par les accidents secondaires et par le sang des syphilitiques; elles sont pour la plupart si incomplètes, susceptibles de tant d'interprétations diverses qu'on ne peut les prendre au sérieux, et d'ailleurs leur auteur a été si pénétré de leur peu de valeur qu'il s'est laissé aller jusqu'à en appeler à la foi, toujours si dangereuse en matière de science. Et M. Vidal (de Cassis) a-t-il été plus heureux? On se rappelle le désapointement qui saisit l'infortuné compétiteur du syphilographe de Prague, lorsqu'on lui prouva que le prétendu ecthyma secondaire auquel il avait emprunté le pus d'inoculation, était un chancre primitif induré à forme ecthymateuse; que le résultat de cette inoculation n'était autre chose qu'un chancre devenu induré; suivi plus tard d'adénite multiple mixte et de manifestations secondaires.

Eh bien, presque toutes les inoculations d'accidents secondaires se réduisent au fait de M. Vidal. Si l'on a obtenu des résultats positifs après l'inoculation des plaques muqueuses, c'est que la plaque muqueuse était simulée, ou avoisinée par un chancre; après l'ecthyma, c'est que cet ecthyma était un chancre à forme ecthymateuse, ou bien un ecthyma secondaire contaminé après coup. D'autres fois on a cru avoir développé une pustule lorsqu'on n'avait produit qu'un bouton furonculeux simple, effet de l'irritation mécanique due à l'inoculation, et l'on a regardé comme consécutifs à cette inoculation, des accidents syphilitiques survenus après une infection précédente ou postérieure. Quant à nous, le peu d'inoculations que nous avons pu pratiquer avec le pus de l'ecthyma, nous ont toujours donné des résultats négatifs;

nous avons même poussé l'amour de la vérité jusqu'à implanter le pus secondaire sur nos téguments. L'inoculation a
toujours été négative, il est vrai que rien n'avait été négligé
pour établir la nature secondaire des accidents auxquels nous
empruntions le pus à inoculer.

Nous avons pratiqué il y a quelques jours deux nouvelles
inoculations, l'une avec du pus pris sur une ulcération secondaire de l'amygdale droite, l'autre avec du pus d'une
plaque muqueuse ulcérée située sur la lèvre supérieure. Ces
deux inoculations ont été négatives.

Les preuves de la transmissibilité des accidents secondaires n'ont pas été tirées seulement des inoculations artificielles,
on a cru les trouver aussi dans les contagions ordinaires, le
coït, l'allaitement et mille autres modes de contact.

Ici encore, même faute; défaut d'analyse, erreur de diagnostic. Un individu présente des accidents secondaires, on
remonte à la source de la contagion un mois ou deux mois
après le contact, et l'on trouve sur les parties génitales de la
femme des plaques muqueuses; il n'en faut pas davantage
pour rapporter l'infection aux plaques muqueuses. Mais
ignore-t-on qu'il s'est écoulé depuis le coït, un temps plus
que suffisant pour que le chancre ait pu guérir et disparaître
sans laisser de traces, ou se transformer en plaques muqueuses, ce qui est si commun aux parties génitales de la
femme? Si l'on examinait les aines, en supposant toujours
que le chancre ait eu pour siége les parties génitales, ne
trouverait-on pas l'adénite indurée, satellite obligé du chancre de même nature, que n'occasionnent jamais par elles-
mêmes les plaques muqueuses? Or, ces investigations si indispensables au diagnostic différentiel sont presque toujours
négligées, comment alors veut-on avoir raison dans une
question d'une si haute importance. D'ailleurs, le chancre
laisse quelquefois des cicatrices, des noyaux indurés faciles
à constater pour tout praticien expérimenté, et qui sont là,
comme l'adénite, pour mettre sur la voie du mode de contagion; pourquoi dédaigne-t-on de les prendre en considération?

Les mêmes fautes ont été commises dans les observations citées à l'appui de la communication des accidents secondaires de la nourrice au nourrisson et *vice versà*. On a constaté des plaques muqueuses sur le mamelon de la nourrice et sur les lèvres de l'enfant, et, sans se livrer à d'autres investigations, on a conclu qu'elles s'étaient inoculées d'un de ces organes à l'autre pendant l'allaitement. Nous ne nions pas que le contact fréquent et prolongé entre les lèvres et le mamelon ne prédispose ces deux parties aux plaques muqueuses, mais ce n'est là qu'une influence de second ordre, dont le résultat est de favoriser l'action d'un principe plus profond, la diathèse syphilitique. Les faits qui ont le plus contribué à accréditer l'opinion de la transmissibilité des accidents secondaires de la nourrice au nourrisson sont ceux dans lesquels les lèvres de l'enfant infectées au contact du mamelon atteint d'un chancre induré, tranformé *in situ* en plaque muqueuse, sont devenues le siége d'un accident semblable. Dans ces cas, en effet, le frottement répété et prolongé des surfaces ulcérées manque rarement de transformer le chancre induré en plaque muqueuse, et si l'on s'en tient à un examen superficiel, on attribue à la plaque muqueuse une contagion qui, en réalité, appartient au chancre. Si l'on se donnait la peine de toucher la base de l'ulcération et d'examiner la pléïade ganglionnaire la plus voisine, on trouverait d'un côté une induration caractéristique, et de l'autre les engorgements adéniques multiples et indolents, signes qui ne laissent aucun doute sur l'existence d'un chancre.

Pour nous, la question est jugée, et notre conviction ne saurait être ébranlée par aucun des faits prétendus contradictoires publiés jusqu'à ce jour. Que penser maintenant de l'humeur guerrière qui s'est manifestée tout récemment chez les principaux chefs du camp opposé, MM. Velpeau et Lagneau en tête. A voir leur impatience et leur ardeur, nous devions nous attendre à l'exhibition de faits nouveaux ou tout au moins à une argumentation nouvelle et irréprochable. Mais quelle n'a pas été notre surprise lorsque nous avons vu ces deux praticiens entrer dans la lice avec une pacotille de faits mille fois trouvés en défaut, avec des arguments déjà vermoulus et incapables d'opposer la moindre résistance. Aussi, hâtons-nous de le dire, M. Ricord n'a pas eu de peine à renverser cet échaffaudage de preuves, quoiqu'il fut habilement dressé ; et son discours a démontré une fois de plus qu'aucun raisonnement, qu'aucune forme de langage, quelle que fut l'habileté de l'orateur, ne pouvaient résister à une argumentation basée sur des études longues et sérieuses, sur l'expérimentation scientifique et sur l'observation clinique.

Transmission de la syphilis par l'ingestion d'un lait venant d'une nourrice atteinte de syphilis. — On a prétendu aussi que l'absorption d'un lait provenant d'une nourrice atteinte de la diathèse syphilitique, quoique exempte de symptômes locaux secondaires ou tertiaires, pouvait communiquer la syphilis constitutionnelle au nourrisson. Sans nous livrer à de longues dissertations sur ce point intéressant de syphilographie, nous répondrons de suite par la négative à cette assertion, en basant notre manière de voir sur les faits observés par des praticiens expérimentés. En effet, il résulte des observations relatées par M. Venot, de Bordeaux, dans l'*Union médicale* du 8 avril 1852, que des nourrices atteintes de la diathèse syphilitique, présentant même des accidents secondaires, et des accidents tertiaires, ont pu allaiter longtemps sans communiquer la maladie à leur nourrisson. M. Venot rapporte « qu'une nourrice couverte de taches eczémateuses, avec » ulcérations secondaires du mamelon, a impunément fait » téter un enfant pendant six mois, terme au bout duquel on » lui retira ce nourrisson, qui n'a jamais justifié, par un état » maladif quelconque, les appréhensions de sa mère. »

Quant à la répugnance qu'une mère éprouve pour une nourrice affectée de syphilis constitutionnelle, ou qu'une nourrice manifeste pour un nourrisson atteint d'accidents secondaires, nous la comprenons parfaitement, mais des inquiétudes d'une mère et des appréhensions d'une nourrice, à l'acte de foi des contagionistes *quand même* il y a, comme l'a dit M. Venot, tout un abîme.

Transmission de la syphilis par l'inoculation des accidents

tertiaires. — Après tout ce qu'on vient de lire sur l'inoculation des accidents secondaires, il serait superflu de se livrer
à de longues discussions pour prouver que les accidents tertiaires sont impropres à la transmission de la syphilis. Cependant comme nous ne voulons pas baser notre opinion sur
une simple assertion, nous ferons observer que des inoculations comparatives, faites en notre présence par M. Ricord
avec le pus primitif et le pus tertiaire, ont démontré que le
premier de ces liquides était constamment suivi de la pustule
caractéristique, tandis que le second ne la développait jamais. L'inoculation du sang des tertiaires n'a pas été suivi de
plus de succès.

En résumé, nous voyons que ni les accidents secondaires,
ni les tertiaires, ni le sang des syphilitiques, ni le lait provenant de nourrices infectées, ne jouissent de la propriété de
donner la syphilis par inoculation, ou par tout autre mode
d'absorption.

Il n'y a en dehors du chancre qu'un seul mode d'infection,
l'hérédité.

Transmission de la syphilis par hérédité. — La question de
l'hérédité en matière de syphilis se réduit aux propositions
suivantes :

1º Pour que le père transmette la syphilis à l'enfant, il faut
qu'il soit sous l'influence de la diathèse au moment de la
fécondation ; un accident primitif purement local, quel que
soit son siége, ne peut suffire ;

2º L'hérédité par la mère peut venir d'une syphilis constitutionnelle antérieure à la conception, ou consécutive à un
chancre induré contracté pendant la gestation ; dans ce dernier cas, la syphilis de l'enfant est dite *congéniale* ;

3º Des accidents primitifs contractés par la mère pendant
la gestation, n'ont, s'ils ne s'indurent pas, aucune influence
sur l'enfant ;

4º Il n'est pas besoin pour que le père et la mère trans-
mettent la syphilis au produit, qu'ils soient actuellement sous
l'influence d'une manifestation, la diathèse seule suffit ;

5º La diathèse syphilitique n'est transmissible au produit

de par le père ou la mère, que pendant la période secondaire, si l'énfant est procréé durant la période tertiaire, il vient au monde avec le tempéramment scrofuleux ;

6° L'énfant procréé syphilitique par le père peut infecter la mère pendant la gestation ;

7° Un traitement subi pendant la gestation, par la mère infectée, ou antérieurement à la fécondation par le père syphilitique, influe beaucoup sur l'état de santé du produit.

Nous savons bien que la mère peut infecter l'enfant pendant la gestation ; mais nous ignorons encore quel est le dernier terme de la grossesse, auquel la femme venant d'être infectée, peut transmettre la diathèse syphilitique au fœtus. Si, par exemple, la syphilis constitutionnelle contractée pendant le huitième ou le neuvième mois de la gestation se transmet à l'enfant ; les faits manquent encore à ce point de doctrine.

De tout ce que nous avons dit sur la transmission de la syphilis, il résulte qu'on ne peut acquérir la diathèse syphilitique que de deux manières à savoir : par hérédité, ou par inoculation directe de la sécrétion du chancre ; et que le principe suivant, proclamé par M. Ricord : *« pas de vérole constitutionnelle sans chancre ou père et mère vérolé, »* est inattaquable.

Peut-on avoir plusieurs fois la vérole constitutionnelle? Aux yeux d'un grand nombre de praticiens et des gens du monde, cette question paraîtra peut être un peu oisive, car il est d'usage de faire rentrer dans la classe des véroles, tout accident primitif qui se déclare après un coït infectant. Pour beaucoup de personnes étrangères ou non à l'art de guérir, la blennorrhagie est une vérole, le chancre, quelle que soit sa forme, est de la vérole, les végétations, les bubons, quelquefois même les écorchures les plus simples sont autant de véroles ; avec ce système, il n'est pas étonnant que l'on entende dire tous les jours d'un individu qu'il a eu plusieurs véroles les unes après les autres, ou même, suivant l'expression des *virulents quand même*, qu'il a entassé vérole sur vérole. Quand on observe superficiellement sans se rendre compte de l'enchaînement des manifestations syphilitiques et surtout avec la croyance qu'une fois les manifestations actuelles éteintes par un traitement spécifique, la syphilis est guérie ; on se laisse facilement aller à cette doctrine. On va voir par un exemple où peuvent conduire le défaut d'observation et l'ignorance de l'évolution de la syphilis.

Un malade est atteint d'une syphilis constitutionnelle récente, survenue après un chancre bien constaté, on lui administre un traitement spécifique qui fait disparaître le chancre et on le renvoie avec l'assurance d'une guérison radicale. Au bout de cinq à six mois ou plus tard encore, des symptômes de syphilis secondaire se manifestent, c'est une roséole, ce sont des plaques muqueuses ou d'autres accidents secondaires; mais il n'y a aucun symptôme de contagion récente. Quel raisonnement tient-on? au lieu de rapporter ces manifestations à l'infection précédente, on s'arrête à un coït plus ou moins rapproché que l'on juge suspect, et l'on fait de toute pièce une syphilis d'emblée. Un nouveau traitement fait disparaître ces accidents et l'on renvoie le malade avec l'assurance d'une seconde guérison radicale.

Un an ou deux après, de nouveaux accidents, cette fois plus profonds, se manifestent, ce sont des ecthymas des tubercules dans l'épaisseur des téguments. Le malade présente en même temps une adénite consécutive à un excès de coït ou à la marche forcée, on diagnostique, un bubon d'emblée avec syphilis constitutionnelle.

Quelques années après, arrivent des exostoses en même temps qu'une blennorrhagie, et le médecin d'attribuer l'exostose à la blennorrhagie.

On voit qu'en diagnostiquant de la sorte on pourrait multiplier a l'infini le nombre des véroles chez le même individu.

Nous savons qu'il n'est pas donné à tout le monde d'établir la filiation des symptômes, et que même pour les praticiens les plus intelligents il est souvent difficile, un accident secondaire ou tertiaire étant donné comme point de départ, de remonter jusqu'à sa cause première. Néanmoins, un fait qui, dans l'exemple que nous avons cité, devrait engager à nier tout rapport de cause à effet entre les accidents de contagion récente et les accidents constitutionnels co-existants, c'est la forme de plus en plus profonde de ces derniers coïncidant avec des contagions récentes. Cette circonstance indiquerait à elle seule que ces accidents se rattachent à un principe unique tout à fait étranger à ces contagions, principe qui va en se modifiant à mesure qu'il vieillit dans l'organisme.

En observant attentivement les troubles qui se manifestent au début de l'infection, et suivant pas à pas les transformations que subissent les manifestations constitutionnelles, on est bientôt convaincu que cette série de symptômes, qui marque le début de l'infection, ne se montre jamais deux fois chez le même individu, et que les accidents qui apparaissent successivement à des époques plus ou moins éloignées, se rattachent tous à la même infection. Aurait-on quelque doute sur l'unité de la diathèse, qu'il ne serait plus permis de le conserver en présence de cette loi qui fait que l'on a qu'une fois des chancres indurés en sa vie, et en se rappelant que l'induration est l'avant-coureur obligé des symptômes secondaires, à moins de syphilis héréditaire. Sous ce rapport, la syphilis a de grandes analogies avec la vaccine, la variole, la rougeole et quelques autres maladies dont les principes détruisent, soit pour un temps soit pour toujours, dans l'individu qui en a éprouvé les effets, l'aptitude à en être affecté. La syphilis détruit donc l'aptitude à la syphilis; on ne l'a qu'une seule fois en sa vie, et l'expression : entasser vérole sur vérole, est un contre-sens.

Y a-t-il des individus réfractaires à la syphilis constitutionnelle? Oui ! l'on voit des individus contracter impunément un grand nombre de chancres, sans éprouver les atteintes de la diathèse; sont à l'abri de l'infection ceux qui sont actuellement sous l'influence d'une syphilis antérieure acquise; mais, même en dehors de cette catégorie, il est d'autres personnes qui ont une ou plusieurs fois des chancres qui restent locaux avant d'en avoir un qui s'indure. A quoi tient cette immunité temporaire? ne pourrait-on pas l'attribuer à un restant de diathèse acquise par hérédité? les observations manquent encore à l'appui de cette opinion. D'autres fois l'induration, signe pathognomonique de la diathèse syphilitique, se développe à la première contagion. L'aptitude, précoce à la syphilis de certains individus, indiquerait-elle que leurs ascendants, ou n'ont pas été atteints de cette maladie, ou ne l'ont eu que longtemps avant la procréation? C'est ce que tendrait à faire penser la prédisposition fatale dont semblent jouir les membres d'une même famille; il nous est arrivé de traiter, à peu près en même temps, plusieurs jeunes gens, tous descendant du même père, chez lesquels des accidents primitifs, contractés pour la première fois, se sont indurés et ont été suivis d'accidents syphilitiques.

En résumé, sont réfractaires à la syphilis, ceux qui sont sous l'influence d'une diathèse syphilitique acquise par contagion.

Jouissent d'une immunité temporaire ceux dont les parents étaient sous l'influence de la diathèse syphilitique au moment de la procréation.

Cette immunité est d'autant plus durable chez l'enfant, que la syphilis s'est développée chez le père ou la mère à une époque plus rapprochée de la procréation.

L'aptitude précoce à la syphilis chez les enfants indique, ou que les parents ont été exempts de la syphilis, ou qu'ils l'ont contractée à une époque antérieure très-éloignée de la procréation.

La première de ces propositions est un fait démontré. Quant aux autres, nous ne les énonçons qu'avec réserve, espérant que des recherches viendront tôt ou tard leur donner une certaine importance en syphilographie.

Mécanisme de l'infection. — Nous serions très-embarrassé d'expliquer les phénomènes intimes qui se passent dans l'économie au moment de l'absorption du virus syphilitique. Tout ce que nous pouvons dire c'est que, pris par les veines ou les lymphatiques ou par ces deux systèmes à la fois, il passe dans l'économie et y développe, dans un laps de temps que l'on peut déterminer approximativement, une série de symptômes caractéristiques.

Il semblerait au premier abord, en suivant la marche des

manifestations , que le virus se transmet couche par couche de la superficie vers la profondeur des tissus. Mais la cause première est dans tout l'organisme , et le mode particulier d'apparition des symptômes est inhérent à la nature de la maladie.

Une fois la diathèse établie , ses manifestations apparaissent dans une limite de temps obligée ; limite que l'on peut déterminer d'avance lorsque la maladie n'a point été contrariée par un traitement spécifique. Dans ce cas, en effet, *il ne se passe jamais six mois sans qu'il survienne des manifestations de l'intoxication syphilitique*. C'est encore là une loi fatale que le traitement seul peut modifier. Dans les circonstances ordinaires, c'est du second au troisième mois qu'apparaissent les premiers symptômes de la syphilis constitutionnelle, bien entendu que nous faisons une exception pour l'induration qui, pour nous, en est le premier signe.

Les premiers symptômes de la syphilis constitutionnelle sont, pour la plupart , subjectifs, c'est-à-dire qu'ils ne sont en général constatés que par le sujet qui les éprouve ; aussi ne les rangerons-nous point dans la classe des syphilides, et les décrirons-nous à part sous le nom de prodromes. Après ces prodromes, apparaissent les symptômes objectifs. Ces symptômes se montrent le plus souvent dans un ordre si régulier que l'on pourrait, en quelque sorte, assigner à chacun d'eux leur moment d'apparition. Observons , néanmoins, que cette régularité n'existe que chez les sujets qui n'ont subi aucun traitement. Pour exprimer l'ordre de succession régulière des manifestations syphilitiques, M. Ricord compare la syphilis « à un ruban qu'on déroule plus ou moins vite, » mais dont les nuances changent après un certain nombre » de tours , et dont le *bout libre* , qu'a tenu la personne qui a » communiqué la maladie , ne ressemble plus à l'autre extrémité adhérente à la bobine, ou, si vous l'aimez mieux, » au squelette de l'individu affecté. »

L'ensemble des manifestations consécutives comprend deux périodes distinctes autant par leurs caractères que par le traitement qu'elles réclament :

1º La période secondaire, dont les symptômes siégent sur la peau, les muqueuses et leurs annexes; 2º La période tertiaire, dont les symptômes ont pour siége le tissu cellulaire sous-cutané ou sous-muqueux, le tissu fibreux osseux et musculaire, certains organes: testicule, cœur, cerveau, poumon, foie, etc.

Entre la période secondaire et la tertiaire apparaissent quelquefois des accidents, dont le siége spécial est dans l'épaisseur de la peau et des muqueuses. Aussi M. Ricord les a-t-il appelés *accidents de transition*.

Aucun des accidents de cette période ne peut être reproduit par inoculation; ils ne sont donc point contagieux à la manière du virus syphilitique. Les accidents secondaires sont transmissibles par voie d'hérédité, quant aux tertiaires, ils ont d'autant moins d'influence sur l'hérédité, qu'ils sont plus tardifs, et il paraîtrait, d'après l'observation de M. Ricord, qu'ils se bornent à transmettre la prédisposition scrofuleuse.

La syphilis, dans son évolution complète, présente donc trois périodes bien caractérisées:

     1º Accident primitif;

     2º Accidents secondaires;

     3º Accidents tertiaires.

Entre les deux premières s'intercalent les accidents successifs.

Entre les deux dernières apparaissent les accidents de transition.

CHAPITRE II.

Prodromes des accidents secondaires.

Jusqu'à présent nous n'avons eu pour indice de l'infection générale que l'induration du chancre et l'adénite multiple qui lui succède. Mais à une époque plus avancée, variant de six semaines à trois mois et, en tous cas, ne dépassant jamais six mois, apparaît une série de symptômes qui annonce, d'une manière incontestable, un trouble profond dans tout l'organisme.

Le malade éprouve des lassitudes dans tout son corps, la couleur de sa peau devient terne; ses yeux s'enfoncent légèrement dans les orbites, quelquefois il devient triste et solitaire; ses cheveux se dessèchent, abandonnent leur lustre et leur souplesse, et cèdent facilement à la moindre traction.

Il éprouve des pesanteurs, des lourdeurs dans la tête et une migraine plus ou moins intense. Cette migraine est réveillée ou augmentée par la chaleur du lit, ce qui lui a valu l'épithète de nocturne; mais on l'observe fréquemment, dans le jour, chez les personnes que leur état oblige à faire de la nuit le jour. Son siége habituel est la région sus-orbitaire; cependant on l'observe aussi sur d'autres parties du crâne; les points douloureux ne présentent ni rougeur, ni gonflement, ni exaspération à la pression. La migraine syphilitique secondaire est symétrique ou occupe un seul côté, comme les hémicranies et les névralgies intermittentes faciales; pendant son existence, quelques malades éprouvent une photophobie portée à un très-haut degré. Les douleurs secondaires suivent, dans certains cas, le trajet des nerfs de la face; on a même observé la paralysie des muscles de cette région. Après la céphalée nocturne, viennent les douleurs rhumatismales secondaires (courbature syphilitique); ces douleurs ont leur siége dans le voisinage des articulations, aux attaches des muscles, mais n'ont rien de commun avec l'article lui-même, et, ce qui le prouve, c'est que, loin d'être augmentées par les mouvements, elles éprouvent une notable diminution sous leur influence. D'ailleurs elles n'occasionnent ni rougeur, ni gonflement et n'augmentent pas par la pression; elles sont vagues, erratiques et nocturnes au même titre que la céphalalgie. Les muscles de la région postérieure du cou deviennent fréquemment le siége de douleurs intenses et d'une raideur qui entravent les mouvements latéraux de la tête. C'est en quelque sorte un torticoli syphilitique. Baglivi a signalé une douleur sous-sternale qu'il regardait comme un signe de syphilis larvée; nous avons nous-même observé une douleur dans la région splénique, qui n'a cédée qu'à l'administration des mercuriaux.

Comme un des prodromes les plus constants et que l'on rencontre 90 fois sur 100, nous citerons l'adénopathie cervicale postérieure que nous avons déjà décrite sous le nom de bubon secondaire. L'adénite cervicale a pour nous une très-grande valeur, et est d'autant plus significative qu'elle se rapproche davantage des gouttières cervicales et de la racine des cheveux; la région mastoïdienne en est très-fréquemment le siége.

Ces engorgements peu volumineux, indolents et élastiques ne suppurent pas, viendraient-ils à abcéder que leur pus ne serait pas inoculable. Leur siége sur la région mastoïdienne les a quelquefois fait confondre avec la périostite.

On a voulu les rapporter à différentes éruptions, mais nos observations particulières nous ont démontré qu'il n'y avait aucune liaison directe entre ces deux symptômes.

Au début de la vérole constitutionnelle, on rencontre assez souvent un symptôme que des observateurs peu expérimentés ont regardé comme un signe de syphilis invétéré, ou comme un résultat de la saturation mercurielle, je veux parler de l'alopécie : l'alopécie est un des premiers prodromes de l'infection, et si on l'a confondue avec la calvitie ordinaire que M. Ricord a quelquefois appelée *calvitie honnête*, c'est faute d'observation ; cette dernière, en effet, ne s'attaque qu'aux cheveux qui couvrent le sommet et la partie coronale de la tête, tandis que la première frappe indistinctement sur toutes les régions, quelquefois même elle fait tomber les sourcils et la barbe.

Une des preuves les plus patentes des modifications que subit l'organisme sous l'influence de la syphilis constitutionnelle, c'est le trouble qu'éprouve la circulation, soit dans son élément matériel, soit dans ses mouvements. En effet, d'après les analyses de M. Grassi, pharmacien en chef de l'hôpital du Midi, le sang éprouve une diminution notable dans sa partie globuleuse, d'où résulte une chloro-anémie plus ou moins prononcée. Nous avons d'ailleurs constaté quelquefois un affaiblissement dans l'énergie des battements artériels et cardiaques, et un bruit de souffle assez prononcé, coïncidant avec la pâleur de la peau et des muqueuses, la dilatation de la pupille, les palpitations et les vertiges, symptômes si communs chez les sujets chloro-anémiques.

En résumé : céphalée nocturne, douleurs rhumathoïdes præ-articulaires ou cerviales postérieures, alopécie, adénite cervicale postérieure, douleur sous-sternale de Baglivi, souffle artériel et cardiaque, symptômes réunis en plus ou moins grand nombre et coïncidant avec un chancre induré que l'on peut constater, ou auquel on peut remonter soit au moyen des traces qu'il a laissé, soit au moyen de l'adénite multiple qui lui succède fatalement; tels sont les signes prodromiques des accidents secondaires.

Mais aucun de ces phénomènes pris isolément n'a de valeur absolue, ce n'est qu'en les groupant, les comparant entre eux, et les rattachant à leur véritable point de départ que l'on peut acquérir quelque certitude sur leur nature.

Ils sont rarement réunis chez le même sujet, et quelquefois si peu marqués qu'ils passent inaperçus. On ne saurait expliquer ces différences par la nature des accidents, le tempérament du malade ou son idiosyncrasie.

L'adénite cervicale postérieure est un des signes les plus constants et les plus caractéristiques; cependant il ne faut pas la regarder non plus comme un signe pathognomonique. D'abord passé la quarantaine on la rencontre rarement; d'un autre côté, en examinant indistinctement tous les malades qui rentraient dans notre service, il nous est arrivé plusieurs fois de trouver des glandes engorgées derrière le cou chez plusieurs d'entre eux qui ne présentaient aucun symptôme syphilitique, et dans les antécédents desquels on ne découvrait aucun indice de cette affection.

Ainsi, tout en attachant une grande importance à l'ensemble des prodromes, il faut encore être très-réservé dans leur interprétation lorsqu'il s'agit de cas douteux.

La plupart des signes prodromiques se prolongent et se joignent aux manifestations secondaires, l'engorgement cervical postérieur est de tous le plus tenace : nous l'avons observé un an et deux ans après l'infection; c'est là un fait qu'il faut utiliser pour le diagnostic; mais une fois éteint cet engorgement ne se reproduit plus par l'influence seule de la diathèse.

L'apparition des prodromes est bientôt suivie des manifestations secondaires que nous allons décrire.

CHAPITRE III.

Des manifestations secondaires, Accidents secondaires, Syphilides.

Généralités. — On désigne sous le nom générique de syphilides tous les accidents secondaires qui se développent sur la peau et les muqueuses.

Les syphilides peuvent être classées, comme les éruptions vulgaires, d'après la méthode de Willan ; en effet, elles rentrent toutes dans une des formes suivantes :

1° *Syphilide exanthématique;* 2° *Syphilide vésiculeuse ;* 3° *Syphilide bulleuse ;* 4° *Syphilide pustuleuse ;* 5° *Syphilide papuleuse;* 6° *Syphilide tuberculeuse ;* 7° *Syphilide squameuse.*

Ces diverses formes, prises isolément, semblent constituer des maladies tout à fait indépendantes les unes des autres ; mais l'étude, attentive de leur marche et de leur mode de succession, démontre qu'elles ont entre elles des liens très-intimes.

Celles qui apparaissent d'abord et, comme première manifestation cutanée occupent la surface de la peau, ce sont les exanthèmes ; après une durée variable, ces exanthèmes disparaissent complètement ou se changent en une forme plus profonde, la pustule ou le tubercule.

Les pustules et les tubercules débutent rarement d'emblée, c'est-à-dire, sans avoir été précédés, à une époque plus ou moins éloignée, de l'exanthème érythémateux ou papuleux ; exceptons néanmoins les cas dans lesquels un traitement spécifique, administré au début, est venu contrarier l'enchaînement régulier des manifestations.

Lorsqu'il existe en même temps des formes superficielles et des formes profondes, l'éruption est dite polymorphe (Syphilide polymorphe).

S'il nous était permis d'assigner une marche, un mode de succession aux différentes syphilides qui peuvent envahir la peau, nous les ferions débuter par l'*exanthème rubéolique*; après quelque temps de durée, les plaques exanthématiques se circonscrivent et s'élèvent au-dessus du niveau de la peau pour former la *papule*. La papule qui n'est qu'une inflammation limitée de la peau, peut se terminer par résolution. Alors elle s'affaisse et disparaît; elle peut s'élargir par la base, s'arrondir ou devenir ovale, et subir une desquamation à sa surface; on a alors la *forme papulo-squammeuse*. Dans d'autres cas, la surface du derme, au lieu de présenter une inflammation sèche, sécrète un liquide séreux qui soulève l'épiderme; la syphilide est dite *vésiculeuse*. Que l'inflammation soit un peu plus vive et plus profonde, et l'on arrive bientôt à la *pustule*.

Cette succession régulière, encore malheureusement si facile à observer de nos jours, est dérangée par un traitement spécifique. Néanmoins nos observations, jointes à celles de MM. Puche et Cullerier fils, nous permettent d'affirmer que, dans presque tous les cas, les syphilides débutent par l'exanthème, et que si on ne l'a pas constaté, c'est qu'on avait négligé de le rechercher.

Les mêmes observations peuvent être faites sur les muqueuses et sur les régions qui les avoisinent; ce sont d'abord de simples altérations de couleur que l'on constate moins facilement, et puis bientôt des papules muqueuses sur lesquelles on a tant discuté et dit tant d'absurdités. D'ailleurs, le tégument interne, dans de certaines limites, peut être affecté des mêmes éruptions que la peau. Les différences dans le mode de manifestation tiennent aux fonctions et à la texture de ces deux organes.

Caractères généraux des syphilides. (Antécédents). — Elles sont toujours précédées d'un chancre induré ou d'une syphilis héréditaire. M. Cazenave admet bien des syphilides primitives, mais il appelle ainsi des éruptions qui se rencontrent quelques jours ou peu de temps après l'apparition du symptôme primitif, et il prétend que, les appeler secondaires, c'est faire un non sens; mais comment alors faudra-t-il appeler le symptôme primitif?

Siège. — Elles peuvent siéger sur tous les points de la surface cutanée et sur quelques muqueuses; lorsqu'elles occupent les organes génitaux, elles simulent quelquefois l'accident primitif.

Odeur. — L'éruption ne répand de l'odeur que lorsqu'elle est humide; au surplus, cette odeur tient à des conditions de siége, à la malpropreté et à l'obésité des malades. Qui n'a eu l'occasion de constater cette odeur de morue gâtée qu'exhalent le plus souvent les plaques muqueuses situées sur les organes génitaux de la femme, à l'anus et entre les orteils!

Couleur. — On remarque souvent autour des éruptions, surtout de celles de la face, une teinte rouge cuivrée, que Falloppe a comparée à la couleur de jambon, mais il ne faut pas donner trop d'importance à ce signe. A son début, l'éruption présente une rougeur aussi animée que celle des maladies vulgaires de la peau, et qui disparaît sous la pression comme une congestion simple; ce n'est que plus tard, lorsqu'il y a altération du pigment, que les boutons s'entourent d'une auréole brune violacée; semblable à la couleur du jambon.

Prurit. — Les éruptions syphilitiques ne sont pas prurigineuses, et, lorsqu'elles le deviennent, ce qui est très-rare, c'est en vertu d'une complication étrangère à la syphilis.

Forme graphique. — Les syphilides sont ordinairement arrondies et limitées, et formées de plaques pleines ou vides à leur centre. A une époque éloignée du début de l'infection, elles deviennent plus discrètes, se groupent par plaques isolées, et présentent la forme annulaire, en croissant ou en huit de chiffre; ici les segments de cercle sont en général plus marqués que dans l'éruption vulgaire.

Suppuration. — Les syphilides ont en général peu de tendance à suppurer, à moins que le malade ne soit doué d'une

constitution piogénique. Cependant la terminaison par suppuration est assez fréquente dans certaines formes.

Desquammation. — Les papules, les tubercules même se
recouvrent fréquemment de squammes qui se dessèchent et
tombent, tantôt sous forme furfaracée, tantôt sous forme
d'écailles plus ou moins larges, en laissant ordinairement, à la
base de la papule, un liseret blanc formé par l'épiderme desséché.

Croûtes. — Les pustules se recouvrent de croûtes d'une dimension variable, d'une couleur verdâtre, tantôt foncée, tantôt noire ; leur surface est fendillée et racoquillée ; ces croûtes,
plus épaisses que celles des éruptions vulgaires, sont quelquefois si adhérentes, qu'elles restent implantées sur la plaie
même, après sa cicatrisation, comme si elles étaient engre-
nées avec la cicatrice ; d'autres fois, à mesure que la cicatrice
marche de la circonférence au centre, la croûte se détache,
en se relevant sur les bords, et tombe enfin lorsque la guérison est accomplie. Les croûtes s'amassent par fois, couche
par couche, pour faire des saillies plus ou moins prononcées,
et former des écailles semblables à celles du rupia et de l'ecthyma.

Ulcérations. — Elles accompagnent surtout la forme pustuleuse ; on les rencontre aussi après les vésicules et les tubercules, elles sont fréquentes sur les muqueuses. Leur forme
est arrondie, leur fond, gris, pultacé et dur. Elles sont stationnaires ou serpigineuses ; dans ce dernier cas, leur forme devient irrégulière. Leur sécrétion se compose d'un pus crê-
meux, ténu, mêlé ou non à des détritus organiques, dans
aucun cas elle n'est inoculable. L'ulcération n'arrive jamais
d'emblée, elle est presque toujours précédée d'une éruption
d'ecthyma, de rupia ou de tubercules.

Cicatrices. — Le plus souvent arrondies et d'une couleur
violacée, arborescentes, elles blanchissent à la longue ; leur
centre présente, dans un grand nombre de cas, une légère
dépression, rarement elles font saillie. Elles ont ceci de particulier qu'elles peuvent se développer même sans qu'il y ait
eu plaie. Nous avons observé ce fait après les formes papu-

leuses et tuberculeuses non suppurées. Dans ces cas, l'atrophie que l'on remarque dans l'épaisseur de la peau, vient du vide consécutif à l'absorption de la matière plastique qui s'y était épanchée. C'est une *cicatrice intra-cutanée*. Dans beaucoup de circonstances, le tubercule subit la dégénérescence fibreuse et forme une tumeur saillante qui n'est que du tissu inodulaire.

Taches. — Il reste souvent après les syphilides des taches plus ou moins larges, en général arrondies et de couleur brun-violacée mêlée d'une teinte jaune, c'est surtout aux membres inférieurs et sur le dos que l'on trouve ces colorations, mais toujours elles sont consécutives à une des formes que nous étudierons bientôt.

Marche. — Les syphilides ont une marche indolente, fréquemment elles se terminent par la guérison; néanmoins, dans certains cas de tubercules ulcérés et surtout quand les malades ont une mauvaise constitution, les ulcérations persistent, se multiplient et conduisent à une cachexie dont on ne guérit que difficilement.

Diagnostic. — Si l'on en croit quelques syphilographes et M. Cazenave en tête, la physionomie de l'éruption suffirait pour établir le diagnostic. Les antécédents, tels que les symptômes concomittants, les cicatrices ne seraient que des données accessoires et insuffisantes par elles-mêmes. C'est avec de telles inspirations que M. Cazenave est arrivé aux résultats suivants. Sur 108 observations il a constaté soixante cas de syphilides consécutives à la *blennorrhagie et quarante-huit au chancre*. Nous nous bornons à enregistrer ces faits sans réflexion.

On jugera, en les voyant, de la valeur des moyens de diagnostic préconisés par le médecin de l'hôpital Saint-Louis. Quant à nous, fidèles aux principes de M. Ricord, nous persistons à dire que la physionomie des syphilides n'est pas suffisante pour établir le diagnostic. Et dans tous les cas, nous joignons à l'étude du caractère des accidents présents, l'étude de la filiation des symptômes précédents et l'appréciation exacte de leur valeur.

En présence d'une éruption, nous nous mettons en devoir de remonter à sa cause. Nous interrogeons le malade avec soin pour savoir si, à une époque plus ou moins éloignée, il n'a pas eu quelque accident de contagion. Après ces renseignements, nous cherchons, sur les différentes parties du corps qui ont pu être la porte d'entrée du virus, les traces de cicatrices récentes ou anciennes; nous examinons les ganglions les plus rapprochés de la cicatrice, pour voir s'ils ne sont pas le siége d'une adénite multiple et indolente. Portant ensuite la main derrière le cou et sur les apophyses mastoïdes, nous cherchons à constater si les ganglions de cette région ne sont pas engorgés, en un mot, s'il n'y a pas d'adénite secondaire. La présence d'une cicatrice plus ou moins large et unique, qui indique la suppuration d'un bubon successif, est pour nous un caractère négatif; on sait en effet que le bubon virulent qui suppure fatalement est un signe de non-infection; mais ce caractère n'est pas absolu; puisque les ganglions peuvent suppurer par le seul fait de l'inflammation, et qu'un bubon suppuré a pu précéder le chancre induré survenu après une contagion postérieure.

Ces renseignements, recueillis avec soin et appréciés à leur juste valeur, nous ont presque toujours permis de remonter, en passant par tous les accidents accomplis, jusqu'à l'accident primitif, et si tous les observateurs avaient suivi cette méthode, on n'en serait plus à prendre pour des syphilides, des lichens urtiés, et autres éruptions consécutives à l'administration des substances balsamiques pendant la blennorrhagie.

Causes adjuvantes des syphilides. — L'établissement de la diathèse suffit à lui seul pour l'apparition des manifestations, cependant on ne peut nier l'influence de certaines causes.

Ces causes se trouvent dans les conditions hygiéniques, les écarts de régime, les excès alcooliques, les saisons et les températures.

L'action de certains agents sur nos tissus joue aussi un rôle très-important dans le développement de quelques formes de la syphilis. Ainsi, la pipe favorise la manifestation des plaques muqueuses sur les lèvres. L'irritation des mamelles par la succion, celle des plaques muqueuses sur les mamelons. La malpropreté et l'usage des chaufferettes dispose les organes génitaux de la femme à cet accident. Les boissons alcooliques contribuent puissamment à l'arrivée des plaques muqueuses de la gorge.

Du reste, toutes les conditions que nous venons de mentionner ont aussi leur part d'action dans les maladies cutanées vulgaires.

Il est important de connaître ces faits pour pouvoir tracer au malade une ligne de conduite hygiénique.

Existe-t-il quelque rapport entre la physionomie de l'accident primitif et la forme des syphilides? — Nous n'avons jamais remarqué de corrélation qui mérita d'être signalée. Cependant il nous a semblé que lorsque le chancre induré était suivi de gangrène interstitielle les formes éruptives étaient toujours graves, c'étaient par exemple de l'ecthyma, du rupia et des tubercules ulcérés, etc.

Pronostic. — La première question à se faire est la suivante: *Guérit-on radicalement de la vérole constitutionnelle?* J'aborde avec une certaine crainte cette importante question, dans un travail qui doit passer sous les yeux de plus d'un de mes clients, mais des considérations de clientèle ne me feront jamais mentir à la science et à la vérité. Je sais qu'il est plus flatteur et surtout plus avantageux pour le médecin de renvoyer son malade avec l'assurance d'une guérison radicale, mais que résulte-t-il de cette fausse sécurité, c'est que le malade ne s'observe plus et traite légèrement les accidents qui peuvent se montrer plus tard. Ce que nous avons dit de l'unité du chancre induré est pour nous une preuve de la non-extinction de la diathèse; sous ce rapport, la diathèse syphilitique est plus tenace que la diathèse vaccinale, car on peut revacciner au bout d'un certain temps, tandis qu'on n'a pu constater encore deux chancres indurés sur le même individu. Le traitement guérit bien les manifestations actuelles, mais il n'a pas de prise sur leur principe. Néanmoins, ce qui doit amoindrir les craintes du malade, c'est que tout en persistant, la diathèse finit par être tellement modifiée qu'elle ne se manifeste plus par aucun symptôme.

Plus les sujets atteints de syphilis constitutionnelle seront débiles, plus le pronostic sera grave.

Les scrofules, les tubercules, le scorbut et le vice herpétique influent d'une manière fâcheuse sur les manifestations et entravent souvent la médication spécifique. Il en est de même de l'état de grossesse.

On a reconnu que la syphilis héréditaire présentait beaucoup de gravité.

Les excès en tous genre, le froid, l'humidité et les variations brusques de température ont aussi une influence fâcheuse sur la syphilis.

En général, les accidents sont d'autant plus profonds, plus graves et plus tenaces que l'on s'éloigne du début de l'infection. Mais un fait consolant, c'est que, pris à leur début et combattus avec l'agent qui leur convient, ces accidents disparaissent comme par enchantement.

En résumé, pour se guider dans le pronostic, il faut se rappeler que la diathèse syphilitique une fois acquise, ne se détruit pas; que ses manifestations, prises au début et chez des sujets doués d'une bonne constitution, sont facilement curables; qu'elles sont d'autant plus tenaces et graves qu'elles affectent des individus atteints d'autres maladies diathésiques, telles que scrofules, scorbut, phthisie et placés dans de mauvaises conditions; que la diathèse, tout en persistant, peut n'avoir aucune influence fâcheuse sur la santé de l'individu.

CHAPITRE IV.

Description des syphilides cutanées.

Syphilides exanthématiques. — Elles comprennent *la roséole
syphilitique* et *l'érythème papuleux.*

La roséole syphilitique apparaît souvent pendant la période
prodromique de la syphilis constitutionnelle. L'éruption qui
la constitue commence par le torse pour envahir ensuite les
membres ; rarement elle débute par la face.

La forme roséolique paraît être l'élément de toutes les
autres syphilides secondaires. Elle ne consiste d'abord qu'en
une simple fluxion de la peau, une congestion capillaire,
aussi est-elle généralement d'une couleur rosée, et souvent
d'un rouge bien marqué ; la couleur cuivrée tant indiquée par
les auteurs n'existe jamais au début. La pression du doigt
efface momentanément ces taches roséoliques ; l'exposition de
la peau à l'air les fait aussi d'abord disparaître, mais elles
reviennent bientôt plus marqués qu'auparavant.

Les taches affectent par leur réunion différentes figures que
l'on peut souvent apercevoir d'une manière très-distincte ; ce
sont des anneaux arrondis ou ovalaires dont le centre est sain
ou occupé par une plaque rouge (syphilide annulaire) ; ou
bien des plaques disposées en huit de chiffre, en croissant, en
spires et irrégulièrement disséminées. L'éruption peut se présenter sous l'aspect de petits points rouges très-confluents et
sans élévation, absolument semblables à du purpura. M. Ricord a désigné cette forme sous le nom de *roséole piquetée.*

Il n'est pas très-rare de trouver quelques-unes de ces taches
saillantes au-dessus de la peau. Du reste, elles ne sont jamais
prurigineuses, il faut pour cela qu'un autre élément vienne
se joindre à l'élément syphilitique.

Le voile du palais, les bourses et l'anus présentent dans quelques cas une rougeur analogue, qui devient parfois le siége d'un suintement muqueux, c'est en quelque sorte le premier degré de la plaque muqueuse. L'iris se prend aussi quelquefois durant l'existence de la roséole; c'est la première période de l'iritis syphilitique.

La roséole syphilitique se termine le plus souvent par résolution, sans desquamation; lorsqu'elle persiste longtemps, les plaques finisssent par devenir d'une couleur brune qui résiste à la pression et ne s'éteint qu'à la longue.

Le traitement consiste dans l'administration des mercuriaux à l'intérieur, dans l'usage des bains et des fumigations dont nous parlerons dans un article spécial.

L'érythème papuleux apparaît, comme la roséole, dans les premiers temps de l'infection, il est formé de saillies plus ou moins larges, séparées par des espaces sains; sa couleur est ordinairement d'un rouge vif, qui disparaît complètement sous la pression, pour se reproduire sitôt après qu'on a cessé de l'exercer. Ces saillies papuleuses offrent les mêmes dispositions et siégent sur les mêmes parties que la roséole que nous venons de décrire. Elles acquièrent rarement un grand volume.

L'érythème papuleux se termine par résolution ou se change en d'autres formes plus graves. Il laisse quelquefois une tache brune très-légère sur les points qui en étaient le siége.

Les éruptions déterminées par l'emploi du cubèbe et du copahu pendant la blennorrhagie peuvent être confondues avec la roséole syphilitique et l'erythème papuleux; on en a la preuve dans l'opinion de M. Cazenave qui prétend que le dernier de ces exanthèmes accompagne presque toujours la blennorrhagie. Mais la roséole de copahu se développe ordinairement chez des individus prédisposés aux maladies de la peau et dont les voies digestives sont en mauvais état. Les commémoratifs, le siége au dos des mains et des pieds, autour des articulations dans le sens de l'extension, un feu et un prurit très-intenses, la rapidité avec laquelle cette éruption disparaît sous l'influence de médicaments délayants, et en éloi-

gnant la cause déterminante, ne permettent pas de la confondre longtemps avec la roséole syphylitique. Cependant beaucoup de médecins commettent encore cette erreur.

Le traitement de l'érithème papuleux est le même que celui
de la roséole syphilitique.

Syphilides papuleuses. — D'après M. Cazenave, ces éruptions dérivent, comme les précédentes, de la blennorrhagie;
mais il nous a toujours été possible de les rapporter à un chancre induré.

Elles se résument dans deux formes : la *forme lichénoïde* et
la *forme lenticulaire*.

La forme lichénoïde présente, au début, de petites saillies
coniques très-appréciables au toucher, et dont la surface est
d'une couleur rosée plus ou moins vive. Les parties qui en sont
le siége sont rugueuses et donnent la sensation de la peau de
chagrin ; les papules, rouges d'abord, finissent par pâlir,
perdent leur couleur, leur saillie, et s'éteignent peu à peu
sans laisser de traces.

Dans la forme lenticulaire, les papules moins confluentes
acquièrent le volume d'une grosse lentille; leur surface, d'un
rouge très-vif au début, jaunit et brunit au bout d'un certain
temps, et devient le siége d'une desquamation furfuracée;
le derme, laissé à nu après cette desquamation, est d'une
couleur violacée ou légèrement brunâtre, et présente, à la base de la saillie papuleuse, un petit liseret épidémique; plusieurs desquamations peuvent ainsi se faire successivement
jusqu'à ce qu'enfin la papule soit affaissée, il ne reste plus alors
qu'une tache d'un brun clair, ou une petite cicatrice intra-
cutanée très-superficielle et très-difficile à constater.

Dans quelques cas, et fréquemment chez les sujets lymphatiques, le sommet de quelques papules s'enflamme et sécrète
une sérosité qui, en soulevant l'épiderme, forme une vésicule.

Chez les sujets disposés à l'*impétigo*, les papules se recouvrent, surtout au front et à la face, de squames croûteuses
impétigineuses qui, après leur chute, laissent à nu une tache
violacée légèrement déprimée; nous venons d'observer un

cas semblable dans le service des vénériennes de l'Hôtel-Dieu de Marseille.

Syphilides squameuses. — Elles sont caractérisées par des saillies papuleuses plus ou moins larges , surmontées de squames épidermiques. C'est le !plus souvent sous la forme du *psoriasis guttata* qu'elles se présentent.

La syphilide squameuse , quelle que soit sa forme , est précédée de taches érythémateuses éparses et plus ou moins confluentes; quelques-unes de ces taches avortent et s'éteignent comme la roséole syphilitique de début. Celles qui doivent constituer l'éruption squameuse , se circonscrivent et s'élèvent au-dessus de la peau pour y former une saillie arrondie, d'une couleur rouge très-vive que la pression ne fait disparaître que très-incomplètement. Ces saillies papuleuses se recouvrent le plus souvent de squames nacrées, d'un blanc mat, dont la surface est rayée dans le sens des rides de la peau ; sur le dos, les plaques de psoriasis sont en général plus larges que sur d'autres points, elles ont quelquefois un centimètre de diamètre; leur centre offre alors une squame épaisse et fendillée , au-dessous de laquelle le derme est d'un rouge très-vif; cette squame se détache par parcelles plus ou moins larges , mais laisse toujours un liseret épidermique à la circonférence de la saillie papuleuse; sur les membres inférieurs , la couleur de l'éruption est un plus foncée que sur le torse.

Chez les sujets lymphatiques , quelques-unes des plaques psoriasiques, au lieu de se recouvrir de squames, s'enflamment et suppurent de manière à simuler l'ecthyma superficiel.

La syphilide squameuse occupe souvent la face palmaire des mains et la face plantaire des pieds.

Les syphilides palmaires sont presque toujours symétriques, c'est-à-dire qu'elles siégent sur les deux mains à la fois. L'éruption est confluente ou disséminée; son début est annoncé par une tache de couleur violette qui disparaît momentanément sous la pression; cette tache s'élève bientôt au-dessus du derme et s'entoure d'une base dure; au bout de sept à huit jours, l'épiderme qui la recouvre , se dessèche, se fendille et tombe par petites écailles assez épaisses, d'un blanc mat; on découvre alors une surface légèrement déprimée, rougeâtre, rayée dans le sens des sillons papillaires et bordée de portions d'épiderme encore adhérentes ou à demi-soulevées.

Les plaques de psoriasis palmaire peuvent, en se réunissant, couvrir une grande partie de la paume des mains; leur circonférence est alors très-irrégulière; ces plaques suivent souvent les plis de la région palmaire. L'éruption cutanée palmaire se présente fréquemment sous forme de boutons coniques très-durs, qui donnent la sensation d'aspérités parsemées dans la paume des mains; ces boutons, d'abord d'un rouge violet à leur base, prennent une teinte jaune-brun qui ne disparaîtplus sous la pression; leur sommet ressemble assez à uneproduction cornée, ce qui a fait donner à l'éruption le nom de *syphilide squammeuse cornée*. Après la desquammation, on aperçoit une légère dépression entourée d'un restant c'épiderme au fond de laquelle le derme paraît altéré. L'épiderme tombe et se reforme plusieurs fois, jusqu'à la résolution compète de l'éruption.

Le derme palmaire conserve souvent, pendant un temps assez long, une tache jaune-brunâtre légèrement déprimée, quelquefois lisse et luisante comme si elle était le résultat d'une brûlure superficielle.

Le psoriasis palmaire produit une ardeur et une sécheresse très-désagréables à la paume des mains, et laisse, à sa suite, une disposition à la desquammation quelquefois très-longue à s'éteindre.

Le psoriasis plantaire, plus ou moins confluent, occupe ordinairement la partie moyenne de la région plantaire; il peut cependant se répandre sur toute la plante des pieds. Comme à la région palmaire, il est le plus souvent symétrique.

La forme du psoriasis plantaire est la même que celle du psoriasis palmaire, il serait donc superflu d'en donner une description complète; nous nous bornerons en conséquence à signaler les légères modifications que l'on y rencontre quelquefois.

Les papules sont en général légèrement plus aplaties; le

centre de quelques-unes est occupé par un point jaunâtre sous-épidermique, semblable d'abord à une sécrétion purulente, mais qui blanchit insensiblement pour devenir très-dur. Au bout de quelques jours, l'épiderme se détache et laisse à nu une surface rouge-violacée, percée à son centre d'un petit pertuis qui recevait un prolongement épidermique. On peut même quelquefois constater ce prolongement sur quelques-unes des squames détachées. Après la desquamation, la papule ne se trahit a l'œil que par sa couleur jaune-brunâtre, mais le toucher permet de constater sous cette tache un point dur circonscrit, dont le siége est dans l'épaisseur du derme. On observe très-souvent en même temps, sur les autres points de la face plantaire, des taches larges arrondies qui disparaissent sous la pression, pour revenir ensuite, comme nous l'avons dit pour la roséole des autres régions. La desquamation suit les lignes interpapillaires et les sillons du pied.

On voit rarement des syphilides au talon, cependant nous les avons observées aussi dans cette région dont l'épiderme est si épais. Des taches violacées paraissaient exister sur le derme, on les voyait très-bien par transparence au-dessous de l'épiderme, et le toucher constatait à leur niveau un petit noyau dur profondément situé. Lorsque les syphilides plantaires se prolongent entre les orteils, leur surface s'ulcère et sécrète une humeur muqueuse très-fétide ; l'éruption prend alors le nom de plaques muqueuses des orteils.

Les syphilides squameuses peuvent siéger autour des ongles, envahir même la matrice qui engendre cette production cornée, il en résulte alors un gonflement souvent suivi d'ulcération et de suppuration, la sécrétion de la matière cornée étant altérée, l'ongle ne repousse qu'incomplètement et tout difforme ; c'est cette affection que l'on a nommée *onixys*.

Nous avons observé chez un malade un cas de *Lepra nigricans*. Le sujet était lymphatique et présentait sur d'autres parties du corps une éruption ecthymateuse discrète.

Les plaques de *Lepra nigricans* siégeaient sur la partie postérieure du cou et au front. Elles étaient arrondies d'un centimètre de diamètre plus ou moins, d'une couleur rouge foncée, cédant incomplètement à la pression, saillantes au-dessus de la peau, recouvertes de squames croûteuses foncées tirant sur le jaune, et bordées d'un liseret épidermique. Après la chute des croûtes on apercevait une surface légèrement élevée d'une couleur violet foncée qui s'affaissait au bout de quelque temps pour ne laisser à sa place qu'une tache d'un brun clair.

Dans la plupart des cas, les éruptions squameuses que nous venons de décrire disparaissent par le seul fait du traitement général, mais il faut en venir quelquefois aux bains de sublimé et aux fumigations cinabrées.

Syphilides vésiculeuses. — Elles sont plus rares que les autres. C'est sous la forme de l'herpès, de l'eczéma, de la varicelle du pemphigus et du rupia qu'on les observe.

L'éruption franchement vésiculeuse est très-rarement confluente, et ordinairement disséminée sur différentes parties du corps ; elle débute par des plaques rouges de la largeur d'une pièce d'un franc, sur lesquelles s'élèvent des groupes de vésicules un peu plus volumineuses que celles de l'eczéma vulgaire. Ces vésicules, quelquefois jetées sans ordre, affectent le plus souvent la forme de demi-circonférences, de circonférences entières dont le centre est vide, ou occupé par un petit groupe de vésicules. Nous avons eu l'occasion d'observer un cas d'éruption vésiculeuse disposée en cercle, qui occupait la cuisse, les bras, la partie antérieure de la poitrine et la face dorsale de la verge. La sérosité qui distend les vésicules est résorbée au bout d'un certain temps, elles s'affaissent alors, et l'épiderme tombe en poussière ; il reste à la place de l'éruption une petite tache brune qui disparaît bientôt. Il serait assez difficile, au simple aspect de cette éruption, de dire si elle est syphilitique ou non, car la prétendue couleur cuivrée fait ici défaut, aussi bien que dans une foule d'autres éruptions spécifiques, il est alors indispensable de recourir à la filiation des symptômes. Dans quelques cas, la base de la vésicule s'indure et le sommet se recouvre de croûtes jaunâtres, c'est une variété de l'eczéma et de l'herpès impétigineux.

Forme varicéloïde. — L'éruption très-rare aussi, débute par des taches rouges disséminées ou confluentes, de la largeur d'une lentille; l'épiderme qui les recouvre se soulève bientôt et forme une vésicule de la largeur de la tache, qui ne tarde pas à s'entourer d'un cercle rouge enflammé. Au bout d'un temps variable et sous l'influence du traitement, le liquide est résorbé, la vésicule s'affaisse et l'épiderme desséché tombe en furfures. La sérosité desséchée forme quelquefois une petite squame qui, en se détachant, découvre une macule.

Pemphigus. — J'ai eu l'occasion d'observer quelques cas de pemphigus chez des nouveau-nés. C'étaient des bulles du volume d'un gros pois groupées au nombre de trois ou quatre sur la face interne des pieds, et reposant sur un fond rougeâtre-violacé, elles contenaient une sérosité d'abord citrine et puis trouble. Au bout d'un certain temps, la bulle s'affaissait et l'épiderme tombait par morceaux, laissant à sa place une tache violacée qui disparaissait insensiblement, quelquefois la surface du derme est érodée et se recouvre d'une croûte squameuse qui laisse après sa chute une cicatrice superficielle. Le pronostic de cette affection est très-grave, du moins, c'est ce qui résulte des observations de M. Dubois.

Rupia. — Le rupia est une éruption à bulles très-larges, ordinairement discrète, rarement confluente. Ces bulles commencent par une vésicule qui s'étend peu à peu et finit par acquérir le volume d'une noisette; la bulle contient un liquide noirâtre qui, en se desséchant, laisse à sa place une croûte brunâtre entourée d'un cercle violacé; les bords de cette croûte ne tardent pas à être dépassés par l'ulcération qui se recouvre de nouveau d'une croûte et ainsi de suite, de sorte qu'au bout d'un certain temps, la croûte du rupia est conique, élevée au centre, et va en s'amincissant sur les bords, quelquefois il semble que les couches qui la composent ont glissé les unes sur les autres; elles sont alors disposées comme celles des écailles d'huître.

L'ulcération qu'elles recouvrent, en général peu profonde, gagne souvent beaucoup en surface. Quand elle doit cesser ses progrès, son pourtour perd sa couleur violacée, s'affaisse, la suppuration diminue, la croûte se détache des bords vers le centre et tombe en masse ou par détritus ; on voit à nu une surface déprimée, d'une couleur violette, arborisée et qui, pendant quelques temps, sécrète des écailles épidermiques. La tache disparaît enfin pour ne laisser qu'une légère dépression. Le rupia affecte presque toujours les sujets affaiblis, il faut donc joindre au traitement spécifique une médication tonique analeptique qui puisse modifier leur constitution.

Syphilides pustuleuses. — On peut en distinguer quatre variétés : la syphilide pustuleuse lenticulaire, l'acnoïde, l'*impétigo* syphilitique et l'ecthyma syphilitique.

Syphilide pustuleuse lenticulaire. — L'observateur qui assiste à son début, constate d'abord une petite saillie papuleuse de la grosseur d'un grain de chénevis ou d'une lentille. Cette saillie, rouge à sa surface, s'enflamme bientôt et s'entoure d'une auréole inflammatoire, son sommet devient acuminé et suppure. Le pus se dessèche et forme une croûte qui cache au-dessous d'elle une ulcération en forme de pertuis et taillée en emporte-pièce, mais cette petite ulcération finit par se combler. La croûte se dessèche et tombe, on voit alors une papule rouge dont le sommet est occupé par une petite cicatrice déprimée, et la base entourée d'un liseret épidermique donné par Bielt comme un signe caractéristique de la syphilis.

Quelquefois la suppuration est si légère qu'elle ne laisse pas de cicatrice à la surface de la pustule ; après la chute des croûtes, il ne reste qu'une petite tache rouge, plus ou moins saillante, qui disparaît à mesure qu'on s'éloigne du début de l'éruption.

Il semble, d'après la description que nous venons de donner, que la pustule n'est qu'une papule suppurée, et, ce qui vient à l'appui de cette manière de voir, c'est que chez les mêmes malades nous avons observé des éruptions pustuleuses et squameuses, qui avaient pour point de départ la papule.

La terminaison pustuleuse arrive surtout chez les sujets lymphatiques, et la squameuse chez ceux qui sont secs.

Nous venons de décrire la syphilide pustuleuse lenticulaire, nous réservons plus spécialement le nom de syphilide pustuleuse acnoïde aux boutons dont l'engorgement s'enfonce un peu dans l'épaisseur de la peau.

L'*Acné syphilitique* se montre indistinctement dans toutes les parties du corps, sur la partie interne des membres et sur le dos; l'acné simplex au contraire ne se voit guère qu'à la face et au dos; dans ce dernier, la peau est onctueuse et remplie de *tanes*. Ce caractère manque dans l'acné syphilitique, et la peau est plus tôt sèche et rugueuse; du reste, les pustules sont plus petites et n'ont pas une base aussi dure. Remarquons cependant que dans les deux cas les boutons laissent, après leur guérison, une tache qui dure plus ou moins longtemps.

Impetigo. — Le cuir chevelu en est fréquemment le siége. Cette éruption se recouvre de croûtes jaunes, granulées, convexes et plus ou moins larges, du centre desquelles on voit émerger un ou plusieurs cheveux; ces croûtes, détachées du cuir chevelu, ne laissent au-dessous d'elles aucune ulcération, seulement, la place qu'elles occupaient, un peu plus rosée que le reste du cuir chevelu, offre une dureté que l'on dirait enchassée dans l'épaisseur de la peau; la compression de ce point induré fait suinter une humeur séreuse qui, par sa dessiccation, produit la croûte impétigineuse. L'éruption impétigineuse de la tête est excessivement commune comme accident précoce, cependant il est bon de savoir que souvent on prend pour de l'*impetigo* d'autres éruptions du cuir chevelu, et qu'alors cette forme est moins fréquente qu'on pourrait le croire d'abord.

L'*impetigo* peut siéger aussi sur la face, sur les membres et sur la poitrine; il est caractérisé par une plaque rouge violette, à la surface de laquelle naissent de petits boutons; au bout de quelque temps, ces boutons suintent par leur sommet une humeur séreuse qui, en se concrétant, fait croûte. Toutes ces petites croûtes se réunissent insensiblement, et forment une surface jaunâtre granulée, au-dessous de laquelle existe une ulcération superficielle ; les croûtes tombent et se reproduisent plusieurs fois, jusqu'à ce qu'enfin elles laissent à nu une cicatrice violacée qui blanchit au bout de quelque temps.

Les pustules impétigineuses se développent aussi sur les côtés des ailes du nez, dans la rénure qui les sépare de la joue ; là, elles affectent une forme particulière qu'il est bon d'indiquer.

Elles ont l'aspect d'une surface granulée, disposée en croissant autour de l'aile du nez, chacun des petits mamelons qui composent la pustule est surmonté d'une croûte jaune ou de petits points blancs qui, en se réunissant, donnent à cette pustule un aspect fendillé.

La pustule granulée se montre aussi vers les commissures buccales et au menton.

Ecthyma syphilitique. — L'ecthyma peut être superficiel ou profond.

Ecthyma superficiel. — Les pustules sont plus ou moins larges, et atteignent quelquefois le volume d'une pièce de 50 c. Elles sont arrondies ou coniques, ordinairement disséminées, rarement réunies en groupe, leur couleur est rouge-violacée ; leur sommet s'enflamme et devient le siége d'une collection purulente qui, en se desséchant, forme une croûte tantôt verdâtre tantôt brune ; si l'on fait sauter cette croûte, on découvre une ulcération superficielle, à fond un peu grisâtre, à bords taillés en emporte-pièce ; mais la croûte se reproduit bientôt, et, au bout de quelques jours, elle est comme enchassée dans une espèce de bourrelet que lui fournit le derme. Cependant l'ulcération se cicatrise de la circonférence au centre, et la croûte, n'étant plus alimentée, se détache et se relève sur ses bords, tandis que son centre reste déprimé et adhérent ; mais une fois la guérison complète, cette croûte tombe en détritus ou en conservant sa forme, et laisse voir une cicatrice légèrement déprimée, luisante et d'une couleur violette qui, pendant quelque temps encore, sécrète des écailles épidermiques ; insensiblement la couleur anormale s'efface,

il ne reste plus enfin qu'une cicatrice qu'il est quelquefois difficile de constater.

Ecthyma profond. — Il siége de préférence sur les membres inférieurs; cette forme, plus tardive que la précédente,
atteint spécialement les sujets cachectiques.

Il débute par une tache rouge très-prononcée, sous laquelle on peut constater un engorgement du derme; cette
tache s'élargit, s'enflamme et s'entoure d'une auréole rouge-
violacée, en général très-foncée, aux membres inférieurs.
L'épiderme qui la recouvre est bientôt soulevé par une collection séro-purulente brunâtre ou rouillée, plus ou moins
considérable; le sommet de la pustule se déprime, s'ombilique, comme les boutons de variole, et donne enfin issue à
un pus grisâtre, sanieux ou rouillé. Si l'on détache l'épiderme,
on découvre une ulcération à fond gris-pultacé, à bords arrondis et taillés à pic. Quand, au moyen de pansements méthodiques, on empêche la croûte de se reproduire, le fond
de l'ulcération se déterge et bourgeonne, ses bords s'affaissent, perdent la couleur violacée, et la cicatrisation se fait en
très-peu de temps; mais si, après la sortie spontanée du pus,
au lieu de panser la pustule, on l'abandonne à sa marche,
elle se recouvre d'une croûte brune, dont les bords adhèrent à l'épiderme. Cet épiderme, soulevé par une collection
purulente, se rompt et laisse passer une nouvelle quantité de
pus qui vient se dessécher au pourtour de la première croûte,
c'est donc une nouvelle couche ajoutée à la précédente; la
pustule acquiert ainsi quelquefois la dimension d'une pièce
de 50 c. à 1 f. La croûte affecte, dans certains cas, la forme
conique et même la forme des écailles d'huîtres que nous avons
décrite en parlant du rupia, du reste, c'est toujours par le même mécanisme.

La cicatrice de cette forme d'ecthyma est presque toujours
déprimée et laisse quelquefois, surtout aux jambes, une tache rouillée indélébile.

L'ecthyma profond est d'un pronostic très-grave, surtout
chez les sujets détériorés; en effet, l'éruption se prolonge
très-longtemps, les pustules se succèdent dans les différentes

parties du corps, et l'on ne sait jamais à quelle époque l'éruption s'éteindra.

Traitement. — Il faut toujours avoir recours au traitement général, seulement on le modifie selon le tempérament des malades. Les préparations ferrugineuses, unies aux mercuriaux, sont quelquefois indispensables, il en est de même de l'emploi des amers et des anti-scorbutiques.

Quand la pustule d'ecthyma est très-large, on fait tomber la croûte et on la panse, soit avec des pommades opiacées, soit avec des pommades excitantes, ou bien encore avec des liquides tels que l'iode, le vin aromatique, la solution ferrée; ces moyens activent la cicatrisation.

Syphilide tuberculeuse. — La syphilide tuberculeuse est le dernier chaînon des accidents secondaires, elle consiste dans des indurations circonscrites, de la grosseur d'un pois ou d'une noisette, développées dans l'épaisseur de la peau ou des muqueuses.

Le plus souvent, ces tubercules sont disséminés, mais on les voit aussi réunis en groupe, sans arrangement, ou disposés en cercle.

Leur siége ordinaire est dans la peau et les muqueuses. Ils envahissent la face, le voile du palais, la langue, les bourses, mais les autres parties du corps n'en sont point exemptées comme on le verra; pour notre part, nous les avons souvent observés sur les membres inférieurs.

Ils se terminent par résolution ou par suppuration, et affectent dans certains cas la marche serpigineuse. Il n'est pas rare de trouver avec cette forme, les premiers accidents tertiaires, le sarcocèle syphilitique par exemple, et quelques tumeurs gommeuses sous-cutanées, souvent aussi elle est accompagnée de l'ecthyma. On voit, en un mot, que le tubercule est un accident intermédiaire aux manifestations secondaires et aux tertiaires. Le plus superficiel tient aux premières et le plus profond se rattache aux dernières.

Nous distinguons deux espèces de syphilides tuberculeuses: 1º la syphilide tuberculeuse discrète; 2º la syphilide tuberculeuse en groupe. Chacune pouvant être superficielle ou profonde, serpigineuse ou térébrante.

Syphilide tuberculeusé discrète. — Formulée par des tubercules isolés, à base dure et plus ou moins large, naissant
d'abord dans l'épaisseur de la peau et faisant plus tard saillie
à sa surface, ordinairement indolents et d'une couleur rouge
foncée. Après une certaine durée et sous l'influence d'un
bon traitement. Ces tubercules s'affaissent, l'épiderme se
ride et tombe par petits débris, leur surface mise à nu est
rouge violacée. La saillie qu'ils faisaient au-dessus de la
peau a déjà disparue, qu'on sent encore une induration dans
son épaisseur, ce tissu dur finit par être résorbé, en passant
par l'état gélatineux et disparaît enfin; il ne reste plus à sa
place qu'une tache brunâtre et en godet qui donne la sensation d'un vide, la tache blanchit à la longue comme toutes
les autres cicatrices. C'est, du reste, une cicatrice intra-cutanée. Cette terminaison est la plus heureuse, car elle ne
compromet que très-peu l'intrégrité des tissus. Elle a quelque analogie avec la résolution du chancre induré, mais le
tubercule peut se terminer aussi par suppuration.

Les tubercules suppurés, généralement disséminés et assez
volumineux, occupent toujours l'épaisseur de la peau et sont
plus ou moins profonds; dans les cas les plus ordinaires,
après quelque temps de station, ils augmentent de volume,
s'entourent d'une auréole rouge violacée et quelquefois érysipélateuse, leur sommet devient fluctuant, s'ulcère et donne
issue à un pus saineux. L'ulcération une fois produite peut
marcher vers la circonférence et détruire toute la surface du
tubercule; le fond de la plaie est grisâtre, pultacé et anfractueux, ses bords assez généralement irréguliers et un peu
décollés, et son pourtour rouge-foncé et très-dur.

D'autres fois, après l'ulcération et la sortie du pus, le sommet ulcéré du tubercule se recouvre d'une croûte brune qui
bouche le foyer. Le pus alors creuse en dedans et achève la
fonte de l'induration, sans détruire ses parois. Le tubercule
est transformé, dans ce cas, en une coque rouge pleine de
pus qui sort par la pression.

La syphilide tuberculeuse se présente, dans quelques cas,
sous forme d'une induration, occupant une portion assez

étendue de la peau. Cette surface, uniformément rouge violacée, se recouvre çà et là de petits boutons qui suppurent et donnent naissance à des ulcères de dimensions différentes, dont les bords taillés à pic finissent par se réunir pour former une plaie large, irrégulière et anfractueuse, entourée d'une auréole rouge érysipélateuse et recouverte d'une matière pultacée, jaunâtre ou rouillée. Ces ulcérations se recouvrent sur quelques points de croûtes d'une épaisseur variable, sur d'autres points elles sont à nu et laissent couler une matière sanieuse d'une odeur *sui generis*. La plaie finit par se déterger, et se recouvre de bourgeons vermeils, ses bords s'affaissent et la cicatrisation se fait en allant de la circonférence au centre. Dans quelques cas, elle commence sur plusieurs points à la fois.

La cicatrice est déprimée en godet, violette ou pointillée de rouge; les tissus sur lesquels elle repose restent durs pendant un certain temps. Mais à la longue, l'induration disparaît, la cicatrice perd sa vascularité et devient plus blanche que le restant de la peau.

Le tissu de cicatrice se recouvre quelquefois de petits ulcères miliaires qui s'aggrandissent peu à peu pour former une surface ulcérée à fond chagriné et presque sec, qui résiste longtemps aux moyens thérapeutiques les mieux combinés. C'est là, en général un symptôme de mauvais augure que nous avons surtout observé chez les malades disposés à l'état cachectique.

Syphilide tuberculeuse serpigineuse. — Son mode de développement présente plusieurs variétés.

Dans un cas, un seul tubercule apparaît, s'ulcère et se recouvre d'une croûte; la croûte tombe au bout d'un certain temps et laisse à découvert une surface d'un rouge très-vif. Pendant que cette plaie marche vers la cicatrisation; d'autres ulcérations se développent vers ses bords et se recouvrent de croûtes comme la précédente. Après la chute de ces nouvelles croûtes, on aperçoit une surface ulcérée quelquefois en voie de cicatrisation qui se conduit comme la première à la circonférence de laquelle elle s'est ajoutée, 'ulcération peut envahir ainsi des portions de peau très-étendues, les parties qui ont été les premières malades guérissent les premières, de telle sorte que le centre de la surface qui a été le siége de cette affection est complètement cicatrisé, que sa circonférence est encore en proie à des ulcérations récentes. Nous avons observé sur le bras d'un de nos malades un groupe serpigineux qui avait huit centimètres de diamètre.

D'autres fois, plusieurs tubercules se réunissent en groupe sur un point du derme très-rouge, et y subissent la fonte purulente. Ces ulcérations, recouvertes de croûtes semblables à celles du rupia, marchent en général assez rapidement vers la guérison, mais d'autres tubercules développés à côté des premiers donnent lieu à de nouvelles ulcérations qui se conduisent comme précédemment et, ainsi de suite, la progression de cette éruption se fait en général suivant une ligne courbe.

L'ulcère serpigineux commence fréquemment par un seul tubercule qui, après l'ulcération, s'étend en largeur et donne naissance à une plaie anfractueuse d'un très-mauvais aspect.

Les tubercules, au lieu de s'étendre en surface détruisent quelquefois en profondeur; le pronostic est alors beaucoup plus grave, surtout lorsque la maladie siége près d'organes importants.

Chez quelques malades, la saillie tuberculeuse reste et persiste longtemps avec sa couleur violacée. Mais à la longue cette teinte diminue ou s'éteint complètement et l'altération de la peau qui reste offre une grande ressemblance avec ces tumeurs cutanées désignées par Alibert sous le nom de kéloïde. Sous cette forme, le tubercule paraît être réfractaire à tout traitement, il se recouvre même quelquefois d'ulcérations dont le fond, rouge et sec, n'a aucune tendance au bourgeonnement. La guérison de ces ulcérations est, comme on peut le présumer, très-difficile et très-longue à obtenir.

Les syphilides tuberculeuses peuvent se développer sur tous les points de la peau et des muqueuses accessibles, on les rencontre à la face; sur le torse, sur les membres, sur les organes de la cavité buccale et de l'arrière-bouche, le voile du palais en est fréquemment atteint. Nous les avons observé aussi sur les parties génitales de l'homme et de la femme. Dans cette dernière situation le tubercule ulcéré peut être confondu avec le chancre induré. Cependant, avec un examen attentif et en réfléchissant au mode de développement des deux éruptions, l'erreur sera le plus souvent facile à éviter. En effet, le tubercule commence toujours par l'induration et ne s'ulcère qu'au bout d'un certain temps ; le chancre présente d'abord l'ulcération, et ce n'est que du quatrième au quinzième ou vingtième jour qu'il s'indure. Le tubercule n'occasionne jamais l'engorgement multiple et indolent des ganglions voisins, le chancre induré le détermine fatalement. Le tubercule est rarement seul, presque toujours il est accompagné de plusieurs autres qui, examinés attentivement, présentent les différentes périodes que parcourt l'éruption depuis la forme tuberculeuse simple jusqu'à l'ulcération et la cicatrisation. Le chancre induré est ordinairement solitaire, ou si d'autres l'accompagnent, ils siégent ordinairement dans le voisinage du premier ou sur des parties qui sont exposées à la contagion pendant les rapports sexuels. D'ailleurs, si ces caractères ne suffisent pas, on peut mettre en pratique l'inoculation du pus sécrété d'un côté par le tubercule et de l'autre par le chancre. Le premier pus donne toujours un résultat négatif, et quelle que soit la période de l'éruption, le second donne toujours un résultat positif lorsque l'ulcère est en période de progrès.

Les tubercules ulcérés profondément se recouvrent quelquefois de croûtes plus ou moins épaisses qui les font ressembler au rupia et à l'ecthyma et donnent lieu aux différentes formes *tuberculo-crustacées.*

Le pronostic des syphilides tuberculeuses varie avec la forme et le siége de l'éruption. Dans les cas ordinaires, et lorsque les tubercules occupent des régions cachées, dépourvues d'organes essentiels, la maladie ne doit nullement inquiéter. On a tout au plus à redouter quelques cicatrices souvent très-peu apparentes. Mais quand l'éruption prend la forme serpigineuse ou térébrente, elle mérite une attention plus sérieuse. En effet, elle peut envahir de grandes surfaces et durer assez longtemps pour porter atteinte à la constitution du malade. D'un autre côté, elle laisse des cicatrices larges et profondes, susceptibles, dans certaine position, de gêner les mouvements. Les cas les plus graves sont ceux où les syphilides tuberculeuses envahissent le voile du palais, la langue, les narrines et le larynx. Ici, en effet, outre les difformités apparentes qui résultent de la déperdition de tissus, on remarque toujours un trouble plus ou moins prononcé dans la phonation, la déglutition et la respiration, fonctions essentielles à la nutrition et à la vie de relation. Nous devons néanmoins rappeler en terminant ces quelques considérations sur le pronostic, que, prise au début et convenablement traitée, la syphilide tubuculeuse compromet rarement l'exercice normal des fonctions.

Traitement. — La syphilide tuberculeuse bien caractérisée, est pour nous un accident intermédiaire à la période secondaire et à la période de transition, c'est un accident de transition; aussi faut-il lui opposer le traitement mixte, composé d'une part des mercuriaux et de l'autre de l'iodure de potassium, nous donnerons plus tard les formules les plus usitées de nos jours.

Au traitement interne on est quelquefois obligé de joindre, pour activer la cicatrisation, des pansements locaux. Nous avons donné la préférence aux solutions iodées maintenues à la surface de la plaie au moyen de la charpie.

Les tisanes amères, telles que la quassia amara, la gentiane, la fumeterre et le houblon, une nourriture analeptique sont quelquefois indispensables. Lorsque la teinte ecchymotique des éruptions et l'état général du malade annoncent une disposition scorbutique, il faut avoir recours aux différents vins toniques et entre autres au vin de quinquina et au vin anti-scorbutique.

En variant le traitement et en l'appropriant à la constitution du malade, il est rare que l'éruption ne cède pas au bout d'un certain temps. Cependant, lorsqu'elle est très-confluente et qu'elle révêt la forme serpigineuse, elle résiste à toute

espèce de traitement et jette le malade dans un état de cachexie rebelle à toute médication. Les malheureux patients
meurent après de longues souffrances, recouverts d'ulcérations gangréneuses et fétides. L'autopsie montre alors des
ulcérations dans les intestins, dans les poumons et sur la
muqueuse œsophagienne. J'ai constaté dans un cas des érosions nombreuses à la surface de la plèvre pulmonaire.

CHAPITRE V.

Longtemps connues sous le nom générique d'ulcération, et désignées aujourd'hui par les différentes dénominations qui suivent : papules muqueuses, plaques muqueuses, pustules plates, tubercules muqueux, etc. Ces éruptions sont les analogues de celles que nous avons observées sur la peau, et offrent autant de variétés que ces dernières. L'érythème, la papule, la pustule et le tubercule avec leur forme cerclée, annulaire, peuvent, avec une attention minutieuse, y être découverts. Quant à l'aspect particulier sous lequel elles se présentent ici, il tient à différentes causes qu'il est important de bien analyser. D'abord, la structure et les fonctions des muqueuses qui les rendent plus accessibles et plus aptes aux congestions, l'humidité permanente des surfaces, humidité qui s'oppose à la formation des squames et des croûtes, en transformant les premières en pseudo-membranes plus ou moins épaisses et adhérentes, et les secondes en matière purulente qui s'écoule constamment avec les humeurs sécrétées par ces membranes; enfin le contact et le frottement incessants des surfaces.

Pour ne citer que quelques exemples : telle éruption qui, sur la peau se présente avec la forme papulo-squameuse, sera représentée sur les muqueuses par une papule recouverte de matière pultacée plus ou moins épaisse qui, après avoir été abstergée, laissera une surface rouge pointillée comme granuleuse. Une éruption ayant sur la peau la forme tuberculo-crustacée sera représentée sur la muqueuse par une ulcération à base dure , plus ou moins profonde, à fond anfractueux , quelquefois grisâtre et recouvert de matière purulente. Dans ces cas, la différence entre l'éruption cutanée et l'éruption muqueuse n'est qu'apparente et tient à des conditions tout à fait indépendantes de la nature de la maladie.

La forme érythémateuse, quoique aussi commune sur les muqueuses que sur la peau, est si éphémère et si peu marquée qu'elle parcourt souvent ses périodes sans être aperçue. Cependant, pour peu qu'on ait eu occasion d'observer des malades atteints de syphilis constitutionnelle, on doit avoir constaté, dans plusieurs cas, une sécheresse avec légère cuisson et rougeur pointillée ou plaquée à la gorge ou au palais, en même temps que le tégument externe était le siége d'une roséole syphilitique. On a pu remarquer que les téguments, habituellement en contact avec eux-mêmes et exposés au frottement, devenaient par la même cause prurigineux et d'une couleur rouge érythémateuse. Plusieurs fois aussi nous avons noté cet état sur la peau qui entoure l'anus, la face interne des cuisses et externes des bourses.

L'érythème des muqueuses peut se terminer par résolution comme la roséole des téguments ; mais, cette dernière éruption, il peut aussi passer à l'état papuleux, c'est alors que l'on observe ces papules muqueuses, si variées dans leur aspect, eur siége, leur nombre et leur dimension ; papules qui vont être pour nous l'objet d'une description très-détaillée.

De la papule ou plaque muqueuse. — La papule muqueuse est sans contredit l'accident secondaire le plus précoce ; dans un grand nombre de circonstances, elle suit dó si près les rapports sexuels que beaucoup de syphilographes ont cru qu'elle pouvait être primitive. Les parties qu'elle occupe ordinairement sont dans l'ordre de fréquence, l'anus, la vulve, le pli genito-crural, les bourses dans la portion qui correspond à la face interne des cuisses, et vers l'angle rentrant que forment la verge et le scrotum , le gland et la face interne du prépuce, l'ombilic, les lèvres, les commissures buccales, le voile du palais et les amygdales, la face supérieure et les côtés de la langue , la voûte palatine , les angles postérieurs de cette voûte , la face interne des joues , les ailes du nez , les fosses nasales, l'angle externe de l'œil , l'angle qui sépare l'oreille de la joue , le canal auditif, les commissures des orteils le col de l'utérus et le mamelon. Chez les personnes grosses, on en trouve quelquefois sur d'autres points où les téguments sont encore habituellement en contact avec eux-mêmes , comme sous les mamelles et au pli circulaire qui existe au cou.

L'apparition des plaques muqueuses est singulièrement favorisée par certaines conditions tout à fait étrangères à la syphilis ; le contact et le séjour des sécrétions âcres telles que la sueur, l'urine, la salive, etc., le défaut de propreté, et, comme nous l'avons déjà dit, le contact habituel des surfaces. L'embonpoint, l'usage de chaufferettes et celui de la pipe sont aussi des causes adjuvantes de cette manifestation.

La plaque muqueuse est quelquefois solitaire , mais le plus souvent elle est multiple dans la même région ou dans des régions différentes. Elle peut être la seule expression symptômatique de la syphilis constitutionnelle, cependant elle est fréquemment accompagnée de quelque éruption , soit exanthématique , soit papuleuse ou squameuse dont, en réalité, elle n'est qu'une modification.

Il n'est pas toujours possible de saisir le délai qui sépare l'apparition de la plaque muqueuse du début du chancre ; ce délai est en effet quelquefois tellement court, que beaucoup de syphilographes ont cru qu'elle pouvait être primitive. M. Ricord ne l'a jamais vue bien caractérisée, *avant le second septénaire qui suit un coït infectant. Elle est rigoureusement précédée d'un chancre induré.* C'est là une loi immuable qui ne trouve d'exception que dans la syphilis héréditaire. Quant aux rapports du chancre avec le siége de la plaque muqueuse, ils sont très-variables, et peuvent, dans certains cas, être cause d'erreurs de diagnostic très-graves. En effet, la plaque muqueuse peut siéger sur des régions éloignées de l'accident primitif comme aussi occuper les parties qui l'avoisinent, elle peut même s'enter sur le chancre lui-même par une transformation *in situ.* Dans le premier cas, les erreurs sont peu fréquentes, mais dans les deux derniers et surtout le dernier, on peut se méprendre sur le mode de début de cette manifestation. Qu'on se rappelle que le pus de la plaque muqueuse n'est pas inoculable, et que dans aucun cas cette éruption n'est suivie des accidents successifs si commun après le chancre. Une circonstance qui a pu faire croire à la transmissibilité de la plaque muqueuse, c'est l'apparition successive de cette manifestation sur deux parties en regard et habituellement en contact; comme sur les deux faces correspondantes de la rainure annale des deux lèvres buccales, etc. Mais est-il nécessaire, pour expliquer ce fait, d'invoquer l'inoculation? Non certainement, car aux éléments qui ont présidé à l'apparition de la première plaque, vient s'en joindre un autre : la matière irritante qu'elle sécrète pour favoriser le développement de la seconde. En résumé, la plaque muqueuse, hors le cas d'herédité, est toujours précédé d'un chancre, et n'est transmissible ni par contact ni par inoculation de la sécrétion.

Nous avons dit que la plaque muqueuse pouvait succéder au chancre par une transformation *in situ* sur le lieu même occupé par l'accident primitif.

Voyons comment se fait cette transformation. « Lorsqu'un » chancre doit se transformer en plaque muqueuse, ce qui » arrive ordinairement du quinzieme au cinquantième jour » de son existence, il paraît d'abord entrer dans la période » de réparation ; sa surface, de grisâtre qu'elle était, de- » vient bourgeonneuse et rouge de la circonférence au cen- » tre, de sorte que celui-ci est encore grisâtre et déprimé, » tandis que celle-là est déjà rosée. En même temps, l'auréole » ou le cercle inflammatoire qui circonscrivait le chancre, » devient plus manifeste et d'une teinte plus sombre ; on le » voit s'étendre en largeur, se tuméfier légèrement et former, » avec la circonférence du chancre, un disque périphérique » lisse, régulier, d'une coloration violacée, saillant au-des- » sus du niveau de la peau et de la dépression centrale. Ce » phénomène marchant simultanément avec la cicatrisation

» chancreuse, il résulte un disque plus saillant et plus large,
» qui se recouvre d'une pellicule fine à la circonférence,
» tandis que le centre non encore cicatrisé reste déprimé,
» rougeâtre et même parfois grisâtre, ayant l'aspect vérita-
» blement chancreux.

» Quelquefois la pellicule ne se montre pas tout d'abord au
» moment où l'élévation de l'auréole et du fond chancreux
» est complète; alors on voit le signe diagnostique important
» signalé par M. Ricord, savoir le bord déchiqueté, le liseré
» qui existe à la circonférence de la plaque muqueuse, dont
» toute la surface est bourgeonnante et qui indique la trace
» d'une ulcération antécédante de la peau : mode de déve-
» loppement beaucoup moins commun que le précédent.

» Enfin l'élévation et la cicatrisation continuent à marcher
» de la circonférence au centre, les dernières traces du
» chancre primitif disparaissent peu à peu, et il en résulte la
» saillie granuleuse, régulière, recouverte entièrement de la
» pellicule membraniforme et qui constitue la plaque mu-
» queuse au dernier terme du développement.

» Les caractères principaux de cette transformation d'un
» chancre en papule muqueuse sont : 1º le disque saillant,
» violacé ou rosé de la circonférence; 2º l'état encore granu-
» leux et ulcéré de la partie centrale; 3º la présence d'une
» pellicule qui se développe de la circonférence au centre;
» 4º dans quelques cas, à la place de la pellicule, le liseré ou
» bord déchiqueté; 5º la coloration violacée de la circonfé-
» rence.

» Cette transformation est de beaucoup plus fréquente chez
» la femme que chez l'homme, dont les chancres se transfor-
» ment plutôt en chancres indurés. » (Davasse et Deville,
Archives générales de médecine, 1845.)

Je n'ai pas eu l'occasion de suivre pas à pas la transformation *in situ*. Mais j'ai souvent observé des chancres indurés qui, à leur période de réparation, devenaient saillants
et se recouvraient de granulations rouges, de telle sorte qu'on
ne pouvait distinguer au premier abord si l'on avait affaire à
un chancre ou à une plaque muqueuse. Je dois dire cepen-

dant que, dans ces cas, l'induration et les adénites multiples m'ont constamment remis sur la voie du diagnostic.

La plaque muqueuse débute ordinairement par une petite saillie papuleuse, dont la surface, bientôt dépourvue de l'épiderme ou de l'épithélium, présente l'aspect d'une érosion ou d'une ulcération très-superficielle, granuleuse et d'une couleur violacée.

D'autres fois, son début est une tache érythémateuse arrondie, vide ou remplie au centre, dont l'épiderme ramolli se détache sous forme de muco-pus et laisse à découvert une surface rouge violacée et sécrétante, qui prend bientôt l'aspect granuleux.

Quel que soit, du reste, le mode de début de cette affection, si on l'abandonne à elle-même elle s'accroît et prend des proportions énormes. Les papules s'élèvent en hauteur, gagnent en largeur et se réunissent par leur circonférence, de manière à former des plaques très-larges auxquelles on donne avec raison le nom de plaques muqueuses. Ces plaques, à circonférence irrégulière, à surface sillonnée de rainures profondes, sont constamment recouvertes d'un muco-pus plus ou moins épais et d'une odeur repoussante lorsqu'elles siégent aux organes génitaux, à l'anus et surtout entre les orteils. Si on les prive de leur sécrétion, on découvre une surface granuleuse quelquefois mamelonnée et d'une couleur violette plus ou moins foncée. Lorsqu'elles siégent sur des parties soumises à une compression inégale, elles deviennent avec le temps très-irrégulière, c'est ainsi qu'on les voit s'étendre du côté où la compression fait défaut et rester affaissées sur les points comprimés. Le frottement développe à leur surface des ulcérations plus ou moins profondes ; dans ce cas, la plaque muqueuse qui, jusqu'alors avait été insensible, devient le siége de douleurs et de vives cuissons et peut même s'entourer d'une auréole inflammatoire.

Livrée à elle-même, la plaque muqueuse prend la forme végétante, chaque granulation qu'on avait remarquée à sa surface se développe outre mesure, sa sécrétion diminue, l'on dirait alors d'une végétation framboesiée. Ce sont probablement ces cas qui ont fait croire à quelques syphilographes que la végétation était de nature syphilitique.

Les plaques muqueuses végétantes forment des saillies de forme différente : elles ressemblent à des champignons, à des crêtes de coq, à des choux-fleurs, etc.; à l'anus, elles offrent souvent l'aspect condylomateux.

Les plaques muqueuses qui apparaissent à une époque éloignée de l'infection, sont ordinairement recouvertes d'une pseudo-membrane nacrée très-adhérente au-dessous de laquelle existe une ulcération granuleuse.

Nous ne terminerons pas la description des papules muqueuses sans les suivre dans les régions principales qu'elles occupent ordinairement. Mais nos descriptions seront ici très-succinctes, et elles ne mentionneront que les changements qu'éprouve cet accident d'une région à l'autre.

Plaques muqueuses de la bouche. — Les plaques muqueuses occupent fréquemment les organes de la bouche, depuis l'entrée de cette cavité jusqu'aux piliers postérieurs du voile du palais.

Aux bords des lèvres, elles se présentent sous forme de petites saillies aplaties, souvent fendillées dans le sens vertical, à fond rosé ou jaunâtre, en général peu humide et presque toujours recouvert d'une croûte jaunâtre. Aux commissures, elles sont d'un blanc laiteux, granuleuses et parcourues de fissures radiées, elles s'étendent toujours aux deux lèvres et sont séparées, au niveau de la fente buccale, par un sillon profond qui persiste après la guérison de la maladie, leur sécrétion forme, en se desséchant, une croûte jaunâtre plus ou moins épaisse sous laquelle on trouve quelquefois une ulcération superficielle. L'écartement des lèvres y détermine des éraillements suivis d'un léger suintement sanguin, qui retardent sa guérison et la rendent par cela même très-opiniâtre.

A la face interne des lèvres, l'éruption papuleuse présente divers caractères selon l'époque à laquelle on l'examine. Elle débute assez souvent par une tache d'un violet foncé, arrondie, au centre de laquelle l'épithélium détruit est remplacé par une pseudo-membrane mal formée, peu consistante et de couleur jaunâtre; si la maladie n'est point arrêtée, toute la largeur de la plaque s'ulcère, ses bords perdent leur régularité et s'étendent sur les parties environnantes. Plus tard, la surface ulcérée, parsemée de granulations et même de points végétants, est dure et raboteuse au toucher. La présence de cette affection gêne le mouvement des lèvres, rend très-douloureuse l'introduction des aliments et cause une ardeur continuelle dans tout le vestibule de la cavité buccale.

La plaque muqueuse des lèvres débute quelquefois par une tache blanche semblable à celle que produit le contact du nitrate d'argent, cette tache s'entoure bientôt d'une auréole violacée très-limitée, et au bout de quelques jours on constate au centre une érosion qui résulte de la fonte de l'épithélium. L'éruption papuleuse des lèvres est très-commune et presque constante chez les malades qui fument beaucoup et en particulier chez ceux qui font usage de la pipe nommée vulgairement *brûle gueule*. C'est presque toujours sur les points des lèvres qui sont habituellement en contact avec le tuyau de la pipe qu'on la voit pousser, la gencive correspondante en est aussi fréquemment atteinte. Les plaques muqueuses des joues ne présentent rien de particulier, elles s'annoncent et marchent en général comme celles de la face interne des lèvres, il nous a semblé seulement qu'elles affectaient plus souvent la forme cerclée. L'éruption papuleuse des lèvres coïncide souvent avec une éruption semblable située sur les piliers du voile du palais et sur les organes génitaux.

Les papules muqueuses peuvent se montrer sur tous les points de la surface de la langue. Mais c'est particulièrement sur sa face supérieure et le long de ses bords qu'on les observe. Leur début se fait souvent par des plaques arrondies ou ovales à grand diamètre antéro-postérieur au niveau desquelles l'épithélium de la langue disparaît. Ces taches ainsi privées de leur épithélium, présentent une couleur violacée très-vive qui tranche avec la couleur pâle rosée des parties saines de la langue, elles sont lisses et légèrement déprimées. Si la maladie est abandonnée à elle-même les plaques ne tardent pas à se recouvrir de granulations, atteignent bientôt le niveau des parties saines et finissent par le dépasser en faisant une saillie arrondie en forme de tête de clou. Sur les côtés et vers la pointe de la langue, l'éruption débute aussi par une tache rouge et lisse qui devient aussi granuleuse et s'élève comme les précédentes.

Les plaques muqueuses de la langue coïncident quelquefois avec celles des organes génitaux, mais cette coïncidence est loin d'être constante.

Le voile du palais et les amygdales deviennent souvent le siége des manifestations secondaires. L'éruption commence par des plaques rouges, arrondies ou ovales, qui déterminent au gosier un sentiment d'ardeur et de sécheresse très-incommodes, et rendent pénibles les mouvements de déglutition. Ces plaques présentent le plus souvent une teinte cendrée, semblable à celle qu'occasionne le contact du nitrate d'argent ; leur surface se recouvre bientôt d'une exsudation plastique, jaunâtre, très-adhérente, au-dessous de laquelle existe une érosion superficielle et quelquefois une véritable ulcération. Les parties voisines de l'éruption présentent toujours une rougeur anormale, indice d'une hypérémie plus ou moins intense, les amygdales restent rarement étrangères à ces accidents ; le plus souvent en effet elles se tuméfient, se recouvrent d'une sécrétion plastique abondante et s'ulcèrent sur différents points, la déglutition devient alors douloureuse, et les malades accusent des douleurs d'oreille plus ou moins vives.

Les plaques muqueuses dépassent très-rarement les limites du pilier postérieur ; pour notre part, nous ne les avons jamais observées sur les parois du pharynx.

Les papules de la gorge coïncident fréquemment avec celles de l'anus.

Cette affection est des plus tenaces et des plus sujettes à récidiver, aussi nous ne saurions trop recommander aux malades de cesser l'usage de la pipe, des boissons alcooliques et des aliments irritants, qui, non-seulement appellent sur la muqueuse buccale l'action du principe syphilitique, mais encore s'opposent d'une manière presque invincible à la guérison de la maladie une fois déclarée. L'hygiène de la bouche est en effet pour beaucoup dans la prophylaxie et dans le traitement curatif de cette manifestation.

Anus. — Les papules muqueuses siégent le plus souvent à une petite distance de cette ouverture, d'abord isolées et sous forme de petites papules, elles s'élargissent bientôt et confondent leurs bords de manière à former de larges plaques à circonférence irrégulière, à surface mamelonnée, lisses sur quelques points, mais en général granuleuses et constamment recouvertes d'une exsudation blanchâtre très-fétide. Lorsqu'une de ces plaques s'est développée d'un côté de la rainure anale, il est rare qu'il n'en pousse pas une semblable sur le point opposé en contact avec elle. On a attribué cette seconde poussée au contact et à l'inoculation directe du muco-pus de la première éruption ; il est vrai que ce contact prolongé a une influence sur le développement de la seconde, mais cette influence est de nature simple. C'est une irritation locale qui appelle, sur le point où elle agit, l'action du principe syphylitique répandu dans l'organisme.

Les papules muqueuses occupent quelquefois tout le pourtour de l'anus et s'étendent du côté du périnée jusqu'aux bourses, aux grandes lèvres et le long du pli génito crural.

C'est à l'anus que l'on observe les condylomes et les rhagades. Le condylome est une plaque à surface convexe à bords renversés, ayant ordinairement une forme arrondie ou ovale ; sa présence sur les bords de l'anus produit de fréquentes envies d'aller à la garde-robe, et gêne le passage des selles ; le condylome est sujet à s'ulcérer comme les tumeurs hémorhoïdales.

Les rhagades sont des plaques muqueuses dont le centre est ulcéré et les bords indurés ; elles sont quelquefois très-douloureuses et deviennent le siége de déchirures plus ou moins étendues lorsque les malades vont difficilement à la garde-robe.

L'éruption papuleuse de l'anus ne présente les caractères du condylome et des rhagades que lorsqu'on l'abandonne à elle-même et qu'on ne la soumet à aucun traitement.

Organes génitaux. — Les papules muqueuses se développent très-souvent sur les organes génitaux. C'est surtout chez la femme qu'on a occasion de les observer ; elles siégent sur la face interne des grandes lèvres et se prolongent en descendant vers la fourchette jusqu'au périnée où elles vont se joindre à celles qui siégent à l'anus. L'aspect des plaques muqueuses de la vulve ne présente rien de particulier qui les distingue de celles de l'anus : elles sont larges, aplaties, granuleuses, recouvertes d'une exsudation muqueuse, blanchâtre, très-abondante qui répand au loin une odeur repoussante ; elles occupent presque toujours les deux faces correspondantes des grandes lèvres, et cachent souvent au milieu d'elles l'accident qui a été le point de départ de l'infection constitutionnelle. Le contact de leur sécrétion détermine sur les parties voisines principalement dans le pli génito-crural et à la face interne des cuisses une rougeur érythémateuse et quelquefois un véritable *eczéma rubrum* sur lequel se développent d'autres plaques.

C'est principalement sur les parties génitales de la femme que le chancre induré a de la tendance à se transformer en plaques muqueuses, c'est là aussi que cette transformation est la plus fréquente est la plus précoce.

L'existence fréquente de l'accident primitif, encore en période de progrès, au milieu des plaques muqueuses de la vulve, a été souvent cause d'erreurs, d'appréciation très-graves dans les expériences d'inoculation. Nous savons, en effet, que l'on a attribué, à la sécrétion de ces plaques, la propriété d'inoculation, et que beaucoup de syphilographes croient encore aujourd'hui à la transmission possible de cet accident pendant les rapports sexuels. D'où vient cette erreur? C'est que dans les deux cas on s'est borné à un examen superficiel, et que le chancre, véritable et seul point de départ de la contagion, n'a point été découvert.

Dans des cas de ce genre, on trouve toujours, avec un examen minutieux, soit une ou plusieurs ulcérations cachées entre les plaques muqueuses ou dans les replis nombreux de la vulve, soit une induration, soit enfin des cicatrices récentes à base indurée; et si l'on explore les régions inguinales, on constate l'adénite indolente multiple, satellite obligé du chancre induré, que ne détermine dans aucun cas la présence seule des plaques muqueuses.

La plaque muqueuse de la vulve, comme celle qui siége dans les autres régions, n'est donc transmissible ni par voie de contact simple, ni par inoculation, elle subit en cela la règle qui régit tous les accidents consécutifs à l'infection générale.

La plaque muqueuse se développe assez souvent sur le col de l'utérus; elle se présente sous forme d'érosions légères, arrondies, dont la surface, d'un rouge vif, sécrète une matière muco-purulente ténue, qui s'amasse en certaine quantité dans le vagin pour s'écouler ensuite par la vulve. Si l'on n'a pas soin d'examiner les parties au *speculum* et de remonter à la cause première de la maladie, on prend l'écoulement pour une vaginite simple, et on la traite par les moyens ordinaires au lieu d'attaquer la maladie dans son principe.

Les bourses deviennent fréquemment le siége de l'éruption papuleuse; c'est surtout sur les côtés du scrotum et vers l'angle péno-scrotal, où la peau est en contact avec elle-même, que les papules prennent l'aspect muqueux. Vers la partie antérieure, elles se recouvrent assez souvent de croûtes très-minces, au-dessous desquelles on découvre une légère érosion. L'éruption se présente ici sous la forme de circonférences, de demi-circonférences vides ou pleines à leur centre comme sur les autres parties du tégument externe, ou bien simplement sous forme de papules isolées ou groupées ensemble; elle n'offre d'ailleurs rien qui mérite une attention spéciale.

Les plaques muqueuses du gland et du prépuce ont le plus souvent la forme d'érosions superficielles, arrondies ou ovales, et d'un rouge très-vif, qui sécrètent une humeur muco-purulente plus ou moins épaisse. Ces érosions, tantôt confluentes, tantôt discrètes, ont en général une forme annulaire, elles constituent une des variétés de la balano-posthite que l'on a souvent confondue avec la balano-posthite simple, avec ou sans érosions, et avec la balano-posthite ulcéreuse primitive. L'éruption secondaire de la muqueuse du gland et du prépuce affecte quelquefois la forme de papules isolées ou groupées, surmontées d'une ulcération superficielle. Ces papules ont une grande tendance à végéter, quand on n'empêche pas leur développement.

Orteils. — Les plaques muqueuses des orteils, situées sur les faces latérales de ces appendices, sont ordinairement plates, arrondies et d'une couleur violacée, leur centre présente souvent une ulcération ronde ou allongée, comme le centre des rhagades de l'anus, elles sécrètent une humeur abondante et fétide dont le séjour irrite les parties voisines. La présence de cette éruption rend la marche pénible et très-douloureuse.

Les plaques muqueuses envahissent aussi la base des ongles et prennent la forme d'ulcérations fougeuses suppurantes dont la présence finit par s'opposer au développement régulier de cet organe.

Abandonnées à elles-mêmes, les plaques muqueuses peuvent, quel que soit leur siége et leur nombre, guérir spontanément au bout d'un temps variable, mais le plus souvent elles s'ulcèrent ou s'hypertrophient de manière à simuler les végétations.

Soumises à un traitement convenable, elles disparaissent graduellement, et ne laissent à leur place qu'une tache violacée ou cendrée qui finit par disparaître.

Les plaques ulcérées laissent une cicatrice légère, les plaques végétantes s'affaissent jusqu'au tissu épigénétique, que l'on est obligé d'exciser le plus souvent afin de détruire les derniers vestiges de cette affection.

Quel que soit d'ailleurs le mode de guérison de la plaque muqueuse, elle est très-sujette à récidiver; c'est un des accidents qui se reproduisent le plus souvent surtout dans certaines régions, au voile du palais, par exemple ; nous l'avons vu récidiver quatre à cinq fois chez plusieurs de nos malades. On ne saurait donc apporter trop d'attention dans le traitement de cette maladie.

Devant nous occuper d'une manière toute spéciale du traitement qui convient aux plaques muqueuses, lorsque nous parlerons de la thérapeutique de la syphilis, nous nous bornerons à établir qu'étant la localisation d'une affection plus profonde, cette affection réclame, non-seulement un traitement local, mais encore une médication interne bien régulière, médication spécialement adressée au principe syphilitique.

Ulcérations secondaires des muqueuses. — On trouve souvent sur les muqueuses, principalement sur celle de la bouche et sur les amygdales, des ulcérations qui n'ont aucun des caractères de la plaque muqueuse, quoiqu'elles appartiennent franchement à la période secondaire. La surface de ces ulcérations est recouverte d'une matière gris-jaunâtre très-adhérente ; leur bord est dur et taillé à pic, elles sécrètent une humeur ténue, sanieuse, d'une odeur fétide, elles ressemblent assez, par leur aspect, à l'ulcération primitive. Par le traitement interne seul, on éprouve beaucoup de difficultés à les faire disparaître, et l'on est presque toujours obligé de modifier leur surface au moyen des caustiques ou d'autres agents excitants.

CHAPITRE VI.

De l'Iritis Syphilitique.

L'étude de l'iritis et surtout de la variété syphilitique est un des points pathologiques qui laissent le plus à désirer. Peut-être doit-on cette lacune au peu de soin que les auteurs ont mis à isoler cette inflammation de l'ophtalmie interne, et, pour l'iritis syphilitique en particulier, à la négligence qu'ils ont généralement apportée au diagnostic des manifestations syphilitiques.

Quoique décrite incomplètement, l'iritis syphilitique a néanmoins fixé l'attention de plusieurs observateurs consciencieux. Weller signale la couleur rouge-pâle ou briquetée du cercle vasculaire ou sclérotidien ; Muller et Beer, la teinte cuivrée de l'iris et la présence sur cette membrane de petites excroissances qu'ils nomment condylomes, crista-galli ; Makensie cite comme caractère de cette affection la pupille tirée en haut ; d'après Weller, elle serait tirée en dedans ; en haut et en dehors, d'après Beer. Mais tous ces caractères, d'ailleurs très-contestables, auraient bien peu d'importance pour le diagnostic, si l'on n'avait recours à d'autres manifestations concommitentes et surtout à la filiation des symptômes qui établissent des rapports intimes entre l'affection existante et sa cause première, le chancre induré.

Les faits que nous avons recueillis nous permettent d'affirmer que l'iritis syphilitique dépend essentiellement de la période secondaire. Cependant nous ne saurions déterminer le rang que doit occuper cette lésion dans l'évolution naturelle de la syphilis, et on le concevra facilement, quand on saura que nos observations portent sur des malades ayant

déjà subi un traitement spécifique. Faudrait-il conclure de là
que cette affection est un des effets pathogéniques du traitement et se ranger à l'opinion de Travers qui admet l'iritis
hydrargyrique ? Tel n'est pas notre avis. Comme Lawrence
et plusieurs autres auteurs distingués, nous rejettons absolument cette manière d'interprêter les faits, qui, malheureu·
sement pour la science , a trop longtemps prévalu.

L'iritis n'est pas plus hydrargyrique que les syphilides papuleuses, pustuleuses, qui apparaissent plus ou moins longtemps après un traitement mercuriel ; elle est, comme ces
derniers accidents , une preuve de la non-extinction de la
diathèse syphilitique. Du reste, pour couper court à toute
discussion sur ce sujet, qu'il nous suffise d'ajouter que, dans
nos observations, le mercure a toujours été la base du traitement, et que ses effets ont été merveilleux.

Nous avons déjà dit que nous ne pouvions déterminer le
rang occupé par l'iritis dans l'évolution naturelle de la syphilis. Néanmoins, dans les six observations qui font la base
de notre travail, nous avons déterminé son époque d'apparition ; nous constatons, en effet, qu'elle s'est montrée, quatre , six , sept, huit, neuf mois , et une fois deux ans après
l'infection constitutionelle, c'est-à-dire , après l'induration
spécifique du chancre , qui, pour nous, est le premier indice
de l'empoisonnement. Les malades atteints étaient généralement d'un tempérament lymphatique, âgés de 23 à 43
ans, affectés, en même temps, d'autres accidents syphilitiques répandus sur divers points de la surface du corps.

Quant aux causes prédisposantes, elles sont ici les mêmes que
pour l'iritis vulgaire ; nous ne ferons que citer la texture particulière nervoso-vasculaire de l'organe , les maladies des
autres parties de l'œil, le froid, l'humidité, etc... Nous avons
déjà dit notre opinion sur les effets du mercure.

L'iritis s'annonce ordinairement par une céphalalgie sus-
orbitaire plus ou moins intense, s'irradiant, vers les tempes,
sur le trajet des nerfs frontaux et sus-orbitaires, et augmentant quelquefois la nuit. Les malades éprouvent en même
temps des lourdeurs dans la tête, des tintements dans les

oreilles. Pour quelques-uns, la lumière devient insupportable; chez d'autres, au contraire, elle n'a qu'une action excitante très-médiocre. Toujours est-il que la photophobie est, en général, moins intense dans la variété qui nous occupe, que dans l'iritis franchement inflammatoire. Les bluettes, les corps étincelants qui troublent si souvent la vision, dans les cas d'iritis vulgaire, sont ici beaucoup moins fréquents et toujours moins marqués. Néanmoins, le champ de la vision est, dans la plupart des cas, parcouru par de corpuscules flottants, des mouches volantes qui s'opposent à la netteté des objets. Le globe de l'œil est le siége d'une douleur compressive, due, en partie, à l'augmentation de volume de l'organe; les malades expriment très-bien leur sensation, en disant que leurs yeux semblent vouloir sortir des orbites. Cette augmention de volume, suivie d'une compression inévitable du globe de l'œil, ne pourrait-elle pas expliquer la vue des bluettes, des étincelles, etc., accusées par le patient? Cette supposition paraîtra très-raisonnable si l'on se rappelle que l'œil, comprimé à l'état normal, fournit aussi ces fausses sensations.

La vue est donc toujours plus ou moins troublée et affaiblie, mais très-rarement complètement abolie.

L'iritis syphilitique est souvent précédée d'une inflammation de la conjonctive, les malades éprouvent à la surface de l'œil une cuisson intense, un sentiment de gravier dû au développement de vaisseaux à la suface de l'œil, les larmes coulent en plus grande abondance, et s'échappent du grand angle de l'œil pour se répandre sur la joue qu'elles irritent et qu'elles enflamment.

Dans quelques cas, il faut ajouter aux symptômes précédents ceux d'une légère réaction fébrile : la soif, l'inappétence, l'insomnie, le malaise général, etc... Tels sont, en résumé, les *symptômes subjectifs* de l'iritis syphilitique; on les retrouve sans restriction dans l'iritis vulgaire, seulement avec une acuité plus marquée.

Symptômes objectifs. — Les modifications anatomiques de l'iris et des autres parties de l'œil varient selon la période de la maladie.

Au début, la conjonctive est le plus souvent rouge injectée et légèrement boursouflée ; l'iris est lisse et luisant, sans, pour cela, perdre de sa régularité ; sa surface, toujours un peu plus foncée qu'à l'état normal, conserve ses plis rayonnés ; elle est quelquefois parsemée de petits points rouges, formés en apparence par du sang épanché.

La pupille conserve sa forme régulière ; elle est seulement un peu moins large et un peu moins mobile qu'à l'état naturel ; les effets de la lumière, de l'obscurité et de la belladone sont aussi moins marqués ; son bord n'a subi aucune modification pathologique.

La cornée, parfaitement transparente, à moins de complications, est entourée d'un anneau rouge violacé, formé par les vaisseaux, très-déliés, qui rampent dans l'épaisseur de la sclérotique. Ces vaisseaux arrivent comme autant de rayons à la circonférence de la cornée ; quelquefois ils se terminent, au pourtour, d'un cercle gris-cendré, légèrement tranpsarent, qui double en dehors de cette membrane.

Cette injection n'occupe pas constamment tout le pourtour de la cornée ; son étendue et son siége dépendent du siége et de l'étendue de l'iritis ; elle peut former un cercle complet comme un demi et un quart de cercle.

Tous les signes que nous venons d'énumérer sont ceux d'une fluxion sanguine plus ou moins intense ; ils correspondent à la période congestive de l'iritis.

Si la marche de la maladie n'est point entravée par un traitement prompt et énergique, d'autres symptômes plus caractéristiques succèdent aux précédents.

Le cercle radié de la sclérotique devient plus apparent ; l'iris, augmenté d'épaisseur par une plus grande congestion, se rapproche de la cornée ou du cristallin, de manière à diminuer la capacité des chambres de l'œil. Sa face antérieure paraît inégale, tomenteuse, parsemée de vaisseaux très-confluents qui donnent à son fond un aspect rouillé. De ses bords se détachent des filaments de matière plastique qui flottent dans l'humeur aqueuse et interceptent les rayons lumineux ; ces filaments sont susceptibles d'organisation et finissent tôt ou tard, quand ils ne sont pas résorbés, par faire adhérer l'iris aux tissus environnants. L'humeur aqueuse paraît aussi louche et s'oppose au passage de la lumière.

La pupille devient irrégulière et se remplit souvent de ces filaments plastiques que nous avons signalés ; elle est, à ce moment, immobile, en tout ou en partie, insensible aux agents qui, dans l'état normal, favorisent sa contraction ou sa dilatation. C'est dire que sa forme et son degré de dilatation ou de resserrement sont devenus stationnaires. Le plus souvent, elle est plus contractée qu'à l'état normal; néanmoins, on peut maintenir la dilatation, en ayant soin d'employer dès le début et de continuer l'usage des préparations belladonées. M. Ricord est arrivé à ce résultat en observant ce mode de traitement. C'est là un des points les plus importants de la thérapeutique de l'iritis, puisqu'on peut ainsi s'opposer aux adhérences de cette membrane.

La couleur naturelle de l'iris subit toujours quelques modifications. Le cercle pupillaire de cette membrane prend d'abord une teinte plus foncée; vient ensuite le tour du bord adhérent ; les parties intermédiaires se modifient et s'obscurcissent plus tard; la surface de l'iris présente des taches rouillées plus ou moins confluentes, véritables foyers apoplectiques. On a prétendu pouvoir déterminer d'avance la couleur morbide que prendrait l'iris, en combinant sa couleur naturelle à la teinte rouge, résultat de la congestion sanguine. D'après ces combinaisons, l'iris à couleur brune devait devenir rougefoncé, l'iris bleu devait passer au vert, etc. ; mais ces combinaisons de cabinet n'ont pas trouvé d'écho dans la pratique. Dans un cas, cependant, l'iris, de bleu qu'il était, est devenu verdâtre, par suite de l'inflammation. Nous aimons mieux attribuer ce changement à la combinaison de la couleur citrine de la sérosité avec la couleur bleu naturelle de cet organe.

D'ailleurs, lorsque l'iris est enflammé, les éléments du sang qui stagne dans sa trame finissent par s'altérer et se combinent, soit entr'eux, soit avec les tissus qui les renferment. Comment alors prévoir les diverses colorations qui devront résulter de ces nouveaux produits, en n'ayant pour donnée que la teinte naturelle de l'iris.

A la suite du gonflement de l'iris et des nouvelles productions qui s'épanchent dans l'œil, les chambres sont distendues la cornée est projetée en avant et devient plus convexe ; elle est moins nette à sa surface. La totalité de l'œil est augmentée de volume et paraît quelquefois plus saillante ; il en résulte des douleurs compressives très-intenses.

Quant aux fonctions de l'œil, elles ont déjà reçu une profonde atteinte ; la vue est très-affaiblie, et quelquefois même abolie ; les malades qui, au début, ne pouvaient supporter la lumière, n'en éprouvent plus aucun effet. A quoi tient ce changement ? Plusieurs causes y concourent. Parmi ces causes, nous citerons : la congestion de la rétine, la contraction permanente de la pupille ; les productions plastiques qui embarrassent la champ de la pupille, le trouble de l'humeur aqueuse, la compression excentrique exercée sur les parois interne de l'œil par l'excès de sécrétion des humeurs, la compression qu'éprouve le globe de l'œil contre les parois de l'orbite, l'obscurcissement léger et, enfin, l'usage thérapeutique de la belladone.

Déformation de la pupille.—On a prétendu pouvoir distinguer, à la forme de la pupille, la cause de l'iritis. Aussi, a-t-on noté soigneusement la forme et la direction de l'ovale pupillaire dans les différentes variétés admises. D'après les remarques consignées, l'iritis scrofuleuse présenterait une pupille ovale tirée en haut. Dans l'iritis rhumatismale, l'ovale serait vertical ; l'iritis arthritique serait caractérisée par une pupille elliptique ayant son grand diamètre en travers ou de haut en bas. Pour l'iritis syphilitique, la pupille serait tirée en dedans, d'après Weller ; en haut, d'après Makensie ; en haut et en dehors, d'après Beer

Il n'y a qu'à réfléchir un instant sur le mécanisme véritable de ces déformations, pour se convaincre du peu de valeur qu'elles ont pour renseigner sur la cause première de la maladie. Ces déformations tiennent, en effet, à ce qu'un des points de l'iris est plus engorgé que les autres, ou bien à des adhérences de cette membrane. Nous expliquerons avec plus de soin, à la fin de notre travail, leur mode de production.

Il faudrait, pour que la théorie des déformations spécifiques fût vraie, que les différentes maladies qui les développent eussent dans l'iris des points spécialement réservés à leurs manifestations. La partie supérieure de cette membrane serait réservée aux scrofules, les parties transversales à la goutte, d'autres portions à la syphilis, etc… Or, n'est-ce pas là une absurdité des plus patentes?… Quoique tout-à-fait hostile à ces théories; qui, du reste, sont généralement abandonnées, nous n'en avons pas moins noté, avec le plus grand soin, les modifications qu'a subies la pupille dans nos observations d'iritis.

Première Observation.—La pupille avait à peu près la forme quadrilatère ; le côté supérieur s'avançait en angle vers le centre de cette ouverture et présentait une papule à sommet blanchâtre, dont la base était entourée d'un cercle rouge foncé ; on eût dit d'une pustule. La peau était recouverte, en même temps, d'une éruption papuleuse, et présentait çà et là quelques papules à sommet suppuré.

Deuxième Observation.—L'œil droit fut le premier atteint ; l'iris devint le siége d'une inflammation, mais ne se déforma point. Sur la peau, on constatait en même temps, une roséole papuleuse. Le traitement enraya de suite l'iritis.

Plus tard, l'œil gauche se prit ; le malade avait alors sur la peau une éruption pustuleuse. La pupille affecta la forme d'un ovale irrégulier dont le grand diamètre faisait, avec la ligne médiane verticale de la face, un angle ouvert inférieurement de 33 à 35 degrès. La grosse extrémité de l'ovoïde, dirigée en bas et en dehors, était beaucoup plus rapprochée que la petite du bord adhérent de l'iris ; sa demi-circonference interne faisait, dans le champ de la pupille, une saillie surmontée d'un point blanchâtre et entourée à sa base, d'un cercle rouillé. Cette saillie donnait à l'ouverture pupillaire la forme d'un haricot.

Troisième Observation.—La pupille était aussi déformée ; le grand diamètre de l'ovale qu'elle représentait se dirigeait en sens inverse du précédent ; sa demi-circonférence interne faisait encore saillie dans le champ de la pupille.

La vision était un peu obscure du côté de l'œil droit, mais la pupille avait conservé sa mobilité et ne présentait pas de déformation ; l'anus et la gorge étaient le siége de plaques muqueuses.

Quatrième Observation.—La peau était parsemée de plaques de roséole papuleuse. Lorsque l'iris devint malade , cet organe devint vert foncé , de bleu qu'il était à l'état normal. La pupille gauche se resserra, tout en gardant sa mobilité ; la droite , au contraire, se dilata et perdit , en partie, sa contractilité. Un traitement énergique arrêta l'inflammation et prévint, de cette manière, les lésions matérielles.

Cinquième Observation.—L'iritis débuta deux ans après l'infection , et, pendant que la peau était couverte d'une éruption pustuleuse tardive, la pupille droite prit une forme étoilée. Les angles qui proéminaient dans le champ de la pupille ; quoique très-congestionnés et immobiles, ne présentèrent pas, au début, de papule bien dessinée , mais l'aspect papuleux se prononça plus tard sur l'angle inférieur interne. La pupille devint immobile.

La pupille gauche, beaucoup plus dilatée que la précédente, probablement sous l'influence du traitement, conserva néanmoins sa contractilité.

Sixième observation. — La peau offrait sur plusieurs points des vésico-pustules, forme varicéloïde. La demi-circonférence interne de l'iris gauche était déformée par deux vésico-pustules à sommet blanchâtre, à base très-rouge qui s'avançaient vers le centre pupillaire. Dans cette partie, l'immobilité de l'iris était complète.

En présence de ces faits, que deviennent les caractères pathognomoniques puisés dans la déformation de la pupille par Beer Weller et Makensie ? Ne reste-t-il pas démontré que ces auteurs ont exagéré leur importance ? Il suffit de constater les différences de siége de la lésion, pour voir que les déformations peuvent varier à l'infini. Dès lors, il n'y a plus de forme spéciale capable de faire remonter à la cause de la maladie.

Le fait capital qui ressort de ces courts résumés, c'est, d'abord, que la syphilis est une des causes les plus patentes de l'iritis, et ensuite que l'affection irienne est le plus souvent une reproduction fidèle des lésions qui existent sur l'enveloppe cutanée ou sur les muqueuses.

Ces considérations nous portent à admettre pour l'iritis syphilitique une forme congestive qui correspond à la roséole cutanée, une forme papuleuse et une forme vésico-pustuleuse analogue aux éruptions papuleuses et vésico-pustuleuses qui envahissent la peau.

Pendant les périodes congestive et papuleuse, la surface de l'iris devient le siége d'une sécrétion plastique qui, dans le cas où elle est peu abondante, existe à la surface de cette membrane ou trouble à peine l'humeur aqueuse. Mais si la sécrétion augmente, elle se répand en filets blanchâtres qui flottent dans le liquide de la chambre antérieure, et donnent à l'iris un aspect tomenteux.

Cette sécrétion est l'analogue de la desquamation épidermique; seulement la position de l'iris fait qu'elle est humide au lieu de se détacher en débris desséchés comme l'épiderme. Nous trouvons une imitation fidèle de cette desquamation humide, sur les plaques muqueuses de l'anus, des bourses, des lèvres, etc.

Lorsque l'individu atteint d'iritis est dans des conditions piogéniques, s'il est depuis longtemps sous l'influence de la diathèse syphilitique, les formes congestive et papuleuse ne sont que transitoires; bientôt elles sont remplacées par de véritables pustules iriennes en tout semblables aux pustules cutanées. Dans les cas plus heureux, le sommet de ces pustules est surmonté d'un petit point purulent qui, après avoir épanché son pus dans l'humeur aqueuse, se cicatrise promptement et permet à la base engorgée de se résoudre. Il se passe ici ce qui arrive pour l'acné simplex qui suppure au sommet et reste quelque temps engorgé à la base. La suppuration est-elle plus abondante, ce pus trouble l'humeur aqueuse et finit par s'amasser à la partie inférieure de la chambre antérieure; il se fait là un hypopion.

Après de tels désordres, il est commun de remarquer des déformations permanentes, et des adhérences plus ou moins étendues de l'iris avec la membrane cristalline, plus rarement avec la cornée. Les chambres de l'œil sont en partie effacées, les axes visuels déviés. La vue est donc le plus souvent affaiblie et quelquefois entièrement abolie.

D'après ce que nous avons dit, si l'on excepte la plus grande fréquence des formes pustuleuse et papuleuse, le moins d'acuité dans les symptômes inflammatoires locaux et réactionnels, l'iritis syphilitique ressemble, sous plusieurs chefs, à l'iritis vulgaire, et faut-il souvent recourir à la filiation des symptômes pour reconnaître sa nature.

Avant de terminer la symptômatologie, je dois quelques explications sur certains phénomènes de la maladie qui nous occupe.

Je parlerai d'abord du mécanisme des déformations de la pupille et des particularités qu'elles présentent.

Quand on observe l'iritis, à partir de son début jusqu'au moment où la déformation est définitivement arrêtée, on est frappé d'un fait qui, au premier abord, paraît inexplicable.

D'un jour à l'autre, du matin au soir, on voit la pupille changer de forme sans qu'il y ait un sensible progrès dans la lésion de cette membrane ; ce changement est quelquefois tellement remarquable que la portion de l'iris qui, le matin, faisait saillie dans le champ de la pupille, forme, le soir, un angle rentrant, ou se trouve au niveau des autres points de la circonférence pupillaire, de manière à laisser à cette ouverture une forme régulièrement arrondie. Faut-il conclure de là que la lésion a changé de place d'un examen à l'autre, c'est la première idée qui s'offre à l'esprit en présence de ce phénomène, et surtout quand on ne réfléchit pas à l'état pathologique de l'iris. Mais lorsque ces changements se produisent plusieurs fois et à peu d'intervalles, on ne peut plus, raisonnablement, avoir recours à ces explications.

En voici une toute physiologique qui, je crois, est la plus conforme aux faits.

Que se passe-t-il dans le cas d'adhérence d'un point de

l'iris? Le point adhérent est invariablement fixé et ne suit plus le mouvement des autres parties de cette membrane. Si la portion mobile se dilate de manière à dépasser en dehors le point adhérent, ce même point fera saillie dans le champ de la pupille. Si la contraction amène les parties mobiles au niveau du point adhérent, la forme de la pupille paraîtra régulière ; si, enfin, cette contraction rapproche les parties mobiles du centre pupillaire, de manière à leur faire dépasser le point adhérent, cette même partie, saillante dans le premier cas, se trouvera placée au sommet d'un angle rentrant.

Les phénomènes que nous mentionnions plus haut se trouvent ainsi expliqués ; car la portion de l'iris, malade soit par simple congestion, soit par la présence d'une papule, se trouve précisément dans le cas de la partie adhérente dont nous venons d'expliquer les effets. Elle ne suit point les mouvements des parties mobiles, et peut paraître tour à tour saillante ou rentrante. Mais son rôle, dans ces changements de forme, est tout-à-fait passif.

Il résulte des remarques que nous venons de faire que, pour bien déterminer le siége de la lésion irienne, il est indispensable de soumettre la pupille aux divers agents qui la font contracter et dilater. Le côté qui restera immobile sera le côté malade.

Toutes ces précautions deviennent superflues, lorsque des papules ou des pustules saillantes existent sur les bords de la pupille. Cependant elles permettent de mieux juger de l'étendue de la maladie ; on peut donc encore les utiliser.

Autre fait non moins important :

On pense généralement que la pupille se contracte *pendant le cours de l'iritis*. C'est en effet ce qui arrive le plus souvent quand on abandonne la maladie à elle-même. Mais si, au début de l'inflammation, lorsque l'iris possède encore sa contractilité, on administre des agents dilatateurs, la dilatation se fait et l'immobilité s'établit dans ces conditions. C'est un point d'une immense portée dans la pratique ; car plus les bords de l'iris s'éloignent du centre de la pupille, moins ils sont exposés à contracter des adhérences avec la membrane cristalline.

Quand on veut constater l'état de la pupille malade, on presque toujours besoin de consulter l'œil sain; il faut dans ce cas, si le malade a déjà pris de la belladone, tenir compte de l'effet de ce médicament sur la pupille saine, afin de se rendre bien compte de la lésion que l'on examine.

Le mode de terminaison de l'inflammation irienne est, comme on doit bien le penser, soumis au genre de lésion de l'iris. Suivons-le dans les six observations qui font la base de notre travail.

Première observation. — La pupille était quadrilatère avec une papule à sommet blanchâtre et à base rouge, à la sortie du malade après un traitement de deux mois, du 20 mai au 8 juillet, la déformation avait disparu. Le malade voyait encore les objets à travers un léger brouillard; l'humeur aqueuse était un peu trouble; on ne voyait plus de difformité, les mouvements de l'iris étaient complètement revenus.

Deuxième observation. — La pupille avait la forme d'un haricot. Durée du traitement, du 8 janvier au 6 avril. A la sortie du malade, la pupille était ovalaire à grand diamètre vertical, la saillie formée sur le côté interne et pupillaire de l'iris existait encore quoique très-légère; la vue était un peu trouble. Le 17 septembre de la même année, la pupille présentait toujours de la déformation, elle était contractile, mais le trouble de la vision persistait.

Troisième observation. — Même forme que précédemment. Durée du traitement, du 13 mai au 12 juin; guérison complète au bout de ce temps. La pupille, quoique légèrement déformée, présentait une dilatation et une mobilité normale.

Quatrième observation. — Pupille malade, contractée et irrégulière. Traitement commencé au 13 mai et continué jusqu'au 20 du même mois. A cette époque la guérison était complète, la pupille avait repris sa forme, sa couleur et sa mobilité.

Cinquième observation. — Pupille ayant la forme d'une étoile à quatre angles. Traitement du 1er au 15 novembre; le 15, on distingue encore une légère dépression au côté interne de l'iris, la vision est normale, l'iris a repris sa mobilité.

Sixième Observation.—Deux vésico-pustules au côté interne de la pupille. Traitement du 8 septembre au 12 octobre suivant; à la sortie du malade, il existe encore quelques traces de déformations; la contractilité de l'iris n'est pas complètement revenue; le malade aperçoit de temps à autre, dans le champ de la vision, quelques corps étincelants.

Il résulte de ces observations que le traitement de l'iritis a duré de quinze jours à trois mois. Néanmoins, il faut aussi tenir compte de la continuation du traitement spécifique dirigé contre la diathèse.

Traitement de l'iritis syphilitique.—Détruire le principe spécifique de la maladie, s'opposer aux progrès de la lésion locale par des agents spécialement dirigés contre elle; telles sont les deux indications du traitement de l'iritis syphilitique.

Les moyens thérapeutiques qui remplissent la première de ces indications, rentrent dans le cadre général de la médication anti-syphilitique. Ils peuvent suffire tant que les lésions de l'iris n'ont pas dépassé la première période, période de congestion, et surtout s'il n'y a ni photophobie ni céphalalgie intense.

Mais, lorsqu'aux symptômes objectifs viennent se joindre des phénomènes subjectifs tels que céphalalgie, photophobie, photopsie ou autres troubles fonctionnels de nature à faire craindre la perte de la vision, on doit agir avec plus d'énergie.

M. Ricord augmente rapidement la dose du protoiodure de mercure, de manière à le porter à cinq à six pilules par jour contenant chacune cinq centigrammes de protoiodure; il administre à l'intérieur cinq centigrammes de poudre de feuille de belladone, et fait pratiquer, en même temps, sur les tempes et autour de l'orbite des onctions avec l'onguent mercuriel belladoné.

Si les moyens précédents ne peuvent enrayer la maladie, on a recours aux émissions sanguines, d'abord générales et déplétives, puis dérivatives. On se trouve très-bien aussi des sangsues appliquées au niveau de la fosse canine, ou sur le trajet de la jugulaire correspondante.

On n'oubliera pas non plus que les purgatifs, en opérant sur l'intestin une saignée séreuse, concourent puissamment au dégorgement des parties sus-diaphragmatiques du corps; les bains de pied sont quelquefois très-utiles. Nous avons dit, en parlant de la médication générale, que l'on augmentait rapidement la dose du protoiodure d'hydrargyre. Le but de cette augmentation rapide est non-seulement d'activer la destruction de la diathèse, mais aussi d'amener la salivation.

M. Ricord évite autant que possible cet effet pathogénique des préparations mercurielles, dans le traitement de la syphilis, et, sur ce point, nous partageons sans réserve sa manière de voir; car nous avons constaté maintes fois dans son service qu'aussitôt que la salivation s'établissait, le mercure cessait d'agir spécifiquement sur les manifestations syphilitiques.

Mais dans le traitement de l'iritis, nous ne cherchons plus à éviter la stomatite mercurielle, bien au contraire, et, après avoir modifié la diathèse par quelques jours d'administration du mercure à la dose ordinaire, nous augmentons rapidement, afin de déterminer la salivation comme moyen dérivatif.

Ce mode de traitement amène promptement la résolution de la maladie.

Lorsque la surface ou les bords de l'iris présentent des papules ou des pustules très-tenaces, qu'il reste de la congestion et du trouble dans la vue, le calomel à dose fractionnée, auquel on associe un vésicatoire à la tempe, derrière l'oreille correspondante ou bien derrière le cou, fait disparaître autant qu'il est possible ces accidents consécutifs. Cependant l'œil malade se ressent presque toujours un peu des lésions qu'il vient d'essuyer.

J'ai dit peu de choses de la belladone; je dois cependant rappeler qu'elle joue un très-grand rôle dans le traitement de l'affection qui nous occupe. En effet, il est urgent d'empêcher le rapprochement des bords pupillaires de l'iris, car ces bords

pourraient devenir adhérents et produire ainsi la cécité complète. D'un autre côté, la belladone, en réduisant le volume de
l'iris, peut prévenir la synéchie postérieure, qui a toujours
une grande tendance à se produire. Un autre avantage des
effets de la belladone sur l'iris, c'est que lorsque cette membrane est frappée d'immobilité consécutivement à l'inflammation, cette immobilité se produit dans des conditions de dilatation qui permettent encore le passage des rayons lumineux.
Pour réaliser tous ces avantages, il faut employer cet agent
thérapeutique de bonne heure et avant que les parties malades n'aient perdu leur mobilité.

Lorsque les accidents inflammatoires sont intenses, les
malades doivent être mis à la diète, on leur rend ensuite
graduellement les aliments, à mesure que les lésions diminuent.

CHAPITRE VII.

Des accidents tertiaires de la syphilis;
Considérations générales.

A mesure que la diathèse syphilitique vieillit dans l'économie, ses manifestations changent de caractère. Elles sont
moins fréquentes, moins nombreuses et plus discrètes, mais
aussi plus profondes et plus graves.

Pendant la période secondaire, nous avons vu la maladie
envahir tous les points de la surface des téguments, mais ici,
ce sont les tissus sous-jacents à cette enveloppe qui deviennent le théâtre des accidents. Parvenue à cette période, la
syphilis n'a plus de bornes ; les couches profondes de la peau
et des muqueuses, le tissu cellulaire sous-cutané et sous-
muqueux, les tissus fibreux, osseux, musculaires, glandu-
leux, les organes viscéraux : foie, poumon, cerveau, cœur,
testicules, etc..., peuvent indistinctement en être atteints.

Dans l'évolution naturelle de la syphilis, cette série d'accidents est toujours précédée de symptômes secondaires, et
s'il a pu en être autrement, c'est que quelque cause était venue rompre l'harmonie des manifestations. Cette cause, on
la trouve dans le traitement mercuriel administré au début de
l'infection. En effet, s'il ne guérit pas radicalement de la syphilis constitutionnelle, ce traitement a la propriété, soit
d'ajourner les accidents secondaires, soit de s'opposer complètement à leur apparition; eh bien! dans ce dernier cas,
les accidents tertiaires se montrent en quelque sorte d'emblée
après l'induration du chancre.

Qu'il y ait eu ou non traitement antérieur, c'est bien rarement avant les six premiers mois, et presque toujours beaucoup
plus tard, que débutent les accidents tertiaires. On pourrait

à peine citer, comme exception à cette règle, quelques cas de vérole galopante, cas tellement rares aujourd'hui que les praticiens les plus expérimentés les mettent en doute. Il n'en est plus de même des cas d'apparition tardive, et nous possédons plusieurs exemples d'ostéite syphilitique dont la cause première ne remonte pas à moins de 20 à 30 ans.

Fréquence des accidents tertiaires. — Les accidents tertiaires sont aussi rares que les accidents secondaires sont communs, mais comme il n'y a aucun signe positif qui annonce que le malade est guéri de la diathèse, et que, d'un autre côté, les symptômes tertiaires peuvent se montrer à des époques très-éloignées du début de l'infection, il s'en suit que l'on ne peut consciencieusement donner aux malades l'assurance d'une guérison radicale. Chez quelques-uns les manifestations tertiaires suivent de près, en dépit même du traitement, les accidents secondaires ; chez d'autres, au contraire, elles ne se montrent que très-tard de manière à faire croire à une guérison complète ; enfin, elles peuvent manquer complètement, même chez les individus qui atteignent un âge très-avancé.

Ordre d'apparition. — Nous avons vu que les accidents tertiaires affectaient une marche régulière dans leur mode d'apparition, mais cette régularité n'existe plus pour ceux de la période tertiaire ; la maladie frappe au hasard et sans ordre les différents organes, sans qu'il soit possible de découvrir un enchaînement dans ses manifestations. Ce défaut d'ordre ne tiendrait-il pas à ce que le tissu cellulaire affecté par le tubercule tertiaire, que nous verrons être un des accidents les plus fréquents de cette période, entre dans la structure de tous les organes ? Cette explication nous paraît très-admissible.

Quoique les accidents tertiaires ne soient pas réguliers dans leur mode de succession, il en est cependant qui se montrent plus spécialement dans les premiers temps de la période tertiaire, et d'autres qui apparaissent comme accidents tardifs. Parmi les premiers, nous citerons le sarcocèle syphilitique, parmi les derniers, la laryngite tertiaire, les ostéites du crâne et les tubercules viscéraux.

Prodromes. — En dehors des accidents locaux, il n'y a aucun symptôme physiologique qui annonce que la syphilis a atteint la période tertiaire, on n'observe pas ici cette série de prodromes qui caractérise le début de l'infection ; chaque symptôme est un avant-coureur d'une lésion locale, lésion locale que l'on découvre tôt ou tard si un traitement ne vient arrêter son développement. Les douleurs ostéocopes, que l'on pourrait regarder comme des prodromes généraux de cette affection, sont elles-mêmes symptômatiques d'une ostéite qui finit par se déclarer, si on ne la prévient pas par un traitement spécifique.

Symptômes, caractères et diagnostic des affections tertiaires. — Parmi les organes atteints de lésions syphilitiques tertiaires, les uns sont accessibles à nos sens, les autres, situés trop profondément, se dérobent à nos moyens explorateurs. Dans le premier cas, le médecin peut, par la vue et par le toucher, constater l'espèce de lésion qu'il a à traiter; dans le second, les symptômes objectifs lui manquent, et il n'a, pour manifestation de la lésion, que les troubles fonctionnels qu'elle occasionne.

Les accidents tertiaires se montrent en général sous forme de tumeurs arrondies, dures, d'abord petites, qui atteignent graduellement le volume d'une noisette. Après un laps de temps variable, ces tumeurs se terminent par résolution, par suppuration ou par dégénérescence. Dans le premier cas, elles disparaissent graduellement en laissant ordinairement, dans l'épaisseur des tissus, une espèce de cicatrice, au niveau de laquelle les parties paraissent atrophiées ; dans le second, elles deviennent rouges, chaudes, contractent des adhérences avec les tissus environnants, et viennent insensiblement s'ouvrir à la surface des téguments. La plaie consécutive suppure quelque temps, et marche vers la cicatrisation, ou bien affecte la marche serpigineuse et dure très-longtemps; dans le troisième mode de terminaison, la tumeur subit la dégénérescence fibreuse, cartilagineuse ou osseuse, et reste implantée au milieu des tissus jusqu'à ce qu'elle soit éliminée, comme un corps étranger, par un travail de suppuration.

Quand les éléments du tissu osseux sont atteints, les lésions locales sont presque toujours précédées de douleurs ostéocopes; on voit ensuite apparaître la périostose gommeuse, ou les différentes variétés d'ostéites et d'exostoses que nous examinerons bientôt. Quoiqu'il en soit, du reste, les accidents que nous allons décrire *ne fournissent jamais de sécrétion inoculable; ils n'ont ordinairement d'influence sur l'hérédité qu'en transmettant aux enfants le germe des scrofules.* Tel est le résultat des observations de MM. Ricord et Lugol.

Les accidents tertiaires apparents ont une physionomie si caractéristique, que l'on pourrait le plus souvent se passer des antécédents du malade pour établir les indications. Nous conseillerons néanmoins de ne jamais négliger ces détails de diagnostic, car ils conduisent quelquefois à la découverte de particularités indispensables à la thérapeutique.

Quand on est obligé de recourir aux antécédents, il faut, afin d'être bien renseigné, remonter d'un chaînon à l'autre jusqu'à l'accident primitif, s'aider des cicatrices, des taches, des engorgements glandulaires inguinaux et cervicaux lorsqu'ils existent encore, interroger l'hérédité, frapper, en un mot, à toutes les portes qui peuvent donner quelque lumière. Enfin, si toutes les recherches du médecin ont été stériles, il lui reste encore pour dernière pierre de touche le traitement. Nous verrons, en effet, avec quelle rapidité l'iodure de potassium modifie les accidents tertiaires, tandis qu'il n'agit que très-lentement sur les scrofules ou autres lésions de nature à simuler la syphilis.

On a longtemps pensé, et beaucoup de praticiens modernes sont encore imbus de cette erreur, que les accidents tertiaires des os et des tissus fibreux, que nous attribuons à la syphilis, étaient l'effet d'une médication mercurielle antérieure. Cette crainte s'est tellement propagée dans le monde, que les malades manquent rarement de demander au médecin si le traitement qu'il prescrit contient du mercure; mais aujourd'hui, en présence des observations que l'on a pu recueillir, il n'est plus possible de donner crédit à cette opinion. En effet, on a pu voir maintes fois à la clinique de l'hôpital des vénériens à Paris, des sujets atteints d'accidents tertiaires bien caractérisés qui n'avaient, cependant, subi aucune médication, ou qui avaient été traités d'après les principes de l'école physiologique qui proscrit l'emploi des spécifiques dans cette affection. D'un autre côté, beaucoup de personnes atteintes de blennorrhagies simples qui, naguères, encore, étaient traitées mercuriellement, n'ont éprouvé accun accident tertiaire ultérieur.

Les accidents tertiaires se montrent à la suite d'un traitement mercuriel, comme les accidents secondaires de répétition, sans que l'on puisse dire : *Post hoc ergo propter hoc*; ils indiquent simplement que le traitement a été insuffisant et que le principe syphilitique n'est pas détruit. L'influence la plus fâcheuse d'un traitement mercuriel, lorsqu'il est mal administré, est d'affaiblir la constitution et de donner plus de prise à l'action du principe vénérien.

Pronostic.—La syphilis tertiaire peut atteindre tous les organes, les atrophier, les détruire en partie et s'opposer ainsi à l'accomplissement normal des fonctions les plus essentielles. Sous ce point de vue, son pronostic offre la plus grande gravité. Mais ce qui tend à diminuer les craintes, c'est que la thérapeutique possède un agent qui a la propriété de modifier, avec une rapidité incroyable, tous les accidents de cette période quand on peut les attaquer à leur début. Un accident tertiaire, reconnu à son début et chez un sujet bien constitué, guérit, nous pouvons le dire sans exagération, dans tous les cas et en très-peu de temps. Le tempérament doit aussi être pris en considération. La syphilis produit, en effet, plus de ravage chez les sujets lymphatiques à constitution piogénique que chez ceux qui ont ce qu'on appelle un tempérament sec.

Traitement. — Le spécifique des accidents tertiaires est l'iodure de potassium, il suffit à lui seul, quand la lésion locale n'est pas trop intense, mais lorsqu'il existe des gonflements trop développés, des plaies suppurantes trop profondes et trop larges, on est obligé de les recouvrir avec différents agents sous forme de pommades, de solutions ou d'emplâtres, agents que nous déterminerons à l'article *Traitement des accidents consécutifs*. Nous terminerons là, nos considérations générales, pour entreprendre l'étude des affections principales qui se présentent pendant le cours de la période tertiaire.

Nous décrirons successivement les affections tertiaires des testicules, du tissu cellulaire, proprement dit, des organes profonds, les lésions du tissu musculaire, celles du système fibreux et du système osseux, en ayant soin, pour donner plus de valeur aux faits que nous avancerons, d'intercaller entre nos descriptions quelques-unes de nos observations les plus remarquables.

CHAPITRE VIII.

Description particulière des accidents tertiaires;

Sarcocèle syphilitique.

Le sarcocèle syphilitique *(testicule vénérien, albuginite or-chite syphilitique)*, était déjà connu de Bell et d'Astruc, qui l'avaient très-bien distingué de l'orchite consécutive à une blennorrhagie. Mais c'est surtout Astley Cooper et Dupuytren qui ont appelé l'attention des chirurgiens sur cette importante affection. M. Ricord l'a décrit sous le nom d'*albuginite.*

L'albuginite se montre le plus souvent au début de la période tertiaire, elle peut paraître dès le quatrième ou le cinquième mois de l'infection pendant qu'il existe encore des accidents secondaires, aussi, serait-on tenté de la considérer comme un accident de transition. Cependant, on l'observe plus souvent beaucoup plus tard après l'apparition des accidents secondaires tardifs, et même pendant l'existence d'autres manifestations tertiaires.

Cette affection atteint le corps du testicule d'un seul côté ou des deux à la fois ou successivement, elle débute soit par la tunique albuginée, soit par la trame cellulo-fibreuse du testicule. L'épididyme et le canal déférent restent complètement étrangers à cette lésion, seulement, lorsque la tumeur du testicule acquiert un volume exagéré, l'épididyme s'efface sur la partie postérieure de cet organe et ne peut plus en être distingué.

L'albuginite est rarement précédée de prodromes locaux. Dans quelques cas, seulement, les malades se plaignent de douleurs gravatives, nocturnes, le long de la région lombaire correspondante; à part ce prodrome, ce n'est que la gêne, la pesanteur et quelquefois l'affaiblissement des fonctions génitales qui la font découvrir.

Quand la lésion est bien isolée et exempte de toute complication, elle débute par le corps du testicule ; on sent sur plusieurs points, des zônes fibreuses et des noyaux plus ou moins durs , desquels émanent des rayons fibreux , tout cela , sans que l'organe paraisse déformé. Nous avons aussi noté, dans quelques cas, la présence de petits grains très-durs, et confluents au-dessous de la tunique albuginée. Ces petits grains fibro-plastiques existaient au début avec ou sans noyau central. Quoiqu'il en soit, la matière plastique augmente insensiblement et envahit, à la longue, la totalité de l'organe. La tumeur est alors homogène , dure , résistante comme plombée , elle est périforme, et ordinairement très-augmentée de volume ; l'épididyme ne peut plus être distingué sur la face postérieure de l'organe. Le canal déférent et la prostate, si prompts à se prendre dans le sarcocèle tuberculeux, restent intacts. Cette lésion n'occasionne pas ordinairement de douleur bien appréciable, elle gêne plutôt par sa pesanteur qu'elle ne fait souffrir ; la pression y détermine, cependant, une souffrance assez vive ; mais cette souffrance n'est qu'une exagération de la sensibilité physiologique que l'on obtient en comprimant un testicule sain. Une fois l'organe envahi en totalité, les douleurs spontanées disparaissent et il n'est plus possible d'éveiller la sensibilité par une compression même très-forte.

Nous avons dit ci-dessus que l'épididyme et le canal déférent restaient sains , caractère essentiel pour le diagnostic. Cependant M. Hélot , dans un mémoire sur le testicule syphilitique , pense que ces deux organes subissent quelquefois des modifications liées à celles du corps du testicule. Il a constaté, dans l'épididyme, des noyaux semblables à ceux du testicule ; le malade n'avait jamais eu de blennorrhagie ni d'épididymite inflammatoire et la résolution de l'induration syphilitique s'est opérée aussi bien dans l'épididyme que dans le testicule.

Dans un cas de sarcocèle double, nous avons trouvé sur

un des cordons de petits noyaux durs, semblables à ceux que l'on touchait dans le testicule; mais la résolution ne s'est pas faite; et, vu la constitution strumeuse du malade, nous avons présumé que ces noyaux tenaient à l'état tuberculeux du canal déférent.

Dans le sarcocèle plastique, le scrotum ne participe nullement à la lésion; il ne change ni de couleur ni de température et reste libre de toute adhérence.

La tunique vaginale contient quelquefois un peu de sérosité, due simplement à une hydropisie passive, et qui se résorbe à mesure que l'affection du testicule guérit.

Pendant l'albuginite, les malades accusent le plus souvent un affaiblissement dans les fonctions génératrices, les désirs vénériens et la faculté érectile qui en est la conséquence, diminuent; ou trouve la cause de cette faiblesse progressive dans les altérations que subit la sécrétion séminale. En effet, la quantité du sperme diminue, les animalcules deviennent de moins en moins nombreux, et disparaissent même si les deux organes sont complètement pris; alors il y a impuissance.

Marche. — Durée. — Terminaison. — La marche du sarcocèle plastique est le plus souvent indolente et chronique, quelquefois, cependant, elle est sub-aigüe. Si on l'a vu dans certains cas se manifester avec acuité, c'est qu'il était compliqué d'une autre affection, comme par exemple d'une orchite tuberculeuse, ou d'une épididymite inflammatoire, consécutive à une blennorrahagie.

La durée de l'albuginite est indéfinie. Elle peut se prolonger des mois et des années, quand elle est abandonnée à elle-même; mais aujourd'hui, avec les moyens thérapeuques que l'on possède et pour peu que l'on s'y prenne de bonne heure, on abrège de beaucoup sa durée et l'on obtient sa guérison en très-peu de temps.

La résolution est la terminaison la plus ordinaire du sarcocèle plastique; elle est complète quand les lésions n'ont été que partielles, ou lorsque l'art est intervenu avant la destruction des vaisseaux séminifères. Dans ces cas, les points du testicule qui étaient durs et insensibles reprennent peu à peu la consistance et la sensibilité normales, et les malades ressentent le retour des désirs vénériens; mais lorsque la maladie a été trop longtemps abandonnée à elle-même, et que la matière plastique a détruit une partie ou la totalité des vaisseaux spermatiques, le testicule subit une atrophie partielle ou générale qui résulte du vide que laisse la matière plastique résorbée. C'est donc à tort que l'on attribue cette atrophie à l'influence directe de la syphilis sur le testicule, sans lésion préalable, et à l'action de l'iodure de potassium que l'on donne dans les accidents tertiaires.

Arrivée à un certain volume, qu'elle soit partielle ou générale, la maladie reste quelquefois stationnaire; les indurations prennent une consistance fibreuse, cartilagineuse où même osseuse, il n'est plus possible alors de ramener les tissus à leur état normal.

Le testicule syphilitique dégagé de toute complication ne suppure jamais; si l'on a cru observer des cas de suppuration partielle, c'est qu'on n'avait pas toujours bien distingué cette affection de l'engorgement tuberculeux ou de la tumeur gommeuse des bourses qui se termine fréquemment par suppuration.

Pronostic. — Il n'y a pas longtemps encore que le sarcocèle plastique était rangé, quant à ses indications, dans la classe des tumeurs cancéreuses du testicule, et subissait, comme ces dernières, la loi de l'instrument tranchant. Mais aujourd'hui, grâce aux progrès du diagnostic, et surtout à l'influence rapide du traitement que l'on emploie, cette affection est devenue une des plus faciles à combattre. Le pronostic offre donc en général peu de gravité. Il ne faut pas se dissimuler cependant que, dans les cas où la dégénérescence plastique reste longtemps sans traitement, l'organe qui en est atteint court les chances d'une atrophie d'autant plus prononcée que la maladie était plus étendue et plus ancienne; le testicule peut alors disparaître complètement et priver le malade d'une des fonctions les plus importantes.

Diagnostic. — Les affections que l'on peut confondre avec

l'albuginite sont : le sarcocèle tuberculeux, le cancéreux et quelques-autres lésions idiopathiques moins importantes. La hernie, le varicocèle et l'hydrocèle simple ont des caractères tellement opposés à l'affection qui nous occupe, que nous croyons inutile de les faire entrer en ligne de compte dans le diagnostic différentiel; nous en dirons autant de l'épididymite blennorrhagique. Nous nous bornerons donc à comparer le sarcocèle syphilitique au sarcocèle tuberculeux et au sarcocèle cancéreux, et, pour faciliter cette comparaison, nous mettrons en regard, les uns à côté des autres, les caractères de chacune de ces trois affections. (Voir le tableau ci-après).

— Suit le Tableau. —

Du Sarcocèle tuberculeux, du Sarcocèle cancéreux, et du Sarcocèle syphilitique.

SARCOCÈLE TUBERCULEUX.	SARCOCÈLE CANCÉREUX.	SARCOCÈLE SYPHILITIQUE.
1° *Hérédité* : elle existe. 2° *Age* : jeune âge, de 20 à 25 ans. 3° *Antécédents* : Disposition scrofuleuse, les coups sur le testicule et l'urétrite blennorrhagique peuvent être invoqués comme causes déterminantes. 4° *Siège* : Le plus souvent dans l'épididyme, il débute quelquefois par le testicule; mais l'épididyme, le canal déférent et la prostate deviennent malades consécutivement. 5° *Début* : Indolent d'abord, il passe à l'état aigu et devient douloureux et très-volumineux. Ces symptômes vont toujours en augmentant. 6° *Forme* : L'épididyme présente, dans les premiers moments, des inégalités, qui	Elle existe. Rarement avant l'âge de 30 ans. Les coups, les inflammations simples du testicule sont des causes déterminantes. Débute toujours par le corps du testicule, et se propage le long des éléments vasculaires du cordon, il n'envahit le canal déférent que lorsque la maladie est très-prononcée. Début indolent, mais devenant, à un moment donné, le siège de douleurs lancinantes qui augmentent à mesure qu'on s'éloigne du début. La forme est d'abord régulière; mais la tumeur devient tôt ou tard bossuée	Elle existe. Peut commencer de très-bonne heure, mais rarement avant l'âge de puberté. On peut dans la plupart des cas remonter, par la filiation des symptômes, jusqu'à la cause première, le chancre. Débute par le corps du testicule et s'arrête dans cet organe. L'épididyme, le canal déférent et la prostate ne sont jamais envahis. Débute quelquefois par de légères douleurs sourdes et nocturnes, la pression y détermine des douleurs profondes analogues à celles qu'occasionnerait l'organe sain comprimé entre les doigts. D'ailleurs, à mesure que la maladie marche, la tumeur perd sa sensibilité. Forme irrégulière que l'on peut constater en comprimant le testicule, mais qui,

SARCOCÈLE TUBERCULEUX.	SARCOCÈLE CANCÉREUX.	SARCOCÈLE SYPHILITIQUE.
augmentent insensiblement de volume et qui finissent par se ramollir.	et se ramollit sur les parties saillantes.	généralement, n'est pas apparente ; à mesure que la maladie fait des progrès, ces irrégularités disparaissent. la tumeur devient très-dure et prend la forme piroïde que l'on a donnée comme caractéristique.
7° *Douleurs :* Indolent au début, arrive à une période aiguë qui occasionne des douleurs très-intenses.	Indolent au début, il occasionne plus tard des douleurs lancinantes.	Il occasionne quelquefois des douleurs nocturnes au début ; mais à mesure qu'il se développe, il devient de plus en plus insensible.
8° *Terminaison* : Suppure presque toujours.	S'ulcère toujours et devient le point de départ de végétations fongueuses suppurantes.	Ne suppure jamais, mais subit une transformation fibreuse, ou osseuse.
9° *Extension :* Envahit toute l'enveloppe des bourses à cause de l'inflammation dont il devient le siége, se propage par le voisinage au canal déférent et à la prostate.	Envahit l'enveloppe des bourses, se propage dans la région inguinale en remontant le long des vaisseaux, et s'empare des ganglions lombaires et vertébraux.	Ne s'étend jamais aux parties voisines.
10° *Symétrie :* Presque toujours symétrique.	Dans l'immense majorité des cas, n'occupe qu'un seul testicule.	Très-souvent symétrique.
11° *Durée :* Indéfinie.	Indéfinie.	Arrivé à une certaine période, il diminue et disparaît par absorption ou subit la transformation cartilagineuse, osseuse, et devient stationnaire.

SARCOCÈLE TUBERCULEUX.	SARCOCÈLE CANCEREUX.	SARCOCÈLE SYPHILITIQUE.
12° *Traitement* : Au début, il peut s'amander sous l'influence des anti-scrofuleux; mais il résiste le plus souvent et marche vers la suppuration. Dans ce cas, il est nécessaire d'en faire l'ablation.	On peut retarder quelque temps ses progrès ; mais, tôt ou tard, il nécessite une opération et repullule dans les tissus qui servent de base à la cicatrice.	Le traitement par l'iodure de potassium réussit rapidement, si déjà il n'y a pas eu désorganisation ou dégénérescence. D'ailleurs, il arrête la marche de la maladie et rend la lésion stationnaire s'il ne réussit pas à la faire disparaître.

Traitement.—Le traitement du sarcocèle plastique est l'iodure de potassium administré à l'intérieur, d'après les principes que nous exposerons dans le chapitre de la médication.
Conjointement avec cette médication interne on emploie,
avec beaucoup de succès, les frictions iodurées sur les
bourses, la compression méthodique du testicule au moyen
du sparadrap de Vigo, ou simplement l'application des emplâtres de savon, de ciguë et de Vigo.

Myosite syphilitique avec rétraction musculaire. — La dégénérescence plastique que nous venons d'étudier dans le testicule, peut aussi se montrer dans d'autres organes, et notamment dans le tissu musculaire ; on pourra en juger par
l'observation suivante :

« Le nommé D., âgé de 26 ans, boulanger, très-bien constitué, entra le 24 septembre 1847, dans la salle 3, lit n° 22,
(service de M. Ricord); ses antécédents étaient les suivants :

» Blennorrhagie, en 1840, guérie en peu de temps par des
moyens simples et non suivie d'accidents généraux. En 1841,
chancre derrière le prépuce, cicatrisation au bout de cinq
semaines, les tissus, sur lesquels siégeait le chancre, restent
très-durs durant quatre semaines après la guérison. Le malade constate, à cette époque, la présence de plusieurs petits
engorgements indolents, aux aines, et de petits nœuds très-
durs, derrière le cou. Une céphalalgie intense, avec alopécie
et impetigo du cuir chevelu, se manifeste ; la paume des
mains devient le siége de syphilides cornées ; la gorge présente des ulcérations, un traitement mercuriel fait disparaître
tous ces symptômes, mais, en 1845, des accidents secondaires tardifs envahissent la gorge ; ce sont des ulcérations
profondes, à base indurée, qui cèdent en peu de temps à
l'emploi de l'iodure de potassium.

» Au milieu de 1846, de nouveaux symptômes apparaissent,
M. Ricord les conjure avec le sirop de cuisinier additionné.

» Il y a environ cinq semaines, le malade éprouva, dans le
bras droit, des douleurs qui augmentaient pendant la nuit,
et s'aperçut, quinze jours après le début de ces douleurs,

d'une raideur inaccoutumée dans ce membre; depuis cette époque, l'avant-bras s'est graduellement fléchi sur le bras, sans qu'aucune force ait pu l'arrêter; nous constatons aujourd'hui une contracture très-prononcée, tout-à-fait exempte de douleurs.

» La contracture siége dans le biceps, on sent en effet, tout près du tendon de ce muscle, une corde, un épaississement volumineux qui paraît être une des causes de la contracture; l'angle que forme le pli du coude, l'avant-bras étendu autant que possible sur le bras est de 140 degrés, il est donc obtus. Nous prenons cette mesure, afin de suivre les modifications de la maladie.

» Le malade est atteint d'une bronchite très-intense.

» 25 *Septembre*. Tisane amère, 3 grammes iodure de potassium, envelopper le bras et l'avant-bras avec des bandelettes de Vigo *cum mercurio*.

» 4 *Octobre*. L'angle du pli du coudé a 170 degrés, les mouvements d'extension sont plus larges et plus faciles; les doigts reprennent leur mobilité. Le malade accuse encore des douleurs, il se sent un peu oppressé.

» 6 *Octobre*. Le bras a déjà repris sa direction ordinaire et exécute les mouvements comme à l'état normal.

» 8 *Octobre*. Le malade est pris de symptômes de pleurésie, on cesse l'iodure de potassium et la tisane amère et l'on administre le chiendent nitré, un large vésicatoire sur la poitrine et la diète.

» 9 *Octobre*. Amélioration; 15 *octobre*, l'égophonie a diminué, il existe néanmoins encore un léger épanchement; 20 *octobre*, le malade sort guéri.

» Nous le voyons dans le courant de novembre de la même année, son bras est encore un peu raide, nous lui prescrivons le traitement ioduré, et au bout de quelques jours, la guérison est complète. »

Aussitôt que la dégénérescence commence, le tissu musculaire subit une espèce de coagulation qui fait rétracter ses fibres d'une manière passive et perd son élasticité; d'ailleurs, la maladie suit ici les phases que nous venons d'étudier dans l'albuginite. Il y a d'abord épanchement plastique simple sans destruction des tissus normaux, dans ce cas, l'épanchement peut être résorbé sans qu'il s'en suive aucune difficulté. Dans un autre cas, la production plastique comprime, détruit les tissus normaux, et, après sa résorption, il y a une atrophie plus ou moins prononcée de ces tissus; enfin la matière plastique s'organise et subit à la longue la dégénérescence fibreuse, cartilagineuse ou osseuse; le résultat final de ces différentes lésions est toujours une rétraction plus ou moins prononcée des fibres musculaires, et une gêne dans les mouvements du membre.

La dégénérescence fibro-plastique a surtout été notée dans les muscles fléchisseurs; le biceps, le brachial antérieur et les jumeaux en sont fréquemment atteints, nous l'avons observé aussi dans l'épaisseur du jambier antérieur qui fléchit le pied sur la jambe. Cette affection n'est nullement douloureuse, aussi, n'éveille-t-elle l'attention du malade que par la gêne qu'elle amène dans les mouvements du membre.

M. Ricord a observé, à la suite de ces dégénérescences, l'atrophie complète des fléchisseurs des deux jambes.

Depuis que le chirurgien de l'hôpital du Midi a appelé l'attention des praticiens sur ce genre d'altération syphilitique, M. Bouisson, de Montpellier, a fait un travail très-important sur les dégénérescences fibro-plastiques des muscles atteints de la syphilis tertiaire.

M. Ricord a fait dessiner un cas de dégénérescence fibro-plastique qui occupait une partie des fibres musculaires du cœur. Le malade, qui fut le sujet de cette observation, éprouva des accidents de dyspnée et mourut asphyxié; il présentait, sur l'enveloppe cutanée, des tubercules tertiaires à différents degrés. L'autopsie fit découvrir une atrophie assez étendue dans les muscles du cœur, l'affection était au second degré.

Le tissu fibreux des corps caverneux est aussi quelquefois le siége de ces dégénérescences.

« Le nommé B. se présenta dans les salles de M. Ricord, le 31 août 1847, à la salle 5 ; après avoir pris ses antécédents, nous examinâmes le pénis.

» Rien d'anormal n'existait en apparence, mais, au toucher, nous constations un noyau irrégulier de la grosseur d'une noisette, qui occupait les trois quarts supérieurs des deux corps caverneux, à peu près vers leur partie moyenne. Pendant l'érection, cette induration devenait très-apparente, ne participait point à la dilatation des corps caverneux, et le pénis, au lieu de prendre la direction normale, se coudait vers le pubis, et formait un angle ouvert du côté de la face dorsale.

» Cette induration agissait avec le corps caverneux comme la corde avec l'arc, c'est, à peu de chose près, le mécanisme de l'érection cordée dans la blennorrhagie. »

M. Ricord a observé toutes les variétés de cette affection, il a vu des sujets chez lesquels la verge décrivait un anneau complet pendant l'érection.

L'iodure de potassium améliora beaucoup cette singulière affection, mais le malade n'en fut pas complètement guéri.

Lésions du système fibreux et du système osseux.—Ces lésions siégent en général dans les os superficiels et dans leur périoste. Elles sont toujours précédées de douleurs ostéocopes plus ou moins vives, qui peuvent persister longtemps et même disparaître sans laisser aucune altération matérielle appréciable.

Quoiqu'intimément liée, dans la plupart des cas, à une altération osseuse, la douleur ostéocope mérite, à cause de l'avantage qu'il y a à la reconnaître de bonne heure, d'être étudiée d'une manière toute spéciale.

Elle constitue un symptôme tertiaire par excellence, aussi ne la rencontre-t-on généralement jamais avant les cinq ou six premiers mois qui suivent l'induration du chancre, tandis qu'elle peut apparaître 10, 15, 20 ans après le début de l'infection. Son premier degré est une gêne, un engourdissement dans la partie affectée, la douleur se déclare plus tard et augmente d'intensité à mesure qu'on s'éloigne de son début. Les malades la constatent ordinairement la nuit ou le matin au moment du réveil ; elle est dans quelques cas très-vive, térébrante et augmente par la pression. Cependant la peau ne change pas de couleur et ne présente aucun signe d'inflammation. La douleur ostéocope est fixe et solitaire, bien différente de la douleur rhumathoïde secondaire, qui est multiple et changeante comme les douleurs rhumatismales. D'ailleurs, la première siége sur les os superficiels, et en général dans leur partie moyenne, tandis que la seconde se manifeste tout près des articulations.

Les douleurs ostéocopes sont intermittentes d'abord, mais si on les néglige, elles deviennent continues et tourmentent les malades jour et nuit.

Elles occupent, surtout, les os compactes, plats et superficiels : on les rencontre sur la partie antérieure et interne du tibia, au crâne, à la clavicule, au sternum, sur toute l'étendue du cubitus, sur la partie inférieure du radius, sur l'extrémité inférieure et supérieure du péronée, sur le maxillaire inférieur ; quelquefois sur les os du métacarpe et du métatarse, et sur les os malaires, elles sont plus rares sur les côtes et les os, elles n'atteignent presque jamais le nez, le fémur, l'humérus, les os du bassin et le rachis.

Les douleurs ostéocopes peuvent durer très-longtemps et disparaître d'elles-mêmes sans laisser aucune altération matérielle, mais il est plus fréquent de les voir occasionner, au bout de cinq à six mois, soit une périostose, soit une exostose.

Ce genre d'accident a été attribué aux effets du mercure, mais nous avons déjà fait justice de cette erreur.

L'iodure de potassium, donné à dose croissante, réussit en peu de temps à calmer la douleur ostéocope ; mais si on cesse son emploi trop tôt, la maladie reparaît aussi vite qu'elle avait cessé.

Les lésions consécutives aux douleurs ostéocopes, sont : *la périostose et l'exostose.*

La périostose est bien plus fréquente que l'exostose, on en distingue trois variétés : le périostose gommeuse, la phlegmoneuse et la plastique.

1° *Periostose gommeuse.*—Elle siége entre l'os et le périoste, c'est une tumeur à base fixe plus ou moins circonscrite et arrondie, sans changement de couleur ni de température, le plus souvent fluctuante et précédée de douleurs ostéocopes. Au bout d'un temps variable, et, si un traitement opportun intervient, le liquide renfermé dans cette tumeur, se résorbe, elle s'affaisse alors peu à peu, et disparaît sans laisser de traces.

On pourrait confondre la périostose gommeusé avec la tumeur gommeuse syphilitique. Cependant nous verrons bientôt que cette dernière est adhérente à la face profonde de la peau, libre dans les parties environnantes, et qu'on peut la faire mouvoir en masse avec les téguments et la circonscrire avec les doigts quand la peau est assez lâche, tandis que la périostose gommeuse adhère par sa base, que la peau, roule sur elle sans qu'on puisse la déplacer, et qu'on ne peut la pincer, comme la précédente, dans un repli du tégument.

Nous n'avons pas eu occasion d'inciser la périostose gommeuse ; quand on a pu les ouvrir, on en a extrait un liquide séro-albumineux, semblable à la synovie, ou glaireux comme une solution gommeuse ; dans quelques cas, c'était une substance homogène, grisâtre, comparable à du fromage mou.

2° *Périostose phlegmoneuse.*—Elle est précédée d'un travail inflammatoire douloureux, à la suite duquel la peau rougit, devient chaude et adhère, on perçoit alors une fluctuation plus ou moins étendue qui dénote la présence d'un liquide ; Le tégument s'amincit, s'ouvre spontanément et laisse échapper un pus d'abord crémeux et bien lié comme celui des abcès franchement phlegmoneux, et plus tard séreux et mal lié comme celui des abcès osseux. La plaie prend assez souvent l'aspect des ulcérations tertiaires.

La terminaison par suppuration peut aussi se faire dans les périostoses gommeuses, il est alors difficile de savoir, si l'on n'a assisté au début de la maladie, à quelle variété l'on a affaire. Cette question est d'ailleurs très-secondaire pour le traitement.

3° *Périostose plastique*.—Précédée ordinairement de douleurs ostéocopes assez vives, elle peut débuter comme la gommeuse, mais elle acquiert bientôt de la consistance et durcit de plus en plus ; sa marche est le plus souvent très-lente : elle est constituée par une matière plastique répandue sous le périoste ou entre ses lamelles, et dont l'organisation progressive donne lieu à une des variétés d'exostoses que nous allons examiner.

La syphillis agit de deux manières sur le tissu osseux, tantôt elle amène sur les os des conditions de suppuration, carie ou nécrose; tantot elle détermine des tumeurs solides plus ou moins volumineuses qui n'ont aucune tendance à la suppuration. Ce sont les *exostoses*.

Exostoses.—On distingue deux espèces d'exostoses : l'exostose épiphysaire et l'exostose parenchymateuse. L'exostose épiphysaire commence par un épanchement plastique entre le périoste et l'os ou entre les lames du périoste. Dans le premier cas, l'enveloppe osseuse s'épaissit, se décolle et rétient au-dessous d'elle la matière épanchée. Dans le second, l'infiltration plastique dissocie les lames fibreuses du périoste et se loge dans son épaisseur. Quoiqu'il en soit, du reste, l'épanchement ne tarde pas à se concréter, prend la texture fibreuse et se change en une substance cartilagineuse dans laquelle vient se déposer de la matière calcaire. C'est ainsi que se forme cette production osseuse morbide.

D'après ce qu'on vient de voir, l'exostose épiphysaire peut siéger entre l'os et le périoste, ou dans l'épaisseur même du périoste. Dans ce dernier cas, elle est séparée de la surface de l'os normal par un ou plusieurs feuillets de cette membrane.

La surface de l'os est souvent intacte au-dessous de ces productions accidentelles, mais à la longue, ces deux os se soudent ensemble à la faveur d'un travail d'adhésion, et l'altération se communique inévitablement à celui qui était resté sain. L'exostose parenchymateuse vient alors se combiner à l'exostose épiphysaire.

L'exostose épiphysaire est presque toujours nettement

limitée, *volontiers* symétrique, et rarement multiple. Le tissu qui l'entoure et l'os qui la supporte ne présentent pas ordinairement d'altération appréciable. Sa surface est rarement uniforme, souvent elle est irrégulière, bossuée, noueuse ou stalactiforme. La dernière période est l'éburnation. Les douleurs disparaissent alors complètement et elle reste stationnaire.

L'exostose parenchymateuse, plus rare que la précédente, occupe le tissu de l'os, et a très-peu de tendance à la diffusion; la tumeur, toujours plus ou moins circonscrite, siége le plus souvent sur le tissu compacte des os; d'autant plus douloureuse que l'inflammation agit sur un tissu à texture fibreuse plus serrée, elle est constituée par un dépôt additionnel de matière calcaire entre les fibres de l'os. Lorsque ce dépôt calcaire s'amasse en trop grande quantité, il atrophie la matière organisée, il ne reste plus alors qu'une substance dure et sans organisation que l'on a appelée *exostose éburnée*. L'exostose éburnée n'a ni fibre, ni vaisseaux sanguins, aussi, reste-t-elle stationnaire pendant très-longtemps.

La syphilis tertiaire coïncide souvent avec une disposition scrofuleuse antérieure à l'infection ou développée sous son influence. Dans ce cas, les accidents osseux participent des caractères de la syphilis et de la scrofule, et il est très-important de bien faire la part de chacune de ces affections.

Les affections scrofuleuses des os, sont peu douloureuses au début; mais elles le deviennent à mesure qu'elles marchent, et à la dernière période, la douleur est même quelquefois insupportable; on sait que le contraire a lieu pour l'affection syphilitique (période d'éburnation). Les exostoses scrofuleux siégent sur les tissus spongieux des os; le contraire a lieu pour les exostoses syphilitiques. En général, les lésions osseuses scrofuleuses sont diffuses et occupent toute l'épaisseur des os (hypérostose). Si les deux affections sont combinées, les lésions, au lieu d'occuper franchement la partie moyenne des os longs ou leur extrémité, sont dans des points intermédiaires plus ou moins rapprochés du milieu de ces os ou de leur extrémité, selon la prédominance de la syphilis ou des scrofules. C'est ainsi que l'on voit des tumeurs blanches de nature syphilitique.

Ainsi donc, la forme, le siége, l'intensité des accidents, ne sont pas toujours des caractères suffisants pour établir le diagnostic, il faut aussi tenir compte des antécédents et des conditions actuelles.

Marche. — La marche des exostoses syphilitiques, dégagée de toute complication, est essentiellement chronique, ce n'est qu'exceptionnellement qu'elles passent à l'état aigu. Il n'est pas exact de dire que leur progression est constamment régulière, car nous les avons vu se développer par saccades comme les autres affections.

Terminaison. — L'exostose syphilitique a une tendance continuelle à l'ossification, et son dernier terme est le plus souvent l'éburnation. Ce mode de terminaison n'est pas absolu ; car la résolution peut se faire, soit spontanément, soit par le secours de l'art. Elle est même très-facile à obtenir quand on administre de bonne heure un traitement convenable. Quel que soit le siége de cette affection, elle peut se terminer par suppuration. Dans ce cas, la trame de l'os se détruit peu à peu, et la substance calcaire reste seule. La suppuration est infiniment plus fréquente dans le tissu spongieux que dans le tissu compacte. Quand l'ostéite syphilitique se nécrose, elle dure jusqu'à l'élimination ou à la fonte du sequestre.

Les cas d'arthrite syphilitique étant très-rares, nous croyons utile, avant d'entreprendre l'étude des autres accidents, de donner le résumé de celui que nous avons observé.

« *Arthrite syphilitique du genou gauche.* — Le nommé G., bottier, âgé de 27 ans, d'un tempérament lymphatique, entra, le 18 mai 1847, salle 5, n° 9, dans le service de M. Ricord.

» *Antécédents.* — Jamais de blennorrhagie, chancre induré en 1844, plaques muqueuses consécutives de la bouche et de l'anus, traitement mercuriel prolongé, disparition de ces accidents. Vers la fin de 1846, le genou devient le siége d'un gonflement douloureux qui empêche la progression. 40 sangsues, bains de vapeur, amélioration notable; mais le froid et l'humidité occasionnent une nouvelle recrudescence dans les symptômes. A la fin du mois de mars 1847, on applique deux cautères, et l'on fait sur le genou des frictions mercurielles qui amènent une légère amélioration.

» *État actuel.* — Tuméfaction considérable du genou gauche, douleur s'exaspérant par la pression et sous l'influence des changements de température. Augmentation de volume des extremités osseuses du fémur et du tibia ; cette hyperostose ne présente pas d'irrégularités ; empâtements des parties molles, péri-osseuses. Les mesures prises donnent une prédominance dans les diamètres de l'articulation malade, nous trouvons en effet 10 lignes de plus au niveau de la ligne articulaire, 12 lignes au-dessous de la rotule, et 20 lignes au-dessus ; l'épanchement de liquide est peu considérable ; la rotule, légèrement soulevée, est mobile latéralement et peut-être un peu déprimée. Les dépressions normales qui existent de chaque côté de cet os ont disparu. La cicatrice du chancre est encore entourée d'une légère induration.

» Les antécédents du malade et sa constitution scrofuleuse permettent d'attribuer l'arthropathie à deux éléments, la syphilis et la scrofule.

» 19 *Mai.* M. Ricord soumet le malade à l'iodure de potassium, et à la compression méthodique exercée autour du genou, au moyen de bandelettes de sparadrap de Vigo, que l'on renouvelle tous les quatre jours, afin qu'elles puissent continuer leur action compressive. La teinte violacée du genou s'efface, et le 28 mai, la douleur s'est déjà éteinte complètement. A cette époque, la circonférence du genou est réduite de cinq à six lignes partout.

» 6 *Juin.* L'amélioration continue quoique lentement. Elle porte surtout sur les extrémités osseuses ; car l'épanchement n'a pas diminué. Le malade marche déjà avec plus de liberté et sans douleur ; il quitte les béquilles.

» On élève la dose de l'iodure de potassium à 4 grammes.

» 20 *Juin.* Les mouvements du genou sont de plus en plus libres ; cependant, nous remarquons encore une légère claudication ; la tuméfaction des parties osseuses est encore moindre; l'épanchement commence à se résorber. La mensuration des deux genoux donne deux centimètres de plus à l'avantage du genou malade.

» 18 *Juillet*. Les mouvements sont devenus libres, la claudication est imperceptible. Les deux genoux ont les mêmes dimensions. Mais ce qu'il y a de remarquable, c'est que le genou, sain en apparence, a diminué aussi d'un centimètre en circonférence aux trois niveaux déjà mesurés.

» 6 *Août*. Le malade sort complètement guéri. »

Les antécédents, la rapidité avec laquelle l'arthrite s'est amendée sous l'influence de l'iodure de potassium, nous permettent de classer ce cas parmi les accidents syphilitiques. Le siége de la lésion n'appartient pas, il est vrai, à la vérole, puisque nous avons vu qu'elle agissait sur la diaphyse des os, mais une cause tout-à-fait étrangère à la diathèse, peut appeler l'action du principe syphilitique sur une partie qui, dans des conditions ordinaires, serait exempte de ses ravages.

Dans l'énumération des affections osseuses tertiaires, nous avons compris la carie et la nécrose. Voyons quel est le rapport de ces deux lésions avec la syphilis.

Certaines régions y sont plus prédisposées que d'autres, nous citerons en première ligne les os de la face; vomer, cornets, œthmoïde, os palatins, incisifs et l'apophyse montante du maxillaire supérieur

Dans les affections nasales, le vomer se nécrose très-souvent, la nécrose peut être occasionnée par des tubercules tertiaires, développés en premier lieu sous la muqueuse olfactive, ou par l'action directe de la diathèse sur l'os. Dans les deux cas, il se forme un séquestre plus ou moins volumineux qui laisse, après son élimination, une difformité très-disgracieuse si elle est très-prononcée. En effet, le nez s'affaisse au niveau du bord antérieur des os propres du nez, c'est-à-dire un peu au-dessous de sa partie moyenne, les fosses nasales se tournent en avant au lieu de regarder directement en bas, la pointe du nez se redresse et simule en quelque sorte le nez à la Roxolane. Dans les accidents secondaires, ce sont ordinairement les bords des narines et de la sous-cloison qui sont détruits; après la cicatrisation, la pointe du nez se tourne en bas, et l'organe devient crochu.

Symptômes de la nécrose du vomer. — Au début, les malades ressentent une céphalée nocturne plus ou moins intense, et, vers le bas du nez, des douleurs quelquefois exaspérées par la pression; des symptômes de coryza se déclarent, les narines donnent issue à une sécrétion muco-purulente fournie par des surfaces ulcérées; cette sécrétion, d'une odeur infecte (*Ozène syphilitique*), contient souvent des filets de sang et des détritus osseux.

Le coryza résiste à tous les moyens ordinaires et va toujours en augmentant; les os du nez finissent par être atteints aussi, les parois de cet organe se tuméfient, se déforment, les téguments deviennent rouges, douloureux à la pression; quelques points s'enflamment çà et là à leur surface, prennent une couleur d'un brun violacé et offrent une fausse fluctuation, avec crépitation, qui indique la perforation des os du nez et une infiltration d'air dans le tissu cellulaire. La crépitation reconnaît quelquefois pour cause la mobilité des pièces osseuses malades; les mêmes lésions peuvent atteindre les sinus frontaux et occasionner des symptômes analogues.

Ostéite palatine. — Elle est très-fréquente et passe par les mêmes phases que l'ostéite nasale. L'exostose est le plus souvent médiane et siége à la jonction des deux os palatins, souvent aussi sur les apophyses palatines des deux os maxillaires supérieurs. L'ostéite médio-palatine se termine ordinairement par suppuration; la muqueuse forme une petite tumeur fluctuante qui s'ulcère et laisse sortir un pus sanieux; presque toujours nous avons trouvé, au fond de l'ulcération, une perforation du palais, c'est qu'en effet la lésion marche le plus souvent des fosses nasales vers la bouche.

L'ostéite syphilitique attaque souvent les os incisifs, quand elle n'est pas compliquée de l'élément scrofuleux. L'os commence par se tuméfier, les parties molles des gencives rougissent, se boursoufflent, les deux incisions moyennes de-

viennent mobiles et s'allongent, bientôt les quatre incisions
ont le même sort. Si on laisse marcher la maladie, l'os incisif
se détache des parties environnantes, et devient mobile comme les dents qu'il supporte, il agit alors comme corps étranger au milieu des parties qui le renferment, et si on ne l'enlève de bonne heure, il devient nuisible et contribue à
l'entretien et à l'extension de la nécrose.

Observation d'accidents naso-palatins. — « Le nommé D., âgé
de 50 ans, garde-champêtre, bien constitué, entra le 3 août
1847, salle 3ᵐᵉ, lit nº 9, service de M. Ricord.

» *Antécédents.* — En 1821, chancre derrière la couronne du
gland traité, dans le service de M. Cullerier, par des pilules
et la liqueur hydrargyrique; deux mois suffirent pour amener la guérison complète de l'ulcération; on administra ensuite quelques bains de vapeur, et tout fut dit. Le malade
avait éprouvé des douleurs rhumatoïdes et oculaires qui cè-
dèrent au traitement précédent; il resta exempt d'accidents
pendant 25 ans, mais au commencement de 1846, des manifestations tertiaires vinrent éveiller son attention. L'extrémité
antérieure de la 6ᵐᵉ et de la 7ᵐᵉ côte devint le siége d'un
gonflement très-douloureux, auquel on opposa avec succès
la liqueur de Van-Swieten et les frictions mercurielles.

» Quelques mois après cette nouvelle guérison, le malade fut
atteint de violents maux de tête nocturnes, à la suite desquels la voûte palatine se tuméfia; cet accident fut traité dans
le service de M. Blandin, à l'Hôtel-Dieu, par la liqueur de
Vad-Swieten, la salsepareille et quelques gargarismes astringents; un amendement très-notable permit au malade de
quitter l'hôpital, après quatre mois de séjour. Quelques mois
après, le talon devint le siége de douleurs violentes avec gonflement; cet accident fut abandonné à lui-même sans traitement; plus tard le nez se tuméfia, devint très-rouge, surtout à droite, et un coryza avec expulsion d'une grande
quantité de matières muqueuses fétides se déclara, et, dans
un effort pour moucher, le malade expulsa une esquille osseuse; les progrès incessants de cette affection l'engagèrent
à se présenter à l'hôpital des vénériens.

» *État du malade au moment de son entrée dans le service.* — Il n'existe plus de traces d'engorgement ganglionnaire, ni d'accidents primitifs.

» Trois lésions principales fixent notre attention : 1° Lésion nasale ; 2° Palatine ; 3° Calcanéenne.

Lésion du nez. — La peau qui recouvre le côté droit du nez est d'un rouge très-vif qui disparaît momentanément sous le doigt ; la pression occasionne en ce point une douleur intense. Le gonflement a fait augmenter l'épaisseur des parois, et a rétréci d'autant la narine droite ; nous constatons un écoulement muqueux, verdâtre et mêlé quelquefois de stries sanguines. La face interne des fosses nasales est le siége d'une ulcération à fond inégal et grisâtre, parsemé çà et là de quelques points verts que nous présumons être des mucosités ; la plupart des consonnes sont nasillardes, l'air qui sort des narines est souvent empesté comme dans l'ozène ; du reste, la cloison des fosses nasales n'est pas encore renversée.

» Rien de pareil n'existe sur la fosse nasale gauche.

» *Lésion palatine.* — La région moyenne du palais, à partir du bord antérieur jusqu'au postérieur, est envahie par des ulcérations à fond grisâtre, autour desquelles la muqueuse affecte la couleur rouge foncée ; au fond d'une de ces ulcérations et sur la ligne médiane, la paroi osseuse est complètement perforée. Cependant ces lésions ne font éprouver aucune douleur. Une partie des boissons et des aliments solides passe dans la fosse nasale droite et sort par la narine de ce côté ; la voix est nasillarde et soufflante ; trois des incisives supérieures sont branlantes et prêtes à tomber ; cet ébranlement tient à l'ostéite qui a envahi le maxillaire supérieur. Toutes ces lésions occupent en grande partie le côté droit, les deux condyles de la mâchoire inférieure sont aussi le siége de douleurs intenses que la pression exaspère, cependant les mouvements sont encore libres.

» Des douleurs vives se sont déclarées cette nuit dans le fond de l'orbite, mais elles se sont amendées.

» *Lésion du pied.* — Le pied droit est tuméfié dans sa partie postérieure, au niveau du talon, le gonflement a débuté par le côté externe du calcanéum, et s'est propagé insensiblement jusqu'à son côté interne, où il est de niveau avec les malléoles internes. Les douleurs sont nulles, les mouvements et la marche ne les éveillent pas.

» Au niveau de l'extrémité antérieure de la 5me côte gauche, nous constatons une tumeur roulante sous-cutanée qui a tous les caractères de la gomme.

» Ce malade a six enfants en parfaite santé; le sixième, moins fort que les autres, est très-sujet à l'ophtalmie scrofuleuse; il a de plus, sur la cuisse gauche, une plaie suppurante qui semblerait, d'après la description que nous en a fait le malade, siéger sur le fémur.

» 4 *Août*. Gargarisme iodé, 3 0[0 d'eau. Tisane de quassia amara, 3 grammes iodure de potassium.

» *Le* 12. L'ulcération antérieure du palais donne issue à une esquille d'os nécrosé, que nous enlevons avec des pinces; la perte de substance pénètre jusque dans la fosse nasale droite qui laisse sortir un liquide sanguinolent.

» 21 *Août*. Les accidents sont beaucoup améliorés; quelques douleurs s'étant manifestées dans l'oreille interne gauche, nous appliquons un vésicatoire derrière le pavillon. Le canal nasal droit est un peu obstrué, aussi le sac lacrymal de ce côté, est-il souvent distendu par l'amas de larmes qui ne peuvent circuler librement.

» 17 *Septembre*. Même prescription, seulement nous en sommes à 5 grammes d'iodure de potassium. L'ostéite calcanéenne a presque entièrement disparu, l'ostéite palatine tend à la résolution, quoique l'ouverture dont elle était le siége ne se ferme pas: il en est de même de l'ostéite nasale; le malade éprouve du larmoiement dans le côté droit, mais cela tient à l'affection de la fosse nasale correspondante.

» 12 *Octobre*. M. Ricord arrache les quatre incisives supérieures qui ne tenaient plus; les ulcérations du palais sont presque entièrement cicatrisées; la voûte palatinne est percée d'une ouverture qui établit une communication entre la cavité buccale et la fosse nasale droite.

» 12 *Novembre*. Cicatrisation complète des ulcérations. Disparition de tous les accidents. Il ne reste que la perforation palatine. »

Lésions des voies lacrymales. — Quand les voies lacrymales se prennent à la suite d'une ostéite faciale , dont l'existence est concomittente avec celle d'autres accidents syphilitiques tertiaires, on ne peut conserver aucun doute sur la nature de cette lésion. Mais quelquefois l'ostéite n'occupe que la portion du maxillaire supérieur qui supporte le canal nasal, et la douleur est très-faible. Le premier symptôme qui frappe est un embarras du sac, et une tumeur au grand angle de l'œil. Mais si on laisse marcher la maladie, de la simple inflammation, elle passe à la carie ; il est de la plus haute importance de remonter aux antécédents ; car ici il n'est besoin d'aucune opération ; les sétons et les canules seraient plutôt de nature à aider la carie et la nécrose qu'à en amener la guérison.

On rencontre encore l'exostose syphilitique et plus souvent la périostose dans l'intérieur de l'orbite. Le développement de cette affection occasionne au début quelques symptômes plus ou moins apparents, et enfin une exophtalmie. Avant que l'œil fasse saillie au-dehors, quelques malades éprouvent, en vertu de la compression à laquelle est soumis l'organe de la vue, de l'ambliopie, de l'amaurose, et même de la cécité. L'exostose orbitaire occupe le plus souvent la paroi supérieure de l'orbite, et vient faire saillie au-dessous de l'arcade surcilière; sa présence déprime l'œil du haut en bas et l'abaisse dans ce sens. Dans les cas où elle se termine par suppuration, une collection purulente se fait jour à travers la paupière supérieure. Il en résulte une plaie dont la cicatrice est déprimée comme toutes les cicatrices consécutives aux plaies osseuses.

L'ostéite et l'exostose tertiaires atteignent assez souvent les os du crâne ; elles débutent tantôt par la table interne, tantôt par la table externe, pour, de là, envahir une grande partie ou la totalité de l'épaisseur de l'os ; quoiqu'il en soit, la lésion

osseuse, avant de devenir apparente, occasionne pendant
très-longtemps des douleurs très-vives, nocturnes, sans changement de couleur à la peau, ayant un centre d'action fixe ;
mais s'irradiant plus ou moins loin, augmentant par la pression lorsque là lésion qui les accompagne siége sur la table
externe de l'os ; insensibles à ce moyen, lorsque cette lésion
occupe la table interne. Au bout d'un temps variable mais
toujours assez long, la partie douloureuse se gonfle et fait
saillie sur la surface qu'elle a envahie. Si l'exostose ou l'ostéite
est externe, les téguments sont soulevés, deviennent chauds,
rouges et pour peu que la compression qu'ils subissent soit
exagérée, ils s'ulcèrent et se comportent ensuite comme dans
tous les cas d'exostose superficielle ; si l'ostéite se termine
par carie, la suppuration s'amasse sous les parties molles,
les décolle et l'on constate, au bout d'un certain temps, une
tumeur fluctuante, au centre de laquelle on sent un enfoncement à bords durs et rugueux, qui n'est autre chose que la
dépression résultant de la perte de substances de l'os.

Lorsque l'exostose ou l'ostéite envahit la table interne, les
signes locaux que nous avons mentionnés ci-dessus, ne sont
pas appréciables, du moins, au début ; mais la compression
et l'inflammation que déterminent inévitablement ces lésions,
sur les centres nerveux et sur leur enveloppe, donnent lieu
à des symptômes qui mettent bientôt sur la voie du diagnostic. Ces symptômes peuvent porter sur le mouvement la sensibilité générale ou spéciale ou sur l'intelligence. C'est ainsi
que l'on a observé des cas de paralysie de la cinquième paire
et du moteur oculaire commun, et, comme conséquence de
cette lésion, différentes altérations dans les fonctions de l'œil.
Nous avons observé, à l'hôpital du Midi, un cas d'hémiplé-
gie du côté gauche, un cas de paraplégie et un cas d'a-
liénation mentale, accidents qu'il nous a été possible de rattacher au principe syphilitique, au moyen de la filiation de
symptômes, et qui ont été considérablement amendés par
l'emploi de l'iodure de potassium. L'observation suivante com-
plètera ce que nous avions à dire sur les affections osseuses
tertiaires de la tête :

« M. X, que j'avais déjà eu l'occasion de traiter à différentes reprises depuis trois ans, pour des accidents syphilitiques généraux, commença à présenter, le 16 juillet 1852, des phénomènes d'aliénation mentale; sa parole devint lente et entrecoupée, semblable au bredouillement des malades atteints de paralysie générale; l'avant-bras droit et la main du même côté furent le siége de fourmillements et d'un léger engourdissement, les objets mis dans la paume de cette main paraissaient beaucoup plus petits qu'ils n'étaient, et semblaient enveloppés dans une toile légère. C'est ainsi qu'une pièce de cinq francs donnait la sensation d'une pièce de dix sous. Le mouvement n'était point altéré. Le malade accusait en même temps un mal de tête fixe, avec pesanteur, un peu au-dessus de la région pariétale gauche, et une semi-surdité dans l'oreille du même côté, symptômes qui augmentaient d'intensité la nuit et surtout le matin au moment du réveil. Défaut d'appétit, amertume dans la bouche, air de stupeur sur la face, désir de la solitude, caractère très-irascible, à cause, probablement, de la difficulté qu'il éprouve à se faire comprendre.

» En présence d'une affection aussi grave, ayant déjà eu, comme je l'ai dit, plusieurs fois l'occasion de traiter ce jeune homme pour des accidents syphilitiques, et surtout pour une exostose du tibia, et, il y a six mois, pour une douleur ostéocope céphalique avec surdité, située sur la même région que celle dont il souffre actuellement, je dus faire une analyse sévère des phénomènes qui se présentaient, afin de recourir à une médication rationnelle promptement efficace. Je m'assurai d'abord que les douleurs, situées au niveau de la région temporo-pariétale gauche, n'augmentaient point par la pression. Ce signe, joint à la semi-surdité et à l'engourdissement de la sensibilité dans le bras et la main droite, me porta à diagnostiquer un gonflement partiel de la table interne du temporal; quant à la difficulté de prononciation, après mûr examen, je constatai qu'elle ne dépendait ni de la paralysie des lèvres ni de la paralysie de la langue, mais qu'elle avait son principe dans un affaiblissement, à un très-haut degré, de la mémoire; en effet, le malade avait complètement oublié ce qui s'était passé avant sa maladie, il ne se souvenait même plus des faits accomplis la veille, il avait oublié le nom des objets, celui même des lettres, et il ne lui était plus possible de lire ou d'écrire. Après ces recherches minutieuses, et, fort des antécédents que je connaissais, je diagnostiquai une exostose interne au premier degré, située au centre de la région temporo-pariétale droite, et fis la prescription suivante:

» Iodure de potassium. . . . . . . 30 grammes.
» Sirop de gentiane. . . . . 500 grammes.
» Faites dissoudre et mêlez.
» Une cuillerée matin et soir.

» Garder le repos, parler le moins possible, prendre une nourriture végétale, prendre tous les jours un bain tiède d'une heure, et faire en même temps quelques ablutions froides sur la tête.

» Le quatrième jour de ce traitement, c'est-à-dire, le 21 juillet, l'amélioration commence: la mémoire revient, la parole est moins entre-coupée, la surdité et la douleur de tête diminuent, l'engourdissement du membre droit est bien moindre, le malade prétend que les objets, qui, auparavant paraissaient plus petits, lui semblent beaucoup plus gros qu'ils ne le sont. L'appétit revient un peu, cependant nous faisons prendre une bouteille d'eau de sedlitz qui a pour effet de dégager les voies digestives et de produire une dérivation salutaire sur le tube digestif. Le 27 juillet, je revois mon malade, tous les symptômes qu'il avait présentés ont disparu, il a recouvré sa gaîté habituelle, son appétit, sa mémoire, etc. ; je le prie de me dérouler ses antécédents, et, après plusieurs interrogatoires bien suivis, je le conduis, d'un chaînon à l'autre, jusqu'en 1847, époque à laquelle il me fait l'histoire d'une ulcération à base très-dure, située sur le côté droit de la lèvre inférieure et accompagnée d'un engorgement très-dur non suppuré à la partie supérieure et droite du cou ; cette ulcération, qui avait duré très-longtemps et dont on peut voir encore a cicatrice, était, sans aucun doute, un chancre induré auquel doivent être rattachés : les maux de gorge, les maux de tête continuels, une affection de l'ongle que supporte le médius droit, les syphilides palmaires et plantaires que j'ai moi-même constatées en 1849, un impétigo syphilitique du cuir chevelu, des ecthymas et des tubercules d'épaisseur de la peau, accidents de transition, situés à la jambe droite, une exostose du tibia droit, des douleurs ostéocopes avec surdité de la région temporo-pariétale droite et enfin les derniers symptômes qui ont été l'occasion de cette observation.»

On ne saurait trouver une observation plus complète et plus instructive sous plusieurs rapports. D'abord, en la suivant exactement, on voit la syphilis passer successivement de la période secondaire à la période de transition, et de cette dernière à la période tertiaire et cela, en dépit des traitements les plus variés; car nous devons dire que depuis trois ans que nous avons vu le malade, il ne s'est jamais passé six mois sans que nous l'ayons soumis au traitement hydrargyrique ou au traitement ioduré, ou bien encore au traitement mixte, qu'avant nous, d'autres médecins l'avaient traité dans le même sens et lui avaient même fait subir, pendant trois mois, la diète sèche combinée à la médication iodurée. Eh bien! malgré toutes ces médications que le malade nous assure avoir suivies strictement, la syphilis a parcouru ses périodes, et en est arrivé à des accidents très-graves. Sera-ce là la dernière atteinte? nous n'o serions l'assurer; car si la disparition des symptômes nous indique la guérison des lésions locales, rien, dans la constitution, ne démontre d'une manière certaine que le principe est éteint. Le malade doit donc, comme par le passé, se tenir sur ses gardes, et recourir aux gens de l'art, dès qu'il éprouvera le moindre dérangement.

Nous terminerons l'étude des lésions osseuses par un tableau des signes différentiels qui distinguent les affections syphilitiques des affections scrofuleuses :

— Suit le Tableau. —

CARACTÈRES DES LÉSIONS OSSEUSES SYPHILITIQUES.	CARACTÈRES DES LÉSIONS OSSEUSES SCROFULEUSES.
Les accidents osseux syphilitiques sont rares pendant l'adolescence.	Fréquentes pendant l'adolescence.
Siégent sur la région compacte des os.	Sur la région spongieuse des os.
Antécédents de vérole.	Antécédents de vérole.
Occupent la partie superficielle des os.	Parties profondes des os.
Ont la forme d'exostoses et très-peu de tendance à l'yperostose.	Lésion parenchymateuse, tendance à l'yperostose.
Douleurs précédant la lésion, devenant quelquefois très-intenses au début, et s'éteignant insensiblement pour disparaître dans les dernières périodes.	Gonflement précédant la douleur, douleur s'accroissant et devenant très-intense à mesure que la lésion est plus ancienne.
Circonscription, exostose, tendance à l'éburnation, peu de tendance à la suppuration.	Diffusion hyperostose, gonflement fusiforme, tendance au ramollissement, à la suppuration ; à la carie et à la nécrose.
Série d'accidents concomittents ou qui précédent.	Autres éléments de scrofules bien différents de la syphilis.
Guérison rapide par une médication appropriée.	Guérison très-difficile, souvent impossible à obtenir et presque toujours incomplète.

Nous rappellerons encore que la vérole se combine souvent aux scrofules pour composer une lésion syphilo-strumeuse dans laquelle il est important de chercher la part que joue chaque élément afin de le combattre par des moyens rationnels.

Lésions tertiaires du tissu cellulaire.—Cette lésion est à la dégénérescence plastique ce que les syphilides suppurantes sont aux syphilides sèches. Elle a reçu les dénominations de tumeur gommeuse et de tubercule tertiaire. Son siége habituel est dans la peau et sous les muqueuses; mais on la rencontre encore dans d'autres régions plus profondes. Dans le tissu cellulaire qui entoure le cordon, entre l'épididyme et le testicule, dans le cerveau, dans le foie et dans les poumons, ainsi que M. Ricord l'a démontré à l'Académie de Médecine et, en un mot, dans tous les organes pourvus de tissu cellulaire.

La tumeur gommeuse, accident essentiellement tertiaire, n'apparaît presque jamais avant six mois d'infection, plus souvent elle se montre très-tard; on en a constaté 30 et 40 ans après l'induration des chancres. Elle apparaît ordinairement chez des sujets à constitution altérée et prédisposés à la cachexie syphylitique. Son début se fait par une petite tumeur dure, arrondie, adhérente par un pédicule à la face profonde des téguments et mobile sur les parties sous-jacentes. Cette tumeur prend son accroissement d'une manière très-lente et sans occasionner ni douleur ni réaction. Au bout de cinq à six mois, elle atteint son complet développement qui est ordinairement le volume d'une noisette ou d'une noix ordinaire. Elle est le plus souvent très-discrète, bien différente en cela du molluscum qui est toujours très-confluant.

Arrivée au volume d'une noisette, la tumeur gommeuse peut rester stationnaire encore pendant un certain temps, mais si on l'abandonne à elle-même, elle adhère aux parties ambiantes, devient peu à peu douloureuse, s'enflamme, occasionne une inflammation sur la peau qui la recouvre, devient fluctuante et s'ouvre, enfin, sur un ou plusieurs points, pour donner issue à un pus ichoreux, mal lié et mêlé de détritus organiques. A ces ouvertures partielles succèdent de vastes ulcérations plus ou moins arrondies à fond grisâtre et pultacé qui rappellent assez bien les ulcères phagédéniques. Ces plaies ont, en général, peu de tendance à la cicatrisation spontanée, elles font au contraire des progrès incessants, produisent de vastes décollements, et détruisent quelquefois des organes très-essentiels. Souvent isolées et solitaires, quelquefois elles se groupent en plus ou moins grand nombre sur une partie, dans l'épaisseur d'une organe et y déterminent, si on les abandonne à elles-mêmes, des pertes de substance considérables. Plus souvent, elles se succèden les unes aux autres, c'est-à-dire que la seconde se montre au moment où la première a terminé son évolution, ainsi de suite.

La tumeur gommeuse, tubercule tertiaire, quoique fréquemment située dans le tissu cellulaire sous-cutané et sous-muqueux, se rencontre très-souvent dans d'autres régions ;

l'épaisseur des lèvres, des joues, de la langue , du voile du palais, le tissu sous-muqueux pharyngien en sont souvent affectés ; nous l'avons observée quelquefois sur le gland , où elle simule le chancre induré de façon à causer de graves méprises ; mais rappelons que dans aucun cas elle ne détermine par elle-même l'engorgement des ganglions qui correspondent à le région qu'elle occupe.

Nous avons dit que la tumeur gommeuse pouvait envahir les organes situés profondément ; dans ces cas, le diagnostic est beaucoup plus difficile à établir. A défaut des caractères propres à la lésion qui nous occupe, on a alors, pour venir en aide au diagnostic du siége, les troubles fonctionnels de l'organe affecté et , pour déterminer sa nature, la connaissance des antécédents , l'appréciation des lésions syphilitiques coexistantes et l'influence d'un traitement rationnel , nous terminerons nos considérations sur les tumeurs gommeuses par deux observations très-remarquables, recueillies pendant notre internat dans les salles de M. Ricord.

« Le nommé Blanchery , âgé de 33 ans, d'un tempérament lymphatique, entra le 26 octobre 1847, salle 4, lit , n° 19. Ce malade présentait sur son corps des cicatrices de pustule dont il faisait remonter l'origine à 10 ans. A l'époque de son entrée, les piliers du voile du palais et les amygdales étaient le siége d'ulcérations tertiaires serpigineuses, il était atteint d'aphonie et d'une toux intense avec expectoration de muco-pus.

» Ses parents avaient toujours joui d'une bonne santé; l'auscultation n'annonçait, du reste, que du catarrhe.

» L'extinction de voix datait de cinq mois; avant cet accident, le malade ne pouvait avaler les boissons sans être pris d'une toux violente qui le forçait à les rejeter par le nez et par la bouche ; ce symptôme existe encore. Aussi, est-on obligé de mêler les liquides avec les aliments solides , des picotements continuels au larynx excitent la toux et déterminent la sortie de matières muqueuses abondantes.

» 27 Octobre. Tisane de quassia amara; 60 grammes de sirop

de gentiane ; 3 grammes iodure de potassium ; gargarisme iodé à 2 p. 0/0 , 4 portions.

» *4 Novembre.* Grande amélioration dans ces accidents. Quelques accès de fièvre intermittente obligent à suspendre le traitement précédent pour recourir au sulfate de quinine.

» Les symptômes avaient paru s'amender jusqu'au mois de décembre, mais, à partir de cette époque, survinrent des accès de dyspnée et une expectoration purulente qui firent suspendre pour la seconde fois la médication spécifique ; la déglutition, et surtout celle des liquides, devint très-difficile, aussitôt arrivés au niveau du larynx, ils étaient expulsés par les fosses nasales. Les crachats n'avaient pas de caractère particulier, c'étaient ceux du catarrhe purulent. Vers la fin décembre, la dyspnée augmenta tellement, que l'on dut appliquer des sangsues à la région laryngienne, des sinapismes sur les membres inférieurs, et administrer une potion calmante ; sous l'influence de ce traitement, la toux et la dyspnée parurent s'amender un peu, mais la sécrétion bronchique devenue très-abondante au moment où le malade était très-affaibli, des symptômes d'asphyxie, par écume bronchique, se déclarèrent et devinrent tellement intenses, le 3 janvier 1848, que l'on dut faire appeler M. Ricord. La trachéotomie, jugée indispensable, fut immédiatement pratiquée, mais, pendant l'opération, soit la douleur, soit la difficulté de respirer, le malade tomba sans mouvement, et resta quelques instants sans donner signe de vie. Mu par un sentiment d'humanité, et mettant de côté toute répugnance, notre savant maître pénétra rapidement dans la cavité du larynx, appliqua ses lèvres sur les lèvres de la plaie et aspira, à plusieurs reprises, le sang et les mucosités qui obstruaient les conduits bronchiques ; un tel dévouement ne devait pas rester sans résultat ; aussi fut-il couronné d'un plein succès, car, peu de temps après, le malade revenait à la vie. L'ouverture laryngienne nous permit de voir l'obstacle qui s'opposait à la respiration, c'était un diaphragme charnu, étendu horizontalement au niveau du 2me anneau de la trachée-artère, et percé à son centre d'une ouverture à peine suffisante pour admettre une sonde canelée, ouverture qui servait de passage à l'air et aux différents liquides expectorés par la toux.

» *4 Janvier.* L'état du malade semblait amélioré ; il respirait plus facilement et les gargouillements bronchiques avaient disparu. Cette amélioration se soutint un mois environ, mais, au bout de ce temps, les symptômes d'asphyxie reparurent, et le malade succomba dans un état de cachexie très-prononcée.

» En examinant le larynx, nous constatâmes l'absence complète des cordes vocales et des aryténoïdes ; la muqueuse laryngienne était rouge, boursoufflée ; les replis aryténo-épiglottiques n'existaient plus, la partie supérieure de la trachée-artère était obstruée par un écran charnu que nous avions déjà constaté avant la mort ; en un mot, il n'était plus possible de reconnaître un vestige de l'organe de la phonation ; le pharynx, les piliers du voile du palais et la glotte présentaient des pertes de substance considérables. Il existait en même temps, sur d'autres parties du corps, des accidents tertiaires que nous n'avons pas à mentionner. »

« *Tumeurs gommeuses du foie.* — Dey, âgé de 28 ans, entra, le 27 août 1847, dans le service de M. Ricord, salle 3, lit n° 17.

» *Antécédents.* — Chaudepisse, il y a huit ans, avec chancre et bubon ; tous ces accidents disparurent au bout de deux mois, mais le chancre laissa à sa place une induration qui mit très-longtemps à disparaître. L'ulcère vénérien fut pansé avec une pommade mercurielle, et l'on fit, à la face interne des cuisses, des frictions avec l'onguent mercuriel. Trois ans à peu près s'écoulèrent sans que le malade éprouva le moindre accident ; à cette époque, il reçut au front une blessure qui guérit avec beaucoup de difficulté ; et la cicatrice qu'elle laissa fut constamment entourée de rougeurs et de boutons pustuleux.

» Il y a deux mois environ, un gonflement se développa au-dessus du sourcil gauche, l'oreille gauche devint le siége de vives douleurs et d'un écoulement purulent ; le mouvement d'abaissement de la mâchoire se fit avec peine, et l'épaisseur de la joue gauche fut envahie par une petite tumeur obronde.

» *État actuel.*—On voit encore les traces du chancre, plus de trace d'engorgement ganglionnaire, inguinal et cervical.

» *Front.* — *Région sous-orbitaire droite.*—Gonflement au-dessus du sourcil avec rougeur de la peau ; le centre de cette rougeur est recouvert de croûtes jaunâtres, irrégulières et peu épaisses, ressemblant à celles de l'impétigo. Ces croûtes reposent sur un tubercule volumineux, mobile, qui occupe l'épaisseur de la peau et les premières couches du tissu cellulaire sous-cutané.

» *Région sous-orbitaire gauche.* — Trois tubercules réunis de manière à former un gonflement irrégulier et bossué, au-dessus du sourcil gauche à peu près au niveau de la bosse frontale. Ces tubercules occupent les couches profondes de la peau et les couches superficielles du tissu cellulaire, la peau est un peu tendue et fluxionnée à leur niveau, on ne sent pas de fluctuation. Le tégument ne roule pas sur ces tumeurs puisqu'elles lui sont adhérentes, mais on peut les faire rouler en masse au-devant de l'os, ce qui indique qu'elles ne tiennent pas à sa substance. On dirait cependant que le périoste est légèrement tuméfié ; le malade ne ressent du reste aucune douleur.

» *Joue gauche.*—La joue gauche est tuméfiée et œdémateuse ; il existe, au niveau de la commissure gauche des lèvres, une ulcération, reposant sur un tissu dur, à fond grisâtre pultacé, à bords taillés à pic et légèrement décollés, dont le pourtour est entouré d'une auréole d'un brun violacé ; le centre de cette ulcération présente un tubercule saillant, rougeâtre, au sommet duquel nous trouvons un commencement de cicatrice ; la base indurée proémine dans la bouche et soulève la muqueuse buccale ; cette base a environ cinq centimètres de diamètre.

» Une ulcération semblable siége sur le côté gauche de la lèvre inférieure, elle est seulement moins profonde et moins indurée à la base.

» *Mâchoire.* — Le malade n'exécute que des mouvements

très-bornés avec le maxillaire inférieur, l'écartement n'acquiert pas plus de deux centimètres; on sent, derrière le bord postérieur de la branche ascendente gauche du maxillaire inférieur, une exostose, dont la position expliquerait très-bien l'impossibilité des mouvements.

» *Jambe.* — La partie moyenne externe de la jambe présente un groupe de tubercules indolents, attenant, les uns à la peau, et les autres à la couche musculaire.

» *Foie.* — La région du foie est le siége d'une douleur sourde continuelle s'exaspérant quelquefois la nuit; nous examinons le foie avec soin, au moyen du palper abdominal et de la plessimétrie, et nous constatons une matité, dont le diamètre longitudinal est de 20 centimètres, le rebord des fausses côtes est de beaucoup dépassé par le bord tranchant de cet organe. Le malade ayant éprouvé des accès de fièvre intermittente, nous n'osons pas nous prononcer sur la nature de l'engorgement du foie, on ne constate pas de bosselures à la surface.

» Cependant il nous est permis de croire à la présence, dans cet organe, de quelques tubercules de la nature de ceux qui siégent dans les autres parties du corps.

» Les accidents que nous venons d'énumérer tiennent, d'un côté, aux secondaires, et d'un autre, aux tertiaires, aussi, M. Ricord administre-t-il le traitement des accidents de transition : 3 grammes iodure de potassium, une pilule de proto-iodure de mercure contenant cinq centigrammes; tisane amère, solution iodurée à 2 p. 0|0 pour panser les ulcérations.

» 7 *Septembre*. On met un emplâtre de Vigo sur la jambe, et un vésicatoire volant sur la région du foie

» L'induration qui entourait les ulcérations de la joue a diminué de moitié; les plaies ont bon aspect et sont en voie de guérison. La dégénérescence plastique du jambier antérieur droit est en voie de résolution

» Le malade a éprouvé quelques frissons, qu'il attribue au retour de la fièvre intermittente.

» 13 *Septembre*. Cicatrisation du tubercule qui occupait la commissure gauche de la bouche, il reste une légère indura-

tion. La myosite plastique du jambier antérieur a bien diminué aussi, les dimensions du foie sont moindres et les douleurs
dont il était le siége ont disparu presque entièrement.

» 17 *Septembre*. Nous mettons un emplâtre de Vigo sur
la région du foie et nous constatons une diminution en hauteur de six centimètres; son diamètre longitudinal n'a plus
que 14 centimètres; même traitement.

» 12 *Octobre*. Tout est rentré dans l'état normal : les mouvements de la mâchoire sont libres, c'est à peine si l'on sent
encore quelques traces d'induration à la partie moyenne du
jambier antérieur et une légère teinte rouge à la place
des syphilides qui siégeaient au front et à la joue. »

Cette observation est intéressante sous le rapport de l'affection du foie et de sa diminution progressive et rapide sous
l'influence de l'iodure de potassium, guérison coïncidant avec
la disparition des accidents syphilitiques superficiels que nous
avions pu constater.

Nous avons aussi connaissance d'un cas d'affection du foie
accompagné d'ascite, coexistant avec des symptômes de transition et tertiaires sur d'autres parties du corps. L'ascite et
l'affection du foie disparurent avec les autres symptômes syphilitiques apparents, pendant l'administration du protoiodure de mercure et de l'iodure de potassium.

Des tubercules tertiaires développés sur le trajet des veines
qui traversent le foie, ne peuvent-ils pas comprimer ces vaisseaux et déterminer l'ascite comme la détermine la cyrrhose?

Le cerveau peut aussi être le siége de tumeurs gommeuses
qui compriment d'abord simplement la substance célébrale
et, plus tard, l'enflamment et la détruisent. Il ne nous a pas
été donné d'observer des exemples de cette affection, mais
M. Ricord a eu l'occasion d'en observer.

Le poumon subit aussi, quelquefois, l'influence de la syphilis; des tubercules tertiaires s'y développent et deviennent le
point de départ de symptômes de phthisie, pulmonaires,
mais la nature de ces accidents, une fois reconnue, on

les fait promptement disparaître par l'iodure de potassium tandis que la phthisie véritable est, selon nous, incurable.

Syphilis des nouveau-nés. — Le père ou la mère, ou les deux à la fois, sont sous l'influence de la diathèse au moment de la fécondation, ou bien la mère contracte la syphilis constitutionnelle pendant la gestation. Dans tous ces cas, l'enfant peut venir au monde avec le principe syphilitique, et présenter des manifestations à une époque plus ou moins rapprochée de la naissance. La présence chez le père ou la mère d'accidents constitutionnels, au moment de la conception, n'est pas une condition indispensable, il suffit, en effet, qu'ils soient actuellement sous l'influence de la diathèse.

Le petit nombre de nouveau-nés infectés, qu'il nous a été donné d'observer, nous a démontré que les manifestations syphilitiques avaient, à peu de chose près, chez eux, le même caractère que chez l'adulte. Ainsi, l'ordre d'évolution ne change pas et la forme des éruptions est la même; cependant, parmi les symptômes qui affectent les téguments, il en est un, la plaque muqueuse, qui l'emporte sur tous les autres et par sa fréquence et par son extension. En effet, la plaque muqueuse apparaît ici, non-seulement sur les régions qu'elle affecte habituellement chez l'adulte, mais encore sur beausoup d'autres points de la surface cutanée où existent des replis plus ou moins profonds, comme la partie supérieure et postérieure des cuisses, les aisselles et les replis du cou. Cette prédisposition, des téguments du nouveau-né, aux plaques muqueuses, tient à leur excessive finesse et à leur grande vascularité, propriétés qui rapprochent leur structure de celle des membranes muqueuses. Dans ces divers cas, les papules muqueuses peuvent devenir très-larges et prendre, si on les laisse marcher, la forme de tubercules; Elles suintent une humeur muqueuse abondante qui irrite les parties voisines, et détermine, sur elles, des rougeurs eczémateuses très-douloureuses.

Les formes sèches sont ici beaucoup plus rares que chez l'adulte. En effet, la surface des papules, au lieu de se recouvrir de squames sèches plus ou moins épaisses, sécrète une

matière molle, pultacée, qui les assimile aux pustules plates, la forme pustuleuse est au contraire très-commune.

Les surfaces muqueuses présentent aussi très-souvent, chez
les nouveau-nés, des accidents syphilitiques; ce sont en général des plaques muqueuses très-fréquentes, surtout sur les
lèvres et sur la langue. Mais un symptôme que l'on a fréquemment rencontré, et sur lequel M. Trousseau a appelé
l'attention d'une manière spéciale, c'est un coryza très-grave
avec suintement muco-purulent ou séro-sanieux, mêlé très-
souvent de stries sanguines, qui gêne les fonctions de la
respiration et l'allaitement. Ce corysa est la conséquence
d'ulcérations plus ou moins larges et profondes de la membrane pituitaire, ulcérations qui, abandonnées sans traitement, détruisent à la longue l'épaisseur de cette membrane
fibro-muqueuse, pour s'emparer de l'os et le nécroser.

Un de nos anciens collègues et amis, M. Gubler, actuellement chef de clinique de la Faculté et médecin du bureau
central, vient de faire paraître un travail très-intéressant
*sur une nouvelle affection du foie, liée à la syphilis héréditaire
chez les enfants du premier âge...* C'est en 1847, pendant son
internat à l'hôpital Necker, que notre collègue des hôpitaux
a découvert la maladie hépathique dont il s'agit. N'ayant pas
ce travail sous les yeux, nous ne saurions mieux faire que de
reproduire le compte-rendu que M. Fauconneau-Dufresne en
a donné dans l'*Union Médicale* du 31 août 1852.

L'altération du foie qui la constitue est tantôt générale et
tantôt partielle. L'organe offre la teinte jaune du silex, au milieu de laquelle on peut remarquer un semis de petits grains
blancs et des arborisations appartenant à des vaisseaux
exangues; il est sensiblement hypertrophié, arrondi et durci;
son tissu est en même temps élastique, à l'incision, il crie
un peu sous le scalpel, et les coupes sont très-nette; en le
pressant, au lieu de sang, on fait sourdre une sérosité jaunâtre, assez abondante, qui se coagule comme les dissolutions
albumineuses; un essai, qu'il serait nécessaire de renouveler,
n'y a pas constaté de sucre. Des injections, faites avec soin,
ont démontré que les réseaux capillaires sont oblitérés, et

même que le calibre des vaisseaux d'un ordre plus élevé est considérablement rétréci. L'examen microscopique fait reconnaître la présence d'éléments fibro-plastiques et d'un liquide albumineux infiltrant le parenchyme de la glande, et dissociant, étouffant même ces éléments propres; circonstances d'où dépendent l'augmentation du volume, la forme globuleuse et la substitution de la nuance jaune-fauve à la coloration rouge-brun, ainsi que la plus grande facilité du foie à se laisser traverser par la lumière.—M. Gubler a dirigé aussi ses investigations vers les adultes affectés de syphilis constitutionnelle, et, sur plusieurs individus qui avaient succombé dans la période tertiaire, il a trouvé une altération analogue à celle qu'on décrit sous le nom de cirrhose, en sorte que, selon lui, certains états granuleux reconnaîtraient pour origine le virus syphilitique.

Cette induration plastique du foie, constatée par MM. Cruveilhier, Trousseau, Depaul, Lebert, etc., a pris, dès aujourd'hui, droit de domicile dans le cadre nosologique. Elle ne paraît s'être montrée dans aucune autre maladie générale que dans la syphilis congéniale. Les manifestations extérieures de celle-ci étaient parfaitement caractérisées; c'étaient des taches psoriasiques, des pustules d'ecthyma lenticulé, un ecthyma profond ulcéré, des plaques muqueuses, des fissures au pourtour des ouvertures naturelles et dans les plis des jointures, l'inflammation des fosses nasales, avec sécrétion purulente et sanguinolente. L'affection du foie en question peut se développer pendant la vie intra-utérine; deux cas de ce genre ont été recueillis par M. Desruelles, ex-interne de la Maison d'accouchements, et qui s'occupe avec zèle des maladies du fœtus.

On ne peut pas encore tracer le tableau symptômatique de cette affection syphilitique du foie des jeunes enfants. Jusqu'à présent, le travail morbide qui lui donne naissance ne s'est révélé que par des symptômes de péritonite. On a remarqué, chez ces petits sujets, des gémissements, de l'agitation dans les membres abdominaux, des vomissements, de la diarrhée ou de la constipation, le méthéorisme et la sensibilité du ventre, l'accélération et la petitesse du pouls, l'altération et l'effilement des traits, l'excavation des yeux qui s'entourent d'un cercle bleuâtre, l'abattement et le refroidissement des membres. Il est remarquable que l'ictère n'ait point été observée. L'hypertrophie du foie doit être recherchée par le palper, comme l'un des signes qui peuvent accuser l'induration plastique de ce viscère.

L'auteur rapporte cinq observations relatives à cette maladie; il en a recuilli neuf jusqu'à présent. Par leur examen, on peut se rendre compte jusqu'à quel point la syphilis peut contribuer à augmenter la mortalité du premier âge de la vie, d'autant que la thérapeutique ne paraît pas devoir jouer un rôle bien essentiel contre de semblables lésions. M. Gubler, toutefois, ne désespère pas complètement de l'utilité de son action; il pense que l'iodure de potassium, et même le proto-iodure d'hydrargyre, à des doses proportionnées à la délicatesse d'organisations aussi tendres, ne seraient peut-être pas sans quelques résultats.

Les observations d'affections tertiaires du foie, que nous avons faites sur l'adulte, viennent à l'appui des recherches que M. Gubler a publiées sur l'hépatite syphilitique des enfants en bas âge. Aussi, comme nous l'avons fait observer déjà, on ne saurait interroger, avec trop d'attention, les antécédents des malades, lorsqu'on a affaire à certaines hydropisies, à certaines affections hépatiques dont on ne peut découvrir les causes.

Nous avons jusqu'à présent passé sous silence le pemphygus des nouveau-nés, que M. Dubois semble ranger invariablement parmi les accidents syphilitiques; nous ne nions pas que, dans plusieurs cas, cette éruption ne tienne à la syphilis héréditaire, car c'est une de celles que nous avons décrites parmi les antécédents de la seconde période; mais, de là à admettre qu'elle est constamment la conséquence de la syphilis, il y a encore loin. D'ailleurs, à quel signe la distinguer du pemphigus vulgaire? il n'en existe aucun. Le pemphygus, comme toutes les éruptions à forme grave, atteint les constitutions débiles, émaciées, qui se développent dans de mauvaises conditions. La syphilis ne peut-elle pas, au moyen de son principe essentiellement hyposthénisant, détériorer la constitution, comme le ferait un altérant simple, et occasionner une éruption grave non spécifique? Quoiqu'il en soit, vulgaire ou spécifique, cet accident est souvent une cause de mort pour l'enfant.

Les éruptions qui occupent des parties soumises au frottement, à une compression soutenue, ou exposée au contact des déjections toujours irritantes de l'enfant, s'ulcèrent fréquemment, et deviennent le siége de larges plaies suppurantes. Cette complication se rencontre surtout à la région des fesses et à la partie supérieure des cuisses.

Les enfants qui naissent syphilitiques, sont peu développés, étiolés, leurs chairs sont flasques; leurs téguments plissés et terreux semblent trop grands pour le volume du corps, et présentent des rides nombreuses et profondes; ils ressemblent à de petits vieillards. D'ailleurs, ils meurent souvent peu de jours après la naissance, et, dans beaucoup de cas, la mort n'attend pas le terme de la grossesse. Nous avons pu prédire, à quelques-uns de nos malades qui s'étaient laissés entraîner par le désir d'être père, pendant qu'ils étaient en pleine période secondaire, nous avons pu leur prédire, disje, que leur enfant n'arriverait pas à terme; plusieurs fois déjà nos craintes se sont malheureusement réalisées. Nous devons ajouter, néanmoins, que quelques faits démontrent que la syphilis, même à la période secondaire, ne se transmet pas fatalement aux enfants; on sait aussi qu'à la période tertiaire elle n'est plus transmissible comme syphilis, mais qu'elle prédispose seulement aux scrofules.

Dans aucun cas, les enfants ne sont atteints d'accidents primitifs par le mécanisme de l'hérédité; s'ils en présentent, c'est qu'ils leur ont été communiqués pendant la parturition, par la mère atteinte de chancres en période de progrès, par la nourrice ou par d'autres personnes affectées des mêmes accidents. Quant à la prétendue communication de la syphilis, par l'ingestion du lait provenant d'une nourrice infectée, ou atteinte de plaques muqueuses au mamelon, nous l'avons déjà combattue dans nos Considérations Générales sur le mode de transmission du principe syphilitique.

Cachexie syphilitique. — Rigoureusement parlant, la cachexie syphilitique ne constitue pas une période avec des caractères à part, elle peut, à notre avis, se manifester aussi bien dans le courant des accidents secondaires que pendant les accidents tertiaires.

Ses causes doivent être recherchées dans la constitution de l'individu, et dans d'autres complications morbides étrangères à la syphilis. Le scorbut, les scrofules, la phthisie, les médications mercurielles intempestives, la persistance et la multiplication des accidents syphilitiques locaux; leur siége sur des organes essentiels à la vie, sont les causes ordinaires de cet état général. On a dit aussi qu'elle était le résultat de plusieurs infections; nous rejetons absolument cette dernière cause, par la raison simple qu'il nous est démontré que l'on ne peut subir qu'une seule infection en sa vie.

Nous n'avons jamais vu la cachexie syphilitique s'établir par l'effet seul de la diathèse, c'est-à-dire sans accidents locaux, ce qui nous porte à croire qu'elle prend son point de départ dans la persistance et dans la multiplication de ces accidents, joints à une mauvaise disposition antérieure du sujet. Les premiers effets de la cachexie syphilitique sont un affaiblissement général avec défaut d'appétit. La peau se dessèche, se ride et devient terreuse; elle se recouvre de furfures qui se détachent au moindre frottement. Les accidents, de quelque nature qu'ils soient, et ce sont souvent des éruptions ecthymateuses ou des rupias, se multiplient, et, loin de guérir sous l'influence du traitement, s'étendent en ulcérant de proche en proche les téguments voisins; le pourtour de ces éruptions devient brun-violacé plus ou moins foncé, leur fond est gris, rouillé, quelquefois sec, et d'autres fois humecté par un pus brun chargé de détritus, une fièvre lente avec exacerbation le soir s'allume et concourt à l'anéantissement des malades, une toux opiniâtre, tantôt sèche, tantôt suivie d'expectoration muco-purulente, s'ajoute aux symptômes précédents, enfin, la diarrhée colliquative et des sueurs nocturnes très-abondantes viennent annoncer le terme prochain de ces souffrances. En effet, les malades ne peuvent plus supporter ni nourriture, ni médicament; et leur vie s'éteint lentement sans qu'ils soient en proie à de trop vives douleurs.

L'autopsie montre différentes lésions dans la gorge, le larynx, l'œsophage et les intestins; la peau et les muqueuses présentent souvent des taches ecchymotiques plus ou moins confluentes et quelquefois de véritables pétéchies.

Nous avons observé, dans un cas, de petites érosions sur la plèvre pulmonaire.

D'après ce que nous venons de dire, la cachexie est plutôt l'effet d'une complication étrangère à la syphilis, ou des lésions locales occasionnées par la diathèse, que l'effet direct de cette diathèse. D'ailleurs, nous ne connaissons aucune observation de cachexie, établie sous l'influence seule de la diathèse et sans lésion locale.

CHAPITRE IX.

De l'évolution de la Syphilis.

Après avoir fait la description détaillée de tous les accidents occasionnés par le virus syphilitique, nous devons, pour ne laisser aucun doute sur la doctrine que nous venons d'exposer, reprendre ces accidents un à un sans les décrire, et les grouper suivant leur ordre de succession, afin de montrer quel est leur mode d'enchaînement.

Le principe de la syphilis réside dans un virus combiné avec la matière purulente qui découle d'un chancre à la période de progrès. Ce virus, déposé à la surface des téguments dénudés, entre de suite en action et produit, au bout d'un temps variable, une ulcération semblable à celle dont il émane. Il n'y a donc pas de période d'incubation entre l'application de la cause et son action.

Le nouveau chancre a la propriété de sécréter, pendant un certain temps *(période de progrès)*, un pus doué des mêmes propriétés que celui qui l'a produit, et passe, enfin, à la *période de réparation*, pendant laquelle il se comporte comme une plaie simple.

L'action du virus syphilitique est, le plus souvent, simplement locale, et l'accident primitif parcourt ses différentes phases sans empoisonner la constitution. Mais dans quelques cas, malheureusement trop fréquents, ce virus est absorbé et va développer, dans l'organisme, la diathèse syphilitique.

Il est à remarquer, cependant, que, lorsqu'on a pu détruire le chancre avant le quatrième jour, les malades ont presque toujours été préservés de l'infection ; il paraîtrait donc que l'absorption du virus ne se fait presque jamais avant ce délai.

Dans aucun cas, le chancre n'est transmissible par hérédité.

L'ulcère primitif peut dévier de sa marche ordinaire, et passer à l'état phagédénique, il occasionne alors des destructions plus ou moins grandes, et dure quelquefois indéfiniment. Ordinairement il produit des accidents de voisinage, dont les plus fréquents sont l'adénite et la lymphite.

L'adénite, accident successif, est simple ou virulente. Dans le premier cas, elle est le fait d'une irritation simple; dans le second, elle résulte de l'inoculation du pus vénérien transporté par les lymphatiques dans une des glandes voisines. Le bubon virulent suppure fatalement et la plaie revêt tous les caractères du chancre, c'est un véritable chancre ganglionnaire. Le chancre, suivi de bubons inoculables, est très-rarement suivi d'infection constitutionnelle.

Le chancre ne se comporte pas toujours ainsi : assez fréquemment, après une époque variable du quatrième au quinzième jour, mais dépassant très-rarement ce délai, il s'indure et donne lieu à l'engorgement indolent des ganglions les plus voisins. Dès lors, la diathèse syphilitique est établie, et l'économie ne tarde pas d'en ressentir les fâcheux effets. Les ganglions cervicaux postérieurs s'engorgent dans la plupart des cas : une céphalalgie nocturne, des douleurs rhumatoïdes prœarticulaires, l'alopécie, des tintements d'oreille, en un mot, tous les prodromes que nous avons décrits, se déclarent, et, dans la circonscription des six mois qui suivent l'induration, des symptômes secondaires apparaissent. Leur siége est sur la peau et sur les muqueuses accessibles. Ils commencent par la superficie et gagnent, en profondeur, à mesure qu'on s'éloigne du début de l'infection. On observe successivement l'érythème simple, l'érythème papuleux, des papules, des vésicules, des pustules, des tubercules superficiels et, enfin, des tubercules d'épaisseur qui annoncent le moment de transition de la période secondaire à la période tertiaire.

La sécrétion, fournie par les accidents secondaires, n'est pas inoculable; on a cru trouver des exceptions à cette loi, exceptions dont on a fait grand bruit ; mais en présence des nouveaux résultats négatifs que nous venons d'obtenir, en inoculant le pus pris sur des ulcérations secondaires des amygdales, sur des ulcérations secondaires de la lèvre supérieure et sur des ecthymas secondaires de la jambe, il nous est impossible d'expliquer ces faits exceptionnels autrement que par une erreur dans le diagnostic des accidents qui ont fourni le pus à inoculer. Nous devons ajouter aussi que les adénites consécutives au chancre induré ne suppurent pas ordinairement, et que, dans les cas rares ou par une cause étrangère à la syphilis, elles viennent à abcéder ; le pus qu'elles sécrètent n'est jamais inoculable. Les accidents secondaires sont transmissibles par voie d'hérédité.

Après les accidents secondaires, arrivent les tertiaires ; ces derniers apparaissent très-rarement avant le sixième mois qui suit l'infection ; mais leur dernier terme est bien difficile à déterminer puisqu'ils peuvent se manifester 10, 20 et 30 ans après l'induration du chancre.

Les accidents tertiaires occupent le tissu cellulaire souscutané et sous-muqueux, le tissu fibreux, musculaire, osseux et le paranchime des organes situés profondement, foie, cœur, poumons, cerveau, testicule, etc..

La lésion qui les constitue est, tantôt une dégénérescence plastique, tantôt une production anormale, d'abord très-petite, et qui peut acquérir le volume d'une noix. Cette lésion se termine par suppuration, ou se transforme en une matière fibreuse qui devient, à la longue, cartilagineuse et passe ensuite à l'ossification pour rester stationnaire.

Les symptômes tertiaires ne sont pas plus contagieux que les secondaires, leur pus n'est pas inoculable ; ils ne sont plus transmissibles par voie d'hérédité, mais déterminent chez les enfants une disposition aux scrofules.

Telle est l'évolution naturelle de la syphilis.

L'observation démontre chaque jour, que la diathèse syphilitique n'est pas susceptible de guérison, et que les agent thérapeutiques qu'on lui oppose n'agissent que sur ses manifestations, soit pour les faire disparaître, soit pour les roik der. Ainsi le mercure, administré au début de l'infection, ajourne, pendant un certain temps, l'apparition des accidents secondaires, et, si le traitement a été convenablement observé, ce temps peut être assez long pour simuler une guérison complète.

La diathèse syphilitique ne préserve pas de nouveaux accidents locaux, n'empêche pas l'action locale du virus, mais elle détruit l'aptitude à l'infection; aussi n'a-t-on des chancres indurés et la syphilis constitutionnelle qu'une fois en sa vie.

La doctrine que je viens d'exposer est celle de M. Ricord, et que Hunter et Thierry de Héry avaient déjà entrevue. Hunter admettait, comme première manifestation, des accidents locaux et, après eux, les symptômes consécutifs ou constitutionnels. Les premiers se développaient sur la peau, les amygdales, la face interne de la bouche, qui étaient, pour le célèbre syphilographe, les parties du premier ordre. Les autres affectaient les parties du second ordre, périoste, aponévroses et os.

A côté de cette doctrine, si conforme à l'observation clinique, s'en élève une autre toute différente, admise par un certain nombre de médecins, et patronnée par M. Cazenave.

D'après les idées de M. Cazenave, l'infection générale se produit dès le principe, et aussitôt que le contact infectant a eu lieu. Il existe, comme dans la rage, la variole et les autres maladies virulentes, une période d'incubation de 3 à 40 jours, pendant laquelle on n'observe aucun symptôme appréciable. Les choses se passent absolument de la même manière dans l'inoculation artificielle: *la piqûre se guérit, et, ce n'est qu'après un temps variable, que le point contaminé devient le siége spécial des lésions qui présentent un caractère spécial.* Le symptôme primitif n'est donc pas le premier mode d'action de la syphilis, mais bien la première expression phénoménique de l'infection, et, alors qu'il se manifeste, la maladie est déjà commencée. Les symptômes qui accusent les premiers effets de l'infection, sont les symptômes primitifs. Les symptômes secondaires se présentent après un temps plus ou moins

long., et lorsque tous les signes de l'infection première ont
complètement cessé. M. Cazenave admet aussi que l'absorption peut se faire sans lésion préalable, comme dans le cas
de bubon d'emblée. Les symptômes primitifs, expression de
l'empoisonnement syphilitique aigu, sont: la blennorrhagie,
le chancre, le bubon, le tubercule muqueux et les syphilides.
Les phénomènes se montrent le plus souvent sur l'organe
contaminé, mais ils peuvent prendre un caractère de géné-
ralité qui constitue *la syphilis d'emblée* de quelques auteurs;
or, cette manifestation ne diffère des autres symptômes primitifs qu'en ce qu'elle n'a pas lieu sur un point contaminé,
et qu'elle offre un caractère général. Les symptômes primitifs
sont l'expression de l'empoisonnement aigu.

Après que l'état aigu s'est dissipé, et, dans un délai variable de six mois à un grand nombre d'années, on voit apparaître les symptômes secondaires; ils peuvent être fournis
par la peau, les membranes muqueuses, le tissu fibreux et
le tissu osseux. On voit par là, que M. Cazenave n'attache
aucune importance à la distinction que l'on a établie entre
les diverses classes d'accidents syphilitiques, puisqu'il place
les syphilides à la fois dans le rang des symptômes primitifs
et dans celui des symptômes secondaires.

Les partisans de la doctrine que nous venons d'exposer,
n'ayant pu trouvé, dans l'expérimentation et l'observation
clinique, aucun fait qui vint exclusivement à l'appui de leurs
idées, ont invoqué l'analogie. La syphilis a été assimilée par
eux à la pustule maligne, à la morve, à la rage, à la vaccine et à d'autres maladies virulentes, et c'est de cette manière qu'ils ont prétendu prouver que le virus syphilitique
était d'obord absorbé et ne se manifestait localement qu'a-
près un certain temps d'incubation.

Il nous semble que cette façon de traiter une question aussi
importante est un peu légère, et, du reste, dans leurs conclusions, ils n'ont pas tenu compte des opinions divergentes
émises sur le sujet qui leur a servi d'analogie. En effet, nous
croyons être dans la vérité en disant : que les trois quarts
des praticiens ont interprété les faits sur lesquels ils s'ap-

puyent, dans un sens tout opposé à ce que l'on a écrit en faveur de l'infection immédiate et de l'incubation.

Prenons la pustule maligne ; pour tout médecin qui a étudié son évolution, il est évident que la maladie est d'abord
locale et qu'elle ne devient constitutionnelle que lorsqu'on
l'abandonne à elle-même ; mais si l'on a le soin de cautériser
profondément la vésicule dès sa première apparition, on tue le
virus sur place et l'on prévient l'infection. Nous avons souvent
acquis la preuve de ce que nous venons de dire pendant notre
internat à l'hôpital de la Pitié, que le voisinage de nombreuses
tanneries met à même de recevoir un certain nombre de
pustules malignes. Il n'est pas de praticien consciencieux
qui n'ait eu l'occasion de faire les mêmes remarques.

Que fait-on en présence d'une morsure de vipère ou de
chien enragé ? ne se hâte-t-on pas de cautériser les parties
contaminées afin, non-seulement de détruire le virus déposé
sur elle, mais de déterminer une inflammation qui s'oppose à
l'absorption ? Quel médecin, en présence de tels accidents,
oserait croiser les bras et attendre patiemment l'effet de quelques remèdes internes, dirigés contre le virus prétendu absorbé. Personne, du reste, n'ignore les bienfaits de la cautérisation pratiquée de bonne heure.

D'après les observations de M. Renault ; le virus de la morve semblerait être absorbé avec une grande rapidité. Le professeur d'Alfort a cautérisé quarante-huit heures, vingt-quatre heures et même douze heures après l'inoculation, sans
pouvoir prévenir le développement de la maladie. Peu-être
pourrait-on arriver à quelque résultat, une, deux, quatre, six
heures après l'implantation du virus.

L'inoculation de la vaccine donne lieu à une pustule dans
la circonscription de quatre à huit jours ; mais comment prouver que le développement de cette pustule n'a eu lieu qu'a-
près l'action générale du virus ? Des hommes également distingués ont résolu cette question d'une manière toute opposée. M. Husson et, avec lui, un grand nombre de médecins
pensent que la vaccine est d'abord une maladie locale et
qu'elle ne se généralise qu'au moment de la réaction qui ac-

compagne la suppuration des pustules ; la préservation ne commence à se produire que vers le 9ᵐᵉ ou 10ᵐᵉ jour. Grégory soutient que la préservation n'est assurée qu'au 21ᵐᵉ jour.

D'après M. Bousquet, la vaccine est d'abord une maladie générale, le virus pénètre toute l'économie avant l'apparition des pustules et la préservation à lieu au 4ᵐᵉ jour. A l'appui de son opinion, il avance qu'on n'est jamais parvenu à inoculer avec succès la variole à un individu vacciné depuis plus de quatre jours.

D'un autre côté, M. Mougenot produit une vaccine au 6ᵐᵉ jour de la première ; M. Taupin inocule avec succès, au 6ᵐᵉ jour, des enfants avec du vaccin pris dans les boutons dont ils étaient porteurs. Que l'on consulte les résultats obtenus récemment par les expériences de Eichhorn, un des partisans des idées de M. Bousquet. « Il vaccine plusieurs enfants ; huit » jours après, les pustules étant bien développées, il les re- » vaccine : chez l'un rien ; l'aptitude est perdue ; chez un au- » tre la pustule paraît, mais modifiée, et parcourt toutes ses » périodes dans un temps moitié moindre que les premières ; » chez un troisième il y a reproduction de pustules aussi » complètes que si le sujet était vacciné pour la première fois, » et, cependant, il y a déjà huit jours d'infection. Que con- » clure de là ? que dans le premier cas la vaccine avait agi » complètement ; dans le second, incomplètement ; dans le » troisième, évidemment, elle n'avait d'abord agi que loca- » lement. (Ricord, *Gazette des Hôpitaux*, 10 juin 1845). »

Des faits que nous venons de mentionner, il résulte : 1° que le mode d'absorption varie d'un virus à l'autre ; 2° que le même virus ne se comporte pas de même chez tous les individus et aussi chez le même individu à des époques différentes ; 3° qu'entre l'application du virus et son passage dans l'économie il existe, le plus souvent un laps de temps qui varie suivant une foule de circonstances ; 4° qu'il est le plus souvent possible d'empêcher l'action générale du virus en cautérisant les parties dans les premiers moments qui succèdent à l'inoculation.

L'analogie dont on a fait si grand bruit serait donc encore

en faveur des idées de M. Ricord. Mais nous ne voulons pas nous en servir comme de point d'appui. Laissons à nos adversaires la seule cuirasse, bien faible, il est vrai, qui puisse les protéger contre les traits virulents de l'inoculation, et confions à la lancette, imprégnée de virus, le soin de renverser les arguments déguenillés dans lesquels ils se drapent avec tant de fierté.

CHAPITRE X

Considérations générales sur le traitement de la Syphilis
constitutionnelle.

Avant d'entrer en matière, récapitulons les principaux
points de la doctrine que nous avons exposée, afin d'en faire
découler les bases du traitement :

1° Le principe de la syphilis réside dans un virus (virus syphilitique), dont les propriétés spécifiques peuvent être détruites par différents agents, pris en général, parmi les astringents et les caustiques ;

2° Le virus, appliqué sur nos téguments, les irrite d'abord,
les érode ensuite, puis s'inocule. Lorsque la surface d'application est préalablement ulcérée, écorchée, l'inoculation se
fait de suite. Une fois l'inoculation produite, l'action spécifique du virus reste le plus souvent locale jusqu'au quatrième jour ;

3° Le chancre, abandonné à lui-même, guérit fréquemment sur place sans infecter l'économie ;

4° Dans quelques cas, malheureusement encore trop fréquents, le pus virulent est absorbé et va infecter l'économie;

5° L'absorption du virus syphilitique est annoncée par l'induration du chancre. Cette induration se montrant ordinairement du quatrième au quinzième jour après l'inoculation,
rarement avant ou après, l'infection doit se faire aussi dans
ce délai ;

6° Sous l'influence des modifications imprimées à l'organisme
par la diathèse syphilitique, des accidents très-variés envahissent les organes et les tissus de l'économie. Ces accidents
débutent ordinairement par la surface des téguments et vont
ainsi, en se transformant les uns dans les autres, jusques dans

la profondeur des organes. Leur forme, leur siége et leur époque d'apparition, les ont fait diviser en deux ordres à, savoir : ordre des accidents secondaires, ordre des accidents tertiaires. Ces deux ordres sont quelquefois liés par une catégorie d'accidents intermédiaires, nommés, pour cela, accidents de transition.

Si nous basons les règles générales du traitement sur les principes que nous venons d'énoncer, nous voyons :

1º Qu'il est possible de prévenir la contagion en neutralisant, au moyen de certains agents, le virus syphilitique avant qu'il ne se soit inoculé sur les tissus à infecter ;

2º Que lors même que l'inoculation est produite on peut encore le plus souvent, prévenir, à coup sûr, la syphilis constitutionnelle, en détruisant le chancre avant le cinquième jour de son existence ;

3º Que lors même qu'on laisse marcher le chancre il ne donne pas fatalement lieu à la syphilis constitutionnelle, et que souvent il guérit par des pansements locaux très-simples, sans infecter l'économie ;

4º Qu'une fois l'induration spécifique constateé, il est indispensable de recourir à un traitement interne.

Dans la première proposition nous trouvons l'origine du traitement prophylactique.

Dans la seconde, l'origine du traitement abortif.

Dans la troisième, l'origine du traitement local régulier.

Dans la quatrième, enfin, l'origine du traitement général.

La prophylaxie, le traitement abortif et le traitement régulier ayant été déjà l'objet d'un chapitre très-détaillé, dans la Première Section de cette Deuxième Partie, il ne nous reste plus qu'à nous occuper de la thérapeutique de la vérole constitutionnelle. Mais qu'il nous soit permis, avant d'aborder l'étude du traitement des accidents consécutifs, de revenir sur une doctrine qui, depuis quelques temps, est le sujet d'une polémique très-sérieuse et de débats très-animés à l'Académie de Médecine de Paris; doctrine d'autant plus digne d'intérêt qu'elle touche, à la fois, à la prophylaxie et au traitement curatif de la syphilis. Nous voulons parler de la *vaccination syphilitique*.

L'idée de la vaccination syphilitique est née de cette observation, à savoir qu'on n'a qu'une seule fois le chancre induré et la vérole constitutionnelle. En effet, cette loi suffisait pour établir une analogie entre la syphilis et la variole, et pouvait légitimer la recherche, pour la première de ces affections, d'un moyen préventif analogue à la vaccine employée contre la seconde. Le moyen qui devait se présenter d'abord à l'esprit, était de produire artificiellement une syphilis constitutionnelle comme l'on a produit une variole, dans l'espoir qu'acquise de cette manière, elle serait plus facilement curable tout en préservant d'une nouvelle infection. Mais l'observation n'a que trop démontré que les accidents syphilitiques, quoique consécutifs à une infection produite expérimentalement, n'en étaient pas moins dangereux. Aussi, a-t-il fallu renoncer à cette idée, et s'en tenir aux moyens curatifs ordinaires. Cependant, la vaccination syphilitique, jusque-là restée à l'état de simple conception devait, tôt ou tard, devenir le sujet de recherches sérieuses.

Partant des principes que nous avons si souvent énoncés, principes vrais et justes, à savoir : que l'on n'a qu'une seule fois des chancres indurés et la vérole constitutionnelle ; que les chancres postérieurs à une première infection ne s'indurent plus et restent locaux ; qu'on peut être sous l'influence de la diathèse syphilitique, et avoir ainsi acquis l'immunité contre une nouvelle infection sans la nécessité d'avoir, dans des conditions données, des manifestations syphilitiques, M. Diday, de Lyon, a cherché à imprimer à l'économie une disposition syphilitique générale, équivalant à celle que donne le vaccin ou une première variole ; il a, dis-je, tenté la *vaccination syphilitique*.

L'idée était on ne peut plus belle et philanthropique, mais comment trouver les moyens d'application. Inoculer le virus chancreux de malade à individu sain, c'était s'exposer à produire bénévolement ce qu'on voulait éviter, et cela sans aucun bénéfice pour la constitution.

Pour ne pas encourir le reproche d'avoir occasionné la maladie chez un homme sain, M. Diday, de Lyon, à qui nous devons les premières expériences de vaccination syphilitique, a opéré de malade à malade, de *tertiaire* à *primitif*, espérant ainsi pouvoir modifier l'état général d'une personne atteinte de chancres primitifs, avant que ces chancres n'eussent eu le temps d'infecter l'économie. Pour cela, il a choisi plusieurs individus atteints de chancres non indurés, et leur a inoculé du sang emprunté à un malade atteint de syphilis tertiaire, et qui avait pour manifestation une exostose. Chez aucun de ces individus, l'inoculation n'a eu de résultat direct, aucun d'eux n'a été soumis à un traitement anti-syphilitique; néanmoins, à l'exception d'un seul dont le chancre était déjà induré au moment de l'inoculation, ils n'ont présenté aucun accident constitutionnel, dans le délai voulu et classique de six mois. Il n'en a pas fallu davantage à l'ex-chirurgien de l'Antiquaille pour croire au succès de son entreprise.

M. Diday, sorti comme nous de l'école de M. Ricord, n'ignorait pas cependant, que le plus grand nombre des chancres guérissent sur place et sous l'influence des pansements les plus simples, sans que l'on ait à craindre l'infection constitutionnelle. Pourquoi donc a-t-il attribué, à une vaccination sans effet local, par conséquent imaginaire, des résultats que l'on peut observer tous les jours après l'emploi des moyens les plus simples, et même en livrant la maladie à elle-même? aussi, pour faire prévaloir ses résultats, a-t-il renié les principes qu'il avait puisés à la véritable école et cherché, par des statistiques, faites nous ne savons comment, à prouver l'existence de l'infection constitutionnelle, consécutivement à des chancres non indurés: et, d'ailleurs, est-ce après six à huit mois d'observations, faites sur un nombre restreint d'individus, que l'on peut résoudre une question aussi grave? ne faudrait-il pas observer et suivre, pendant des années, les sujets qui ont été inoculés, afin de s'assurer si d'autres chancres, contractés ultérieurement, ne se sont point indurés?

La vaccination préventive, proposée par M. Diday, est, comme l'a dit M. Ricord, dans un discours solennel prononcé à l'Académie de médecine, un rêve d'honnête homme, c'est un savant qui s'est égaré; acceptons-la comme telle, en remerciant toutefois notre savant confrère de Lyon de ses louables tentatives.

Le procédé de M. Diday ne s'adressait qu'aux accidents constitutionnels, il n'avait aucune prétention contre les accidents primitifs, et surtout n'exposait pas gratuitement la santé d'individus, exempts de toute maladie, tant locale que générale, et qui auraient peut-être passé leur vie sans être atteints. Ce que n'a pas osé M. Diday, M. Auzias-Turenne l'a mis en pratique sous le nom de *syphilisation*.

Se basant sur les expériences et les observations faites sur les animaux, et, en particulier, sur le singe, M. Auzias a cru que l'on pouvait, à force d'inoculations, non-seulement prévenir et guérir la syphilis constitutionnelle, mais encore détruire, chez l'individu soumis aux inoculations, l'aptitude à contracter le chancre. Des essais ont été tentés sur l'homme sain et sur l'homme en proie à la syphilis, et, à en croire les partisans de la syphilisation, après un certain nombre d'inoculations, le corps devenait réfractaire à l'action directe du virus syphilitique. Ces expériences ont été répétées par M. Spérino, de Turin, par MM. Marchal (de Calvi) et Laval, et par d'autres syphilisateurs, et tous ont paru émerveillés des résultats qu'ils avaient obtenus. Cependant la doctrine de la syphilisation se propageait à la sourdine, en s'adressant surtout aux jeunes élèves toujours fanatiques des idées nouvelles et trop faciles à persuader, lorsque, incidemment elle s'est trouvée en présence des membres de l'Académie de Médecine.

Devant les maîtres de la science, les théories séduisantes ne suffisaient plus; il fallait exhiber des faits, non point de ces faits incomplets et trompeurs que l'on trouve toujours à l'appui des mauvaises causes, mais des observations détaillées, présentées avec la franchise qui doit être l'appanage des hommes d'étude. Eh bien, nous le disons à regret, pour les syphilisateurs et pour les rares académiciens qui ont pris la défense de la syphilisation, la plupart des faits, cités à l'appui de cette pratique, ont été trouvés en défaut, après une contre-enquête sérieuse. Ces cas de guérison et de préservation, dont auparavant, on avait fait si grand bruit, examinés dans toute leur nudité, sont devenus les observations les plus accablantes qu'on put opposer à la syphilisation. M. Ricord nous a fait assister au triste spectacle d'individus subissant 60,100 inoculations sans autres résultats que de nombreux ulcères phagédéniques rebelles au traitement, des accidents constitutionnels, très-graves et, chez un malheureux jeune homme, la mort après 150 inoculations. Qu'allaient devenir les prétentions affichées dans une lettre publiée par M. Auzias dans l'*Union Médicale*. « *Je n'expérimente pas sur mes semblables ; je les soigne et je les guéris ou bien je les vaccine et je les préserve.* » Certes, en présence des faits dévoilés à l'Académie de Médecine, il n'était plus possible de les maintenir. Aussi les partisans de la pseudo-doctrine, aussi habiles que prudents, ont-ils commencé leur retraite en faisant le sacrifice de la syphilisation préventive. Les Jenner de la vérole descendaient ainsi bénévolement à l'humble rôle du praticien qui tient en main un nouveau moyen curatif, se distinguant par plus ou moins d'avantages ou d'inconvénients pour le présent et l'avenir du malade. Mais l'Académie de Médecine n'a pas voulu laisser trace d'une doctrine qui, à peine à sa naissance, comptait déjà des victimes. Aussi a-t-elle condamné, à l'unanimité moins deux voix qui ont eu la générosité d'accompagner les syphilisateurs dans leur chute, la pratique de la syphilisation comme moyen prophylactique et comme méthode curative. Depuis ce vote solennel, la syphilisation a disparu de la scène scientifique ; espérons qu'elle disparaîtra aussi complétement de la pratique médicale, pour laisser aux moyens que nous allons indiquer toute leur puissance et toute leur liberté d'action.

Le mercure, spécifique par excellence de la période secondaire, a été considéré comme prophylactique des accidents secondaires ; on a cru longtemps et un grand nombre de praticiens croient encore, qu'administré au début de l'accident primitif, il pouvait empêcher l'infection constitutionnelle; Hunter était de cet avis, et recommandait pour cela l'emploi de ce médicament tant à l'intérieur qu'à l'extérieur, cette opinion nous surprend d'autant plus que, quelques lignes avant, nous lisons: « J'ai cherché à démontrer que le chancre est » une maladie locale. Une nouvelle preuve en faveur de cet- » te opinion, c'est qu'il peut être détruit ou guéri par un trai- » tement purement local. » *(Traité de la maladie vénérienne par J. Hunter. Considérations générales sur le traitement du chancre, page 436)*

A quoi sert donc un traitement spécifique interne si la maladie est locale?

D'après M. Vidal (de Cassis) *(Bulletin de thérapeutique du 30 janvier; Administration des préparations mercurielles avant la manifestation des accidents secondaires)*, « la médication mer- » curielle, pour avoir toute l'efficacité qu'on lui demande, c'est- » à-dire, pour mettre d'une manière sûre à l'abri de toute » manifestation syphilitique ultérieure, exige deux condi- » tions : la première, d'être suivie pendant un temps suffisam- » ment long *(110 à 120 pilules de Dupuytren dans l'espace de* » *deux mois à peu près)*; la seconde, d'être faite sans la plus » légère interruption. » Après ce mode d'administration, M. Vidal affirme n'avoir jamais vu des accidents de syphilis constitutionnelle se développer. Les auteurs de l'article prétendent que si d'autres praticiens et dans le même hôpital ne sont pas arrivés aux mêmes resultats, c'est qu'ils ne se sont jamais placés dans les conditions nécessaires mentionnées plus haut, et que par conséquent, on ne saurait tenir compte de leurs observations.

Nous possédons des observations dans lesquelles les malades ont reçu de M. Vidal 130, 118 — 120 pilules au début des accidents primitifs, et c'est precisément après ce traitement *complet et infaillible* que les accidents consécutifs ont commencé.

On ne peut attribuer ces insuccès à l'oubli des deux conditions essentielles et indispensables pour la réussite, puisque c'est au praticien qui les a si bien et si nettement formulées, qu'étaient confiés ces malades.

Du reste, comment croire qu'un traitement, même très-méthodique, suivi pendant les accidents primitifs, puisse prévenir tout développement d'accidents ultérieurs secondaires ou tertiaires, lorsque, en dehors des faits que nous possédons, on trouve des malades, qui, après avoir été soumis à cette médication il y a 10, 15, 20 ans et même plus, sont actuellement pris d'accidents tertiaires, maladie des os, du tissu cellulaire sous-cutané, etc.....

Ne sait-on pas aussi que chez un certain nombre d'individus, 80 sur 100, les accidents primitifs (chancres), guérissent par les pansements simples et la cautérisation avec le nitrate d'argent, sans qu'aucun accident ultérieur ne se manifeste.

C'est probablement dans ces deux catégories de malades que se trouvent les cas de guérison *radicale* observés par M. Vidal de (Cassis). Chez les premiers, le traitement mercuriel fait au début des accidents primitifs, n'a fait que retarder d'un temps plus ou moins long l'apparition des accidents syphilitiques consécutifs de manière à les soustraire à l'observation de M. Vidal.

Ceux de la seconde catégorie pouvaient fort bien se passer du traitement spécifique; mais, de ce qu'il a été administré, on en a conclu qu'il avait agi comme préservatif des accidents secondaires.

Quoique le mercure, pris au début de l'infection, ait en général la propriété de retarder les manifestations syphilitiques secondaires ou tertiaires, il arrive quelquefois que ces manifestations apparaissent à une époque très-rapprochée des accidents primitifs. Nous sommes étonné que M. Vidal, qui a déjà une expérience aussi longue en matière de syphilis, n'ait pas rencontré dans sa pratique des malades affectés d'accidents consécutifs, après l'ingestion régulière des 110 à 120 pilules de rigueur.

Nous ne nions pas que le mercure administré pendant les accidents primitifs, ne puisse exempter pendant un temps plus ou moins long des accidents consécutifs; mais nous nions, avec les bons observateurs que, pris pendant un certain temps et à une dose déterminée d'avance, il puisse les prévenir.

Nous ne connaissons qu'un traitement capable de prévenir sûrement l'infection syphilitique quand le chancre est déclaré: c'est le traitement abortif que nous avons déjà étudié.

La division des accidents syphilitiques en secondaires et en tertiaires acquiert, dans le traitement, une nouvelle importance. Si elle pouvait paraître encore à quelques praticiens une création purement théorique destinée à rendre plus facile et plus attrayante l'étude des manifestations consécutives, il ne leur serait plus permis, en présence des faits pratiques qui en découlent, de la considérer comme telle ; nous verrons en effet que la médication qui convient à la période secondaire est impuissante, et je dirai même nuisible contre les accidents tertiaires et *vice versa.*

Le mercure, si puissant contre les syphilides secondaires , n'a presque pas d'action sur les manifestations tertiaires

L'iodure de potassium, si prompt à conjurer les accidents tertiaires, reste sans effets sur les syphilides secondaires. Le mercure et l'iodure de potassium sont donc les agents par excellence de la syphilis constitutionnelle; il ne s'agit que de les administrer à propos. Tous les autres médicaments qu'on a préconisés, quoique très-utiles dans beaucoup de cas, n'ont qu'une importance secondaire et ne sauraient à eux seuls amener la guérison.

CHAPITRE XI.

Traitement de la période secondaire.

Autant nous sommes ennemi du traitement interne spécifique dans les accidents primitifs qui ne présentent aucun vestige d'infection générale, autant nous sommes prompt à l'admistrer sitôt que nous apercevons les premiers signes de l'absorption du virus. Notre conduite en cela diffère beaucoup de celle de quelques spécialistes qui, ne reconnaissant la vérole qu'à ses accidents généraux ou à ses manifestations secondaires, attendent jusqu'alors pour commencer le traitement. Pour nous, l'induration du chancre est le premier signe de l'infection contitutionnelle, et suffit à elle seule pour nécessiter le traitement général.

La médication spécifique ne trouve des contre-indications que dans certains états morbides généraux qui altèrent si profondément la constitution, qu'elle ne peut plus *supporter l'action des remèdes*, autrement, ni le bas âge, ni l'état de grossesse, ni l'intempérie des saisons, ni la présence d'épidémies de quelque nature qu'elles soient ne sauraient en arrêter l'emploi.

Lorsque le sujet malade est en même temps atteint d'affections chroniques, telles, par exemple, que les scrofules, des lésions viscérales, etc., on emploie une médication rationnelle et méthodique concurrement avec le remède spécifique. Dans ce cas, l'agent anti-syphilitique doit être administré sous une forme et par des voies qui le rendent plus facilement supportable, et associé à des correctifs, ou même à des substances qui s'adressent à l'affection qui complique la syphilis,

Vouloir examiner tout ce que la syphilis compte de spécifiques depuis qu'elle est connue, serait nous engager dans une voie dont nous ne pourrions sortir qu'avec le regret d'avoir été incomplet; d'ailleurs pourquoi honorer d'une étude attentive une foule de remèdes la plupart inventés par la cupidité, et débités par le charlatanisme. Notre but, dans un ouvrage aussi consciencieux que celui que nous publions, est d'indiquer les médicaments que la pratique des syphilographes les plus expérimentés a sanctionnés, et si nous mentionnons quelques-uns des spécifiques que l'on voit si souvent inscrits au coin des murs et des monuments publics, ce ne sera que pour les flétrir et mettre en garde contre leur usage.

Le médicament le plus puissant le seul qui paraisse conjurer pour un temps indéterminé et quelquefois pour toujours les accidents de la période secondaire, c'est le mercure. Les sudorifiques, la diète sèche, les antiphlogistiques, les évacuants; les préparations aurifères, argentifères, arsénicales, ferrugineuses, platinifères, sulfureuses, toniques, anti-scorbutiques, acides, alcalines, etc., modifient bien la constitution dans un certain sens, et peuvent même faire disparaître les lésions locales, mais ils n'ont aucune action sur la diathèse. Comme on le dit vulgairement, ils *blanchissent* le malade, mais n'opèrent pas une guérison soutenue.

Mercure. — Terreur des malades et des médecins ignorants, prétexte dont se servent les charlatans pour exploiter la crédulité publique, le mercure est l'agent spécifique indispensable de la période secondaire. D'où vient donc cette répugnance affichée par la plupart des malades atteints de syphilis, répugnance si difficile à vaincre chez quelques-uns? certainement ce ne sont point les praticiens consciencieux et instruits qui l'ont répandue dans le monde. Si l'on enregistre les narrations des malades qui ont pris du mercure ou qui ont été en rapport avec des gens que l'on a soumis au traitement mercuriel, on constate un fait : c'est qu'en général ils rapportent au médicament toutes les maladies et toutes les indispositions qu'ils ont éprouvées après son usage. Il n'y a même pas jusqu'aux accidents les mieux reconnus de la vérole qui ne lui soient attribués. C'est ainsi qu'on l'accuse généralement de déterminer les douleurs de tête, l'alopécie, les douleurs ostéocopes, les exostoses, les ulcères de la gorge, en un mot, le plus grand nombre des accidents secondaires tardifs et tertiaires qui apparaissent à une époque plus ou moins éloignée du début de l'infection et lorsque quelques doses de mercure presque toujours insuffisantes ont été prises. *Post hoc ergo propter hoc*, tel est leur raisonnement ; mais, heureusement, l'observation est là, et nous avons pu voir, quoique d'une génération plus nouvelle, quelques-uns des malades traités sous l'empire de l'école physiologique qui, elle aussi, stigmatisait le mercure, malades qui n'en présentaient pas moins ces accidents prétendus mercuriels, que la saine observation attribue à la persistance de la diathèse syphilitique. Et, d'ailleurs, ne voit-on pas tous les jours des malheureux que leur position de fortune empêche de se traiter, être en proie à ces manifestations? Ne nous est-il pas arrivé maintes fois de traiter et de guérir, par l'usage soutenu et à haute dose du mercure des symptômes que les malades, leurs amis et souvent les médecins attribuaient à ce médicament?

Là ne sont pas toutes les erreurs qui ont tant contribué à déprécier le spécifique par excellence. Il y en a d'autres, et elles ne sont pas les moins graves, car elles ont leur origine dans l'ignorance des gens de l'art, et dans les élucubrations du charlatanisme. Nous savons que le plus grand nombre des affections réputées vénériennes peuvent guérir par des moyens simples et sans médication interne. Eh bien, ces guérisons, que nous obtenons nous-même sans le secours du mercure, ont été invoquées par les empiriques contre cet agent thérapeutique. Ils ont proclamé bien haut et fait afficher à tous les coins de rue que l'on pouvait s'en passer en prenant leur spécifique ; nous proclamons à notre tour que leur spécifique est une pure jonglerie; car les affections contre lesquelles il est administré pourraient guérir, sous l'influence des remèdes les plus innocents. A côté des médecins qui repoussent, quand même, l'usage des mercuriaux, nous placerons ceux qui les administrent comme panacée générale et dans toute affection, pourvu qu'à leurs yeux elle ait une teinte vénérienne. Naguère et souvent encore aujourd'hui, les écoulements, les végétations, les chancres simples, tous les engorgements inguinaux sans distinction de nature, devaient avoir leur dose du spécifique, et l'on poussait même la manie mercurielle jusqu'à production d'accidents bien autrement graves que la maladie que l'on traitait. N'avons-nous pas vu, dans certains services des hôpitaux de Paris, des médecins chercher la salivation et l'entretenir jusqu'à déterminer la dénudation des os maxillaires, et cela pour guérir les symptômes syphilitiques les plus simples? Certes, de pareils accidents ne sont pas faits pour propager l'usage de la médication mercurielle! Mais, entre l'abolition complète et l'usage, quand même, de ce médicament, n'y a-t-il pas un terme moyen? Tous les praticiens consciencieux et instruits répondent par l'affirmative, et ce terme moyen où faut-il le chercher si ce n'est dans le diagnostic net et précis des différents accidents de la vérole?

Effets du mercure : — Comme tout agent thérapeutique, le mercure à deux modes d'actions : 1º une action propre, physiologique qui se produit chez tout individu, en-dehors de toute condition morbide; 2º une action thérapeutique spéciale qui porte sur la diathèse syphilitique et sur ses manifestations.

Action physiologique. — Quels que soient la forme et le mode d'administration du médicament, son action première se produit sur les parties qu'il touche d'abord; y détermine de la fluxion, de l'érythème, quelquefois de l'érysipèle et différentes éruptions de nature eczémateuse; tant que ces effets pathogéniques durent, l'absorption se fait difficilement; mais peu à peu la peau et les muqueuses s'habituent à sa présence, lui ouvrent leurs pores absorbants, et le mercure passe dans le courant circulatoire qui le conduit de là dans tous les organes de l'économie.

Pris à doses raisonnables et suspendu de temps à autre, le mercure ne détermine pas ordinairement d'effets pathogéniques bien appréciables. Il faut, pour cela, qu'il rencontre des constitutions faibles, des individus lymphatiques ou atteints de quelque affection chronique; mais, longtemps continué ou pris à des doses trop élevées, il a, sur l'ensemble de la

constitution., des effets intimes qui se manifestent par un
trouble dans le fonctionnement général, et par des lésions
locales très-variées.

L'effet fondamental de l'hydrargyrie, et qui est en quelque
sorte le point de départ de tous les troubles fonctionnels
qu'elle occasionne, c'est l'altération du sang. En effet, le sang
perd sa consistance et sa coloration normales; sa partie fibri-
neuse s'altère ou disparaît de telle sorte que le caillot est
mou et diffluent. Le mercure est donc un *défibrinant* du sang.
Cet état du liquide régénérateur se trahit au-dehors par la
pâleur et la bouffisure de la peau, par une tendence aux
congestions et aux hémorrhagies, par l'inflammation avec
hypersécrétion de différents organes et surtout de la cavité
buccale, par un dérangement dans les fonctions gastro-
intestinales et par différentes éruptions de l'enveloppe cutanée. Enfin, les centres nerveux subissent l'influence de la saturation mercurielle, les malades éprouvent différents accidents
nerveux, perdent l'appétit, la fièvre hectique s'allume, ils succombent enfin après avoir épuisé toutes les ressources de l'art.

Dans ce court résumé, nous n'avons fait que mentionner,
sans les décrire, les accidents déterminés par l'abus du mercure. D'ailleurs, nous regardons comme superflue, la description détaillée de phénomènes que l'on peut éviter et que l'on
évite presque toujours par l'observation attentive des malades.
Cependant, comme quelques-uns de ces phénomènes sont
assez fréquents pendant le traitement mercuriel, comme ils
simulent quelquefois les manifestations syphilitiques, et que,
d'ailleurs, ils apportent de profondes modifications dans la
conduite du médecin, nous ne saurions passer, sans leur accorder une attention toute spéciale.

Stomatite mercurielle. — *Salivation mercurielle.* — La salivation est un des effets de l'hydrargyrie qui aient le plus frappé
les médecins et les malades. Les premiers symptômes sont un
goût métallique très-désagréable, la fétidité de l'haleine, la
sensibilité et le gonflement des gencives, et une augmentation
très-marquée dans la sécrétion salivaire. Les gencives se recouvrent d'une pseudo-membrane très-mince, au-dessous de

laquelle on aperçoit leur couleur rosée, et forment, autour de
la dent, un bourrelet saillant qui saigne au moindre contact.
L'augmentation de volume qu'elles subissent tend à chasser
les dents des alvéoles, aussi les organes masticateurs devien-
nent-ils plus saillants et perdent-ils leur solidité. La langue
s'épaissit et se recouvre d'une matière muqueuse blanchâtre,
le voile du palais et le pharynx deviennent plus rouges et
plus sensibles.

Les premiers accidents de la stomatite atteignent ordinairement les points de la bouche les plus gênés et les plus tendus, aussi les observe-t-on souvent sur la muqueuse qui correspond à la dernière molaire ou à la dent de sagesse, et en général partout où existent des conditions de compression. Les
premières ulcérations apparaissent souvent sur le côté où se
couchent habituellement les malades. La présence des dents
serait, d'après M. Ricord, une condition *sine quâ non* de la
stomatite; jamais il n'aurait observé cette affection avant la
dentition ou après la chute des dents.

A mesure que la stomatite fait des progrès, on constate, sur
le bord des gencives, une matière pulpeuse, d'un blanc grisâtre, au-dessous de laquelle existent des ulcérations de
mauvaise nature et très-longues à guérir.

C'est ordinairement au niveau du collet de la dernière molaire qu'apparaît la première ulcération ; la face interne des
joues garde l'empreinte des dents et finit quelquefois aussi
par s'écorcher; la langue, tuméfiée et comprimée dans l'espace circonscrit par les arcades dentaires, devient, sur les
côtés, le siége d'ulcérations et de points gangréneux plus ou
moins profonds.

Le tissu cellulaire des joues se tuméfie et s'infiltre de sérosité; l'excitation qu'éprouve l'extrémité des conduits salivaires, détermine de l'hypersécrétion dans les glandes correspondantes. La quantité de salive rendue, devient alors
très-abondante et file sous le doigt ; l'excitation qui se
développe sur les glandes salivaires, n'est qu'un effet sympathique de l'inflammation de la muqueuse buccale, et nullement l'effet direct de l'hydrargyrie.

Quand la stomatite est très-intense, les phénomènes locaux deviennent plus prononcés, les malades ne peuvent mouvoir la mâchoire inférieure ; la langue remplit toute la cavité buccale et une partie de l'isthme du gosier, de manière à rendre la respiration très-pénible et l'articulation des sons impossible. Les joues sont le siége d'un œdème sub-inflammatoire qui gagne les paupières inférieures ; la région sous-maxillaire présente une tuméfaction due à l'hypersécrétion des glandes sous-maxillaires et à l'infiltration séreuse du tissu cellulaire ; les régions parotidiennes augmentent aussi de volume ; les malades se plaignent de douleurs dans l'intérieur des oreilles et même quelquefois de surdité ; les mouvements de déglutitions devenus impossibles, la salive retombe en arrière par instant, et donne lieu à des accès de suffocation. A ces signes locaux se joignent des effets sympathiques qui vont retentir dans toute l'économie ; une fièvre continuelle, de la chaleur à la peau, des maux de tête, une constipation opiniâtre et quelquefois de la diarrhée ; tels sont les symptômes généraux que l'on remarque.

Il est imposible, pour tout médecin exercé, de confondre les effets du mercure avec ceux de la syphilis, mais lorsque ces effets se marient ensemble, le diagnostic différentiel devient plus épineux.

Il n'est pas rare cependant de trouver des ulcérations mercurielles à côté ou sur des plaques muqueuses. Pour avoir raison de ces accidents, auxquels M. Ricord a, si à propos, appliqué l'épithète *d'hermaphrodites*, il faut suspendre d'abord la médication mercurielle et faire le traitement anti-hydrargyrique ; tout ce qui appartenait aux effets du mercure, disparaît alors, et il ne reste plus bientôt que les accidents syphilitiques reconnaissables à leur physionomie particulière. C'est ordinairement dans le second septénaire d'une dose donnée de mercure qu'apparaissent les premiers symptômes de l'hydrargyrie. Néanmoins, quelques praticiens prétendent en avoir observé trois ou quatre mois après la suppression du traitement ; n'auraient-ils pas confondu la stomatite scorbutique avec la stomatite mercurielle ? La salivation mercurielle surprend quelquefois le praticien, de manière à le dérouter complètement et à démontrer que certains accidents sont au-dessus de toutes les prévisions de l'art. Nous avons pu observer, dans le service de Lisfranc, une femme qui, le lendemain d'une cautérisation légère pratiquée sur le col de l'utérus avec le nitrate acide liquide de mercure, fut prise d'une violente stomatite, contre laquelle les moyens thérapeutiques restèrent longtemps sans effet; il n'y a pas longtemps que j'ai observé un cas analogue dans ma pratique.

Si, après l'apparition des premiers symptômes de la stomatite, on n'a pas la précaution de suspendre l'usage du mercure, la maladie continue ses progrès et peut déterminer les accidents les plus graves. Ces accidents sont la chute des dents, des gangrènes considérables de la langue et des joues, des nécroses et des caries du maxillaire inférieur, de la diarrhée, un affaiblissement général, et enfin la cachexie mercurielle; aussi nous ne saurions trop recommander de suivre, avec l'attention la plus minutieuse, les effets de la médication hydrargyrique.

Traitement de la stomatite. — Puisque c'est ordinairement dans le second septénaire d'une dose donnée de mercure, que se déclarent les premiers symptômes de la salivation, il faut, avant d'augmenter la première dose, observer les malades au moins pendant dix jours. Après ce délai, on élève la dose du médicament et l'on s'en tient là, tant que les accidents syphilitiques diminuent et qu'il n'y a aucun accident mercuriel; si les manifestations de la vérole restent stationnaires ou font des progrès, on augmente de nouveau et on s'arrête à la nouvelle dose, sauf à l'augmenter ou à la diminuer, suivant les effets qu'elle produira sur l'économie et sur les accidents syphilitiques. Une légère excitation des gencives n'est pas une contre-indication du médicament; mais quand la stomatite se développe, il faut le supprimer afin d'éviter les lésions pathologiques que nous avons énumérées; et, d'ailleurs, nous avons observé que pendant son action pathogénique il n'apportait aucune modification aux accidents syphilitiques, et, qu'au lieu de disparaître, ces accidents devenaient plus intenses.

Pour guérir la stomatite mercurielle, il faut, avant tout, enlever la cause qui l'entretient, c'est-à-dire, cesser l'administration du mercure. La suspension du mercure suffirait le plus souvent pour amener la guérison; mais, pour la rendre plus prompte, M. Ricord a recours à la médication suivante :

Tous les matins, 4 grammes de fleur de souffre incorporés dans 30 grammes de miel.

Pour tisane, un litre de limonade nitrique.

Toucher les ulcérations avec un pinceau imbibé d'acide chlorhydrique fumant.

M. Ricord recommande de faire la cautérisation jusqu'à ce qu'elle détermine un suintement sanguin. Les malades éprouvent une douleur très-vive, mais bientôt ils ressentent un bien-être qui leur fait désirer une nouvelle cautérisation.

Se gargariser trois à quatre fois dans la journée avec le liquide suivant :

Eau de laitue . . . . 150 grammes.

Acide chlorhydrique . . 20 gouttes.

Miel rosat . . . . 50 grammes.

m. f. s. a.

Quand on touche les ulcérations avec l'acide hydrochlorique, il faut éviter les dents, car cet acide les ramollit et provoque leur chute.

On administre aussi quelquefois les bains sulfureux.

Les gargarismes alunés ou avec le borate de soude, le sulfate de zinc et toutes les substances astringentes peuvent être d'une grande utilité dans cette affection.

Quelques praticiens débutent par les antiphlogistiques locaux : les émollients, les opiacés; cette méthode peut être indiquée dans les cas rares où l'inflammation s'annonce avec beaucoup d'intensité, mais il est plus souvent avantageux d'agir comme nous l'avons indiqué ci-dessus. Dans tous les cas, la propreté des dents et des gencives est un puissant prophylactique. Il faut aussi recommander aux malades de ne pas fumer, d'éviter les aliments trop épicés, de ne pas alléger leurs vêtements et de fuir les habitations humides et froides.

Lorsque la saturation mercurielle détermine de la diarrhée,

on retire de très-bons effets des opiacés. L'opium, en potion, en pilules ou en lavements, calme d'abord les coliques, et fait bientôt disparaître la diarrhée.

Sous l'influence de l'hydrargyrie, les éruptions révêtent quelquefois des caractères qui ne leur sont pas propres ; elles prennent l'aspect franchement vésiculeux, et deviennent très-prurigineuses; mais au-dessous de cette doublure mercurielle, il est souvent facile de distinguer les caractères généraux des syphilides. Du reste, quand on vient à cesser le traitement, les nouvelles complications disparaissent, tandis que les syphilides augmentent en intensité.

La médication mercurielle, longtemps continuée et administrée intempestivement, peut, dans quelques cas, imprimer à l'économie des modifications pathologiques plus profondes, plus tardives, qui se traduisent par d'autres symptômes. On voit alors survenir des tremblements mercuriels, la paralysie mercurielle et même la folie. Ces accidents, heureusement très-rares à la suite de l'administration du mercure dirigé contre des accidents syphilitiques, sont au contraire très-communs chez les doreurs et les miroitiers.

On avait admis à priori que ces lésions tardives de l'intoxication mercurielle, tenaient à la présence en nature de cette substance, dans les tissus de l'économie. Hunter, se basant sur ces recherches anatomiques, traitait cette opinion d'imaginaire et la rejetait complètement ; cependant des travaux ultérieurs ont démontré qu'elle n'était pas dénuée de fondement; M. Reynaud de Toulon, et, plus tard, M. Grassi, pharmacien en chef de l'hôpital du Midi, ont pu trouver du mercure dans la substance cérébrale ; le fait de M. Grassi est remarquable en ce que le mercure a été trouvé dans la substance ramollie et suppurée du lobe antérieur gauche du cerveau d'un malade atteint d'une encéphalite consécutive au traitement hydrargyrique. Plus tard, M. Colson a constaté la présence du mercure dans le sang, et M. Personne, pharmacien en chef actuel de l'hôpital du Midi, dans le lait des nourrices soumises à un traitement mercuriel.

Effet thérapeutique du mercure donné comme spécifique de la

syphilis. — L'action spécifique du mercure ne se trahit au-
dehors que par les modifications qu'il apporte aux accidents
de la diathèse ; cependant, comme ces manifestations ne sont
elles-mêmes que le résultat de la présence du virus syphilitique, dans la constitution, on doit croire que le médicament
agit tout d'abord sur ce virus, soit en le neutralisant momentanément, soit en lui enlevant de son énergie, et que la disparition des accidents visibles n'est que la conséquence de
cette neutralisation ou de cet affaiblissement momentané.

Mais qu'elle est l'action intime du mercure sur le virus ?
Dans l'état actuel de nos connaissances thérapeutiques, il est
impossible de répondre à cette question ; tout ce que nous
pouvons dire, c'est qu'il n'est pas probable qu'il agisse sur ce
virus par l'intermédiaire des effets physiologiques qu'il a sur
la constitution. Car, comme la syphilis, il est un dissolvant
du sang ; son action défibrinante est tellement peu nécessaire
à son action spécifique, que l'on est obligé, dans quelques
cas, pour obtenir la dernière, d'obvier à la première au
moyen des préparations ferrugineuses. Outre son action ordinaire, le mercure a donc, sur le principe syphilitique, une
action spéciale que nous ne saurions qualifier encore ; tout
ce que l'on a dit, d'ailleurs, depuis Hunter jusqu'à nos jours,
est vide de sens. Que l'on suppose qu'il agit de molécule à
molécule, en poursuivant le virus jusque dans ses derniers
retranchements ; qu'il le décompose et lui enlève ses propriétés ; qu'il l'attire à lui et l'emporte hors de la constitution, ou qu'il agit comme excitant modificateur, etc., ce sont
là tout autant d'explications sans fondement. Autant vaut s'en
tenir à celle de l'action spécifique. Comment, du reste, expliquer les combinaisons, les actions réciproques des deux
principes dont un est complètement inconnu.

Quoiqu'il en soit, l'observation nous apprend que, dans la
plupart des cas, l'action spécifique du mercure n'est que temporaire ; quelque temps après qu'on l'a suspendue ou même
souvent pendant le traitement, les manifestations qu'il avait
fait disparaître, reparaissent, soit avec la même physionomie, avec plus ou moins d'intensité, soit sous des formes

plus tardives; il arrive même une époque où les accidents n'en éprouvent plus d'effets; c'est qu'alors le principe syphilitique a subi, dans le corps, une certaine modification dont on ne juge que par la physionomie et le siége des symptômes apparents, modification qui a conduit la syphilis à sa période tertiaire.

Dans l'état actuel de nos connaissances, nous ne saurions donc assurer, sans mentir à la science et à l'observation, qu'une dose donnée de mercure, fût-elle administrée pendant longtemps, guérit radicalement la syphilis constitutionnelle.

Combien de temps doit-on continuer l'usage du mercure. — Quelle quantité de mercure doit-on introduire dans la constitution, pour la guérison d'un cas donné de syphilis. — Quand l'induration du chancre est apparente et que, d'ailleurs, il n'y a pas d'autres manifestations, on conseille de continuer l'usage du mercure jusqu'à ce que les tissus indurés se soient ramollis et aient repris leur état normal. Mais le volume de l'induration varie d'un individu à l'autre, il est plus prononcé dans certaines régions que dans d'autres, et, suivant la largeur de l'ulcération, l'induration est d'ailleurs bien loin d'être proportionnée, dans tous les cas, à l'intensité des accidents syphilitiques qui viennent plus tard. Comment alors peut-on la prendre pour règle de conduite dans le traitement? Il est vrai qu'on a dit que c'était le *syphilomètre* du médecin, et qu'il valait mieux la laisser subsister que la détruire; mais, d'après ce que nous venons de dire, ce syphilomètre varie très-souvent et peut induire en erreur. Lorsqu'après un traitement de trois mois, avec les préparations mercurielles habilement maniées, on ne voit apparaître aucun accident secondaire, quoique l'on ne puisse assurer une guérison sans retour, il est cependant permis de suspendre la médication.

Voici qu'elle est notre conduite dans les cas ordinaires et lorsque nous traitons une syphilis récente. Nous administrons, pendant trois mois consécutifs, les pilules de protoiodure d'hydrargyre d'après la formule de M. Ricord, en augmentant graduellement jusqu'à trois ou quatre par jour, s'il n'y a pas de contre-indication, et s'il y a indication, après ces trois mois de traitement mercuriel, nous ordonnons, pendant les trois mois suivants, le traitement à l'iodure de potassium, en ayant soin de le combiner, à son début, avec quelques doses de mercure que nous continuons un mois environ. Ainsi, trois mois de traitement hydrargyrique, un mois de traitement iod-hydrargyrique et deux mois de traitement ioduré, en tout six mois, tel est le genre, telle est la durée de notre médication. Nous avons souvent l'occasion de voir de nos anciens malades qui ont subi ce traitement il y a trois ans, en le commençant dans les premiers moments de l'induration, et avant qu'aucun accident ne se fût déclaré; eh bien, nous pouvons assurer que ces malades n'ont présenté aucune éruption secondaire.

D'autres, et ils sont heureusement les moins nombreux, ont été moins favorisés. Les manifestations secondaires, qui ne s'étaient point montrées au début ou pendant une grande partie du traitement, ont fait explosion lorsqu'on était sur le point de le déterminer, ou lorsqu'il était déjà fini depuis plusieurs mois. C'est assez faire comprendre que, tout en offrant certaines garanties, notre traitement n'a, pas plus que les autres, le pouvoir de détruire le principe syphilitique.

Hunter donnait une quantité de mercure proportionnée à la largeur, au nombre des surfaces ulcérées et à la violence de la maladie. Nous avons fait entendre déjà que l'on ne devait prendre, comme terme de la quantité nécessaire du médicament, que ses effets curatifs sur les symptômes que l'on a à combattre.

Dupuytren faisait continuer le traitement jusqu'à extinction complète des accidents, plus un temps égal à celui qu'avait nécessité la guérison. D'autres font prendre 110 pilules de bichlorure de mercure au début des accidents primitifs, et renvoient les malades en leur garantissant la guérison.

Voies d'administration du mercure. — Le mercure peut être absorbé par la peau ou par les muqueuses, mais c'est ordinairement, et de préférence par cette dernière voie, qu'on l'administre. La peau est en effet une porte d'entrée infidèle et moins favorable à l'absorption que les muqueuses; cependant, cette voie offre des ressources incontestables chez certains sujets dont les muqueuses sont trop délicates ou atteintes d'inflammation chronique. Lorsqu'on applique le mercure sur la peau, c'est ordinairement sous forme d'onguents ou de pommades, et sur les régions les plus propres à l'absorption du médicament, les aines, les aisselles et vers la face interne des membres. Cérillo faisait frictionner la plante des pieds.

La muqueuse gastro-intestinale est la voix d'absorption que l'on doit préférer. Quand l'estomac ne peut supporter le médicament, on peut essayer la méthode de Clare, qui consiste à appliquer les préparations mercurielles sur la muqueuse buccale; on pourrait utiliser encore celle de Pressavin, c'est-à-dire, les lavements hydrargyrifères, ou, en dernier ressort, recourir aux aspirations des vapeurs mercurielles, moyen peut-être trop négligé aujourd'hui. Il est d'ailleurs souvent utile d'alterner ces différentes méthodes.

Formes chimiques. — Quelles que soient les formes que l'on donne au mercure, l'action spécifique ne se produit que par lui; mais qu'il passe toujours à l'état de bichlorure au moment d'être absorbé, ou qu'il revête une autre forme, l'observation prouve que le choix des formes n'est pas une chose indifférente, et que tel individu qui reste réfractaire à l'une d'elles, ressent des effets exagérés d'une autre.

Les préparations mercurielles sont solubles ou insolubles: les premières ont le grand avantage de pouvoir être administrées sous toutes les formes : en sirops, en pilules, en solutions simples, etc..., mais elles ont l'inconvénient de déterminer une irritation locale, dangereuse par elle-même et par l'obstacle qu'elle met à l'absorption du remède. On arrive avec moins d'inconvénient à produire l'action spéciale au moyen des préparations insolubles, néanmoins, elles ont quelquefois l'inconvénient de produire une hypersécrétion sur les tissus qu'elles touchent.

M. Ricord se sert d'une préparation qui, tout en produisant le moins d'effets locaux possible, a cependant une influence favorable sur les symptômes syphilitiques.

28

Il emploie le protoiodure d'hydrargyre, dont nous avons nous-même observé les propriétés incontestables, comme agent général anti-syphilitique, tout en se réservant de recourir aux autres préparations lorsque la précédente est infidèle.

C'est ici le lieu de transcrire les règles suivies par M. Ricord dans l'administration du mercure :

1° Administrer le mercure, à l'intérieur, toutes les fois que l'état des voies digestives le permet ;

2° L'appliquer sur la peau, dans les cas contraires ;

3° Chez les sujets, dont les muqueuses s'irritent trop tôt, et dont la peau, également irritable, ne saurait permettre de conduire un traitement à terme par cette voie, il faut savoir alterner à propos ;

4° Il est des malades inaccessibles par la peau et les muqueuses digestives, et chez lesquels on peut encore tirer parti de l'inspiration des vapeurs mercurielles, peut-être trop négligées dans une foule de cas ;

5° Les effets sensibles du mercure, comme agent morbide ou comme agent curatif, se font rarement attendre plus de huit jours ; aussi, tant qu'aucun accident ne vous arrête et qu'on n'a obtenu aucun changement favorable dans la maladie, la dose journalière du médicament doit être augmentée tous les huit jours ;

6° Dès qu'on obtient une amélioration, il faut s'arrêter à la dose qui l'a amenée, et n'augmenter qu'autant qu'on arrive à un *statu quo* ;

7° Si le mercure produit des accidents, il faut en modifier l'emploi ou le suspendre complètement, l'observation ayant rigoureusement appris, à part quelques rares exceptions, que si les symptômes syphilitiques n'étaient pas toujours aggravés dans ces cas, la guérison, au moins, était presque constamment enrayée ;

8° Lorsque les accidents mercuriels ont cédé et que les symptômes syphilitiques persistent, on reprend l'usage du mercure avec les modifications exigées par la nature particulière des accidents relatifs, soit à la surface sur laquelle avait été appliqué le médicament, soit à la forme sous laquelle il avait été donné, soit encore à sa dose.

9° Les mêmes inconvénients ne se reproduisent pas toujours en reprenant le remède après l'avoir sagement suspendu, ou simplement modifié. Il arrive cependant, comme l'a fait observer Hunter, qu'on est souvent obligé de suspendre et de reprendre le mercure plusieurs fois, dans le cours de certaines affections syphilitiques. (*Deuxième édition de Hunter*, page 723).

Formes pharmaceutiques et modes d'administration du mercure. — Le mercure peut être administré sous forme de pommades, de solutions simples, de vapeurs, d'emplâtres, de pilules, de potions, de biscuits, etc...; on peut l'employer en frictions, en bains, en fumigations, etc....

Frictions. — On se sert de l'onguent mercuriel double (*onguent napolitain*), à la dose de 4 à 10 grammes par jour. L'onguent gris ou simple, étant un peu moins actif, doit être employé à une dose plus élevée. Cérillo frictionnait la plante des pieds avec une pommade composée de : deutochlorure de mercure, 4 grammes; axonge, 32 grammes. Les frictions peuvent être pratiquées aussi avec : calomel, 4 grammes; axonge, 4 grammes.

On fait une friction tous les deux jours sur les points les plus propres à l'absorption. On commence par la face interne d'un des membres; deux jours après, on opère sur l'autre, et l'on continue ainsi jusqu'à ce que l'on ait produit un effet thérapeutique. Le changement de région est quelquefois indispensable pour éviter des inflammations locales qui auraient l'inconvénient de s'oppposer à l'absorption. Nous avons vu appliquer aussi, avec avantage, un large emplâtre de Vigo *cum mercurio*; on sait en effet que dans certains cas, des bandelettes de Vigo, mises sur une plaie, ont provoqué une abondante salivation.

Bains. — On se sert ordinairement du bichlorure d'hydrargyre, à la dose de 10 à 60 grammes, préalablement dissous dans l'alcool ou l'éther. Baumès en a donné jusqu'à 90 grammes. La voie des bains est très-infidèle; car l'absorption cutanée étant très-variable, il est difficile de savoir, même approximativement, qu'elle est la dose absorbée.

On donne aussi quelquefois des bains de pieds, dans lesquels on fait dissoudre 20 à 40 centigrammes de sublimé ; il faut encore peu compter sur ce mode d'administration.

Fumigations. — On en obtient quelquefois de bons résultats, surtout dans certaines formes de syphilides ; c'est surtout au cinabre *(sulfure de mercure)*, que l'on donne la préférence : la dose est de 8 à 12 grammes par fumigation, il faut élever graduellement la température, sans dépasser 40 à 45 degrés. Les fumigations doivent être continuées de 15 à 20 minutes. On les répète tous les trois jours et quelquefois plus souvent.

Administration par les voies digestives. — Une préparation employée depuis longues années est la liqueur de Van-Swiéten ; la formule la plus usitée est la suivante :

Bichlorure de mercure . .   0 40 centigrammes.
Alcool rectifié . . . .   46 grammes.
Eeau distillée . . . .   435 grammes.

Elle contient 2 centigrammes 1|2 de bichlorure pour 31 grammes.

La formule du codex contient 25 milligrammes pour 30 grammes, elle est donc plus active.

On peut commencer par une demi-cuillerée, et augmenter graduellement jusqu'à deux cuillerées dans du lait, dans du sirop de guimauve ou un autre sirop quelconque.

Formule de M. Mialhe :
Eau distillée . . . .   500 grammes.
Sel marin. . . . .|
Chlorhydrate d'ammoniaque.| a. a. 1 gramme.
Blanc d'œuf . . . . n° 1.
Bichlorure de mercure . . . . 30 centigrammes.

On en prend trois cuillerées par jour ; chaque cuillerée contient à peu près un centigramme.

L'action des solutions mercurielles est plus sûre e. plus énergique, mais elle est trop brusque ; elles laissent après elles un goût métallique fort désagréable, et occasionnent souvent des coliques et des crampes d'estomac qui nécessitent la suppression du traitement.

On donne avec plus d'avantage, surtout chez les enfants, les préparations sirupeuses.

> Sirop de Larrey :
> Sirop de cuisinier . . . . - . 500 grammes.
> Chlorhydrate d'ammoniaque. ⎫
> Bichlorure de mercure. . . . ⎬ a. a. 25 à 30 centigram.
> Extrait thébaïque. . . . . . ⎭

A prendre 1, 3 à 6 cuillerées par jour; un centigramme environ par cuillerée.

L'emploi du sirop de Cuisinier est très-avantageux chez les malades sujets à la constipation. On peut le prendre comme véhicule du bichlorure et de plusieurs préparations solubles.

Le biiodure de mercure est aussi très-actif ; on le donne à la même dose que le bichlorure.

Le cyanure de mercure est une préparation très-irritante et très-active, généralement abandonnée.

Jusqu'à présent, nous n'avons parlé que des solutions mercurielles, mais la forme pilulaire est, sans contredit, la plus commode et la mieux tolérée; elle est indispensable pour les préparations insolubles, et facultative pour celles qui sont solubles.

Forme pilulaire. — Les préparations mercurielles insolubles doivent être associées à des substances solubles, afin que leur action ne se fasse pas trop longtemps attendre.

A la tête de ces préparations, nous citerons le protoiodure d'hydrargyre mis en honneur par Biett et adopté par M. Ricord. Cette préparation est la base du traitement des accidents secondaires. La formule employée à l'hôpital du Midi est la suivante :

> Protoiodure d'hydrargyre. ⎫
> Thridace . . . . ⎬ a. a. 3 grammes.
> Extrait thébaïque . . . . 1 gramme.
> Extrait de cigüe. . . . . 6 grammes.
> m. f. s. a. . . . 60 pilules.

Quelques pharmaciens suppriment, à tort, la thridace, car ses propriétés hygrométriques facilitent la dissolution et favorisent l'absorption du protoiodure. Ce médicament a bien une tendance légère à la diarrhée, mais l'extrait thébaïque corrige cet effet. L'extrait de ciguë n'a pas, selon nous, une grande action, cependant nous l'avons admis à cause de ses propriétés fondantes. On commence par une pilule, au bout de huit jours, on en prend deux par jour; on s'en tient ordinairement à trois par jour, ce qui fait 0,15 centigrammes de protoiodure par jour. Nous avons vu, dans le service de M. Ricord, des malades qui prenaient 8 pilules par jour, soit 0,40 centigrammes, sans éprouver la salivation.

Pilules de Dupuytren :

Sublimé corrosif. . . . . 4 décigrammes.

Extrait d'opium. . . . . 5 décigrammes.

Extrait de gaiac. . , . . 6 décigrammes.

Faites 40 pilules à prendre 1 à 3 par jour.

Les pilules de Bellots contiennent : du mercure, de l'aloës, de la rhubarbe, de la scammonée, du poivre noir et du miel ; c'est, selon nous, une mauvaise préparation, car l'action purgative de ces pilules doit empêcher l'action thérapeutique.

. Les pilules de Sédillot contiennent : onguent mercuriel et savon médicinal à parties égales ; on les donne ordinairement à la dose de 2 à 4 par jour; M. Ricord en a donné jusqu'à 60 par jour sans aucun accident mercuriel. 30 à 40 pilules de Sédillot sont restées sans action sur des accidents que 5 à 6 pilules de protoiodure ont modifiés.

Les pilules bleues sont très-souvent employées en Angleterre : mercure cru et conserve de roses à parties égales ; 2 à 4 par jour, chacune de 20 centigrammes. On a l'habitude de donner les pilules à jeun, mais il vaut mieux les faire prendre de 2 à 3 heures après le repas, et lorsque l'estomac est un peu excité.

Les préparations mercurielles ont encore été données sous d'autres formes : dragées de Keyser, contenant de l'acétate de mercure ; tablettes de Lagneau, elles contiennent du mercure cru; biscuits d'Olivier : composés de bichlorure d'hydrargyre combiné avec du blanc d'œuf; cigarettes mercurielles.

Comme adjuvants des préparations mercurielles, M. Ricord prescrit l'usage des tisanes et des sirops amers : le houblon, la quassia amara, la douce amère, le fumeterre, la saponnaire, la salsepareille et mille autres que nous ne citerons pas.

On met dans chaque verre de tisane une cuillerée à bouche de sirop de gentiane, de quinquina, de cuisinier ou d'un sirop anti-scorbutique quelconque.

Les préparations mercurielles ayant une action dissolvante sur le sang; M. Ricord administre fréquemment, avec elles, les préparations ferrugineuses, sous forme de pilules ou en solution. La forme, employée d'abord par le chirurgien de l'hospice du Midi, était : les pilules de Vallet; mais, depuis notre internat, ces pilules ont été remplacées par le tartrate ferrico-potossique, à la dose de 3 à 4 grammes par jour. Ce médicament a l'avantage de contre-balancer les effets dissolvants du mercure et de le rendre plus supportable.

Préparations aurifères. — Elles ont été vantées par M. Chrestien de Montpellier, qui les met au niveau des préparations mercurielles. On a employé le chlorure d'or et le cyanure d'or à la dose de 2 à 5 milligrammes. M. Ricord a expérimenté ces préparations dans les accidents primitifs et dans les accidents consécutifs, mais il n'en a retiré aucun avantage. Le chlorure d'or et de sodium a été appliqué, en frictions, sur la langue et sur les gencives, par Biett et M. Cazenave, mais ces praticiens n'en ont obtenu aucun effet avantageux; entre les mains de M. Cullerier père, cette préparation n'a pas été plus heureuse.

Pendant mon internat à l'hôpital du Midi, j'ai vu M. Puche administrer les pilules suivantes :

Stanate d'or. . . . . 0 50 centigrammes.
Amidon. 5   grammes.
Gomme arabique. 1   gramme.
Eau distillée. . q. s. m., et faites 50 pilules, 2 à 4 par jour.

En 1847, M. Ricord eut l'idée d'associer l'or au mercure ; cette préparation *chryso-hydrargyrique* parut à notre chef de service offrir des avantages, et quelques expériences furent entreprises. J'ai recueilli 16 faits qui démontrent que l'or associé au mercure, tout en laissant à ce dernier médicament ses propriétés anti-syphilitiques, lui enlève, dans la plupart des cas, ses effets pathogéniques. La préparation, employée par M. Ricord, est une amalgame d'or et de mercure ; chaque pilule contient six centigrammes d'amalgame, savoir : 0,05 centigrammes de mercure, plus 0,01 centigramme d'or

Nous possédons 16 observations. Dans un cas, l'administration de l'amalgame a été suivie d'excitation légère aux gencives avec goût métallique. Il est vrai qu'en 26 jours, le malade avait pris 268 pilules, soit 268 grains de mercure et environ 54 grains d'or.

Une autre fois, ces pilules, continuées pendant un mois, à la dose de 10 par jour, ont déterminé une salivation assez abondante.

Dans ces deux cas, l'éruption, composée d'une syphilide herpétiforme et de papules muqueuses, s'est éteinte à merveille.

Les 14 observations restantes n'ont pas été suivies de salivation.

Deux fois cependant, au début du traitement, les malades étaient déjà affectés d'une stomatite scorbutique qui a cédé aux gargarismes avec le quinquina, pendant le cours du traitement chryso-hydrargyrique (*auro-mercuriel*).

Chez deux malades on commença le traitement chryso-hydrargyrique, au moment où une stomatite violente venait de se déclarer sous l'influence des pilules de protoiodure, données à la dose de deux par jour ; ici, M. Ricord débuta d'emblée par 10 pilules auro-mercurielles, soit 0,50 centigrammes de mercure et 0,10 centigrammes d'or ; il administra en même temps le traitement de la stomatite. Sous l'influence de cette nouvelle médication, les accidents syphilitiques disparurent, et la stomatite guérit.

Les dix cas restant ne nous ont rien présenté de particulier, si ce n'est qu'avec des doses très-fortes de mercure associé à l'or, les accidents ont guéri sans occasionner la salivation; une fois seulement le malade a souffert, dans les premiers jours, d'une légère diarrhée et de quelques coliques; mais ces symptômes ont disparu sans exiger que l'on suspendît les pilules. C'est surtout dans les accidents de la bouche, que le traitement chryso-hydrargyrique a des avantages bien réels, car il n'a pas, comme les autres préparations mercu-curielles, l'inconvénient d'exciter la muqueuse du gosier et des gencives, et les accidents qui siégent sur ces parties, disparaissent plus facilement.

On peut encore donner l'or dans les cachexies mercu-rielles; nous savons en effet que, lorsque le corps est saturé d'une grande quantité de mercure, ce médicament se dé-pose, en nature, dans les tissus et peut, par sa présence, troubler plus ou moins l'économie; l'or, dans ce cas, trans-porté par la circulation au contact du premier métal, s'a-malgame avec lui, le rend plus susceptible d'être absorbé; le mercure peut alors être repris par les vaisseaux absorbants, conduit dans le système circulatoire général, et éliminé par les différentes voies de sécrétion et d'excrétion.

L'or, mélangé au mercure, est donc un correctif qui em-pêche l'action pathogénique de ce médicament, sans le priver de son action thérapeutique. Il peut prévenir les suites fâcheuses de la saturation mercurielle, en favorisant l'élimi-nation du mercure, quand il a produit son action thérapeu-tique.

Cette propriété de l'or expliquerait en quelque sorte les cas de réussite de ce traitement, lorsque déjà le mercure avait échoué.

L'action de cette nouvelle préparation peut être interprétée de plusieurs manières: 1º elle peut agir vis-à-vis du mercure comme simple correctif; 2º comme agent de division, on pourrait faire aussi jouer un certain rôle aux propriétés gal-vaniques développées au contact des deux métaux.

Argent. — Serres, de Montpellier, attribuait à ce métal une vertu anti-syphilitique très-prononcée; Biett et Cazenave donnèrent le chlorure, le cyanure, l'iodure et le phosphate d'argent, à la dose de 12 à 25 milligrammes, sans obtenir aucun résultat; M. Ricord n'a pas été plus heureux : donné par lui à la dose de 14 et même de 16 grains par jour, il s'est borné à déterminer des irritations gastro-intestinales, sans produire d'effet anti-syphilitique.

Nous en dirons autant du chlorure de platine

Sulfureux. — M. Ricord emploie les sulfureux dans les cas d'hydrargyrie, c'est assez dire qu'il ne leur attribue aucune vertu curative anti-syphilitique.

Arsénicaux. — On a quelquefois administré la teinture de Fowler (arsénite de potasse), à la dose de 3 à 30 gouttes, dans un julep gommeux; la solution de Péarson à la dose de 1 à 4 grammes (arséniate de soude).

Il est possible que les propriétés de la tisane de Feltz dérivent de l'arsénic contenu dans l'antimoine qui sert à la préparer.

Formule de la tisane de Feltz :

Salsepareille coupée. . . . . 90 gram.
Colle de poisson. . . . . , ... 16 gram.
Sulfate d'antimoine cru renfermé dans un nouet. 125 gram.

Faites bouillir dans 6 kilogrammes d'eau jusqu'à réduction de moitié.

Trois ou quatre verres par jour, une heure avant et quatre ou cinq heures après le repas.

En moyenne, il faut continuer ce médicament quatre ou cinq mois, pour obtenir quelque effet.

On a employé aussi les acides nitrique et nitreux; Bell administrait quelquefois les acides minéraux, ce mode de traitement est complètement abandonné aujourd'hui.

Sudorifiques. — On accordait autrefois de grandes propriétés anti-syphilitiques à certaines substances prétendues sudorifiques telles que : la salsepareille, le gaiac, la squine, le sassafras, le daphné méséréum : mais aujourd'hui on est un peu revenu de ces idées. M. Ricord refuse toute action spécifique à ces plantes; il administre bien quelquefois la salsepareille, mais seulement quand il veut garder un malade sous son observation. La seule préparation que nous ayions vu donner assez fréquemment, c'est le sirop de cuisinier, dans les cas où les malades sont sujets à la constipation.

Nous n'entreprendrons pas ici de donner le détail de toutes les préparations sudorifiques, ce serait un travail trop fastidieux et sans profit pour le lecteur ; nous renvoyons pour cela aux formulaires.

Antiphlogistiques. — Employés avec enthousiasme, sous le règne de l'école physiologique, ils sont complètement abandonnés aujourd'hui, à moins d'accidents inflammatoires locaux. Il serait peu rationnel de saigner des malades qui sont sous l'influence d'un poison dissolvant, comme nous l'avons vu pour la syphilis, car ce serait venir en aide à la maladie.

Médicaments empiriques. — Lorsque, après l'emploi des mercuriaux, on n'a pu obtenir aucune modification dans les symptômes secondaires, on peut tenter l'usage de certaines médications empiriques : Tisane d'Arnoud ; de Pollini ; décoction de Zittman ; tisane de Vigarous ; rob de Laffecteur, etc... Il est prouvé aujourd'hui que ceux de ces remèdes qui agissent, contiennent, selon les circonstances, des préparations mercurielles.

Traitement local des éruptions secondaires. — Nous savons que certains accidents ne surviennent que sous l'influence d'excitations locales plus ou moins prolongées et de différente nature. C'est ainsi que l'abus du tabac, des boissons alcooliques et des aliments excitants, favorise le développement des ulcères de la gorge ; que le contact du tuyau de la pipe, sur les lèvres et les gencives, détermine l'apparition des plaques muqueuses sur ces parties ; que la malpropreté, l'usage des chaufferettes, le contact irritant des urines et des matières fécales, sont la cause déterminante des plaques muqueuses de l'anus, de la vulve, de la face interne des cuisses ; que la malpropreté des pieds est pour beaucoup dans l'apparition des plaques muqueuses des orteils, etc.

Eh bien, les premiers moyens à employer, pour s'opposer à ces manifestations, sont des moyens hygiéniques simples ; il n'y a qu'à éviter toutes les causes irritantes, qu'à tenir proprement les parties qui, par le contact et le frottement, sont naturellement exposée à une irritation continuelle. Un moyen très-simple, c'est d'isoler ces parties avec des linges de toile très-fine, ou de les saupoudrer avec une poudre inerte.

Lorsqu'on n'a pu, en observant les principes de l'hygiène, prévenir ces accidents, il faut se hâter de les faire disparaître.

Dans la plupart des cas, le traitement interne qui, dans tous les accidents, est la première indication à remplir, suffirait à lui seul pour les conjurer ; mais comme il est très-important, pour la plupart des malades, de ne porter aucun signe extérieur qui dénote une affection syphilitique, il faut, tout en usant de la médication générale, recourir à des applications locales, dans le but d'amender certains symptômes, ou de les faire disparaître promptement ; et, d'ailleurs, il est de ces éruptions, de ces syphilides qui altèrent, si profondément les tissus, que le traitement interne devient impuissant contre elles , si on ne lui associe quelques modificateurs locaux.

Dans quelques cas, très-rares il est vrai, les éruptions cutanées présentent des phénomènes d'irritation qui s'opposent à l'efficacité du traitement interne, on se trouve bien alors des bains généraux simples ou gélatineux, des fomentations émollientes, opiacées, ou même des cataplasmes de même nature. Lorsque, au contraire, les éruptions sont froides, sans symptômes d'excitation, et que, d'ailleurs, elles résistent au traitement intérieur, on se trouve bien des bains de vapeur simples, et, encore mieux, de fumigations cinabrées locales ou générales ; 8 à 12 grammes de cinabre suffisent à chaque fumigation. Si les symptômes que l'on veut faire disparaître n'occupent pas une grande surface, on les recouvrira avec avantage de bandelettes de sparadrap de Vigo ; c'est un des moyens les plus efficaces.

Les papules et les tubercules secondaires éprouvent une heureuse modification des frictions avec les pommades mercurielles et, en particulier, avec celle de protoiodure de mercure :

Protoiodure de mercure. . . 4 grammes.

Axonge. . . . . 50 grammes.

Mêlez par trituration.

Les bains de sublimé sont aussi d'un grand secours.

Deutochloru. e de mercure. . 10 à 50 grammes.

Faites dissoudre dans :

Alcool. . . . . 120 grammes.

Versez dans une baignoire en bois contenant :

Eau commune. . . . . q. s.

A l'exemple de M. Émery, médecin de l'hôpital St-Louis, on pourrait employer, dans le traitement local des syphilides squameuses, la pommade au goudron :

Goudron purifié. . . . . 4 grammes.

Axonge. . . . . 30 grammes.

m. f. s. a.

Les moyens que nous venons d'énumérer, sont d'une effi-cacité incontestable sur les papules sèches, mais contre les papules muqueuses, nous n'en connaissons pas de plus puis-sant que l'usage combiné du chlorure d'oxide de sodium et du calomel :

Liqueur de Labarraque.. . . . 50 grammes.

Eau. . . . . 150 grammes.

Faites dissoudre.

Faire, sur les plaques muqueuses, deux lotions par jour avec la solution précédente. Après chaque lotion, dessécher légèrement les parties avec un linge fin et les saupoudrer ensuite avec le calomel. Huit à dix jours de ce traitement, suffisent pour amener la guérison de ces éruptions; il est bien entendu que cette guérison ne doit jamais engager à cesser le traitement interne.

Dans la cavité buccale, à la gorge, il n'est pas possible de recourir à cette méthode, il faut alors se borner à de legères cautérisations avec le nitrate acide liquide d'hydrargyre, et aux gargarismes suivants :

Décoction de cigüe. . . . . 200 grammes.

Bichlorure de mercure. . . 15 à 20 centigrammes.

m. f. s. a.

Je me suis servi avec succès de la cautérisation avec le nitrate d'argent ou avec l'acide hydrochlorique.

Quant aux ulcères secondaires, s'ils sont enflammés, on
les recouvre de cataplasmes émollients faits avec les fécules ;
on ordonne des bains simples ou gélatineux ; après que l'inflammation a disparu, on les panse avec la pommade au calomel ou au protoiodure de mercure. Quand le siége de l'ulcération le permet, on obtient une guérison rapide, en la
recouvrant de bandelettes de sparadrap de Vigo *cum mercurio*.

Nous ne reviendrons pas sur le traitement de l'iritis que
nous avons exposé en détail, après la description de cet ac_
cident.

Un accident qui inquiète beaucoup les malades et auquel,
dans la plupart des cas, on s'oppose par le traitement interne,
c'est la chute des poils et des cheveux ; elle est ordinairement
très-précoce, ce qui n'empêche pas les malades de l'attribuer à la médication mercurielle. On peut y rémédier facilement en faisant raser les poils qui restent encore, et en recouvrant les parties d'une pommade faite avec le protoiodure de mercure, ou avec celle de Dupuytren qui contient
de la teinture de cantharides.

Si la guérison rapide des manifestations locales est un
bienfait, pour la plupart des malades, pour quelques-uns
qui ne raisonnent pas, elle devient un danger véritable, car
elle les engage à cesser tout traitement, et les expose, par
cela même, à des accidents ultérieurs d'autant plus tenaces qu'ils sont plus tardifs.

CHAPITRE XII.

Traitement de la période tertiaire.

Peut-on prévenir la syphilis tertiaire? — D'après ce que nous avons dit sur la persistance de la diathèse, nous ne pouvons répondre d'une manière affirmative à cette question. Nous savons en effet que les traitements les mieux combinés, les plus scrupuleusement observés, n'aboutissent souvent qu'à guérir les manifestations présentes, sans détruire le principe syphilitique, et que, chez un certain nombre d'individus, heureusement très-restreint aujourd'hui à cause de l'efficacité des moyens que l'on emploie, des accidents tertiaires se montrent à une époque plus ou moins éloignée de l'infection. Le seul moyen capable de prévenir la syphilis tertiaire, c'est la cautérisation abortive, employée au début de l'accident primitif. Une fois l'infection produite, on peut encore, par un traitement mercuriel de 3 à 4 mois, suivi de la médication iodurée pendant 2 à 3 mois, affaiblir tellement le principe, qu'il n'ait plus assez de force pour exercer son action sur l'organisme ; les malades vivent alors avec la diathèse syphilitique, comme ils vivent avec la diathèse vaccinale, sans en ressentir les effets. C'est ainsi que s'expliquent les guérisons d'un certain nombre de malades, et leur immunité contre une nouvelle infection.

Cependant la diathèse syphilitique qui, dans des conditions normales, n'aurait déterminé aucun accident, peut, lorsque ces conditions viennent à changer, acquérir un surcroît d'action, et se manifester par les symptômes que nous avons passés en revue dans les chapitres VII et VIII de la 2me Section

Le premier soin du médecin est donc de recommander au malade d'écarter tout ce qui peut l'affaiblir. Les excès en tout genre, les veilles, les peines morales, les changements brusques de température et l'humidité, doivent être soigneusement évités; si ces précautions n'empêchent pas l'apparition des accidents, au moins seront-elles de puissants adjuvants de la médication iodurée.

Traitement curatif. — Il comprend aussi deux ordres de moyens : les moyens internes, dirigés contre le principe et, par cela même, d'une manière indirecte sur les manifestations ; et les moyens locaux, destinés à modifier certains accidents contre lesquels la médication générale seule serait insuffisante.

Médication interne. — A la période tertiaire confirmée, le mercure n'agit plus et devient nuisible à cause de son action pathogénique débilitante et à cause du temps qu'il fait perdre. L'iodure de potassium est le seul agent qui jouisse d'une efficacité incontestable.

Iodure de potassium. — Ce médicament fut d'abord employé par Wallace, mais indistinctement pour toutes les maladies et sans aucune indication; aussi, aurait-il eu le sort de beaucoup d'autres remèdes, si M. Ricord, après de nombreuses observations, n'eut déterminé les cas dans lesquels il faut l'administrer. Ce n'est pas un des titres les moins glorieux de notre maître que celui d'avoir trouvé, contre des accidents longtemps regardés comme incurables, et contre lesquels toutes les ressources de l'art venaient se briser, un agent aussi puissant que celui dont nous allons tracer l'histoire; il est seulement à regretter que ce médicament soit si coûteux et, par cela même, si souvent soumis à des fraudes qui le rendent inefficace. Augmenter la fabrication de l'iodure de potassium, et le mettre ainsi à la portée de toutes les bourses, ce serait répandre encore plus l'usage de ce médicament, ce serait, dis-je, un acte de haute philanthropie.

L'iodure de potassium, administré à haute dose, produit, indépendemment de ses effets curatifs, quelques effets pathogéniques qu'il est très-important de bien connaître, afin de varier les doses, et pour que l'on n'attribue pas à la maladie ce qui n'est que le résultat momentané du traitement.

Sur la peau. — Il produit ordinairement des éruptions psydraciées, acnoïdes. Les boutons sont assez volumineux, occupent l'épaisseur de la peau, et sont entourés d'une auréole d'un rouge vif très-intense; ils sont douloureux, siègent sur les fesses, les cuisses et, en général, au-dessous de la région ombilicale, tandis que l'acné vulgaire occupe ordinairement la région sus-ombilicale. Sous l'influence de l'iode, la peau devient quelquefois le siège d'éruptions eczémateuses, urtiées, impétigineuses, lichénoïdes; ces éruptions sont en général prurigineuses, et disparaissent rapidement quand on cesse le remède.

Sur les muqueuses. — Sous l'influence de l'iodure de potassium, la muqueuse conjonctivale se fluxionne, le tissu cellulaire sous-conjonctival et sous-palpébral s'infiltre de sérosité; les paupières se boursoufflent, les parties internes de l'œil participent, même quelquefois, à cette excitation; et l'on remarque une photophobie plus ou moins intense. La sécrétion muqueuse est toujours augmentée, mais elle ne revêt jamais les caractères du muco-pus si communs dans les ophtalmies catarrhales. Très-souvent cette ophtalmie iodurée est accompagnée d'un coryza assez intense qui occasionne de la céphalalgie frontale et un écoulement muqueux par les fosses nasales; ce coryza n'a bouti jamais à la suppuration c'est plutôt une suffusion catarrho-séreuse.

Du reste, ces symptômes ne sont jamais accompagnés de fièvre, et disparaissent au bout de six à huit jours, quand on a soin de cesser le médicament. Le coryza est un accident très-important à connaître, par cela même qu'il faut l'éviter lorsqu'on traite des accidents tertiaires des fosses nasales.

L'iodure de potassium détermine aussi des symptômes de bronchite.

Voies digestives. — Les personnes qui jouissent d'une bonne santé, tolèrent l'iodure de potassium à des doses très-élevées. M. Puche en a donné 40 grammes par jour en débutant par 25 grammes.

Sous son influence, les fonctions digestives deviennent plus actives, l'appétit augmente, les digestions sont faciles et, au bout d'un certain temps, les malades prennent de l'embonpoint. Cependant, à une dose un peu forte, ce médicament détermine une douleur pleurodynique siégeant au grand cul-de-sac de l'estomac; le tissu sous-muqueux de l'estomac s'infiltre, et la surface de cet organe laisse suinter un mucus très-abondant qui sort par régurgitation; c'est un véritable ptyalisme intestinal. Le liquide rejeté a un arrière-goût d'iode, mais n'est point fétide; les gencives ne sont jamais boursoufflées, l'haleine n'est point repoussante comme dans le ptyalisme mercuriel.

Cette suffusion séro-muqueuse peut se produire dans les autres parties du canal intestinal, les malades sont alors pris de diarrhées séreuses abondantes.

Reins. — L'iode est éliminé en grande partie par les reins, et l'on peut constater sa présence dans les urines rendues demi-heure après la première ingestion de ce médicament. La quantité d'urine est toujours augmentée; la présence de l'iode, dans l'urine, rend ce liquide irritant. La médication iodurée, dans les blennorrhagies aigües ou sub-aigües, est donc un contre-sens thérapeutique; elle est très-nuisible, car elle augmente les douleurs et l'écoulement.

Circulation. — Dans les premiers temps, la circulation se ralentit un peu, mais lorsque l'iodure de potassium produit des effets favorables, qu'il augmente la nutrition, le pouls devient plus fréquent et plus plein, la peau se colore, tout annonce une activité plus grande du système circulatoire: Le traitement ioduré est légèrement altérant, rend le sang plus fluide, et dispose les tissus aux hémorrhagies; mais ces effets sont contre-balancés par l'activité que prend la nutrition.

Système nerveux. — Le système nerveux éprouve aussi

quelquefois les effets de l'iode; on remarque alors des troubles dans les mouvements et dans l'intelligence. Chez quelques malades, l'iodure de potassium occasionne des ardeurs
dans la gorge, de la chaleur et une sècheresse incommodes
à la peau; les cheveux deviennent cassants et tombent; mais
ces phénomènes disparaissent aussi quand la tolérance du
médicament est établie.

Doses. — Formes. — Modes d'administration. — Si l'action
de l'iodure de potassium sur la syphilis à pu paraître un instant douteuse, c'est qu'on n'avait jamais osé le faire prendre
à des doses suffisantes. Aujourd'hui que l'on ne craint plus
son action toxique, on ne se borne plus à en donner quelques centigrammes les uns après les autres, on débute par
un à trois grammes par jour pour aller jusqu'à huit à dix
grammes, et même à une dose plus élevée si le cas l'exige.
Lorsqu'on a à combattre des douleurs ostéocopes très-intenses
et qu'on veut en avoir rapidement raison, il faut donner ce
médicament à doses croissantes : on commence par trois
grammes, et l'on arrive en peu de jours à la dose de 14 à 15
grammes pour redescendre ensuite à une dose moindre, que
l'on continue jusqu'à guérison complète des accidents.

Quant aux règles auxquelles doit être soumise l'administration de l'iodure de potassium, elles ne diffèrent pas de celles
que nous avons posées pour le traitement mercuriel elles
se réduisent au principe suivant : arriver graduellement
à une dose qui produise des effets thérapeutiques, sans
déterminer des effets pathogéniques bien prononcés. On
a fait prendre l'iodure de potassium dans des capsules,
en solution, en sirop, très-rarement en pilules, car c'est
un sel déliquescent. Le meilleur mode d'administration,
c'est de le faire dissoudre et de le mêler à des sirops toniques.
Nous l'associons au sirop de gentiane, de saponaire, de quassia
amara, de cuisinier, de salsepareille simple, de fumeterre,
etc. On peut, si le cas l'exige, le mêler au sirop de gomme, de
pavot ou de thridace.

Nous employons ordinairement la formule suivante :

> Sirop de salsepareille. . . . . . 500 grammes.
> Iodure de potassium. . . . 20 à 30 grammes.

Faites dissoudre et mêlez.

Une cuillerée par jour, puis deux, et enfin trois à quatre.

Loin de prescrire la diète sèche nous conseillons un régime tonique analeptique, les côtelettes, les vins de Bordeaux, l'Ale le Porter, etc.

Quant à la dose totale du remède qui convient, dans un cas donné, et au temps qu'il faudrait le continuer pour se mettre à l'abri des récidives, on ne saurait les déterminer d'avance. D'ailleurs, l'expérience nous apprend que l'iodure de potassium agit sur la syphilis tertiaire, comme le mercure sur la syphilis secondaire; c'est-à-dire, qu'il guérit les manifestations actuelles sans s'apposer aux récidives. Néanmoins, l'usage de ce médicament continué deux à trois mois, et à doses convenables, peut affaiblir tellement la diathèse tertiaire qu'elle ne puisse plus lutter contre la constitution. Dans ce cas, rien n'indique que le malade le possède encore, et on peut le considérer comme guéri.

Quelques praticiens, observateurs superficiels, ont exprimé la crainte que ce médicament longtemps continué ne vint à déterminer la fonte, l'atrophie de certaines glandes, et ont même cité, à l'appui de leur opinion, l'atrophie des testicules, et des mamelles chez quelques malades soumis à son action. Pour expliquer ces prétendues fontes de testicule sous l'influence de l'iodure de potassium, nous renvoyons au chapitre qui traite du sarcocèle syphilitique, où il est dit et expliqué, que ce n'est point la médication qui les occasionne, mais bien la maladie.

L'ioduré de potassium ne fond rapidement que les productions anormales, qui se développent sous l'influence de la syphilis tertiaire.

Médication locale: — Certains accidents demandent, outre le traitement interne, une médication locale quelquefois indispensable.

Sarcocèle plastique. — Lorsque cet accident ne présente

aucune complication, le traitement interne suffit, si par contre, à la maladie spécifique vient se joindre l'élément inflammatoire, les émollients, et les antiphlogistiques deviennent indispensables. Quand la dégénérescence plastique arrive sur des organes atteints antérieurement d'une affection strumeuse à la médication anti-syphilitique, on doit associer le traitement aux anti-scrofuleux.

Dans les cas ordinaires, on emploie les frictions mercurielles simples ou belladonnées, l'emplâtre de Vigo *cum mercurio*; et, pour achever la résolution; la compression méthodique, d'après le procédé de M. Fricke de Hambourg. (Voir Première partie page 125).

Tubercules de la peau et des muqueuses. — Lorsque ces accidents se compliquent de phénomènes inflammatoires, on est souvent réduit à les traiter par les antiphlogistiques, les émollients, les sédatifs et les narcotiques; mais si leur état est indolent, on peut en obtenir la résolution, à l'aide du miel au protoiodure de mercure d'après la formule de Biett :

> Miel de Narbonne. . . , ... 120 grammes.
> Protoiodure de mercure. . . . . 10 grammes.
>   Mêlez.

Après la fonte purulente des tubercules, on favorise la cicatrisation au moyen des pansements faits avec la charpie imbibée d'une solution iodée:

> Teinture d'iode. . . . . 2 à 6 grammes.
> Eau distillée. . . . . 200 grammes.
> Iodure de potassium. . . . . q. s.
>   Mêlez.

Nous avons employé avec succès les lotions chlorurées et la poudre de calomel, si puissants contre les plaques muqueuses; les bandelettes de sparadrap de Vigo *cum mercurio* appliquées de manière à exercer une légère compression réussissent aussi.

Dans quelques circonstances, et surtout si les ulcérations affectent la marche serpigineuse, il est indispensable d'en venir aux cautérisations à l'aide du nitrate acide, liquide d'hygdrargyre, ou aux applications de solutions, au sublimé, au sulfate de cuivre; nous avons réussi dans un cas, en appliquant une légère couche de pâte de Vienne: Mais il faut réserver ce dernier caustique pour les surfaces recouvertes d'excroissances de mauvaise nature.

Rétraction musculaire. — Au traitement interne, M. Ricord joint la compression circulaire au moyen des bandelettes, de sparadrap de Vigo *cum mercurio.*

Douleurs ostéocopes. — On les combat ordinairement par les sangsues et les cataplasmes laudanisés, mais le vésicatoire est le moyen le plus puissant; nous avons été témoins, à l'hôpital du Midi, de ses effets miraculeux: un à deux jours ont en effet suffi, quelquefois, à calmer des douleurs qui avaient privé les malades de sommeil pendant des mois entiers. Le vésicatoire doit être, s'il est possible, placé sur le siége même des douleurs; car c'est là que son action est si prompte et si merveilleuse; il est inutile de détacher l'épiderme, on le panse avec du cérat opiacé, et on recouvre la partie d'un cataplasme émollient. Si l'action d'un vésicatoire n'est pas assez puissante pour enlever complètement la douleur, on en replace un autre sur le siége du premier dès qu'il est sec. On peut enfin entretenir quelque temps la suppuration si la sensibilité persiste. En dernier ressort, M. Ricord conseille de faire une incision qui atteigne le périoste au niveau des parties qui sont le siége de la douleur. Le débridement est souvent applicable, puisque les douleurs ostéocopes n'occupent en général que les os superficiels. Quoique nous ne l'ayons jamais, ni mise, ni vu mettre en pratique, nous comprenons bien que cette incision puisse être efficace.

Une méthode que nous avons employée avec succès et qui, certes, est bien plus simple que les précédentes, c'est l'éxagération rapide des doses d'iodure de potassium, c'est l'iodure de potassium donné à dose croissante. Nous sommes parvenu à calmer et faire disparaître entièrement, par ce moyen, des douleurs ostéocopes céphaliques qui avaient duré déjà plusieurs mois. On commence par trois grammes, le lendemain on en donne quatre grammes, ainsi desuite, jusqu'à ce que l'intensité des douleurs diminue, ordinairement elles cèdent du huitième au dixième jour, on peut joindre à l'iodure de potassium, ainsi administré, les applications locales de sparadrap de Vigo *cum mercurio*.

Périostose ou Périostite. — On en obtient souvent la résolution en suivant le traitement des douleurs ostéocopes. Seulement, comme l'engorgement est quelquefois tenace, on est obligé de panser les vésicatoires avec l'onguent mercuriel, ou de les recouvrir de compresses imbibées de teinture d'iode. La compression au moyen de disques d'agaric convenablement disposés et de tours de bande appliqués méthodiquement à aussi de grands avantages.

Lorsque la tumeur qui constitue la périostose devient fluctuante, que l'on y reconnaît une collection de pus, il est urgent de pratiquer des ponctions convenables pour donner issue à ce liquide; on évitera ainsi les décollements du périoste, des nécroses étendues, et des fusées purulentes.

Exostoses. — A son début, elle réclame les soins des douleurs ostéocopes et de la périostose. Il faut surtout insister sur le pansement des vésicatoires avec l'onguent mercuriel double, recouvert de cataplasmes émollients.

Lorsque l'os malade vient à se carier, ce qui est surtout commun aux os de la face, et en particulier au corps du maxillaire supérieur et aux os de la cloison nasale, il faut, dès que l'on reconnaît la suppuration, donner issue au pus pour s'assurer de l'état de l'os; si, après la sortie de la collection purulente, on constate la présence d'un séquestre, on doit se hâter de le saisir et de l'extraire; si l'on ne peut le faire de suite, on l'ébranle tous les jours un peu, jusqu'à ce qu'il cède enfin aux tractions qu'on pratique sur lui. Agir autrement, c'est favoriser l'extension de la carie.

Lorsque l'exostose a atteint l'état éburné, toute application locale devient impuissante; on est alors obligé d'avoir recours à une opération. Cependant, il ne faut en venir à ce moyen extrême que lorsque la présence de la tumeur est une cause de gêne ou de difformité.

Après l'extraction de l'os, on fait dans la plaie de fréquentes injections avec des liquides émollients, et souvent avec des solutions iodées, et l'on redouble de zèle dans l'administration du traitement interne.

Dans un cas de carie du coronal, M. Ricord se servit de la gouge et du maillet pour enlever les parties superficielles de cet os, qui étaient atteintes de carie. Après l'opération, la peau put recouvrir les surfaces osseuses, et la guérison se fit régulièrement au bout de peu de temps.

Tumeurs gommeuses sous-cutanées et sous-muqueuses. — Avant l'usage de l'iodure de potassium, cet accident paraissait si réfractaire à toute médication interne, qu'on était obligé de l'attaquer par les caustiques et par le bistouri.

Cullerier neveu, le traitait au moyen des vésicatoires pansés avec la solution caustique, M. Ricord l'a extirpé. D'autres fois, on en était réduit à donner issue à la collection purulente et à panser la plaie. Nous pouvons dire aujourd'hui que toutes les fois que l'on s'y prend à temps, on parvient à faire résoudre la tumeur gommeuse aussi rapidement que les autres accidents tertiaires. Il est même à remarquer que le pus qu'elles contiennent se résorbe à mesure qu'elles diminuent.

Quand on n'a pu prévenir la fonte purulente des tumeurs gommeuses, et qu'à cette fonte ont succédé des plaies de mauvaise nature, on panse ces plaies avec différentes pommades excitantes ou avec la solution iodée, on cautérise les bourgeons trop développés, on ébarbe ou l'on use, par la pâte de Vienne, les bords qui sont décollés: on peut recouvrir aussi la plaie avec des bandelettes de sparadrap de Vigo *cum mercurio*.

Si les tumeurs gommeuses sont sous la muqueuse buccale, au voile du palais, au pharynx, il faut de bonne heure donner issue aux collections purulentes, si elles n'ont pas de tendance à se résorber; on fait ensuite gargariser les malades avec des solutions émollientes et sédatives si l'état inflammatoire de la plaie l'exige, et, plus tard, avec la solution iodée à 3 ou 4 p. 0[0. On peut aussi cautériser la surface de la plaie avec la teinture d'iode pure, ou avec les différentes solutions caustiques dont nous avons si souvent parlé.

L'iodure de potassium dont nous venons d'indiquer les bons effets dans la période tertiaire de la syphilis, est tout-à-fait sans action dans la période secondaire, à plus forte raison contre les accidents primitifs simples et contre un grand nombre de symptômes réputés syphilitiques et qui ne le sont pas : tels que les végétations et les écoulements. Où nous avons jugé de son impuissance contre la période secondaire, c'est en l'administrant au début de l'infection et lorsque l'induration du chancre était à son *maximum*. Dans ce cas, en effet, le traitement ioduré, administré pendant deux mois, n'a pu réduire d'une manière appréciable le volume des tissus indurés, tandis que le mercure en a obtenu le ramollissement et la disparition complète en un mois et demi.

Accidents de transition. — Il est une époque où les manifestations extérieures de la syphilis tiennent le milieu entre les accidents secondaires et les tertiaires, le symptôme franc de la période de transition, est le tubercule de l'épaisseur de la peau et des muqueuses. On l'observe très-souvent en même temps que des éruptions secondaires et des accidents franchement tertiaires. Eh bien, dans ces cas, le traitement combiné de la période secondaire et de la période tertiaire, est indispensable à une prompte guérison. En effet, si l'on ne donne que le traitement mercuriel, les éruptions secondaires disparaissent seules et s'il y a des tubercules de transition, on a beaucoup de peine à faire réduire leur volume. L'iodure de potassium seul, agit très-bien sur les manifestations tertiaires; mais ne paraît nullement modifier les symptômes secondaires concommitants.

Il faut donc combiner la médication mercurielle à la médication iodurée. Nous faisons prendre une à deux pilules de protoiodure d'hydrargyre par jour, plus une à deux cuillerées de sirop ioduré.

Préparations mises en usage par M. Puche,
à l'Hôpital du Midi de Paris.

Iodure de potassium. . . . . 10 grammes.
Tartrate ferrico-potassique.. 10 grammes.

> Eau de cannelle. . . . . 20 grammes.
> Sirop de sucre. . . . . 480 grammes.

Faites un sirop composé; on commence par une cuillerée à bouche par jour, et l'on va en augmentant.

Autre préparation.

> Iode crystallisé. . . . . 1 gramme.
> Biiodure de mercure.. . . . 0 50 centig.
> Iodure de potassium. . . . . 20 grammes.
> Sirop d'œillets rouges. . . . 500 grammes.

Faites un sirop composé.
Commencer par une cuillerée par jour.

Autre préparation

> Biiodure de mercure.. . . . . 0 50 centig.
> Iodure de potassium . . . . 0 50 centig.
> Sirop de sucre. . . . . 500 grammes.

Faites un sirop composé; en prendre de 25 à 50 grammes par jour.

Lorsque les malades présentent des dispositions strumeuses, M. Puche leur fait prendre de 25 à 100 grammes par jour du sirop suivant :

> Iode crystallisé. . . . . 1 gramme.
> Tannin du codex.. . . . . . 10 grammes.
> Iodure de potassium.. . . . 20 grammes.
> Sirop de gentiane. . . . . . 469 grammes.

F. s. a. un sirop composé.

Traitement de la syphilis des nouveau-nés. — Que la syphilis soit héréditaire, ou acquise accidentellement après la naissance, on doit chercher à affaiblir ou à détruire son principe le plus tôt possible; on doit la traiter toutes les fois qu'il n'y aura pas de contre-indications; sans cela, les manifestations, légères d'abord, se succèdent rapidement et deviennent de plus en plus graves, jusqu'à ce qu'enfin les enfants succombent au marasme.

Mais comment introduire dans le corps d'êtres aussi faibles des quantités de mercure, suffisantes pour guérir la maladie, sans atteindre leur constitution.

Sera-ce par le traitement indirect, c'est-à-dire, en faisant passer le métal par le lait de la nourrice, ou bien en faisant prendre à l'enfant du lait d'une chèvre que l'on frictionne chaque jour avec une certaine quantité d'onguent mercuriel?

Beaucoup de médecins ont longtemps employé cette méthode sans savoir réellement si le lait des nourrices soumises au mercure se chargeait d'une certaine quantité de ce médicament; mais les nouvelles recherches de M. Personne, pharmacien en chef de l'hôpital du Midi, viennent de démonter son existence d'une manière incontestable. Ce chimiste a constaté en même temps qu'il y était dans de très-faibles proportions, circonstance qui expliquerait les mauvais résultats que ce genre de traitement a donnés. Ces considérations nous ont engagé à donner notre confiance à la méthode préconisée par M. Cullerier.

Le chirurgien de l'hôpital de Lourcine a renoncé depuis longtemps à l'administration des préparations mercurielles par les voies digestives, à cause de l'irritabilité de la muqueuse qui constitue le conduit digestif, et a remis en vigueur la méthode endémique.

Après avoir baigné l'enfant plusieurs fois à l'eau de son, afin de calmer l'inflammation qui peut exister, et afin aussi de prédisposer la peau à une absorption plus facile, il fait faire sur les parois latérales de la poitrine, en remontant vers l'aisselle, une friction avec un gramme d'onguent napolitain, un jour d'un côté, le lendemain du côté opposé. Ces frictions doivent être faites doucement, afin de ne pas irriter la peau; elles doivent être prolongées pendant plusieurs minutes. Deux fois par semaine, les frictions sont suspendues. Ce jour-là on donne à l'enfant un bain d'eau tiède dans lequel on ajoute de 2 à 4 grammes de sublimé-corrosif.

Pour les enfants de deux mois à un an, le traitement, tel qu'il vient d'être indiqué, suffit en général, sans qu'il soit nécessaire d'augmenter la dose, de l'onguent mercuriel et du sublimé. Mais quand les enfants sont plus âgés, on peut, sans inconvénient, porter la dose de la friction à 2 grammes, et celle du sublimé à 6 grammes par bain. Le seul inconvénient de ces bains c'est que, employés tous les jours, ils font disparaître les symptômes produits; et que, aussi bien à l'hôpital qu'en ville, les parents ne voyant plus de manifestation morbide croient facilement à une guérison complète, et cessent le traitement malgré les représentations qu'on peut leur faire. Il est très-rare que les frictions mercurielles déterminent des accidents locaux, d'érythème ou d'éruption vésiculeuse. Lorsque les parties génitales et l'anus sont le siége de plaques muqueuses ou d'ulcérations à sécrétion abondante, on les touche quelquefois avec une solution de nitrate d'argent, 4, 6 ou 8 grammes pour 32 grammes d'eau. Mais si la sécrétion est modérée, ou qu'il n'y ait que des tubercules secs, on se contente de lotions émollientes, ou mieux, on saupoudre les surfaces avec une poudre absorbante, en les isolant autant que possible les unes des autres avec du linge sec ou de la charpie. Dans le cas d'impétigo facial syphilitique, on emploie les mêmes lotions, puis un corps gras quelconque pour éviter les déchirures et les fissures très-douloureuses, pendant les cris ou l'action de téter.

(*Union médicale*, mardi 13 juillet 1852).

Traitement de la syphilis des femmes enceintes. — Tous les médecins observateurs savent que la syphilis est une cause d'avortement, soit que les fonctions de l'utérus se ressentent directement des effets du virus, soit que cet avortement soit provoqué par les accidents du fœtus, pendant la vie intra-utérine, soit, enfin, par sa mort; il semblerait donc raisonnable, aussitôt que l'on reconnaît une syphilis constitutionnelle chez une femme enceinte, et si, d'ailleurs, son état sanitaire le permet, de chercher à amoindrir les effets du principe infectant, afin de permettre au fœtus de se développer sans troubles, et de venir au monde sans manifestations. Mais cette manière de voir n'est pas partagée par tous les praticiens: s'il en est qui recommandent le traitement,

d'autres le proscrivent, et pourquoi? parce qu'ils ont observé
l'avortement pendant que l'on en faisait usage, comme si l'a-
vortement n'était pas, dans la plupart des cas, le fait isolé
de la diathèse syphilitique. Quant à nous, en présence d'une
syphilis, chez une femme enceinte, nous n'hésiterons jamais
à prescrire le traitement spécifique; nous allons même plus
loin, et nous pensons que, si le germe vient d'un père vérolé, la mère fut-elle exempte de tout vice syphilitique, il est
encore utile d'administrer le traitement pendant la gestation. En agissant ainsi, non-seulement on prévient les accidents qui pourraient atteindre le fœtus, mais on affaiblit la
diathèse que pourrait avoir contractée la mère, par l'intermédiaire du fœtus.

Si, au moment de la fécondation, les parents vérolés étaient
à la période tertiaire, il est inutile de diriger le traitement
contre les accidents tertiaires que pourrait apporter le fœtus
en venant au monde, car cette période n'est plus transmissible. Nous savons que, sous son influence, les enfants naissent avec la prédisposition scrofuleuse.

Le traitement produit, chez le fœtus, le même effet que
sur les adultes; il affaiblit la diathèse et retarde les manifestations, de telle sorte qu'un père ou une mère, qui procrée-
raient en pleine période secondaire, et pendant un traitement
mercuriel, datant déjà de quelques mois, pourraient avoir
un enfant avec des accidents de transition ou tertiaires.

Quoiqu'il en soit, du reste, les fréquents avortements
auxquels sont sujettes les femmes enceintes vérolées, sont
pour nous un motif suffisant pour recommander la médication hydrargyrique pendant la gestation.

Comme pour les nouveau-nés, la meilleure voie d'absorption, celle que l'on doit préférer ici, c'est encore la surface
cutanée. On sait, en effet, que les femmes enceintes ont souvent les voies digestives dérangées, que la présence du fœtus, dans l'abdomen, amene, sur les organes digestifs, une
irritation continuelle, qui pourrait être augmentée par le
contact des préparations mercurielles contre la muqueuse
digestive; eh bien, au lieu de recourir aux pilules, aux si-

rops, qui auraient le grand désavantage de dégoûter les
malades et de provoquer chez elles des vomissements, on
administre le mercure en frictions et en bains, en suivant les
préceptes que nous avons exposés, en parlant du traitement
de la syphilis des nouveau-nés, et en augmentant graduellement les doses.

Cachexie syphilitique. — Nous avons dit que ce n'était presque jamais en vertu de la diathèse syphilitique seule, mais
bien à la suite de manifestations graves non traitées, et développées chez des sujets mal constitués et à tempérament
lymphatique, que se déclarait la cachexie. Aussi les remèdes
anti-syphilitiques, si prompts à modifier les accidents secondaires et tertiaires, qui existent chez des malades dans de
bonnes conditions, non-seulement n'ont aucune action spécifique sur ces mêmes accidents, lorsqu'ils se développent
chez des sujets émaciés, mais produisent, sur la constitution,
leurs effets pathogéniques qui agissent dans le sens de la
cachexie.

Cependant, chez quelques malades, le remède spécifique,
quoique tout-à-fait contre-indiqué, semble produire, au
début, quelques effets salutaires, mais cet état de mieux ne
se soutient pas et, au bout de quelque temps, les accidents
de la cachexie reprennent le dessus; après plusieurs oscillations de ce genre, les malades ne peuvent plus supporter le
remède, et succombent après une agonie prolongée.

Lorsque l'état cachectique n'est pas trop prononcé, que les
voies digestives sont encore dans d'assez bonnes conditions,
il faut soumettre les malades à la médication tonique et analeptique. Leur prescrire, suivant les cas, les ferrugineux, les
anti-scorbustiques et les agents anti-scrofuleux. Leur faire
prendre des sirops amers, tels que ceux de gentiane, de
quinquina, de quassia amara, etc. Les mettre à l'usage du
vin de Bordeaux, des rôtis légers, du jus de viande, etc., e
lorsque sous l'influence de ce régime bienfaisant la santé s'est
un peu améliorée, ce que l'on reconnaît à un changement
dans la physionomie des accidents syphilitiques, on commence
la médication anti-syphilitique, en suivant strictement, dans

l'augmentation des doses, le choix des voies d'absorption et celui des préparations, les préceptes que nous avons donnés. Dans quelque cas, la cachexie syphilitique est réfractaire à tout remède, à tout régime et à toute précaution hygiénique, et les malades s'éteignent sans avoir subi un seul instant l'influence des agents spécifiques qui, à une époque antérieure, auraient pu les délivrer de leur affection.

FIN.

SUPPLÉMENT.

TENTATIVE DE SYPHILISATION

SUR L'HOMME SAIN;

ACTION DU VIRUS SYPHILITIQUE

SUR LES TISSUS ANIMAUX.

Si j'ai essayé la syphilisation, c'est moins par amour pour cette pratique que pour me mettre en mesure de résister aux sollicitations de quelques malades atteints de syphilis rebelle, qui m'avaient manifesté le désir de se faire syphiliser. En effet, en présence d'un moyen nouveau qui, au dire de ses promoteurs, devait détruire un des fléaux les plus répandus, et, en quelque sorte, mis en demeure de me prononcer sur ses avantages et ses inconvénients, je n'avais qu'un chemin à prendre, celui de l'expérimentation. Mais, malgré l'assertion de M. Auzias-Turenne: « *Je n'expérimente pas sur mes semblables, je les* » *soigne et je les guéris, ou bien je les vaccine et je les préserve.* » Malgré cette assertion, dis-je, j'étais loin d'être convaincu de la valeur de la syphilisation, et, n'étant pas sûr du moyen, je n'avais pas le droit de l'essayer sur mes malades; j'ai donc dû mettre de côté toute crainte et toute répugnance, et faire le premier essai sur moi-même.

L'observation que je transcris contient, en outre, le récit de plusieurs inoculations pratiquées sur les chats.

Ainsi, syphilisation et action du virus sur les animaux, tels sont les deux mobiles principaux du fait que je vais narrer :

Lundi 16 *août.* Je pris, sur deux chancres simples, au 10ᵐᵉ jour et en pleine période virulente, une certaine quantité de pus que je transplantai à la face interne et moyenne de l'oreille droite d'un jeune chat de trois mois en parfaite santé.

17. Rien d'apparent, si l'on excepte la marque de la piqûre.

18. L'animal agite sa tête et la baisse du côté inoculé, comme pour se gratter; je constate, au niveau de la piqûre, un durillon du volume d'une tête d'épingle.

19. La piqûre est recouverte d'une croûte au-dessous de laquelle je constate une ulcération superficielle arrondie d'une ligne de diamètre qui suinte une humeur purulente laiteuse. Cette plaie repose sur un durillon dont on voit la saillie sur la face externe correspondante de l'oreille, et dont on sent le volume et la consistance au moyen du touché.

Je prends du pus sur cette plaie, et l'inocule à la face interne et inférieure de l'oreille gauche du même animal, qui, quoique toujours gai et joueur, ne mange qu'avec répugnance.

20. L'inoculation du 16 août, toujours recouverte d'une croûte d'un jaune-roussâtre, présente une plaie arrondie, blafarde, de laquelle découle une certaine quantité de pus blanc laiteux, je prends cette sécrétion sur une lancette propre et me l'inocule à la partie inférieure et externe du bras gauche, pour constater si elle est de nature chancreuse, et commencer ainsi la série des inoculations qui doivent me conduire à la syphilisation préventive.

L'inoculation pratiquée, le 19, sur l'oreille gauche de l'animal, est encore à l'état de simple piqûre.

21. Le chancre de l'oreille droite est toujours dur, recouvert d'une croûte et suinte du pus laiteux.

L'inoculation de l'oreille gauche repose sur un durillon arrondi, surmonté d'une croûte brunâtre. J'enlève la croûte et j'obtiens, par la pression de la plaie, une humeur purulente sanguine que j'inocule avec une lancette propre, à la partie supérieure et postérieure de mon avant-bras gauche. Je laisse ensuite dessécher la piqûre à l'air et la recouvre d'une bande.

L'inoculation pratiquée, le 20, sur mon bras gauche, avec le pus pris sur l'oreille gauche du chat, présente une auréole rougeâtre foncée au centre correspondant à la piqûre.

22. Le chancre de l'oreille gauche du chat repose sur un durillon très-circonscrit, du volume d'un pois cassé, rouge à sa base, et recouvert d'une croûte épaisse des bords de laquelle on exprime une certaine quantité de pus laiteux. Cette croûte détachée laisse à nu une ulcération arrondie de deux lignes de diamètre baignée de pus.

J'inocule ce pus à la face interne de l'oreille gauche d'un autre chat de deux mois très-bien portant.

Des deux inoculations pratiquées, l'une sur la partie inférieure et externe de mon bras gauche, avec le pus de l'ulcération de l'oreille droite du chat, et l'autre pratiquée à la partie supérieure et postérieure de mon avant-bras gauche, avec le pus pris sur l'ulcération de l'oreille gauche du même animal, la première est entourée d'un cercle rouge vif, d'un centimètre et demi de diamètre, au centre duquel apparaît un point purulent de la grosseur d'une tête d'épingle, il y a très-peu d'engorgement, et la douleur est d'ailleurs très-supportable ; la deuxième présente une auréole rouge de deux centimètres au moins de diamètre, qui fait une légère saillie au-dessus du niveau de la peau, auréole dont le centre, d'une couleur vineuse, est accuminé et surmonté d'un point brunâtre qui indique le point d'implantation du virus. La base de l'inoculation est dure et engorgée comme un furoncle ; la face interne du coude est le siége d'une douleur sourde qui augmente par la pression et par le frottement ; au niveau de ces parties douloureuses, je constate une traînée rougeâtre qui, se détachant de l'auréole rouge qui entoure l'inoculation, contourne le bras au-dessous du coude, et vient au-devant de l'épitrochlée où elle prend la dimension d'une pièce de deux francs, se rétrécit ensuite pour remonter, sous forme de bande étroite, le long de la face interne du bras, parallèlement aux vaisseaux et nerfs de cette région. L'aisselle, quoiqu'un peu engourdie, n'offre pas d'engorgement appréciable ; j'éprouve de la céphalalgie, de l'inappétence et une douleur fixe dans l'épaule gauche. Je fais part de ces accidents à mes amis et collègues MM. Bouffier et Clarion qui me conseillent d'arrêter la marche de ma dernière inoculation avec la pâte de Vienne.

En présence de ces symptômes , je n'ose pousser plus loin les inoculations , et j'applique immédiatement le caustique. J'obtiens en un quart-d'heure une escharre d'un centimètre de diamètre que je recouvre d'une plaque de diachylon ; je laisse marcher la première inoculation , afin de pouvoir continuer l'expérience lorsque le caustique aura mis fin aux accidents de la seconde.

Vers la fin de la journée , l'escharre est entourée d'un cercle inflammatoire très-étendu, la lymphite persiste , l'aisselle est endolorie, toujours sans engorgement appréciable, le bras est fatigué et engourdi.

Mon appétit est revenu , j'éprouve peu de la douleur.

23. La douleur est presque nulle sur les parties cautérisées, la rougeur inflammatoire a diminué, la traînée rougeâtre mentionnée la veille est interrompue, on ne la voit plus partir des abords de l'inoculation. La lymphangite semble s'être concentrée sur deux points principaux , sur un ganglion situé au-devant de l'épitrochlée et un des ganglions superficiels de l'aisselle.

La partie cautérisée suinte une humeur brunâtre ténue.

L'inoculation non cautérisée présente une ulcération d'une ligne de diamètre taillée à pic, humectée d'un pus épais, jaunâtre et entourée d'une auréole rouge; c'est un véritable chancre que je panse avec la charpie sèche, maintenue par un morceau de diachylon.

J'inocule le pus de cette ulcération à la face interne et inférieure de l'oreille droite de mon second sujet que j'avais inoculé la veille à l'oreille gauche avec le pus de son compagnon.

Vers la fin de la journée, l'engorgement ganglionnaire épitrochléen devient très-douloureux et augmente beaucoup, les vaisseaux lymphatiques qui se détachent de sa partie supérieure pour remonter vers l'aisselle, sont marqués par une rougeur inflammatoire; quoique la lymphite n'arrive pas jusqu'à l'aisselle, je ressens des élancements dans cette région devenue le siége d'un engorgement superficiel douloureux à la pression. Tout le membre est chaud et lourd, j'éprouve du malaise, de l'inappétence, des frissons erratiques et une

chaleur sèche à la paume des mains; voulant à tout prix arrêter la lymphite, et, instruit par l'expérience que les sangsues
et les émollients étaient quelquefois impuissants, j'ai l'idée de
tracer à la face interne du bras, là où semble se terminer la
traînée rougeâtre, une ligne démi-circulaire au moyen d'une
cautérisation au nitrate d'argent, pensant qu'elle produira
l'effet qu'on en obtient quelquefois contre l'érysipèle. Cette
cautérisation, quoique faite sur des parties non dénudées,
me cause une vive cuisson. Je me borne à recouvrir l'adénite
épitrochléenne avec un morceau de diachylon, pour empêcher le frottement.

L'inoculation pratiquée, le 22, à l'oreille gauche de mon second sujet avec le pus pris sur l'oreille gauche du premier,
ne présente aucun phénomène digne d'être noté.

24. L'escharre de la cautérisation ne se détache pas encore,
la lymphite s'est arrêtée à la ligne tracée avec le nitrate d'argent, l'aisselle présente toujours un engorgement douloureux, l'adénite épitrochléenne n'a pas diminué; l'inoculation
non cautérisée s'aggrandit en surface et suppure abondamment.

Pour ce qui regarde mes chats, l'inoculation pratiquée, le
16 août, à l'oreille droite du premier, semble marcher vers la
guérison et ne présente plus qu'un petit grain dur surmonté
d'une croûte.

L'inoculation pratiquée, le 19, à l'oreille gauche du même
sujet avec du pus pris sur lui-même, présente un noyau très-
dur circonscrit et recouvert d'une croûte semblable à une
lentille de moyenne grosseur. Au-dessous de cette croûte est
une ulcération arrondie taillée à pic, recouverte d'une matière purulente laiteuse.

Je pratique deux inoculations avec du pus nouveau d'une
ulcération primitive en période de progrès, siégeant sur le
gland d'un malade, à savoir : une sur l'oreille droite au-dessus de la précédente, et l'autre sur l'oreille gauche.

La piqûre faite, le 22, à l'oreille gauche de mon second sujet,
présente une pustule acuminée, blanche au sommet et très-
dure à sa base, qui est entourée d'un cercle rosé, diffus et

parcouru de vénules, la pression fait sortir de cette pustule quelques gouttes d'un pus laiteux assez consistatif, l'animal manifeste de la douleur de ce côté, il a vomi toute la journée et a perdu en partie sa gaîté.

La piqûre pratiquée, le 23, sur son oreille droite avec le pus de mon ulcération non cautérisée, n'offre rien de particulier.

Le 24 au soir j'entoure mon avant-bras de cataplasmes émollients et prends un bain pour calmer la douleur et l'inflammation ; l'escharre est toujours adhérente.

25. L'escharre adhère toujours, le ganglion épitrochléen est toujours enflammé, l'engorgement axillaire est très-douloureux. L'inoculation non cautérisée suppure abondamment, elle est toujours en période de progrès. Je continue les cataplasmes et les bains locaux pour l'avant-bras.

L'inoculation pratiquée, le 16, à l'oreille droite du premier chat est guérie ; l'inoculation pratiquée, le 19, sur l'oreille gauche du même animal avec son pus, est toujours dure et recouverte d'une croûte ; les deux inoculations du 24 pratiquées, l'une sur l'oreille droite, l'autre sur l'oreille gauche de l'animal avec du pus d'un nouveau malade, ne présentent aucun phénomène digne de remarque.

Les deux inoculations de mon second chat pratiquées, l'une sur l'oreille gauche et le 22, avec du pus pris sur le premier ; l'autre sur l'oreille droite et le 23, avec du pus de mon chancre non cautérisé, sont en pleine activité : elles ont développé chacune une pustule très-dure à sa base et dont le sommet suppure abondamment ; l'animal a repris son ancienne gaîté.

26. Érysipèle autour de l'escharre, gonflement phlegmoneux de l'avant-bras, insomnie, maux de tête à caractère névralgique, douleurs et frissons erratiques dans les membres, raideur du cou, gonflement épitrochléen très-prononcé, adénite axillaire avec gêne dans les mouvements de l'épaule.

La pustule de l'oreille gauche de mon premier sujet, qui avait pour origine la piqûre pratiquée le 19, est en voie de guérison ; l'induration de la base est néanmoins encore très-appréciable, son sommet est recouvert d'une squame croûteuse, mince et détachée sur les bords.

Les deux inoculations du 24 ne présentent qu'un peu de rougeur sans induration. Les pustules du second sujet, consécutives, l'une à l'inoculation pratiquée le 22 sur l'oreille gauche, l'autre pratiquée le 23 sur l'oreille droite, sont très-dures à leur base et recouvertes de croûtes. Rien d'appréciable d'ailleurs dans l'état général de ces animaux.

28. Cicatrisation complète de la pustule consécutive à l'inoculation pratiquée, le19, sur l'oreille gauche du premier chat. Il reste seulement dans l'épaisseur des tissus un durillon du volume d'un très-petit pois.

Des deux inoculations pratiquées, le 24, sur les oreilles du même chat, une seule a donné lieu à une pustule à base indurée, c'est celle de l'oreille droite.

Les pustules du second sujet sont en voie de guérison. Mon chancre non cautérisé est toujours en période de progrès, et s'aggrandit. L'escharre consécutive à la cautérisation de la deuxième inoculation, n'est pas encore détachée, je ne puis me servir de mon bras.

29. Les inoculations pratiquées sur mes chats continuent à guérir du huitième au douzième jour, laissant toujours après elles un petit durillon qui s'efface peu à peu. Ces animaux jouissent d'ailleurs d'une très-bonne santé.

Chute de l'escharre. — Je découvre une plaie d'un centimètre de profondeur, taillée à pic, anfractueuse et recouverte d'une matière jaune, grisâtre, que l'on ne peut détacher. Cette plaie est décollée du côté du coude, l'aspect sinistre de sa surface me fait craindre que la cautérisation, malgré sa largeur et sa profondeur, n'ait été pratiquée en pure perte; douleurs et sensibilité excessives sur la plaie, œdème de tout l'avant-bras, élancements très-vifs du côté de l'aisselle, chaleur et douleur au-devant de l'épitrochlée.

Je prends du pus au fond de la plaie découverte par la chute de l'escharre pour l'implanter sur la face interne de l'oreille gauche d'un chat qui a déjà subi plusieurs inoculations.

La plaie consécutive à la chute de l'escharre est pansée avec des cataplasmes émollients afin d'abattre l'inflammation.

Quant au chancre non cautérisé, je le panse avec la charpie sèche et le cautérise souvent avec la pierre au nitrate d'argent.

30 et 31. Rien de nouveau.

1er *septembre*. L'inoculation pratiquée, le 29 août, sur l'oreille gauche du chat, avec le pus recueilli après la chute de l'escharre a donné lieu à une pustule toujours avec sa base dure.

J'inocule la sécrétion de mon chancre non cautérisé sur l'oreille gauche d'un troisième chat jeune et bien portant, et le pus de l'ulcération de l'avant-bras sur son oreille droite.

3 *septembre*. Mon collègue M. le docteur Serra me fait une incision sur la glande épitrochléenne, la pression fait sortir une assez grande quantité de pus bien lié et crémeux. L'engorgement ganglionnaire de l'aisselle a disparu entièrement.

Des deux inoculations pratiquées, le 1er septembre, sur mon troisième sujet, celle de l'oreille gauche paraît devoir être négative, celle de l'oreille droite est surmontée d'un point noirâtre entouré d'un cercle rouge.

4 *septembre*. J'inocule le pus de la plaie épitrochléenne sur le bord externe de l'oreille gauche de mon troisième sujet.

L'ulcération du bras commence à présenter quelques bourgeons de bonne nature, celle de l'avant-bras est toujours très-douloureuse, à fond gangréneux et saignant, et n'a aucune tendance à se déterger, sa base est très-dure, entourée au loin de tissus œdémateux.

Je prends un gramme de tartrate de fer et de potasse matin et soir, je fais le pansement du premier chancre avec la charpie imbibée de liqueur de Labarraque, et recouvre la plaie de l'avant-bras avec un cataplasme de fécule.

Pansement simple sur la plaie située vers l'épitrochlée.

10 *septembre*. L'inoculation pratiquée, le 1er septembre, sur l'oreille gauche du troisième chat, est restée négative, celle de l'oreille droite est actuellement le siége d'une ulcération à base dure et recouverte d'une croûte épaisse.

L'inoculation pratiquée, le 4 septembre, sur le bord externe de l'oreille gauche de mon troisième sujet, avec le pus pris sur la plaie épitrochléenne, est restée négative.

Depuis le 6 septembre j'ai mis, à plusieurs reprises, une certaine quantité de pus phagédénique sur la conjonctive d'un de mes chats déjà soumis à plusieurs inoculations, ce contact n'a produit aucun effet; je dois ajouter aussi que le même animal manque rarement de venir plusieurs fois par jour lécher avec avidité la grande quantité de pus virulent qui reste sur les linges à pansements. L'ingestion de ce liquide malfaisant ne porte aucune atteinte à sa santé.

L'ulcération de mon bras a le diamètre d'une pièce de cinquante centimes, ses bords sont très-rouges, taillés à pic; son fond est mamelonné et anfractueux, les bourgeons sont tantôt pâles et étouffés sous une matière qui se détache très-difficilement, tantôt ils présentent un aspect vermeil et sécrètent un pus crémeux, en apparence de bonne nature. J'ai remarqué que les veilles, le travail intellectuel et la marche déterminaient l'apparition à sa surface de petits points hémorrhagiques; la sensibilité augmente en même temps. Je continue l'emploi du chlorure d'oxide de sodium et de la cautérisation.

La plaie de mon avant-bras est moins douloureuse, mais elle reste avec son fond pultacé et saignant, avec ses bords durs et taillés à pic. Je continue l'usage du tartrate de fer et de potasse.

20 *Septembre*. Depuis le 10, j'ai pratiqué plusieurs inoculations sur tous mes sujets avec du pus pris sur les trois plaies que je porte au membre supérieur gauche. Quelques-unes ont été positives et ont présenté toujours le phénomène de l'induration circonscrite; d'autres sont restées négatives et n'ont laissé, pendant deux ou trois jours, d'autre trace que celle de la petite pipûre.

Des bourgeons charnus de bonne nature commencent à paraître sur le chancre du bras. Le fond de l'ulcération de l'avant-bras se déterge aussi tandis que ses bords s'affaissent; l'œdème et le gonflement du membre ont disparu. Je commence à pouvoir me servir de mon bras, Quant au bubon épitrochléen, ses bords sont ulcérés et présentent l'aspect chancreux. Cependant nous n'avons rien négligé pour protéger la plaie contre le contact du pus virulent des autres ulcérations.

J'examine les oreilles de mes chats qui avaient subi les inoculations : chez l'un d'eux, je constate, au niveau des anciennes piqûres cicatrisées une petite surface jaunâtre légèrement saillante, au-dessous de laquelle les tissus paraissent un peu épaissis ; le plus léger frottement exercé sur ces points y détermine une congestion très-prompte et une augmentation de volume; chez les autres deux, les inoculations n'ont pas laissé de trace.

30 *Septembre.* La plaie du bras marche vers la cicatrisation; elle a l'aspect de l'*ulcus elevatum*; celle de l'avant-bras a repris de nouveau la physionomie du chancre phagédénique ; ses bords se sont décollés et sont devenus le siége d'une vive inflammation avec douleur excessive; la suppuration est encore sanguinolente. La plaie résultant de l'ouverture du bubon épitrochléen se déterge, ses bords sont toujours décollés et taillés à pic.

Lotions avec la solution de tartrate de fer et de potasse; pansements simples.

15 *Octobre.* Cicatrisation complète de la plaie du bras. La cicatrice est saillante. La plaie de l'avant-bras a repris bon aspect; ses bords sont affaissés et ne présentent plus de décollement; sa surface est vermeille ; je remarque, vers la circonférence, une coloration cendrée qui est le premier signe de la cicatrisation.

Depuis que cette dernière plaie s'est améliorée, celle qui avoisine l'épitrochlée s'est enflammée ; ses bords se sont décollés ; ce décollement s'étend à un centimètre environ du côté du bras ; la peau, qui est le siége de ce décollement, est très-rouge, chaude et enflammée; je ne puis plus supporter les pansements avec la solution ferrée. Je me borne à recouvrir l'ulcération avec un linge enduit de pommade de concombre. Je cesse les préparations ferrugineuses et me borne à un régime doux.

25 *Octobre.* Le chancre de l'avant-bras marche vers la gué-

rison. La plaie consécutive à l'incision du bubon épitrochléen
a repris sa physionomie et commence à se cicatriser.

Le 29. Guérison complète du bubon épitrochléen. Le chancre de l'avant-bras ne présente plus qu'un point circonscrit
non cicatrisé, que je néglige de panser.

Depuis 15 jours environ, j'ai repris mon embonpoint et ma
santé habituels; je n'éprouve aucun des symptômes de la
syphilis constitutionnelle La nature phagédénique des chancres m'avait, du reste, complètement rassuré sur l'issue de ma
maladie, on a pu voir aussi que je n'ai usé, pour les combattre, que de moyens très-simples.

Si j'ai abandonné l'idée de la syphilisation, c'est qu'après
le deuxième chancre, les accidents sont devenus tellement intenses qu'il aurait été imprudent de ma part de pousser plus
loin les inoculations; j'ai dû donc oublier le but de la pratique de M. Auzias, pour obvier à ses tristes conséquences.

Ces trois animaux inoculés ne présentent plus de trace des
chancres que je leur avais communiqués, ils sont gais et
bien portants. Après un examen minutieux, je ne puis découvrir, chez eux, aucun indice de syphilis constitutionnelle ni
d'accidents successifs *(Adénites)*.

Les expériences précédentes me permettent d'établir les
propositions qui suivent:

Le virus syphilitique, inoculé sur l'oreille des chats, y détermine une légère ulcération; cette ulcération sécrète, pendant huit à dix jours, de la matière purulente.

Inoculé au même animal ou à d'autres animaux de la même espèce, ce pus occasionne une ulcération qui se comporte en tout comme celle sur laquelle on l'a puisé.

Inoculé à l'homme, ce pus est le point de départ de chancres, comme si on l'eut directement emprunté à l'homme.

L'ulcération, développée sur l'animal, dure, en moyenne,
de 8 à 10 jours.

Elle n'occasionne ni accidents successifs, ni accidents constitutionnels.

Son action est toute locale, c'est, comme l'a dit M. Ricord,
du pus en transplantation.

Lorsqu'on pratique plusieurs inoculations sur le même animal, qu'elles soient faites avec du pus emprunté à lui-même, ou avec du pus emprunté à l'homme, les dernières ne sont ni plus ni moins intenses que les premières, elles se comportent toutes de même.

Les inoculations artificielles, pratiquées sur l'homme dans le but d'arriver à la syphilisation, peuvent revêtir la forme phagédénique, devenir le point de départ de destructions locales très-étendues, d'accidents locaux et successifs très-intenses, qui obligent à les suspendre ; elles compromettent ainsi, en pure perte, la santé des individus sur lesquels on les pratique.

La méthode, mise en pratique pour arriver à la syphilisation, est donc une méthode dangereuse que l'on doit bannir de la pratique médicale.

Marseille, le 8 novembre 1852.

MELCHIOR ROBERT.

FORMULAIRE SPÉCIAL

COMPRENANT

LES FORMULES LES PLUS USITÉES

DANS LES SERVICES

DE L'HOPITAL DU MIDI.

CHAPITRE PREMIER.

MALADIES VÉNÉRIENNES NON VIRULENTES.

MÉDICATION INTERNE.

J'attache peu d'importance au choix des tisanes. Toute tisane émolliente, quelle que soit sa composition, peut avoir des avantages dans les blennorrhagies aigües. Lorsque la blennorrhagie est chronique, on peut la combattre avec succès par les tisanes astringentes; quand l'inflammation a gagné le col de la vessie, on la conjure avec les tisanes résineuses.

Nous nous dispenserons de donner la formule des tisanes émollientes. Disons seulement que les plus usitées sont : le chiendent, l'orge, la pariétaire, la racine de fraisier, la mauve; à ces tisannes nous ajoutons souvent deux grammes de carbonate de soude par demi-litre.

1° Tisane d'uva ursi.

Feuilles d'uva ursi. . . . . 15 grammes.
Eau bouillante. . . . . 1000 —

Infusion pendant une heure, passez et ajoutez :

Sel de nitre. . . . . 1 gramme.
Ou carbonate de soude. . . . . 2 —

Pour rendre cette tisane astringente on ajoutera 10 à 15 grammes de racines sèches de bistorte.

2° Tisane de bourgeons de sapin.

Bourgeons de sapin. . . . .   20 grammes.
Eau bouillante. 1000   —

Infusez trois heures et passez.
Édulcorez cette tisane avec les sirops suivants :

Sirop de Tolu. . . . .   500 grammes.
Cachou.   10   —

Mêlez.

3° Tisane avec le cachou. (f. h. p.)

Cachou concassé. . . . .   8 grammes.
Eau bouillante. 1000   —

Infusez une heure et passez.
Mêmes doses pour les tisanes de ratanhia, de bistorte, de tormentille.

4° Tisane diurétique alcaline.

Eau d'orge.   500 grammes.
Carbonate de soude.   2   —

5° Eau de goudron.

Goudron. . . . .   100 grammes.
Eau. 1000   —

Mettez le mélange dans un vase, agitez avec une spatule de bois et décantez; au bout de six à huit jours, l'eau se charge des principes du goudron.

SIROPS.

6° Sirop de sous-carbonatte de soude. (*Puche*).

Sous-carbonnate de soude. . . . .   20 grammes.
Alcoolat de menthe poivrée.   20   —
Sirop de sucre.   460   —

Prendre six à huit fois par jour deux à trois cuillerées à café dans un verre d'eau froide.

7° Sirop tartro-borique. (*Puche*).

Acide tartrique. . . . .   10 grammes.
Acide borique.   10   —
Alcoolat de citron.   20   —
Sirop de sucre.   460   —

Faites un sirop composé dont on prendra 6 à 8 fois par jour deux à trois cuillerées à café par verre d'eau froide.

8° Sirop ferrugineux et de ratanhia. (*Ricord.*)

Sirop de Tolu.	500 grammes.
Sous-carbonate de fer. . . $\Big\{$ a. a.	10 —
Extrait de ratanhia. . . .	

De quatre à six cuillerées par jour dans la blennorrhée et
les suintements muqueux.

9° Sirop au citrate de fer.

Sirop de Tolu.	500 grammes.
Citrate de fer..	10 —

Quatre à six cuillerées par jour dans l'eau de goudron, ou
dans une tisane astringente.

EMULSIONS.

Nous passons sous silence les émulsions simples, et l'émulsion camphrée.

10° Potion de Choppart.

Baume de copahu.	
Alcool rectifié.	
Sirop de Tolu. . . . . $\Big\}$	60 grammes.
Eau de menthe.	
Eau de fleurs d'oranger.	
Alcool nitrique..	8 —

Six cuillerées par jour en trois fois dans la blennorrhagie.

11° Formule de M. Ricord.

Copahu.	
Sirop de pavots. , . . $\Big\}$ a. a.	30 grammes.
Sirop de Tolu. . . .	
Eau de menthe.	60 —
Eau de fleurs d'oranger..	10 —
Poudre de gomme arabique.	q. s. pour faire
une émulsion.	

Trois à six cuillerées par jour en trois fois.

12° Copahu solidifié. (*Mialhe*),

Baume de copahu.	500 grammes.
Magnésie calcinée..	30 —

Mêlez.

Dix à vingt grammes dans du pain à chanter.

13° Poudre de cubèbe. *(Ricord)*.

Cubèbe en poudre. . . . . 30 grammes.
Alun. . . . . 2 —

En trois fois dans la journée.

14° Electuaire de cubèbe.

Cubèbe en poudre. . . . . 15 grammes.
Sirop de sucre. . . . . q. s.

En trois fois dans la journée dans de l'hostie mouillée.

15° Bols balsamiques. *(Puche)*.

Copahu pur. . . . . 25 grammes.
Térébenthine cuite. . . . . 25 —
Cubèbe pulvérisée. . . . . 50 —

Incorporez au bain marie, divisez la masse en 100 pilules que l'on peut recouvrir de gélatine. 10 pilules par jour.

16° Opiat anti-blennorrhagique.

J'emploie le suivant avec beaucoup de succès.

Cubèbe fraîchement pulvérisée. . . . . 100 grammes.
Alun. . . . . 8 —
Extrait de ratanhia. . . . . 4 —
Extrait thébaïque. 0,25
Carbonate de soude en poudre. . . . . . . 2 —
Camphre en poudre. . . . . 2 —
Sirop de gomme ou miel. . . . . q. s. pour un
    opiat assez consistant.

A prendre de 9 à 12 doses par jour, de la grosseur d'une noisette, dans du pain d'hostie. On peut ajouter à volonté ou retrancher, le camphre, le carbonate de soude, ou l'extrait thébaïque, suivant les indications de la maladie. De même qu'on peut remplacer le miel et le sirop de gomme par le copahu, ce qui augmente l'action de l'opiat.

17° Opiat anti-blennorrhagique.

Copahu. . . . . }
Cubèbe en poudre. . . } a. a. . . . . 12 grammes.
Diascordium. . . . . 2 —
Essence de menthe. 0,10
Conserves de cynorrhodons. . . . . q. s.

A prendre en trois fois dans la journée dans du pain azyme.
Administré avec succès par M. Maisonneuve.

18° **Pilules contre les érections.**

Extrait thébaïque. . . . . } a. a. parties égales.
Copahu. . . . . }

Faites des pilules de 10 centigrammes.

19° **Pilules contre les érections.** *(Ricord).*

Camphre. . . . . } a. a. 3 grammes.
Thridace. . . . . }
    M. f. s. a. 20 pilules.

Deux à trois le soir au coucher.

20° **Lavement de Copahu.** *(Ricord).*

Copahu. . . . . 25 grammes
Jaune d'œuf. . . . . n° 1.
Extrait gommeux d'opium. . - 0,05
Eau. . . . . 200 —

À prendre le soir pour le garder.

MÉDICATION EXTERNE.

—

21° **Injection astringente.** *(Ricord).*

Eau de roses. . . . . 200 grammes.
Sulfate de zing. . . . . { a. a. . 1 —
Acétate de plomb. . . . . {
Laudanum de Sidenham. . . . . 1 —
    Mêlez.

Une injection matin et soir. (Agitez le liquide). On peut retrancher le laudanum; on peut aussi ne donner que le sulfate de zing à la dose d'un gramme pour deux cents grammes d'eau distillée.

22° **Autre injection.** *(Ricord).*

Eau de roses. . . . . 200 grammes.
Sulfate de zing. . . . . { a. a. . 1 —
Acétate de plomb. . . . . {
Teinture de cachou. . . . . } a. a. . 4 —
Laudanum de Sidenham. . . . . }
    Mêlez.

Agiter le liquide avant de s'en servir.

23° Injection abortive. (*Ricord*).

Nitrate d'argent. 0,50
Eeau distillée. . . . . : 100 grammes.

Une injection avec une seringue en verre, à garder 30 ou 40 secondes. On porte quelquefois la dose du nitrate d'argent à 1 gramme.

24° Injection-astringente.

Nitrate d'argent. 0.20
Eau distillée. . . . . 100 grammes.

25° Autre. (*Ricord.*)

Sous-acétate de plomb. . . . . 10 grammes.
Eau. . . . . 1000 —

26° Injection de Hunter.

Eau. . . . . 200 grammes.
Bichlorure de mercure. . . . . 10 —

27° Autre. (*Ricord.*)

Eau de roses. . . . .)
Vin de Roussillon. . . . . } a. a. . . . . 100 grammes.
Tannin. . . . . 1 —
Sulfate d'alumine et de potasse. . . . . . . 1 —

Mêlez.

Trois injections par jour dans la blennorrhagie chronique.

28° Autre.

Extrait de ratanhia. . . . . 2 à 6 grammes.
Eau. . . . . 200 —

29° Autre.

Eau distillée. . . . . 200 grammes.
Limaille de fer. . . . . 1 —
Protoïodure de fer. . . . . 20 à 40 —

Agiter la bouteille quand on veut en user, cette injection produit des cuissons très-vives, on ne doit l'employer que dans le cas de suintement atonique.

30° Collyre contre la conjonctivite blennorrhagique.

Nitrate d'argent . . . . 1 à 2 grammes.
Eau distillée. . . . . 30 —

Quelques gouttes de cette solution après avoir nettoyé l'œil; on peut l'appliquer avec un pinceau.

31° Pommade résolutive contre l'orchite, l'épididymite et le bubon inflammatoire.

Onguent mercuriel double. . . . . 30 grammes.
Extrait de belladone. . . .{
Extrait thébaïque. . . . .{ ã. ã. . . . . . . 2 —

Mêlez.

32° Pommade iodurée contre l'orchite chronique.

Axonge. 30 grammes.
Iodure de plomb. . . . . 4 —

Mêlez.

33° Autre pommade.

Iode. . . . . 5 grammes.
Iodure de potassium. . . . . 15 —
Axonge. 120 —

Mélangez par trituration; très-bonne préparation contre les engorgements chroniques.

Je ne ferai que citer, comme fondants, les emplâtres de cigüe, de Vigo, de ces deux préparations combinées et l'emplâtre de savon; on trouve ces formules dans tous les formulaires.

CHAPITRE II.

MALADIES VÉNÉRIENNES VIRULENTES.

Nous dirons des tisanes anti-syphilitiques ce que nous avons déjà dit des tisanes anti-blennorrhagiques; aucune de celles que l'on préconise n'a de propriétés anti-vénériennes bien tranchées. Cependant il est bon de les administrer, dans certains cas, comme modificateurs et comme adjuvants; de toutes, celles que nous préférons sont les tisanes amères.

34° Tisane de gentiane.

Racine de gentiane incisée. . . . . . . , . . . 4 grammes.
Eau bouillante.. . . . . 1000 —
Infusez deux heures et passez.

35° Tisane de quassia amara.

Quassia amara. . . . . 8 grammes.
Eau bouillante.. . . . . 1000 —
Infusez deux heures et passez.

36° Tisane sudorifique.

Bois de Gaïac râpé. . . . . 60 grammes.
Racine de salsepareille. . . . . 30 —
— de sassafras. . . . . 8 —
— de réglisse. . . . . 10 —
Eau. q. s. pour obtenir
un litre.

37° Tisane de Feltz.

Salsepareille. . . . . 60 grammes.
Colle de poisson. . . . . 10 —
Sulfure d'antimoine lavé. . . . . 90 —
Eau. 2 litres.
Faites bouillir jusqu'à réduction d'un litre; à prendre dans la journée par verrées.

38° Tisane de Zittmann, n° 1.

Salsepareille. . . . . 400 grammes.

Faites digérer pendant vingt-quatre heures dans :

Eau. . . . . 2400 grammes.

Ajoutez :

Sucre d'alun (sucre et alun parties égales). 50 grammes.
Calomélas doux. . . . . 15 —
Cinabre.. . . . . 5 —

Faites bouillir jusqu'à réduction d'un tiers et ajoutez :

Feuilles de séné. . . . . 100 grammes.
Racine de réglisse.. . . . . 50 —
Anis. 15 —
Fenouil. . . . . 15 —

Laissez infuser quelques instants, passez ; à prendre un demi-litre matin et soir.

39° Tisane de Zittmann, n° 2.

Résidu de la décoction précédente, plus :

Salsepareille. . . . . 200 grammes.

Faites bouillir dans :

Eau. 9000 grammes.

Ajoutez :

Écorce de citron. . . . . ⎫
Cardamome. . . . . ⎬ 10 grammes.
Cannelle.. . . . . ⎪
Réglisse. . . . . ⎭

Passez ; un demi-litre au milieu du jour.

Nous mentionnerons, sans donner la formule, les tisanes de Pollini, d'Arnoud et de Vigaroux. Ces tisanes sont généralement abandonnées aujourd'hui ; cependant elles peuvent avoir leur avantage chez les personnes qui ne peuvent supporter l'usage du mercure.

40° Sirop de Cuisinier. (Salsepareille composé).

Salsepareille lavée, coupée et pilée. . . . . . . 32 parties.
Séné. . . . . 2 —
Fleurs de bourrache. . . . . 2 —
— de roses pâles.. . . . . 2 —
Semenses d'anis.. . . . . 2 —
Sucre.. . . . . 32 —
Miel. 32 —

A prendre trois cuillerées par jour.

On peut ajouter 0,40 centigrammes de bichlorure de mercure par 500 grammes de sirop.

41° Sirop sudorifique. (*Ricord*).

Salseparcille hachée. . . . . $\Big\{$ a. a. 200 grammes.
Gaïac rapé . . . .
Eau commune. . . . . 2000 —

Macération pendant 24 heures ; réduisez à moitié sur un
feu doux ; passez avec expression ; ajoutez :

Sucre blanc. . . . . 1000 grammes.

A prendre 50 à 100 grammes par jour dans les tisanes.

On peut ajouter à ce sirop, les préparations ferrugineuses,
mercurielles, ou iodurées à des doses convenables.

42° Sirop de Larrey.

Salsepareille . . . . 2000 grammes.
Baies sèches de sureau. . . . . 1000 —
Gaïac. . . . . 500 —
Squine.. . . . . $\Big\{$ a. a. . . 50 —
Sassafras. . . . .
Follicules de séné. . . . . $\Big\{$ a. a. . . 60 —
Bourrache. . . . .
Sucre. . . . . 1200 —
Eau. . . . . q. s.

F. s. a.

On y ajoute quelquefois, mais selon l'ordonnance spéciale
du médecin : pour 500 grammes de sirop, 0,25 d'extrait d'o-
pium, autant de sublimé corrosif et d'hydrochlorate d'ammoniaque.

43° Sirop anti-syphilitique. (*Bouchardat*).

Salsepareille. . . . . 2000 grammes.
Feuilles de séné. . . . . 100 —
Anis. . . . . $\Big\{$ a. a. . . 50 —
Cannelle.. . . . .
Rob de sureau. . . . . 100 —
Sucre.. . . . . 4000 —
Eau. . . . . q. s.

Coupez et concassez la salsepareille, placez-la dans un vase
avec le séné ; épuisez ces substances par une quantité suffisante d'eau que vous renouvellerez jusqu'à épuisement. Em-
ployez pour cela une digestion à 60° convenablement soutenue.

Évaporez les colatures dans un alambic à feu modéré ; quand elles sont réduites à deux kilogrammes, délayez le rob de sureau, clarifiez, faites fondre le sucre et versez chaud sur un nouet contenant les anis et la cannelle concassés ; cinq à six cuillerées à bouche par jour dans une tisane appropriée.

Ce sirop a été composé par M. Bouchardat, dans le but de remplacer le rob anti-syphilitique de Laffecteur.

44° Sirop anti-strumeux. (*Puche*).

Iode crystallisé.	1 gramme.
Tannin du codex.	10 —
Iodure de potassium.	20 —
Sirop de gentiane.	469 —

Faites un sirop ; à prendre deux à trois cuillerées par jour.

45° Sirop de deutochlorure de mercure. (*Puche*).

Deutochlorure de mercure	0,25
Sirop de gentiane.	725 grammes.

A prendre deux à trois cuillerées par jour.

46° Sirop d'iod'hydrargyrate de potassium. (*Puche*).

Biiodure de mercure.	0,50
Iodure de potassium.	0,50
Sirop de sucre.	500 grammes.

Mêlez ; deux à quatre cuillerées par jour.

47° Sirop anti-syphilitique composé. (*Puche*).

Iod'hydrargyrate de potassium.	1 gramme.
Iode.	1 —
Iodure de potassium.	20 —
Sirop de coquelicot.	478 —

De 25 à 100 grammes par jour dans une tisane. Ce sirop convient aux accidents secondaires tardifs et surtout aux accidents tertiaires.

48° Sirop d'iodure de potasse ferrugineux. (*Puche*).

Iodure de potassium.	10 grammes.
Tartrate ferrico-potassique	10 —
Eau de cannelle.	20 —
Sirop de sucre.	480 —

De 25 à 100 grammes dans un demi-litre d'eau froide à prendre en trois fois.

49° Sirop ioduré. (*Ricord*).

Sirop de Salsepareille. . . , ... 500 grammes.
Protoiodure de potassium. . : . . . . 16 —

De trois à douze cuillerées par jour dans une tisane amère; contre les accidents tertiaires et les accidents de transition.

PILULES LES PLUS USITÉES.

50° Pilules de protoiodure de mercure. (*Ricord*).

Protoiodure de mercure. . . . . . } a. a. . . 3 grammes.
Thridace. . . . . }
Extrait thébaïque. . . . . 1 —
Extrait de ciguë.. . . . . 6 —

F. s. a. 60 pilules de 1 à 3 par jour.

On remplace quelquefois l'extrait de ciguë par 6 grammes de conserve de roses.

Ces pilules doivent être administrées pendant la période secondaire de la syphilis.

51° Pilules de Dupuytren.

Sublimé corrosif.. 0,40
Extrait d'opium. 0,50
— de gaïac. . . . . 6 grammes.

F. 40 pilules de 1 à 3 par jour.

52° Pilules de deutoiodure de mercure. (*Magendie*).

Deutoiodure de mercure. 0,05
Extrait de genièvre. 0,50
Poudre de réglisse.. . . . . q. s.

F. 8 pilules ; 2 le matin et 2 le soir, puis 4 le matin et 4 le soir.

53° Pilules d'iodure de potassium.

Iodure de potassium. . . . . . } a. a. . . . parties égales.
Extrait de noyer. . . . . }

F. des pilules de 0,20 ; de 5 à 12 par jour.

54° Pilules de stanate d'or. (*Puche*).

Stanate d'or. 0,50
Amidon. . . . . 5 grammes.
Gomme arabique. . . . . : . 1 —
Eau distillée. . . . . q. s.

F. 50 pilules; de 2 à 4 par jour.

55° Pilules de chlorure d'or. (*Chrestien*).

Chlorure d'or et de sodium.	0,25
Sucre.	30 grammes.
Mucilage de gomme adrag. . . . , ...	q. s.

F. 60 pilules; 2 par jour.

56° Pilules d'amalgame d'or et de mercure.

Amalgame d'or et de mercure.	0,60
Thridace.	0,20
Conserve de roses. . . , ...	0,50
Poudre de réglisse ou de gomme.	q. s.

Faites 10 pilules; 1, 2, 3 par jour.

Chaque pilule contient 0,06 d'amalgame, et l'amalgame est composé de cinq centigrammes de mercure et d'un centigramme d'or.

Ces pilules ont été administrées par M. Ricord avec beaucoup de succès et à très-haute dose, sans provoquer la salivation. La formule différait ; mais la dose de l'amalgame était la même dans chaque pilule.

SOLUTIONS.

57° Liqueur de Van-Swienten.

Bichlorure de mercure..	1 gramme.
Eau pure.	900 —
Sucre. :	100 —

Dissoudre d'abord le bichlorure dans l'alcool et ajouter ensuite l'eau distillée. Une cuillerée à bouche dans la tisane.

58° Liqueur mercurielle normale. (*Mialhe*).

Eau distillée	500 grammes.
Sel marin. . . . . } a. a. . . .	1 —
Sel ammoniac. . . . . }	
Blanc d'œuf.	n° 1.
Sublimé corrosif.	0,30

Battre le blanc d'œuf dans l'eau distillée, filtrer, faire dissoudre ensuite les trois composés salins dans l'eau albumineuse et filtrer de nouveau.

Deux ou trois cuillerées à bouche par jour dans un verre d'eau sucrée.

59° Solution d'iod'hydrargyrate de potasse. (*Puche*).

Biiodure de mercure. 0 50
Iodure de potassium. 0.50
Alcoolat de safran. . . . .   20 grammes.
Eau distillée..   579   —

Faites une solution ; de 25 à 100 grammes par jour dans de la tisane.

60° Solution de deutoiodure de mercure. (*Lagneau*).

Deuto ou protoiodure de Mercure. . . . . .   1 gramme.
Alcool à 36°.   45   —

Dix à vingt gouttes par jour dans l'eau sucrée.

61° Solution simple d'iodure de potassium.

Eau distillée.. . . . .   500 grammes.
Iodure de potassium.   20   —

De une à trois cuillerées par jour.

62° Salsepareille iodurée.

Tisane de salsepareille. . . . .   500 grammes.
Iodure de potassium.   1   —

A prendre dans la journée ; augmenter graduellement la dose jusqu'à trois à quatre grammes et plus, si le cas l'exige.

POMMADES.

Nous les employons très-rarement. Celles dont nous usons le plus sont les onguents mercuriels double et simple. Dans les cas où nous voulons obtenir la salivation par les frictions, ou lorsque nous voulons agir sur une tumeur ganglionnaire. Nous pansons aussi souvent le chancre induré avec la pommade au calomel. Voici, du reste, celles que l'on emploie le plus fréquemment.

63° Pommade au calomel.

Calomel à la vapeur. . . . .   4 grammes.
Cérat ou pommade de concombre.   30   —

Pour panser le chancre induré et certaines ulcérations secondaires dont la base est dure.

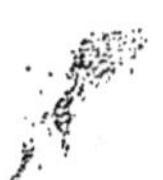

64° Onguent mercuriel composé.

Onguent mercuriel double. . . . . : 40 grammes.
Chaux éteinte. . . . . 10 —
Sel ammoniac. . . . . } a. a. . 15 —
Soufre sublimé. . . . . }

Pour remplacer l'onguent mercuriel. (Hôpital de Toulon).

65° Pommade de Cirillo.

Sublimé corrosif . . . . 4 grammes.
Axonge. . . . . . : . . . . 32 —
Cyanure de mercure. . . . . 0,05 à 0,10

Mêlez.

Pour panser les ulcères secondaires à fond diphtéritique

67° Autre. (*Ricord*).

Cérat soufré. . . . . 30 grammes.
Turbith minéral. . . . . . . , ... 1 —
Goudron. . . . . 4 —

Mêlez.

Contre les éruptions sèches et chroniques.

68° Pommade d'iodure de potassium.

Iodure de potassium. . . . . 5 grammes.
Axonge. . . . . . : . . . . 40 —

En frictions contre les engorgements chroniques.

69° Pommades contre les chancres phagédéniques.

Extrait de ratanhia. . . . . 4 grammes.
Camphre en poudre. . . . . 1 —
Extrait thébaïque. . . . . 1 —
Axonge. . . . . 30 —

Mêlez.

J'ai employé cette pommade avec succès sur quelques chancres phagédéniques que d'autres préparations n'avaient pu modifier.

GARGARISMES.

Dans quelques cas d'ulcères secondaires de la bouche et de la gorge, on est obligé d'avoir recours aux gargarismes émollients et opiacés. On emploie ordinairement le pavot, la guimauve et le miel.

70° Gargarisme opiacé.

Eau de laitue. . . . . 200 grammes.
Extrait thébaïque. 0,50

Mêlez.

Se gargariser une fois matin et soir et rejeter le liquide.

71° Gargarisme anti-syphilitique. (*Ricord*).

Décoction de cigüe et morelle. . . . . 250 grammes.
Deutochlorure de mercure. 0,10

Contre les plaques muqueuses et les accidents secondaires de la bouche et de la gorge.

72° Gargarisme ioduré. (*Ricord*).

Eau distillée. . . . . 200 grammes.
Iodure de potassium. 0,50
Teinture d'iode. . . . . 4 —

Contre les accidents tertiaires de la bouche et de la gorge. On peut employer aussi cette solution pour toucher la surface des ulcères tertiaires qui siégent sur d'autres régions.

73° Gargarisme contre la salivation. (*Ricord*).

Eau de laitue. . . . . 150 grammes.
Miel Rosat. . . . . 50 —
Acide chlorhydrique. . . . . 15 gouttes.

On peut mettre à la place de l'acide chlorydrique, 8 grammes d'alun.

74° Gargarisme chlorhydrique. (*Puche*).

Acide chlorhydrique. . . . . 1 gramme.
Eau distillée de menthe. . . . . 99 —
Eau. . . . . 150 —

Se baigner la bouche quatre fois par jour.

LOTIONS.

75° Eau alcaline.

Carbonate de soude. . . . . 10 grammes.
Eau. . . . . 200 —

Pour laver l'anus et les parties, dans les cas de plaques muqueuses suintantes.

76° Lotion chlorurée. (*Ricord*).

Liqueur de Labarraque. . . . . 50 grammes.
Eau distillée. . . . . 150 —

Pour laver les plaques muqueuses deux fois par jour.

77° Solution de sublimé. (*Ricord*).

Eau distillée. . . . . 30 grammes.
Deutochlorure de mercure. . . . . 1 —

Pour appliquer sur les surfaces dénudées par un vésicatoire, dans le traitement des bubons.

78° Solution iodée. (*Ricord*).

Eau distillée. . . . . 100 grammes.
Teinture d'iode. . . . . 5 —

Dans le traitement des bubons et de l'hydrocèle consécutive à l'épididymite. (Fomentation).

BAINS.

79° Pédiluve mercuriel.

Deutochlorure de mercure.. 0,20
Faites dissoudre dans :
Eau pure.. . . . . 1000 grammes.
Contre les exostoses et les tumeurs syphilitiques.

80° Bain au sublimé ou anti-syphilitique (*Baumé*).

Deutochlorure de mercure. . . . . 16 grammes.
Faites dissoudre dans :
Alcool. . . . . 120 —
Versez dans une baignoire en bois contenant :
Eau commune.. . . . . q. s.

On peut augmenter graduellement la dose du sublimé
jusqu'à 50 grammes.
Contre les syphilides anciennes et invétérées.

POUDRES.

80° Poudre de calomel.

Calomel à la vapeur. . . . .　4 grammes.

Pour saupoudrer les plaques muqueuses lotionnées avec la solution de Labarraque, on pour pauser la surface des ulcérations primitives.

82° Poudre escarrotique contre les surfaces végétantes.

Poudre de sabine. . . . .
Oxide de fer. . . . . . . } a.a. . . . . . .　4 grammes.
Alun calciné. . . . . . .

Mêlez.

On l'emploie avec succès contre les végétations.

83° Poudre fumigatoire de cinabre.

Cinabre. . . . .　8 à 30 grammes.

Pour une fumigation.

On peut ajouter parties égales de benjoin, de sucre, etc.

84° Poudre avec muriate d'or et de oude. (*Chrestien*).

Lycopode ou iris lavé à l'alcool. . . . .　0,10
Muriate d'or et de soude. . . . .　0,05

Mêlez exactement.

Divisez d'abord, en quinze, puis en quatorze, treize, douze et même progressivement huit parties, en commençant par les plus faibles.

On fait une fois par jour des frictions sur la langue et les gencives avec un des paquets.

85° Poudre de Vienne.

Potasse caustique à la chaux. . . . .　5 parties.
Chaux vive. . . . .　6　—

Mêlez.

Conservez dans un flacon bouché à l'émeri, dans le traitement abortif des chancres, pour ouvrir les bubons d'absortion et pour user les surfaces végétantes.

CHAPITRE III.

AGENTS THÉRAPEUTIQUES, MODIFICATEURS DE LA CONSTITUTION RECONNUS NÉCESSAIRES À L'ACTION DES SPÉCIFIQUES.

FER.

Le fer est quelquefois indispensable, soit pour corriger les effets altérants du mercure, soit pour reconstitüer le sang altéré par une autre cause, ou soit qu'il joue un grand rôle dans la médication anti-phagédénique.

Toutes les préparations de fer peuvent être employées, néanmoins ; nous donnons la préférence à celles qui suivent :

86° Solution ferrico-potassique.

Tartrate ferrico-potassique. . . . .   10 grammes.
Eau distillée.   200   —

Faire dissoudre en broyant et filtrer; 2 à trois cuillerées par jour. On peut se servir de cette solution pour panser les ulcères phagédéniques.

87° Sirop de tartrate ferrico-potassique. (*Puche*).

Tartrate ferrico-potassique. . . . .   20 grammes.
Eau de cannelle.   20   —
Sirop de sucre.   480   —

Une à trois cuillerées à bouche par jour.

88° Sirop d'iodure de potasse ferrugineux. (*Puche*).

Iodure de potassium. . . . .   10 grammes.
Tartrate ferrico-potassique.   10   —
Eau de cannelle.   20   —
Sirop de sucre.   480   —

Une à trois cuillerées par jour.

Voir la formule 8º pour le sirop férrugineux au ratanhia, *(Ricord)*; La formule 9º pour le sirop au citrate de fer

89º Émulsion iodée. *(Marchal de Calvi).*

Iode.   0,05
Huile d'amande douce. . . . .   q. s.
Pour émulsionner.

Ajoutez :

Émulsion d'amende douce. . . . .   90 grammes.
A prendre par cuillerée à bouche dans la journée.

On augmente progressivement la quantité d'iode.

Pendant l'administration de ces médicaments adjuvants, on donne des tisanes et des sirops amers et toniques. La gentiane, le quinquina, la quassia amara, le houblon, etc., ont, sur la constitution, une action tonique qui est d'un grand secours.

TABLE DES MATIÈRES.

PREMIÈRE PARTIE.

Chap. I. — *Considérations générales sur la blennorrhagie.*   21

Siége, 22. — Causes, 23. — Nature de la blennorrhagie, 27. Incubation, 30. — Symptômes de la blennorrhagie, 32. — Marche, Durée, Terminaison, 33. — Altérations pathologiques, 34. — Accidents; Diagnostic, 35. — Pronostic, 39. — Traitement; Prophylaxie générale, 40. — Prophylaxie individuelle, 42. — Traitement abortif, 46. Méthode antiphlogistique; Moyens réguliers destinés à combattre la blennorrhagie confirmée, 48.

Chap. II. — *Balano-posthite.*   50

Symptômes, 50. — Marche, Durée, Terminaison; Accidents et complications, 51. — Diagnostic, 54. — Pronostic; Traitement, 57. — Traitement du phimosis, 59. — Opération du phimosis; Circoncision d'après le procédé de M. Ricord, 60. — Traitement du paraphimosis; Paraphimosis réductible; Paraphimosis irréductible, 62.

Chap. III. — *Blennorrhagie urétrale chez l'homme.* . . .   64

Symptômes, 65. — Accidents de l'urétrite, 68. — Marche, Terminaison, 75. — Pronostic; Diagnostic, 77.

DEUXIÈME PARTIE.

PREMIÈRE SECTION.

DEUXIÈME SECTION.

EFFETS CONSÉCUTIFS A L'ABSORPTION DU VIRUS SYPHILITIQUE.

SUPPLÉMENT.

FORMULAIRE SPÉCIAL.

www.ingramcontent.com/pod-product-compliance
Lightning Source LLC
LaVergne TN
LVHW021923030726
842523LV00001B/40